上颌窦植骨与种植

Sinus Bone Graft and Implant

主编　林　野

上颌窦植骨与种植

Sinus Bone Graft and Implant

主　　编： 林　野

主编秘书： 蒋　析

绘　　图： 任抒欣　田杰华　魏冬豪

编　　委：（按姓氏汉语拼音排列）

常晓峰　（西安交通大学口腔医学院）教授　主任医师
邸　萍　（北京大学口腔医学院）教授　主任医师
胡秀莲　（北京大学口腔医学院）副教授　主任医师
贾胜男　（北京大学口腔医学院）主治医师
蒋　析　（北京大学口腔医学院）副教授　副主任医师
赖红昌　（上海交通大学医学院第九人民医院）教授　主任医师
李德华　（空军军医大学口腔医学院）教授　主任医师
罗　佳　（北京大学口腔医学院）主治医师
满　毅　（四川大学华西口腔医学院）教授　主任医师
孟兆理　（西安交通大学口腔医学院）医师
牛力璇　（北京大学口腔医院第四门诊部）主治医师
欧阳思远　（北京大学口腔医学院）副主任医师
钱姝娇　（上海交通大学第九人民医院种植科）主治医师
邱立新　（北京大学口腔医院第四门诊部）主任医师
任抒欣　（北京大学口腔医学院）副教授　副主任医师
王慧明　（浙江大学医学院口腔医学院）教授　主任医师
王馨玉　（北京大学口腔医院第五门诊部）医师
魏冬豪　（北京大学口腔医学院）医师
魏洪波　（空军军医大学口腔医学院）副教授　副主任医师
易　纯　（北京大学口腔医学院）主治医师
张　宇　（北京大学口腔医学院）副教授　主任医师
张歆缘　（上海市口腔医院）医师
周　磊　（南方医科大学口腔医院）教授　主任医师

北京大学医学出版社

SHANGHEDOU ZHIGU YU ZHONGZHI

图书在版编目（CIP）数据

上颌窦植骨与种植 / 林野主编. —北京：北京大学医学出版社，2020.6（2022.7 重印）

ISBN 978-7-5659-2157-5

Ⅰ. ①上… Ⅱ. ①林… Ⅲ. ①上颌窦－种植牙 Ⅳ. ① R782.12

中国版本图书馆 CIP 数据核字（2020）第 007214 号

上颌窦植骨与种植

主　　编：林　野

出版发行：北京大学医学出版社

地　　址：（100191）北京市海淀区学院路38号　北京大学医学部院内

电　　话：发行部 010-82802230；图书邮购 010-82802495

网　　址：http：//www.pumpress.com.cn

E-mail：booksale@bjmu.edu.cn

印　　刷：北京金康利印刷有限公司

经　　销：新华书店

责任编辑：王智敏　**责任校对**：靳新强　**责任印制**：李　啸

开　　本：889 mm × 1194 mm　1/16　**印张**：22.25　**字数**：514千字

版　　次：2020年6月第1版　2022年7月第2次印刷

书　　号：ISBN 978-7-5659-2157-5

定　　价：490.00元

主编简介

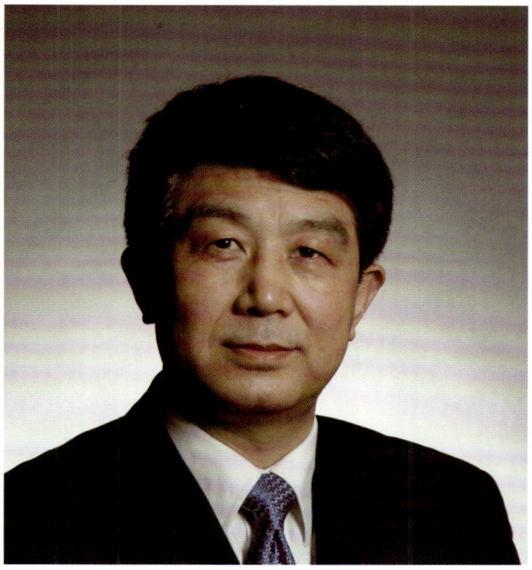

林野，北京大学口腔医学院教授，主任医师，博士研究生导师。1978年进入西安医科大学口腔医学专业学习，1983年毕业获学士学位，同年进入华西医科大学口腔医学院口腔颌面外科硕士研究生学习，1986年毕业获医学硕士学位，同年留校工作历任华西医科大学口腔医学院颌面外科住院医师、住院总医师、主治医师、讲师。1990年赴德国科隆大学进修学习，1991年获德国北威州口腔颌面外科医师执照，任德国科隆大学口腔颌面外科住院医师，1994年取得德国科隆大学医学博士学位和德国北威州整形外科医师执照。在德国期间受过系统、严格、规范的颌面外科及口腔种植学临床技术训练。1995年归国在北京大学口腔医学院工作以来，长期坚持在临床一线工作，个人年均手术700多台。率领课题组首先在国内开展和报告了多种骨增量种植技术，上颌窦底提升植骨种植技术，即刻种植与即刻修复技术，功能性颌骨重建技术，种植美学修复技术，无牙颌种植即刻修复技术，重度牙周病的种植修复技术，面部器官缺损种植体固位的赝复体修复技术等先进技术。工作结果得到国内外同行认可，多次受邀在国际学术会议上作大会特邀发言，在国际上享有一定的知名度。曾两次担任中华口腔医学会口腔种植专业委员会主任委员，2007—2019年被聘为*European J of Oral Implantology*杂志编委。2010年起被聘为*Clinical Implant Dentistry and Related Research*杂志编委。2001年获中华医学科技一等奖（第二获奖人），2005年获得“中央保健先进工作者”称号，2006年获首届中国“杰出口腔医师”称号，2008年被评为卫生部突出贡献中青年专家，2009年获中国医师奖，2010年获中华医学科技二等奖（第一获奖人），2011年获批为国务院特殊津贴专家，2011年担任国家重大研究项目种植体表面纳米结构研究首席科学家，2014年获中华口腔医学科技一等奖（第一获奖人），2016年获中央保健工作突出贡献奖。

序一

林野教授邀我给他主编的《上颌窦植骨与种植》一书作序，我欣然允诺。其因有二，一是早在国家卫生部工作时，就闻林野教授曾在德国留学与工作，在欧洲学术大环境里系统学习了当代口腔种植临床技术，于20世纪90年代中期回国在北京医科大学口腔医院（现北京大学口腔医院）工作，带领课题组开展了一系列临床新技术研究，推动了我国口腔种植学科的迅速发展和相关临床技术的普及。同时也了解到种植牙被称为人类的第三副牙齿，是缺牙后首选的修复方法，以其恢复功能好、舒适性佳而深受广大患者欢迎，是口腔医学20世纪最显著的临床技术进展。其二，我本人亦是种植牙的受益者。数年前我的上后牙出了问题，经检查后确诊无法保留，林野教授为我进行了种植治疗，疗程历经数月，但多年来种植牙效果很好，完全恢复了正常的咀嚼功能。当时仅知道这是一个非常精细、技术含量很高的手术，后来才知道就是上颌窦植骨种植术。

任何医学专业发展在经历了起步阶段后，都会聚焦临床疑难问题而研究探讨，然后通过将结果发表或出版推广应用，进而提高临床疗效，推动学科进步，造福更多患者。在我国社会经济快速发展的今天，人民群众对口腔健康以及生活质量的要求迅速提高，种植牙的临床需求激增。而口腔种植专业多为毕业后教育，临床医师对于牙种植技术学习和培训的需求极大。上颌窦植骨技术是口腔种植学临床技术里公认技术含量高、操作技巧多、手术风险较大的一门技术。林野教授长期在临床一线工作，除了曾完成国内第一例上颌窦植骨种植病例治疗外，还对该项技术做过一系列研究，在国内外专业期刊上发表过多篇研究报告，有着丰富的临床经验积累，在国内外享有较高的知名度。本书还邀请了国内在该领域最著名的一批临床专家撰写了自己最擅长的技术章节。作为国内该项专门技术的第一本专业参考书，我相信，本书的出版一定会有助于口腔种植专业临床医师参考学习，有助于年轻医生、研究生的成长进步，有助于学术交流，促进学科进步，有助于提高临床疗效，造福广大患者。

中国工程院院士
中国预防医学科学院院长
原国家卫生部副部长
王陇德

序二

20世纪90年代以前，提起上颌后牙区的种植，常常令人望而生畏。这是因为，一方面这一区域的骨质结构相对比较疏松，另一方面牙齿缺失后的骨吸收加之上颌窦的存在，常常造成这一区域的骨量不足，导致种植修复的难度增加，失败率很高。有人甚至将这一区域视为种植修复的“禁区”。

上颌窦底提升及植骨技术的出现，极大改变了这一困扰种植医生的现状，为这一区域缺失牙齿的患者带来了福音。而且随着种植体本身的不断改进，种植外科技术的不断完善，加之各种人工骨生物材料的推出并在临床成功应用，这一区域已不再成为种植修复的一个“禁区”。不仅如此，即使一些严重骨吸收的老年患者，甚至是糖尿病的患者，这一区域的缺失牙也能够享受到种植修复。这不能不说是现代口腔种植学科发展成熟的一大标志性进步。

但是上颌窦底提升植骨技术对医生外科操作的要求较高，不熟悉上颌窦的解剖，不熟练掌握术中术后并发症的处理，上颌窦底提升植骨仍然是种植修复中风险比较高的一项技术。应该引起种植医生的高度重视。

林野教授是我国著名的口腔种植专家，也是在我国最早开展上颌窦底提升植骨的专家，对此进行过深入的研究，具有丰富的临床经验。最近他又主持举办了“上颌窦植骨种植”的专题探讨会，邀请国内多位在这方面具有丰富经验的专家，共同探讨上颌窦底提升植骨的一系列有关问题。包括：上颌窦底提升植骨技术的由来、演变与发展趋势；生物学基础及临床意义；上颌窦的应用解剖与窦底形态的临床分型；短种植体的应用；经牙槽嵴入路的上颌窦底提升即刻种植技术；上颌窦外侧壁入路植骨技术的创新；植骨材料及生长因子应用；上颌窦囊肿处理；上颌窦底提升植骨并发症的预防处理等。这本专著就是在这样共同探讨的基础上编辑而成的。应该说这是一本内容丰富，集中了近年来对上颌窦底提升植骨技术进行的大量基础与临床研究的专著。这样的专著对从事口腔种植的医生来说具有重要的参考价值。这本专著的特点鲜明，一方面集中反映了中国专家的经验，同时又结合了中国患者颌骨解剖的特点。

我祝贺这本专著的出版发行，也相信它的出版发行对推动我国口腔种植的健康规范发展具有重要意义。感谢作者们的付出与辛劳！感谢出版社编辑们为中国口腔种植发展所做出的贡献！

中华口腔医学会名誉会长

王兴

2019年11月1日于北京

序三

口腔种植是口腔医学中最具代表性的新技术，它彻底改变了几十年来的传统口腔修复技术，大大提高了口腔修复的技术水平，提高了患者的生活质量。口腔种植是口腔医学中应用最普遍的新技术，大医院的专家在做，民营口腔诊所的医生在做；专门从事口腔种植的医生在做，修复、牙周、口腔外科的医生也在做。通过2012年至2014年中华口腔医学会“口腔种植主题年”的活动，口腔种植得到更广泛的应用。口腔种植是社会上知名度最高的口腔医学新技术，作为普通老百姓，他们知道拔牙、补牙、镶牙、正牙、洗牙，这些年更多的人关心种牙。

上颌窦植骨和种植因其技术要求高、并发症风险大，成为口腔种植技术的难点以及研究的热点。特别是伴有上颌窦囊肿或者其他病变时的植骨和种植，复杂性和难度明显增加，这种情况在口腔种植领域，或许可以称为皇冠上的明珠。林野教授早在1996年就率先在国内开展上颌窦底提升植骨种植术。20余年来，他和他的同事们完成了数以千计的上颌窦植骨种植手术，积累了非常丰富的经验。更为可贵的是，他们潜心研究，不断探索，取得了一系列研究成果，有力地促进了口腔种植技术的发展。

在完成大量医疗、教学工作的同时，林野教授带领他的同事们把长期以来积累的丰富的临床和研究资料进行系统整理，编写出版了这本《上颌窦植骨与种植》。参加编写的作者都是长期坚守在临床一线且对上颌窦植骨种植做过专门研究的临床专家，内容涵盖了上颌窦植骨与种植的方方面面，从基础到临床，从理论到实践，从传统技术到最新进展，从成功经验到各类并发症的叙述，精彩纷呈。这是一本理论性、实践性、科学性俱佳的好书，相信一定会受到口腔种植相关专业工作者的普遍欢迎。

在欣喜地祝贺《上颌窦植骨与种植》出版发行的同时，谨将这本好书推荐给口腔医学的同道们。

中华口腔医学会会长
俞光岩
2020年2月

序四

林野教授是口腔种植学领域国际上公认的著名专家，我们之间的学术交流已持续有20多年了。林教授丰富的临床经验、缜密的科学思维和勤奋的工作态度使我们的交流经常碰撞出一些新的理念，而这些新理念总是很有益于我的研究生们；作为法兰克福大学客座教授，林野教授也总是乐于遵循大学的课程安排为他们认真授课。基于长期合作建立起的个人友谊，我曾多次鼓动他将自己临床经验和专业技术不仅以授课的形式传授给我们的学生和同事，还应以书本的形式传授给更多的人。今天我非常高兴这本书能够问世且确信它将有益于口腔种植学领域教学的持续推进。我衷心希望本书能够为每位读者在学习上颌窦植骨的临床步骤和科学理念创建良好的种植体骨结合中带来乐趣。

Paul Weigl，博士
德国法兰克福大学口腔医学院教授
修复科执行主任
研究生科主任

Preface

Prof. Ye Lin is known to be an expert in the field of oral implantology, highly renowned nationally and internationally. Our professional exchange is now going on for over two decades. Due to Prof. Ye Lin's enormous clinical experience, his objective scientific thinking and dedicated work, this exchange has always led to inspiring new insights. The latter also benefit my Master's students, whom Prof. Ye Lin, as the guest Professor, is kind enough to train upon request of the Goethe University, Frankfurt. Our personal friendship that has developed through this collaboration made me motivate him not only to pass on his experience and expertise to his students and staff, but to make it available to a much broader audience - in the form of a book.

I am therefore all the more pleased that his work is now available and will sustainably improve education in the field of oral implantology. I wish you, the reader, much pleasure in studying the clinical procedures and scientific findings regarding sinus floor elevation to create adequate anchorage for an implant.

Dr. Paul Weigl, PhD
Professor
Acting Director Department of Prosthodontics and
Head of Department of Postgraduate Education
Faculty of Oral and Dental Medicine at
J.W. Goethe-University Frankfurt am Main
Germany

自序

1996年我在北京大学口腔医院完成了国内第一例上颌窦植骨种植病例。20余年来，我对上颌窦植骨种植手术的敬畏之心从来不曾因时间推移和病例积累而改变过，直到我写下这些文字时也依然如此。上颌窦黏膜穿孔、新骨形成不良、种植体脱落等等伴随上颌窦植骨手术可能发生的风险令我每每站在手术台前都有如履薄冰之感。也许正是因为并发症风险高、技术敏感性强，上颌窦植骨种植技术是口腔种植专业领域里研究最多的临床技术之一。任何复杂困难的事物包括临床技术总会存在一些内在规律特点，一些貌似偶然的临床现象包括并发症的发生也总会有一些必然的内在联系，研究探讨这些临床现象的内在规律与联系是临床学科发展和医生职业进步的逻辑使然。我和同事们在过去的几十年里完成了数以千计的上颌窦植骨种植手术，做了一系列的临床研究，悟出一点道理。

2019年底在海口市举办的基于循证医学的“上颌窦植骨种植”专题研讨会，邀请了国内外长期坚守在临床一线且对上颌窦植骨种植做过专门研究的临床专家们进行了全方位的专题研讨。基于研讨会的基本内容，我们组织编写了此书，旨在将临床专家们数十年积累和沉淀的研究结果与大家分享。本书涵盖了上颌窦植骨与种植的方方面面，从解剖学基础，适应证筛选，临床进展，牙槽突入路与外侧壁入路的手术技巧，囊肿处理，修复技术，并发症分析与防范，到替代上颌窦植骨的颧骨种植体技术，配有500余幅彩色图片，可供口腔专业研究生、种植临床医生学习参考。

衷心感谢来自全国的各位编委，他们多是科主任、教授，都是一线临床医生，在每天繁忙的临床工作之余伏案疾书，按期按要求地完成了书稿，提供了高质量的临床彩图；感谢主编秘书蒋析医生高效协调，精心校对；感谢任抒欣、田杰华和魏冬豪医生创作了精美的模式图；还要感谢为本书付出努力的众多护士和技师们，他们的名字虽没有出现在扉页中，但他们兢兢业业的汗水浸透在每一章节的字里行间和彩色图片里；感谢北京大学医学出版社王智敏编辑为本书出版所做的出色工作。正因为这些优秀的同事和同仁，我们才有了这本书。

借本书收笔作序之机感谢我的研究生导师姚恒瑞教授、王大章教授和H.-D. Pape教授。他们是我学术生涯的指路人，启蒙教导之恩，学生没齿难忘。

时间很紧，学识有限，缺点错误在所难免，希望能激励更多的年轻医生写出更好的参考书，纠正弥补本书的不足，也是编者的初衷所在。

林野

2020年3月 北京

目录

第一章

上颌窦植骨种植的演变和趋势

张宇　林野

由于上颌窦的存在及缺牙后的解剖生理性改建，上颌后牙区缺牙后的种植修复常常面临垂直骨量不足的挑战。该问题的解决方法主要有两类。一类是避开上颌窦的方法，如倾斜种植体、短种植体、种植单端固定桥或穿颧种植体，种植体植入或受力时避开上颌窦，完成种植修复。另一类是骨组织增量的方法，即应用上颌窦植骨技术增加骨量以解决上颌后牙区垂直骨量不足，进而完成种植修复。口腔种植治疗三十余年的临床实践证实这两类方法都是可行和有效的。但在临床应用方面，上颌窦植骨种植的长期研究报告更多，可预测性更好，从而使其临床应用更为广泛。数十年来临床应用证实，在国际范围内上颌窦植骨种植技术已成为口腔种植相关领域较为成熟和广泛应用的临床技术之一，成为致力于口腔种植临床工作的临床医生应当掌握的一门临床专业技术。

过去的三十余年里，口腔种植专业领域中富于创造性的同行们不断对上颌窦植骨种植技术及相关材料做出发明和改进，包括不同手术入路的设计、不同开窗器械或开窗技术的应用、不同黏膜提升方法的尝试、不同植骨材料的选择、不同血液制剂或活性细胞因子的应用，甚至采用不植骨的理念完成上颌窦底提升及种植修复。临床技术进步之迅速，难免有时令人眼花缭乱，甚至无所适从。然而任何事物的发展演变总是有其逻辑规律的。对上颌窦植骨技术，若能不仅知其然，而且能知其所以然，则可以避免走弯路，避免重复错误。理解其在每一阶段演变的历史原因，进而正确认识上颌窦植骨一系列技术的核心理念，选择适宜医生、适宜患者的适宜技术。预测临床技术的发展趋势，甚至在学习掌握的基础上探讨改良乃至创新上颌窦植骨相关技术，对于推动临床技术进步和提高治疗效果显然是有重要的现实意义的。

本章的主要内容包括以下几个方面：①上颌窦植骨技术的起源；②上颌窦植骨技术的手术入路发展与技术演化；③上颌窦植骨技术成骨效果的局部影响因素研究进展。

第一节　上颌窦植骨种植技术的起源

上颌窦是口腔颌面外科和修复前牙槽外科的边缘地带，同时也是口腔颌面外科医生意识中的非舒适区。在上颌后牙区拔牙中造成的上颌窦穿孔，尤其是口腔上颌窦瘘一直是临床上的棘手问题，因而，临床医生对此区域总是小心翼翼。对于上颌后牙区垂直骨量不足的情况，因上颌窦腔的存在，在相当长的一段时间内曾经是口腔种植的禁区。即使在耳鼻喉科，对于如慢性上颌窦炎的手术处理，涉及上颌窦的Caldwell-Luc入路开窗手术也很少采用，较常见的是内镜下的上颌窦中鼻道开窗术，希望通过改善上颌窦引流治疗上颌窦炎。而在口腔颌面外科中，涉及上颌骨骨折的创伤修复、正颌手术以及上颌骨肿瘤常不可避免地要面对上颌窦这一解剖结构。有学者发现正颌术后个别上颌窦黏膜完整剥离的一侧会出现上颌窦区域骨化的表现，这提示上颌窦区域具有成骨能力。但直到20世纪80年代，美国学者Philip J. Boyne首次发表了《上颌窦底自体骨移植》一文之后，上颌窦底提升及植骨技术才逐渐开始演变成为口腔种植学中的一项常规且不可或缺的重要技术。

早期，上颌窦植骨并非用于为口腔种植提供充足的垂直骨量，而是用于修复前牙槽外科。由于突出的上颌结节妨碍了义齿的就位，常需手术切除膨隆的上颌结节。或由于颌间距离不足，需修整部分上颌骨，尤其是上颌后牙区的骨组织。但在长期的牙列缺损或缺失后上颌窦发生气化改变，可能使其突入到上颌结节或上颌后牙区，因而直接切除部分上颌结节或修整上颌后牙区骨组织极有可能侵入上颌窦腔，造成口腔与上颌窦交通，甚至形成口腔上颌窦瘘。为解决以上问题，20世纪60年代，美国学者Philip J. Boyne采用口内Caldwell-Luc入路的上颌窦开窗技术，完整剥离上颌窦黏膜，于黏膜与窦底间植入颗粒状自体松质骨，3个月后，再行上颌结节的软硬组织修整。这样，上颌结节处气化的上颌窦腔得以减小，取而代之的是植入的骨组织结构，切除过突或妨碍修复空间的上颌结节的操作可以控制在上颌窦底以外的骨性组织内进行。过突的上颌结节得到修整，足够的修复空间获得创建，同时也避免了侵入上颌窦腔内部，从而解决了上述问题所造成的常规修复困难。这一技术是应义齿修复的需要而产生，甚至早于现代口腔种植学的出现。

20世纪70年代后期，这项技术被用于垂直骨量不足的上颌后牙区中叶片状种植体的植入。美国Loma Linda大学的Boyne和James于1980年首次在公开刊物上发表了题为《采用自体骨的上颌窦底植骨术》的文章[1]。他们认为生理性或外科手术的刺激会引起上颌窦底的成骨反应，即使简单地剥离提升上颌窦黏膜，这种成骨作用也会发生。因而，在这项共14例患者的研究中，他们采用Caldwell-Luc入路的上颌窦开窗技术，完整剥离上颌窦黏膜，于黏膜与窦底间植入自体髂骨颗粒状松质骨。其中11例在修整上颌后牙区后完成了常规修复；其余3例在术后10周植入了叶片状种植体，经过术后4年的观察，未见植骨区有骨吸收的表现。在40年前，从无到有，开创性地将这项技术应用到临床，并且在缺乏当今各种专用上颌窦植骨器械的前提下，Boyne等人的开拓精神、创新理念和精湛技艺让后来者受到了鞭策和鼓舞。同一时期，美国学者Tatum报道了相似的上颌窦植骨方法[2]。他采用了一种与当今根形种植体不同的、专为上颌窦区设计的特殊形态种植体系统。手术有两种入路形式，一种为牙槽嵴顶入路，一种为上颌骨外侧壁入路。两者通过造成上颌窦底或侧壁的青枝骨折创造上颌窦底的植骨空间，经专用工具成形受植床后，同时植入种植体和自体碎骨块。虽然采用的种植体形态与现在的形态有较大区别，Tatum就上颌后牙区垂直骨量不足的问题做了积极的尝试，并且创新性地报道了经牙槽嵴（顶）入路的上颌窦植骨方法。

随着口腔种植学临床技术的数十年发展与实践，根形/柱状种植体（相较于叶片状种植体设计）成为现代口腔种植使用的标准种植体设计形式。从满足根形种植体植入角度来说，克服上颌后牙区垂直骨量不足的上颌窦底提升及植骨技术的增量目的得到统一。上颌窦植骨技术也随着口腔种植的发展逐渐被广泛接受而迅速开展起来。早期的上颌窦植骨多采用来源于髂骨的松质骨，手术创伤较大。随后，许多学者开始尝试采用口内自体骨、混合自体骨的骨替代品，甚至完全采用骨替代品，均普遍获得良好的临床效果。与此同时，不同的手术入路、开窗口处理、种植体植入时机等不同规范的手术方式相继被报道。为明确上颌窦底提升技术的临床效果并制定技术规范，美国的骨结合学会（Academy of Osseointegration，AO）于1996年在美国马萨诸塞州举办了一届共识性研讨会[3]。会议讨论了以下6个问题：①上颌窦植骨能否为上颌后牙区种植体的功能负重提供长期的支持；

②上颌窦植骨的适应证和禁忌证是什么；③上颌窦植骨中所采用的不同植骨材料的治疗效果是否存在差异；④上颌窦植骨材料与种植体成功率的关系以及其决定性因素是什么；⑤如何决策上颌窦植骨同期种植还是延期种植；⑥哪些修复因素影响上颌窦植骨效果以及如何影响种植体骨结合和长期功能。当时可获得的数据为来自世界各地38位医生所完成的1007例上颌窦植骨病例，植入了近3000枚种植体，观察期多在3年以上。虽然该回顾性研究还不足以回答以上所有问题，但该共识性研讨会达成了一致认识，即上颌窦植骨技术不再是缺乏科学证据的个案报道，而是上颌后牙区种植修复中可预测性高、临床效果好的植骨方法。会议还达成共识，以专用词汇上颌窦植骨（sinus bone graft）替代此前上颌窦底提升植骨等其他提法。

第二节　上颌窦植骨技术的手术入路发展与技术演化

耳鼻喉科对于上颌窦炎症的外科处理主要有鼻内入路和口内入路两种。口内入路即Caldwell-Luc入路，该入路在内镜引入以前，作为上颌窦炎手术处理的标准入路已经被应用超过百年之久。20世纪80年代以来，内镜（endoscopy）技术被引入上颌窦炎症的手术处理，很快成为当时新的标准治疗方式。也许令耳鼻喉科同行始料未及的是，口腔种植学的发展使这种口内入路的处理方法成为口腔医学中的一种常规治疗方法。

传统的Caldwell-Luc入路，在前庭沟以上5mm，近中线处行水平切口，剥离黏骨膜，近中显露梨状孔边缘，向上显露眶下神经，于尖牙窝处做一长宽各为4mm大小的开窗孔（图1-1），随后逐渐去骨扩大开窗孔，直视下抬起窦底黏膜至一定高度，然后在被抬起的黏膜和窦底之间植入自体骨或骨替代材料。由于其与上颌窦疾病等的处理要求不同，上颌窦植骨的口内入路以提升上颌窦黏膜为目的，因而入路方式也由传统的Caldwell-Luc入路逐渐改良。

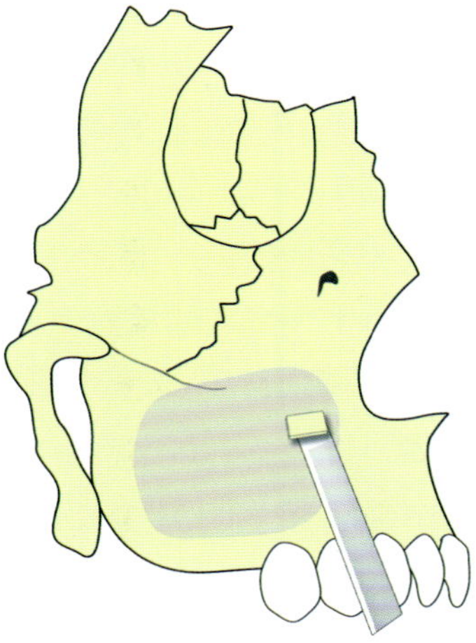

图1-1　传统的Caldwell-Luc入路上颌窦开窗示意图

上颌窦植骨的外科入路主要分上颌骨外侧壁开窗入路（lateral window approach）和牙槽嵴顶入路（crestal approach）两种。在特殊情况下，即上颌窦位置更接近于上颌腭侧，也有经腭侧入路的报道。上颌骨外侧壁开窗入路手术视野好，易于获得足够的黏膜剥离范围和提升高度，方便植骨材料放置，植骨体积明确，同时常见的术中并发症如黏膜穿孔等易于察觉和处理，因而是现在上颌窦植骨的主要外科入路形式。上颌骨外侧壁开窗入路手术技术敏感性强，解剖结构较为复杂，患者个体差异大，手术操作要求精细，用时较长、患者术后反应相对较大，要求临床医生具有较高的外科技术训练背景。随着临床技术的进步和手术器械的改进，以及上颌窦植骨成骨的生物学机制的研究进展，更加微创安全的上颌骨外侧壁开窗入路一直是口腔种植学领域研究的热点。

美国学者Tatum（1986）报道的上颌窦植骨技术，采用了两种入路形式：一种为上颌骨外侧壁入路，另一种为经牙槽嵴顶入路。这是最早的牙槽嵴顶入路上颌窦植骨技术的报道。1994年美国学者Summers报道了一种不同形式的牙槽嵴顶入路上颌窦植骨方法[4]。该方法在制备种植体植入窝洞后，用一系列不同直径具有锥度的骨凿敲击窝洞，一方面通过不断增大的骨凿直径压实上颌后牙区疏松的骨质，另一方面通过敲击上颌窦底的剩余骨质冲顶提升上颌窦黏膜。通过骨凿的冲顶作用在上颌窦底形成一帐篷样结构，这一结构可以通过植骨或形成血凝块维持，从而为植入更长的种植体提供空间。目前这种经牙槽嵴顶入路锥度骨凿冲顶的上颌窦植骨方法已成为临床常用方法，它又被称为Summers技术或者骨凿敲击法（OSFE，osteotome sinus floor elevation）。

Summers技术的骨凿冲击会造成患者术中及术后不适，甚至引起良性阵发性位置性眩晕。2000年意大利学者Cosci等报道了一种不需要冲击的牙槽嵴顶入路方法[5]。该方法设计了一套直径3.1mm，长度5mm至12mm，顶端不易损伤上颌窦黏膜的特制内提升钻针。通过术前测量上颌窦底至牙槽嵴顶的高度，逐级加长备洞钻针，采用比测量长度长1mm的钻针小心穿透上颌窦底骨皮质，经过Valsalva鼓气动作确认上颌窦底黏膜完整后，采用圆钝的提升器械（body lifting）轻轻敲击植骨，提升上颌窦底黏膜。达到设计高度后，植入种植体。该方法由于磨除了上颌窦底的骨皮质，避免了骨凿的剧烈敲击，患者不适感明显减轻。同时，不同于Summers技术，该技术不造成上颌窦底的骨折，被认为减少了上颌窦底黏膜提升过程中的穿孔风险，该方法也是目前临床常用的手术方法。

两种不同方式的经牙槽嵴顶入路的上颌窦植骨方法都是通过准备种植体受植床的过程，试图增加植入的垂直空间。因患者适应证不同，临床手术入路选择也会有不同；即使同一患者，由于手术者的训练背景不同，临床手术入路选择也可能会有不同。但上颌骨外侧壁入路和经牙槽嵴顶入路的植骨方法都是目前临床上较为常用的临床手术方法，有较多研究证实其长期临床效果是可预测的。熟练掌握技术，正确选择适应证是完成上颌窦植骨种植的关键。

根据种植体植入的时机，上颌窦植骨可以分为上颌窦植骨同期植入种植体，和先行上颌窦植骨，待成骨后再行种植体植入两种。牙槽嵴顶入路一般在上颌窦提升的同期植入种植体，通常需要剩余牙槽骨至少有4～5mm的高度，并且骨质能提供足够的种植体初期稳定性。当剩余牙槽骨过低或骨质较疏松时，通常考虑采用上颌骨外侧壁入路，先行上颌窦一期植骨，待成骨后二期植入种植体。但随着影像技术的发展和手术器械、技术的进步，在准确诊断和设计的基础上，经牙槽嵴顶入路一期植骨，待成骨后二期植入种植体的方式也是可行的。图1-2可见一例左上第一磨牙缺失伴垂直骨量不足的病例，由于牙槽骨成骨不良，不能为种植体提供足够的初期稳定性。在牙槽窝清创的同时，采用经牙槽嵴顶入路一期植骨，6个月后可见上颌窦底及牙槽窝成骨良好，二期植入种植体，并完成修复。

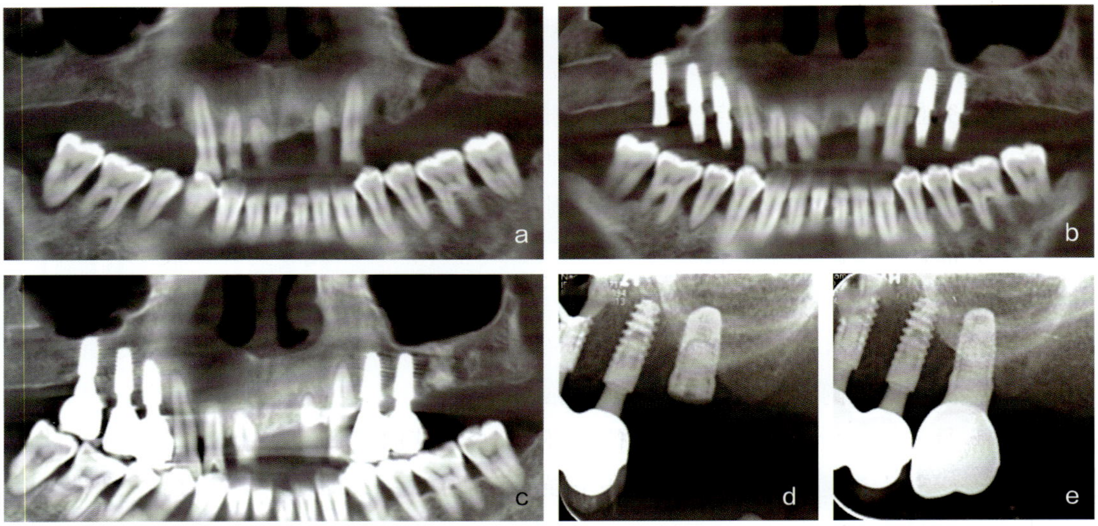

图1-2 经牙槽嵴顶入路一期上颌窦植骨、二期植入种植体的手术方式

a. 26处可见局部牙槽窝成骨不良伴垂直骨量不足；b. 在牙槽窝清创的同期行经牙槽嵴顶入路的上颌窦植骨；c. 术后6个月可见植骨区影像密度显著增高；d. 植骨术后二期植入长度为11mm的种植体；e. 完成最终修复

牙槽嵴顶入路上颌窦植骨手术相对更保守，操作时间也更短，创伤更小。与上颌骨外侧壁开窗入路相比，患者的术后肿胀显著减少。但在一些上颌窦解剖变异的情况下，如斜坡形的上颌窦底形态、上颌窦底分隔等，牙槽嵴顶入路难以提升上颌窦黏膜。同时由于该方法提升上颌窦黏膜通常无法在直视下操作，不可控程度相对较大，黏膜穿孔的风险通常随提升的高度增加而增大，因而提升的高度较上颌骨外侧壁开窗入路显著降低。当牙槽嵴顶入路提升上颌窦黏膜发生大的黏膜穿孔时，牙槽嵴顶入路难以完成黏膜修补，仍需上颌骨外侧壁开窗入路修复黏膜。

第三节　上颌窦植骨种植成骨效果的局部影响因素研究进展

上颌窦植骨技术临床应用以来，一直有学者试图通过各种研究进一步认识、理解上颌窦植骨及新骨形成的生物学机制，改良完善该项临床技术。被提升的上颌窦黏膜、受植床的上颌窦骨壁、开窗口设计、植入材料以及可能的手术并发症构成了这一局部解剖和生物学环境，研究这些环境条件的变化可以更好地认识其与成骨效果的关系以及成骨的生物学机制。

上颌窦黏膜主要由假复层纤毛柱状上皮及其下方的结缔组织构成。尽管有研究发现上颌窦黏膜含有具有成骨分化能力的间充质干细胞，从而提示上颌窦黏膜本身具有成骨潜能，但组织学的研究显示上颌窦植骨中由上颌窦黏膜本身来源的成骨微乎其微。

奥地利维也纳大学的一项小型猪的动物试验显示，上颌窦底提升植入骨替代品后，新骨的生成率呈梯度变化的趋势，距离上颌窦底原始骨组织越远，新骨的生成越少[6]。另一项来自107例患者201个上颌窦植骨标本的骨组织形态计量研究显示，新骨的生成率与植骨的区域相关，前磨牙区显著高于磨牙区[7]。近期的一项包括44例牙槽嵴顶入路上颌窦植骨的前瞻性研究显示，新骨生成与上颌窦宽度（距离嵴顶10mm水平的颊腭向长度）呈强的负相关关系，即宽度越大新骨生成越少；同时新骨生成与植骨材料所接触的骨壁数呈强的正相关关系，即经提升剥离后与植骨材料接触的骨壁越多，新骨生成越多[8]。

另一方面，在上颌骨外侧壁开窗入路技术中，构成植骨环境的开窗口也是影响成骨的潜在因素。Tarnow等人的一项包含12例患者双侧上颌骨外侧壁开窗入路的自身对照研究显示，开窗口覆盖e-PTFE（膨体聚四氟乙烯）膜一侧的新骨生成好于未覆盖一侧[9]。在另一项包含21例患者24侧上颌骨外侧壁开窗入路的研究中，研究者采用矩形开窗口并测量其面积，植入骨替代品后开窗口覆盖胶原膜。术后6个月获取植骨标本并行骨组织形态计量分析，结果显示新骨生成率与开窗口面积呈强的负相关关系，即随开窗口的增大新骨生成会减少[10]。近期，国内外多位学者的研究均支持以上结论。因而采用更加微创，尽量保留上颌骨外侧壁原始骨壁的技术是目前上颌骨外侧壁开窗入路技术发展的趋势。

上颌窦植骨术中的黏膜穿孔对上颌窦植骨及种植体长期效果的影响一直是口腔种植学的临床研究热点。上颌窦黏膜穿孔（perforation）是最常见的上颌窦植骨并发症[11-13]。Raghoebar等[14]报道为29%，Schwarttz-arad等[15]报道为44%，Barone等[13]报道认为可直视的穿孔约为30%。如果算上未能直视的黏膜穿孔应该不低于50%。理论上，完整地抬起上颌窦黏膜，在黏膜与窦底之间植入植骨材料方能保证植骨材料的稳定性，从而促进初期愈合的血管化过程。当上颌窦黏膜穿孔后，会增加感染的风险并延迟骨愈合。有动物实验表明上颌窦黏膜穿孔会引起上颌窦内植骨区域新骨形成延迟[16]。Jensen SS等[17]就上颌窦黏膜穿孔以及感染的发生率做了meta分析研究，结论提示，即使有经验的外科医生操作，上颌骨外侧壁开窗入路上颌窦植骨黏膜穿孔的发生率约为40%，经牙槽嵴顶入路的上颌窦黏膜穿孔发生率约为50%，而上颌窦植骨的感染发生率为4.7%。Triplett RG等[18]研究认为上颌窦黏膜穿孔可能导致上颌窦的感染，表现为急性感染和慢性感染：急性感染可导致种植体和植骨材料脱落或取出；更多见慢性感染，使植骨区域新骨形成不良，种植体骨结合受到干扰，临床表现为在较短期内种植体（6～12月）脱落。然而，临床研究关于上颌窦黏膜穿孔是否影响种植体存留率的结论并不完全一致。虽然有研究显示黏膜穿孔发生会引起种植体存留率显著下降[19-20]，另有其他研究数据发现种植体存留率与上颌窦黏膜穿孔无相关性[21]。有研究认为穿孔大小是影响种植体存留率的决定因素，当上颌窦黏膜穿孔直径＜5mm时，种植体存留率为97.14%，而当穿孔直径＞10mm时，种植体存留率仅为74.14%[21]。一项12年的长期追踪研究证实，当黏膜穿孔后种植体的长期存留率为81%，相反当黏膜没有发生破裂时，种植体的长期存留率为97.6%[22]。临床实践中一旦上颌窦黏膜穿孔发生，则术者很难准确控制穿孔的范围与大小，小穿孔在几分钟内可随患者呼吸运动自行发展为大穿孔，所以，预防和避免上颌窦黏膜穿孔完成植骨手术是贯穿上颌窦植骨种植整个术中最重要的并发症预防操作。近来一项证据强度较高的meta分析报告共纳入了58项研究，其中35个随机对照研究，23个非随机对照研究，共计2947名患者和7358枚种植体，随访时间为4～60个月。研究结论认为：上颌窦植骨术中黏膜穿孔增加了种植体失败的风险，穿孔与未穿孔之间的种植体失败率在统计学上有显著性差异[23]。关于不同植入材料的研究以及上颌窦底黏膜提升后不植骨种植的研究参见第9章。

国内上颌窦植骨技术起步较晚。1998年北京大学口腔医院林野等在国内首先报告了上颌窦植骨种植的临床研究[24]，2005年又报告了上颌窦植骨种植的长期效果研究[25]。2004年张宇等报告了富血小板血浆促进口腔种植骨再生的临床研究[26]。2006年邱立新等报告了上颌窦底冲压植骨法种植修复的研究[27]。2008年胡秀莲等首先报告了经牙槽嵴顶入路水囊法上颌窦底提升植骨同期种植的临床研究[28]。2017年四川大学华西口腔医院满毅团队报告了上颌后牙拔牙后行经牙槽嵴入路上颌窦底提升即刻种植的临床研究[29]。2020年上海交通大学赖红昌团队的一项临床随机对照研究显示，经牙槽嵴入路的上颌窦植骨种植，种植体10年的存留率可达90%以上[30]。林野等针对国内外关于上颌窦囊肿是否影响植骨的争议，在国际上首先报道了对于大于15mm的上颌窦囊肿先摘除囊肿二次入路上颌窦植骨同期种植的方法[31]。经过20多年的临床学习实践和创新探索，近年来我国不仅每年完成数以千计的上颌窦植骨种植手术，而且上颌窦植骨种植技术领域的临床研究和临床治疗已经迅速赶上当代国际口腔种植学先进水平。

小　结

上颌窦植骨技术被应用于口腔种植临床已有30余年的历史。该技术有效地解决了上颌后牙区常见的垂直骨量不足的问题，大大拓宽了种植修复的适应证。近年来，锥形束CT（CBCT）的使用使得对该技术相关的解剖、病理、骨质和骨量的认识更为深入；不断创新的器械、仪器、设备的应用，为具体的手术操作提供了多样化的选择；大量的临床和组织学研究使得对上颌窦成骨机制以及对植骨材料作用的认识更加科学化。以上进展为上颌窦植骨技术不同术式规范的制定提供了依据。上颌窦植骨技术的临床可预测性好。上颌骨外侧入路上颌窦植骨和经牙槽嵴上颌窦植骨各有优缺点，目前均不可互被替代。同时，上颌窦植骨技术的技术敏感性仍然较高，术中上颌窦黏膜穿孔是上颌窦植骨手术最常见的并发症，若未能及时处理可能会影响种植体的长期存留率，术者应具备预防和处理上颌窦植骨相关并发症的能力。

参考文献

[1] Boyne PJ, J.R. Grafting of the maxillary sinus floor with autogenous marrow and bone. J Oral Surg, 1980, 38: 613-618.

[2] H, T. Maxillary and sinus implant reconstructions. Dent Clin North Am, 1986, 30: 207-229.

[3] Jensen O T , S.L.B. Block M S. Report of the Sinus Consensus Conference of 1996. Int J Oral Maxillofac Implants, 1998: 13.

[4] RB, S. A new concept in maxillary implant surgery: the osteotome technique. Compendium, 1994, 15: 152-162.

[5] Cosci F , L.M. A new sinus lift technique in conjunction with placement of 265 implants. Implant Dentistry, 2000, 9: 363-368.

[6] Busenlechner D, H.C. Vasak C, et al. Sinus augmentation analysis revised: the gradient of graft consolidation. Clin. Oral Impl. Res, 2009, 20: 1078-1083.

[7] Reich KM, H.C, Heimel P, Ulm C, et al. A quantification of regenerated bone tissue in human sinus biopsies: influences of anatomical region, age and sex. Clin. Oral Impl. Res, 2016, 27: 583-590.

[8] Stacchi C, L.T, Ottonelli R, et al. New bone formation after transcrestal sinus floor elevation was influenced by sinus cavity dimensions: A prospective histologic and histomorphometric study. Clin Oral Impl Res, 2018, 29: 465-479.

[9] Tarnow D P , W.S.S, Froum S J. Histologic and clinical comparison of bilateral sinus floor elevations with and without barrier membrane placement in 12 patients: Part 3 of an ongoing prospective study. International Journal of Periodontics & Restorative Dentistry, 2000, 20(2): 117.

[10] Avila-Ortiz G , W.H.L, Galindo-Moreno P. Influence of lateral window dimensions on vital bone formation following maxillary sinus augmentation. The international journal of oral & maxillofacial implants, 2012, 27(5): 1230-1238.

[11] Becker S T , Terheyden H , Steinriede A , et al. Prospective observation of 41 perforations of the Schneiderian membrane during sinus floor elevation. Clin Oral Impl Res, 2008, 19(12): 1285-1289.

[12] Federico Hernández-Alfaro, Marta Marín Torradeflot, Marti C . Prevalence and management of Schneiderian membrane perforations during sinus-lift procedures. Clin Oral Impl Res, 2008, 19(1): 91-98.

[13] Barone A , Santini S , Sbordone L , et al. Clinical study of the outcomes and complications associated with maxillary sinus augmentation. The International journal of oral & maxillofacial implants, 2006, 21(1): 81-85.

[14] Raghoebar G M , Timmenga N M , Reintsema H , et al. Maxillary bone grafting for insertion of endosseous implants: Results after 12-124 months. Clin Oral Impl Res, 2001, 12(3): 279-286.

[15] Schwartz-Arad, D, R. Herzberg, E. Dolev.The prevalence of surgical complications of the sinus graft procedure and their impact on implant survival. J Periodontol, 2004, 75(4): 511-516.

[16] Lim H C , Son Y , Hong J Y , et al. Sinus floor elevation in sites with a perforated schneiderian membrane: What is the effect of placing a collagen membrane in a rabbit model? Clin Oral Impl Res, 2018.

[17] Jensen, S.S, H. Terheyden. Bone augmentation procedures in localized defects in the alveolar ridge: clinical results with different bone grafts and bone-substitute materials. Int J Oral Maxillofac Implants, 2009, 24 Suppl: 218-36.

[18] RG, T, S. SR. Sinus augmentation with bone harvest from ilium, in The Sinus Bone Graft. Chicago: Quintessence Publishing, 2006.

[19] Proussaefs P , Lozada J , Kim J , et al. Repair of the perforated sinus membrane with a resorbable collagen membrane: A human study. Int J Oral Maxillofac Implants, 2004, 19(3): 413-420.

[20] Schwarz L, Schiebel V, Hof M, et al. Risk factors of membrane perforation and postoperative complications in sinus floor elevation surgery: Review of 407 augmentation procedures. J Oral Maxillofac Surg, 2015. 73(7): 1275-1282.

[21] Karabuda C, V. Arisan, H. Ozyuvaci. Effects of sinus membrane perforations on the success of dental implants placed in the augmented sinus. J Periodontol, 2006, 77(12): 1991-1997.

[22] Cho-Lee G Y , Naval-Gias L , Castrejon-Castrejon S , et al. A 12-year retrospective analytic study of the implant survival rate in 177 consecutive maxillary sinus augmentation procedures. Int J Oral Maxillofac Implants, 2010, 25(5): 1019-1027.

[23] Essam A M , Ahmed E , Bassam A , et al. Does intraoperative perforation of Schneiderian membrane during sinus lift surgery causes an increased the risk of implants failure?: A systematic review and meta regression analysis. Clin Implant Dent Relat Res, 2018, 20: 882-889.

[24] 林野，王兴，邱立新，等. 上颌窦提升植骨及同期种植体植入术. 中华口腔医学杂志，1998(06): 6-8.

[25] 金鹏越，林野，邱立新，等. 上颌窦底植骨种植效果的回顾性研究. 中华口腔医学杂志，2005, 40(6): 441-444.

[26] 张宇，林野，邱立新，等. 富血小板血浆促进口腔种植骨再生的临床应用研究. 中华口腔医学杂志，2004, 39(4): 269-272.

[27] 邱立新，胡秀莲，陈波，等. 上颌窦底冲压提升法种植修复122例缺牙的临床观察. 中华口腔医学杂志，2006(03): 136-139.

[28] Hu X , Lin Y , Metzmacher A R , et al. Sinus membrane lift using a water balloon followed by bone grafting and implant placement: A 28-case report. Int J Prosthodont, 2009, 22(3): 243-247.

[29] Chen Y, Yuan S, Zhou N, et al. Transcrestal sinus floor augmentation with immediate implant placement applied in three types of fresh extraction sockets: A clinical prospective study with 1-year follow-up. Clin Implant Dent Relat Res, 2017, 19(6): 1034-1043.

[30] Qian Shu-jiao, Mo Jia-ji, Shi Mi-si, et al. Long-term outcomes of osteotome sinus floor elevation with or without bone grafting: the 10-year results of a randomized controlled trial. Journal of Clinical Periodontology, 2020. https://doi.org/10.1111/jcpe.13260.

[31] Lin Y, Hu X, Metzmacher AR, et al. Maxillary sinus augmentation following removal of a maxillary sinus pseudocyst after a shortened healing period. J Oral Maxillofac Surg, 2010, 68(11): 2856-2860.

第二章

上颌窦植骨愈合的生物学基础及其临床意义

欧阳思远　林野

引言

上颌窦体积会随着年龄增加和牙齿缺失而增大，同时伴有牙槽突骨缺损，Cawood和Howell骨缺损分类法（图2-1）将上颌牙槽突骨缺损分为Ⅰ到Ⅵ类，其中Ⅳ到Ⅵ类骨缺损的垂直骨量不足是限制该区域种植修复的主要因素[1]。上颌窦植骨是解决上颌后牙区垂直骨量不足的主要临床方法，国内外上颌窦植骨种植的研究大多数集中在各种植骨材料和种植体类型上，关于上颌窦成骨过程的研究较少，然而理解上颌窦植骨后新骨形成的基本原理和咬合负重后的生物学改建方式，对于正确应用上颌窦植骨种植技术和处理上颌窦植骨种植并发症具有重要的现实意义。

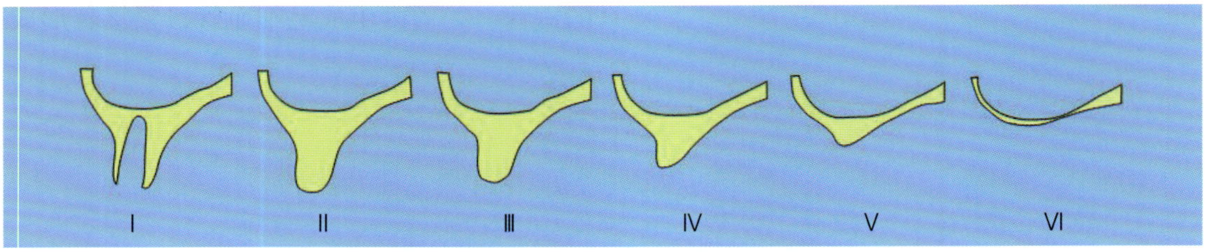

图2-1 Cawood和Howell骨缺损分类

第一节 骨修复的基本原则

一、新骨形成的基本原则

通过研究骨折后的愈合过程，我们发现新骨顺利形成必须满足的基本原则有以下几点[2-3]：

1. **充足的血运** 这是新骨形成的必要条件，因为成骨细胞需要局部的高浓度氧张力来形成骨基质。当局部氧张力较低时，将产生软骨或纤维组织。

2. **机械稳定性** 有利于形成稳定的凝血块从而形成具有丰富血运的肉芽组织，为骨原细胞提供血运。

3. **固体表面** 成骨细胞只能在稳定的固体表面沉积板层骨。

4. **骨缺损的大小** 当骨缺损太大（大于1mm）时，缺损将不能通过骨壁间快速形成完整的骨桥来愈合，而是需要几个月的时间来填平缺损[4]。

5. **各种细胞增殖速度间的竞争** 软组织细胞增殖速度比骨原细胞快得多，所以总是在新骨形成之前占领了骨缺损区域。纤维组织形成速度比骨组织快。

骨折的愈合是极其复杂的过程，有很多影响因素。了解骨折的组织学愈合过程对我们理解种植体骨结合和失败背后的机制很有帮助。骨折的愈合分为一期愈合（直接愈合）和二期愈合（间接愈合）[5]。一期愈合是骨折端被良好固定时，断端间不形成骨痂，而是从一开始成骨细胞就直接在骨断端表面沉积新骨，骨折线的间隙完全填平需要4至6周时间。但是如果骨折端复位或固定不良，骨折断端将自发地形成骨痂愈合，断端间形成软骨组织，随之骨重建，这个愈合过程被称为二期愈合或间接愈合。因此研究认为用钛板钛钉良好固位是骨折一期愈合的首要条件。

二、上颌窦植骨后的成骨

上颌窦内植骨后，新骨形成的过程与上述骨折修复过程一样。成骨过程由外科创伤激活，释放出大量的有成骨效应的生长因子：转换生长因子β（TGF-β）、酸性成纤维细胞生长因子（aFGF）、碱性成纤维细胞生长因子（bFGF）、骨形成蛋白2（BMP-2）和骨形成蛋白7（BMP-7）[6-10]。这些因子启动了骨愈合的进程，一周内生成毛细血管，紧接着形成不成熟的编织骨，然后是骨重塑。新的编织骨从受过创伤的骨面开始形成，创伤刺激生成成骨细胞前体，而骨面成为成骨细胞黏附的固体表面。新骨从上颌窦骨壁开始形成，逐渐向空间中心和顶壁发展[11]。成骨过程可以持续数月。当上颌窦窦底形态为漏斗状，骨壁较陡时，植骨区域骨壁面积更大，从而植骨后成骨速度更快（图2-2）。这个阶段生物材料的骨引导性很重要，它可以促进成骨细胞黏附至材料表面，形成尽可能多的成骨中心。因此植骨材料不仅能填充成骨空间，而且可以加快成骨速度，减少愈合时间。植骨材料的骨诱导性和骨引导性越强，则成骨越快越彻底[3]。

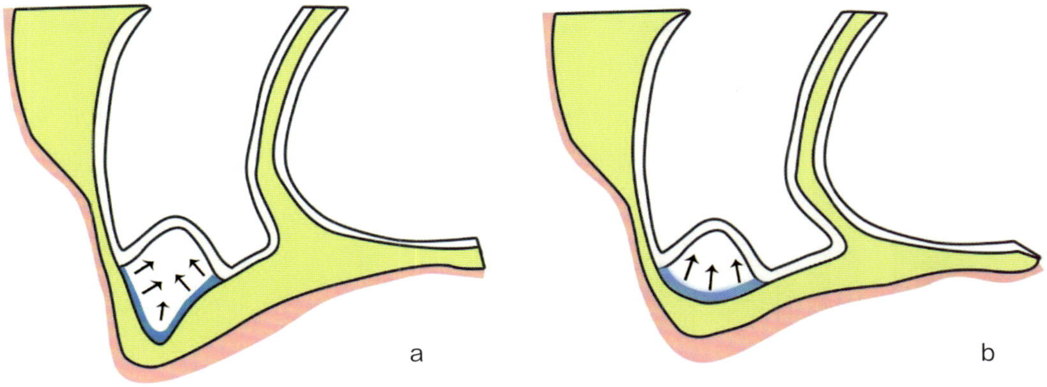

图2-2　上颌窦底形态

a. 漏斗形，骨壁面积大；b. 窦底平坦，骨壁面积小

根据骨再生的诱导性和引导性将骨生物材料分类[12]。骨引导性是指生物材料紧邻骨组织时引导自身表面成骨的能力，而骨诱导性是指生物材料在非骨组织中诱导形成新骨的能力。将骨诱导性材料和骨引导性材料植入皮下，前者可以形成新骨，而后者则形成轻度炎性包块。生物惰性材料和生物活性材料都被视为具有骨引导性。如果将骨诱导性材料和骨引导性材料植入骨缺损，前者可以通过软骨内或膜内成骨机制均质地在整个区域形成新骨。而后者则仅作为成骨细胞的支架，支撑着骨再生从缺损边缘区域开始。目前只有自体骨具有骨诱导能力。

第二节 骨生物材料及其愈合

上颌窦植骨术中常植入骨替代材料，骨替代材料可分为四类：①自体骨，从自体口内或口外取骨，被认为是效果最确定的植骨材料[13]；②同种异体骨，最常见的为人类脱矿冻干骨；③异种骨，从动物身上获得的骨，如人工小牛骨颗粒、人工小马骨颗粒和多孔羟磷灰石等，其多孔结构极大地扩大了材料表面积[14]，具有出色的骨引导性；④异质成形骨，如β磷酸三钙、生物活性陶瓷等。植入的骨替代材料具有以下作用：

1. 部分填充骨再生空间 填充了成骨空间，由于自身占用了空间，所以减少了需要成骨的空间。

2. 维持窦底黏膜下的成骨空间 在窦底黏膜下的空间被新骨完全充满之前，植骨材料扮演了支撑提升后黏膜的重要角色。因此，植骨材料必须有机械稳定性，且能在数月内被吸收。但如果吸收得太快则会导致成骨量减少，最终无法植入合适长度的种植体。

3. 有利于成骨细胞的迁移 当植骨区域满足下列骨再生条件，即合适的血供，机械稳定性和各组织间增殖速度的竞争时，骨再生一般从稳定结实的骨壁开始出现板层骨沉积。骨替代材料加速了成骨细胞充填空间的过程，因为生物材料颗粒可以作为成骨细胞的支架，从骨再生开始的地方引导成骨细胞。如果所有的颗粒能很快地被成骨细胞占据，则可以形成与颗粒一样多的骨生成中心[14]。

4. 有利于与骨壁有一定距离的区域成骨 在有很好的骨再生潜能的5壁骨缺损如尖漏斗状的上颌窦底、拔牙窝中（图2-3），骨再生可直接在结缔组织中形成。在术后的第一周，编织骨可在创伤后的骨壁和邻近骨壁的区域沉积，而距离骨壁较远的位置成骨进展得较慢。接下来的几周，编织骨小梁和植骨材料表面慢慢沉积板层骨[16]。新骨的质和量取决于创伤位点骨的成骨潜能大小，其与该区域血管化能力的大小和成骨细胞的多少有关。上颌窦植骨术后邻近各个创伤骨面的位置成骨较快，成骨密度较高，而中心区域的成骨速度较慢。具有骨诱导性的植骨材料，如网眼状的自体骨或是自体骨碎片，可以为远离骨壁和窦底的位置带去成骨细胞和骨生长因子，使原发性成骨中心出现在条件较差的区域，从而加速新骨形成的过程。这就是为什么植骨材料中加入一定量的自体骨可以改善上颌窦底成骨的速度和质地的原因。

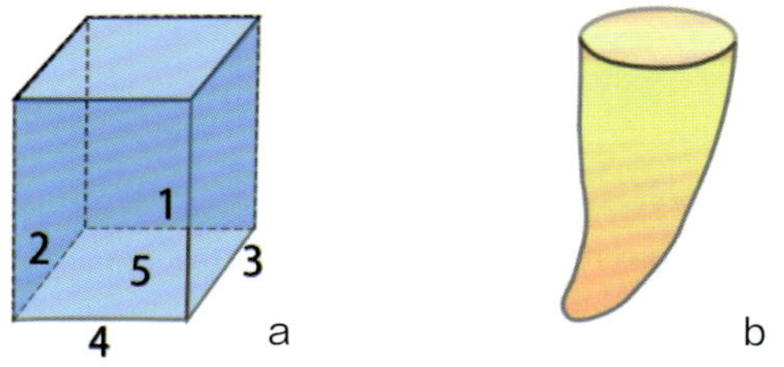

图2-3 5壁骨缺损

a. 箱状骨缺损的5壁；b. 拔牙窝即为5壁骨缺损

5. 有助于成血管化　成骨细胞需要较高的局部氧压来产生骨基质，因此植骨区域有足够的血供十分必要，毛细血管能生长到达距离骨壁最远的最中心的区域，才能形成新骨[17]。从这个意义上考虑的话，向上颌窦底填塞植骨材料也要注意技巧，不能填塞得太紧太密，否则植骨颗粒间的间隙过小不利于成血管化和成骨。

6. 能进行正常的骨改建　骨引导性材料的另一重要特性是可吸收性，材料越快被吸收，则其被新骨替代得越快。骨材料的吸收必须发生在已经引导成骨之后。Simion等人[18]的关于人体的标准化骨缺损植骨的组织学分析研究结果显示，生物材料的吸收需与新骨形成的速度一致。如果吸收比成骨快，则成骨空间会在新骨填充之前缩小；相反，如果吸收比成骨慢，则新骨会包裹植骨材料，导致清除材料的速度减慢。事实上，当植骨材料被新骨完全包裹时，吞噬细胞就无法接触到植骨材料，从而植骨材料也就无法被吸收了。

一、金标准——自体骨

首例上颌窦植骨的研究用的是自体骨。自体骨具有植骨材料所有理想的特性：出色的生物相容性，骨引导和骨诱导能力，可吸收性且可被新骨替代[19-21]。然而，它的可吸收性和机械性能取决于所取位置的骨的结构。

自体骨的性能与矿化的骨基质中已存在的成骨细胞和骨生长因子有关。在正常的生理状况下，衬里细胞覆盖骨基质，将其与骨髓腔产生的细胞外液隔离开来，当发生创伤后，骨基质暴露在细胞外液环境中，产生了非胶原蛋白，包括相当于骨形成促进剂的骨形成蛋白（BMPs）。骨形成蛋白能促进细胞和基质成分黏附并刺激成骨细胞增殖，使其在骨修复过程的初期形成类骨质，然后使编织骨在创伤骨表面沉积，直到表面被完全覆盖。然后修复刺激因子逐渐减少直至缺损被完全修复。这个骨修复过程会发生在满足了骨生成的其他先决条件的情况下，比如充分的成血管化，骨壁有良好的机械稳定性等。

关于上颌窦植骨移植自体骨的临床研究很多，大多数研究对比了自体骨与同种异体骨、异种骨或是自体骨与人工生物材料混合物的成骨效果。结果显示术后6个月内自体骨新骨成骨较其他植骨材料效果好，且骨重塑后自身残留少，生成结缔组织少。但随着时间延长，植骨1年后其他植骨材料的机械性能和活性骨成骨量与自体骨移植没有显著差别。因此在非自体骨植骨材料中加入自体骨将有助于提升成骨速度和效果，缩短愈合时间和临床疗程[22]。

Hardesty和Marsh等人的研究显示密质骨移植比松质骨能更好地维持骨量[23]。不同胚胎起源的密质骨的骨吸收率没有统计学差异。这些研究明确表示皮质骨是onlay植骨的最佳材料。

二、块状自体骨移植

植骨材料的愈合主要通过移植后的成血管化程度来判断。血管越容易穿过植骨材料意味着材料本身的机械阻力越低。而材料越坚实越能抗压则再血管化和转换成活性骨越难。

皮质骨植入数年后只有其表面能完全再血管化。而剩余部分可能保持着无活性状态很多年，仅能提供机械支持。由于缺乏活力，使得移植骨过度矿化，而无活性骨在承重后会变得脆弱，增加了骨折的风险。骨块的再血管化程度越高，骨折和愈合界面分离的风险越低。在口腔内的onlay植骨块与颌骨愈合后转变成有活力骨的比例不高，导致种植体植入时，骨块愈合界面容易分离。因此在上颌窦植骨术中较少使用块状自体骨移植。

三、颗粒自体骨移植

自体骨颗粒移植的关键因素是植骨颗粒在植骨区域应具有良好的稳定性。与牙槽突水平向或垂直向骨缺损植骨时，自体颗粒骨需要应用生物膜、钛钉等辅助固位不同，自包裹式的骨缺损区植骨（如尖漏斗状上颌窦底和拔牙窝）被认为较易获得良好稳定性。自体骨颗粒移植到机械稳定性良好的自包裹式骨缺损中有助于成骨细胞和新生血管组织的增殖和迁移。每一个自体骨碎屑表面都能刺激成骨细胞的增殖，因为骨基质包含BMPs，所以自体骨颗粒可以作为独立的骨壁引导新骨沉积。一周时间自体骨颗粒就能被新生血管和部分新生骨包裹。在临界大小的骨缺损中，这些自体骨颗粒能在4周内被大量编织骨覆盖，从而将自体骨颗粒之间以及骨壁间隙连接起来。

四、人类脱矿冻干同种异体骨（DFDBA）

DFDBA被认为包含有骨生长因子而能诱导新骨形成，但是实验研究和临床研究都对它的骨诱导性存在争议。

在早期的人体的DFDBA的组织学反应的研究中，研究观察到在使用了Gore-tex生物膜的骨诱导再生术中，DFDBA呈现出较低的骨引导性。且DFDBA颗粒吸收得很慢，在植骨术后4年后仍然能在术区找到它。植骨术后数月，大部分的脱矿骨基质仍然存在骨髓的结缔组织中。DFDBA颗粒经历了再矿化的过程，使得脱矿化骨中出现羟磷灰石晶体，而没有被活力骨替代。而临床上应用它进行上颌窦植骨的研究中也有一些质疑了它的有效性。Piattelli等人的一项人体的上颌窦植骨的研究对比了自体骨和各种植骨材料：羟基磷灰石（HA）、脱矿冻干同种异体骨（DFDBA）、磷酸钙-$CaPO_4$（CP）和蓖麻聚合物（Polymer-Poliquil）的成骨效果[19]。结果显示术后6个月时植骨区域血管内皮生长因子（VEGF）的表达强度和微血管密度（MVD）最低的是DFDBA组，而植骨区域的再血管化程度是评价植骨效果的一个关键指标，从这个角度来说DFDBA材料植入后的活性成骨度较低，不利于种植体的骨结合。

但另一部分学者的临床试验有不同结论。Mina Nishimoto等人的一项形态计量学研究对比了人工小牛骨颗粒、无机小马骨颗粒和同种异体人冻干骨植入上颌窦内后的新生骨效果，结果示同种异体人冻干骨的成骨效果优于另外两种材料[24]。Jeong Keun Lee的一项回顾性研究中对比了上颌窦底分别植入人工小牛骨粉、DFDBA和自体牙骨质植骨术后6个月的成骨高度，显示三种材料的成骨量无显著性差异。但该研究中未提及种植成功率，且仅从X线片上测量来判断成骨量，无法判断成骨质量[25]。近10年来关于DFDBA的临床试验研究鲜有报道。

五、无机小牛骨颗粒

无机小牛骨颗粒是目前临床上应用最广的上颌窦植骨材料。具有较理想的植骨材料特性：生物相容性好；能被新生骨替代；具有出色的骨引导性。最有代表性的是Geistlich的Bio-Oss骨粉，主要成分为脱蛋白灭菌小牛骨，包含有皮质骨和松质骨样的晶体，孔隙率为75%~80%，晶体大小有0.25~1mm和1~2mm两种。一项组织学和免疫组化研究对比了这两种尺寸的Bio-Oss骨粉的新生骨比例、材料残余量和结缔组织生成等方面参数，结果显示两者之间各指标均没有显著性差异[26]。而动物实验和临床实验结果均显示Bio-Oss活性成骨程度比羟基磷灰石高，并且生物相容性好，骨引导性出色，在骨重塑过程中能较快被新生骨替代[27]。但是关于Bio-Oss的降解吸收能力部分学者有不同意见。在某些情况下Bio-Oss很快被自体骨替代了[28-29]，但是有些学者却几乎没有观察到形成骨吸收裂隙，这表明其吸收得很慢甚至根本没有吸收[30]。

六、无植骨材料的上颌窦底提升术

虽然很多关于上颌窦植骨术的研究中植入了各种植骨材料，如自体骨、同种异体骨和异种移植物等等，但是没有明确的证据表明上颌窦黏膜提升后必须植入植骨材料[31]。Palma以灵长目动物为实验对象进行了双侧上颌窦底提升术，一侧植骨，另一侧无植骨材料，结果显示两组的成骨量和种植体成功率无差异[32]。近年来较多学者进行了临床试验[33-35]，结果显示无植骨材料的上颌窦底提升术成骨效果确定，新生成骨高度为2.37~12.2mm，平均成骨量在4.5~6.0mm，种植体存留率为95.2%~98.7%，与有植骨材料的上颌窦底提升组相比无显著差异。窦底空间不由植骨材料充填而是由凝血块充盈支持，这对窦底的成骨效果至关重要，凝血块中含有丰富的有成骨效应的生长因子，且有细胞支架的作用能诱导成骨。窦底黏膜由种植体尖端支撑形成空间，因此种植体的初期稳定性是保证成骨效果的另一重要因素。虽然最终的成骨形态为尖顶帐篷状，但是从后期随访来看并不影响种植体的长期稳定性。

一项meta分析研究对比了上颌窦底植入自体骨、同种异体骨、异种骨和异质成形骨以及它们之间各种组合的植骨材料后的新生成骨量、材料残余量和结缔组织生成量[36]。结果显示自体骨各方面的表现出色，与其他植骨材料相比，其术后6个月内的新生成骨量比例高，材料残余量少，生成结缔组织少。但是随着愈合时间延长，无论植入的生物材料的种类及组合是什么，它们的新生成骨比例均缓慢增加，材料残余量均逐渐减少，最终的活性骨比例和自体骨无显著性差异。此外，为获得更好的形态计量学结果，该研究建议上颌窦植骨时应植入骨引导性材料和骨诱导性材料的混合物。

通常认为自体骨混合骨替代材料的愈合时间约6个月，此时形成的新骨量已经比较充足，骨质改建也比较成熟，可以考虑二期种植或者种植体暴露术；单纯移植骨替代材料则需要8个月左右，而脱矿异体冻干骨需要的愈合时间为12个月或更长。有研究对不同移植材料在不同愈合时间后进行了组织形态学测量并予以评价，认为不同的移植材料对新骨形成量的差异并不明显，但愈合时间长短对新骨形成量有明显区别。通过不同愈合时间分组之间的比较，结果显示上颌窦植骨术后愈合时间9个月以上组较低于9个月组种植修复成功率明显高，可是组织学结果显示愈合6个月组与愈合9个月组骨量并没有明显差别，原因可能与愈合时间延长后新骨形成质量提高有关系。此外，愈合时间并不是越长越好，愈合时间过长会导致一定的移植骨吸收，抵消部分形成新骨量。自体骨中髂骨吸收较多，在移植后3个月吸收可达4%，6个月吸收可达40%，颏部取骨抗吸收能力最好。但从生物学观点来看，新骨形成、改建、成熟要18个月左右甚至更长，种植体才能获得良好的稳定性。因此，当骨质较差时，适当地延长愈合时间有利于提高种植体的稳定性。

七、上颌窦植骨术后成骨不良因素

上颌窦植骨术后顺利成骨愈合是保证种植修复成功的关键。如果在上颌窦植骨术后愈合过程中受到不良因素的影响，则新骨生成的生物学过程被破坏，易造成新骨生成不良，最终影响种植体骨结合。比如植骨术中出现上颌窦黏膜穿孔，术后植骨区域感染、上颌窦炎等。根据Proussaefs等人的研究，上颌窦黏膜穿孔会降低该区域的种植体成功率（$P<0.0001$）[37]，EssamAI-Moraissi的一项关于上颌窦植骨术中黏膜穿孔对种植体成功率的相关性meta分析研究显示上颌窦黏膜穿孔这个因素与种植体失败率呈高度相关（52%）[38]。此外有研究发现随着上颌窦黏膜穿孔直径增大，穿孔区域种植体的成功率较上颌窦黏膜完整侧逐渐降低，而穿孔侧的植骨失败率是完整侧的3倍，上颌窦炎/植骨感染率是完整侧的6倍[39]。然而也有一些研究结果显示黏膜穿孔侧未观察到植骨材料和种植体边缘骨的吸收[40-42]。研究结果的不一致可能与上颌窦黏膜穿孔直径大小及黏膜穿孔后有无妥善处理和补救有关[38]。经过有效的外科手段干预和补救的上颌窦黏膜穿孔侧的种植成功率与黏膜完整侧没有统计学差异[43]。

考虑到上颌窦黏膜完整性对植骨成骨效果和种植成功率的影响，上颌窦植骨术中应尽量避免上颌窦黏膜穿孔发生。导致上颌窦黏膜术中穿孔的因素很多，主要分三类[44]：①上颌窦底解剖结构（骨间隔，黏膜厚度）；②外科因素（开窗路径）和是否使用微创器械（超声骨刀）；③病理学因素（有无上颌窦炎和上颌窦黏膜炎性改变）。因此，首先术前应充分评估上颌窦状况（骨间隔大小、方向；黏膜厚度；黏膜有无炎症性改变），选择手术入路，设计手术方案，以尽量避免可能导致上颌窦黏膜穿孔的操作。其次术中应尽量轻柔操作并使用微创器械，研究发现术中使用超声骨刀能有效减少上颌窦黏膜穿孔率[45]。如果术中已经出现上颌窦黏膜穿孔，则应尽力妥善处理和补救。当穿孔直径＜3mm时，在破孔处铺垫可吸收生物膜可有效关闭破孔；如穿孔直径为3～6mm时，则需要缝合破孔或使用纤维蛋白黏合剂；当穿孔直径＞6mm时，需缝合破孔或使用纤维蛋白黏合剂后再联合使用可吸收性生物膜，甚至需要使用固位钉固定生物膜[43]。有效地缩小或关闭黏膜穿破孔，保证术后植骨区域的稳定性是上颌窦黏膜穿破后植骨区域成功成骨的关键。此外，因窦底植骨成骨始发于暴露的骨壁，为了不阻碍影响植骨成骨速率和质量，我们在黏膜穿孔区域覆盖可吸收性生物膜时应尽量少地遮盖窦底骨壁[44]。

第三节 种植体-植骨材料界面成骨反应

上颌窦底黏膜提升后植骨空间成骨并不代表种植临床成功，将植骨同期在植骨材料中植入的种植体取出研究发现，成骨细胞黏附种植体表面并成骨的可能性取决于种植体表面的骨引导性。而窦底空间成骨并不表示骨质能跟种植体形成骨结合。

动物及人体实验显示植骨同期植入的光滑种植体表面在愈合期仅仅形成了2.5%的骨结合[46]。而骨引导性良好的种植体表面在同等条件下可达到高比例的骨结合，如羟磷灰石或粗糙钛表面[47]。剩余骨量当然也会影响一期和二期的骨-种植体接触。当剩余骨量大于5mm时，种植体颈部的骨结合就足以提供良好的初期和远期稳定性，光滑种植体也不例外。临床数据也支持以上研究结论，等离子喷涂钛表面可获得97%骨结合，羟磷灰石涂层表面可获得100%骨结合，而光滑表面只有90%[48]。

植骨术后二期再植入种植体使得植骨区域能愈合一段时间，有助于种植体获得骨结合。种植术中备洞时钻针破坏了植骨区域新形成的骨小梁和植骨颗粒，骨小梁骨折或是被挤压，骨创伤后细胞外液中释放出大量的生长因子，激活了成骨细胞。从而在种植体周围区域开始形成毛细血管和编织骨，当然也包括了远离窦壁的种植体根尖区域。然而，如果在植骨同时植入种植体，骨创伤只发生在窦壁和窦底，骨修复被局限在邻近的植骨区域，所以，种植体根尖部位与创伤区域离得太远而很难有新骨形成，从而难以形成骨结合。

Trisi等人的上颌骨组织学研究结果显示在植骨术后6～11个月，约骨结合期6个月时光滑表面钛种植体可获得30%的骨结合，而酸蚀喷砂表面的钛种植体可获得70%的骨结合[49]。植骨材料为Bio-oss骨粉与自体骨的混合物。组织学切片显示35%～40%为有活力骨。骨修复过程建立的骨结合程度取决于新生骨的质量和种植体表面特性。骨质越好，种植体表面骨引导性越好，则骨-种植体界面的新生骨越多。但是，由种植体表面化学或物理骨引导性作用形成的骨质并不具备很好的生物力学性能[50]。因此，临床建议在种植体负载初期应谨慎逐渐增加负荷或正畸牵引力。

第四节 咬合负重对骨的影响

骨重塑由包含了成骨细胞和破骨细胞的骨多细胞单元（bone multicellular units, BMU）完成。首先破骨细胞破坏骨质形成骨袋，接着成骨细胞形成新骨，在单个骨重塑循环中吸收和沉积骨量是一致的。局部骨量的增或减都是成骨和破骨不平衡的结果。如果骨沉积增加或骨吸收量减少，那么骨量会增加，如果骨沉积较少而骨吸收量增加，那么骨量会减少。当骨吸收量与新骨形成的量一样时，骨量维持不变，从这个意义上来说，我们的颅骨以每年5%~10%的速度更新，每10年左右会彻底更新一次[51]。

一、沃尔夫定律

骨能提供肌肉收缩时的杠杆作用并能支持身体对抗地心引力。它的基本的机械功能就是承受运动过程中产生的负重和力矩，颌骨也不例外。很多骨头每天都要承受成百上千次重复的运动和负重。骨的结构是非常有效且精巧的，它的结构持续地随着其每天的肌肉活动导致的机械力而改良变化。这个重要的生理学特性被称为“沃尔夫定律”[52]，即骨能感知机械负重并且能调整自己的结构去适应应力的改变。

在生长过程中，骨骼为了适应机械负荷力而优化其结构。这种适应机制涉及复杂的机械传导细胞机制：机械力通过细胞液的活动转化为机械信号，启动细胞反应，然后机械信号转化为生化反应，包括细胞膜和细胞骨架内生化信号通道；以前列腺素和一氧化氮充当信号分子的机械刺激敏感细胞（可能为骨细胞和衬里细胞）和效应细胞（成骨细胞和破骨细胞）之间的信号；最后形成成骨或破骨的反应。

根据Turner的研究结果[53]，有三个基本现象调控着骨骼对负荷的生物机械适应机制。

1. 骨适应由作用力的动态变化引导发生，静态负荷力无效。
2. 只有短时间的机械负荷能诱导适应性反应。超时的机械刺激反而抑制适应性反应。
3. 骨细胞适应了重复的机械力环境后会变得对常规的机械信号不敏感。

二、机械负荷理论和负荷阈值

负重力可使骨组织产生形变，通常我们用“应变”这个参数来衡量。应变的定义是物体的形变长度与原长度的比值（ΔL/L）。而生物力学文献中的“微应变”，是应变的1/1 000 000，即1%的应变等于10 000的微应变。

Frost认为密质骨是骨的“增生”，包括骨重塑中骨的增加和减少[54]。根据Burr的研究结果，当负荷超过特定的生理阈值时，负荷可以诱导产生2500~4000的微应变，从而导致骨“增生”。机械负荷理论也预测存在着不同的负荷阈值，可以通过骨的不同来确认不同的骨反应。

三、咬合负重下植骨材料和新骨的变化

研究表明为了获得长期的骨结合稳定性，植骨材料需要诱导成骨量达到25%~35%[55]。有关骨质疏松的研究已经证实了如果骨量小于10%~16%则有丧失松质骨机械完整性的高风险[56]。有关于上颌窦植骨的研究结果表明骨量小于20%时，种植体失败率更高[57]。

Brånemark的关于小鼠胫骨植入种植体的研究显示旋出种植体的机械阻力在术后前4周内没有增加，而是从第5周开始到第16周逐渐增加[58]。反之亦然，种植体的拔出阻力在前4周有明显增长，在接下来的12周内都有缓慢增加。术后0、4、8和16周的组织学分析显示旋出阻力和种植体表面与骨接触的比例有显著相关性，拔出阻力和种植体周围骨厚度亦显著相关。这些结果表明种植体周围骨量的增加可实质性改善骨的机械负荷能力。

一项动物生物力学研究以羊为研究对象，进行上颌窦植骨并植入钛浆喷涂表面的种植体[59]。结果显示种植体的拔出阻力大小取决于植骨材料的类型，并随着时间增加。对比术后12周的拔出阻力，阻力最大的植骨材料是牛的羟基磷灰石，阻力中等的是自体骨，最小的是对照组无植骨材料的情况。而术后26周各组的拔出阻力几乎都增加了一倍，且各组的阻力大小都差不多，但是对照组阻力增加得有限。几年后这位学者又进行了一项对照实验，对比评价了分别植入人类脱矿冻干同种异体骨、自体骨和无植骨材料三组的种植体拔出阻力。术后12周时，各组的拔出阻力没有太大差别，但是术后26周时，自体骨组的阻力值增加了一倍，而另外两组没有明显增加。研究者认为时间长短也是影响种植体机械阻力的决定性因素。这些结论也与组织学研究的结论一致，无论植入什么材料，活性骨的成骨量会随着时间明显增加。

然而，以上研究中得到的平均拔出阻力值为250 ~ 500N，比原位下颌骨密质骨的拔出阻力（约800N）小很多。这些生物力学数据与组织学图片一致，后者的上颌窦内植骨剖面显示密度较低，因此，上颌窦植骨后的种植体开始负重时应小心，较轻的合力亦可能超过新生骨的机械阻力阈值。

四、咬合负重时骨界面的反应

常规延迟负重时，功能性刺激一般发生在种植体周骨质已经愈合且已经完成第一个骨重塑周期后。兔子和狗的平均骨重塑周期是2个月，而人类是4个月[51]。但是在第一个骨重塑的周期中，新生骨没有经历功能性咀嚼刺激。因此，新生骨被周围区域的功能需要（非咬合功能）诱导，根据这个区域的形态形成了功能不良的骨结构[49]。所以上颌骨愈合期生成的骨质量相当差。

长骨创伤或植骨的愈合过程中，骨重塑的发生遵循多方面的机制：新生板层骨替代新生编织骨；应力超过骨重塑阈值时骨量维持不变；缺乏机械功能时发生骨吸收；微裂隙的修复。以上过程也同样发生在上颌窦植骨后的成骨过程中。根据机械负荷理论，Frost假设较弱的应力（500 ~ 1000微应力）对上颌窦内植骨材料愈合期的成骨质量有促进作用[52]。但是，由于新生骨疏松，其机械强度很低，只能承受普通咀嚼压力的1%，较大的咀嚼压力可能影响植骨材料愈合。众所周知，功能运动能诱导种植体周围骨质的增生。植骨材料本身对负重无法做出反应，但是种植体周围形成的有活力的骨基质和植骨材料的形变可以激活生物学反应。

骨重塑的最终效果由新骨沉积量、BMV的骨吸收量和单位时间内活跃的BMU数目这三者之间的平衡状态决定。经过6 ~ 8个月的负重愈合期，种植体表面骨结合的比例差异明显，这主要取决于种植体表面特性。新生活性骨的密度为20%～50%，且种植体大部分表面由厚约50μm的薄层骨质覆盖。在愈合期后期种植体表面的骨接触比例已相当高了，而且随着咬合负重时间延长，该比例也不再明显增加。Quinones的一项动物实验观察到咬合负重6个月的种植体表面骨接触比例较无负重的种植体要高[60]。3个月咬合负重能增加种植体表面覆盖的骨质厚度。无咬合负重的种植体经过12个月的愈合期其表面覆盖骨质约50μm，而再经过3个月功能负重，骨质厚度增加至150～200μm。而60～80个月功能负重后，骨质厚度增加至300～350μm。

数据分析统计显示种植体周围骨小梁厚度与负重时间之间有显著相关性。这种功能性骨重建受限于种植体表面直接接触的骨质层，其厚度上限为0.5mm左右。从这个角度来看，种植体周围会形成皮质骨层，类似于天然牙根周围的皮质层。这个过程由负重开始，约3个月后结束。

我们观察到有的种植体周围有窄而深的骨下袋形成，覆盖结合上皮，止于骨结合点上约300～400μm的位置，没有明显的感染迹象。而这种骨面下的无感染性骨缺损的形成与种植体颈部的过载有关。众所周知，种植体颈部是应力集中区；如果种植体过载了，则最可能在种植体颈部水平出现过载，导致非感染性骨吸收[66]。在后牙区种植体承受的咬合力能达到前牙区的八倍之多，所以，后牙区的种植体更有可能出现过载。

小　结

种植体与活性骨形成骨结合是种植成功的金标准。上颌后牙区由于上颌窦的存在常出现垂直骨量不足的情况，临床研究证实上颌窦植骨种植术有效地解决了这一问题。目前临床上应用了多种植骨材料来进行骨增量手术。而植骨材料的临床效果取决于材料骨引导性和骨诱导性的优劣，也就是新生活性骨的比例大小，只有活性骨能和种植体表面形成有效的骨结合。自体骨能最快形成新生活性骨，因其具有优越的骨诱导性，是人工材料所不具备的。但是无论充填材料是哪种，随着愈合时间的延长（超过6个月甚至12个月），这些人工材料的成骨效果都趋于一致，均能满足临床需求。

骨重建过程遵循沃尔夫定律，颌骨也不例外。后牙区的种植体如果早期承受适当的咬合力可以刺激种植体周围植骨材料新骨形成，理论上有利于尽快获得骨结合。但是如果咬合力过大则可能导致骨吸收比例增大，破坏早期植骨材料成骨，影响骨结合，因此上颌后牙区上颌窦植骨术后即刻修复咬合控制需谨慎。一般建议在种植术后6～8个月以上进行修复。

参考文献

[1] Cawood JI, Howell RA. A classification of the edentulous jaws. International Journal of Oral and Maxillofacial Surgery, 1988, 17(4): 232-236.

[2] Schenk RK. Cytodinamics and histodynamics of primary bone repair in fracture healing. New York: Churchill Livingstone, 1987: 23-32.

[3] Testori T. Maxilary sinus surgery and alternatives in treatment. Berlin: Quintessence Publishing, 2005: 46-78.

[4] Schenk RK, Willenegger HR. Histology of primary bone healing - modifications and limits of recovery of gaps in relation to extent of defect. Unfallheilkunde-Traumatology, 1977, 80(5): 155-160.

[5] Willenegger H, Perren SM, Schenk R. Primary and Secondary Healing of Bone Fractures. Chirurg, 1971, 42(6): 241.

[6] Ono I, Zhou LJ, Matsui T, et al. Study on the secretion of cytokines from osteoblasts stimulated with prostaglandin E-1. Journal of Craniofacial Surgery, 2000, 11(2): 189-193.

[7] Burgos PM, Rasmusson L, Meirelles L, et al. Early bone tissue responses to turned and oxidized implants in the rabbit tibia. Clinical Implant Dentistry and Related Research, 2008, 10(3): 181-190.

[8] Chen S, Gluhak-Heinrich J, Martinez M, et al. Bone morphogenetic protein 2 mediates dentin sialophosphoprotein expression and odontoblast differentiation via NF-Y signaling. Journal of Biological Chemistry, 2008, 283(28): 19359-19370.

[9] Browaeys H, Bouvry P, De Bruyn H. A literature review on biomaterials in sinus augmentation procedures. Clinical Implant Dentistry and Related Research, 2007, 9(3): 166-177.

[10] Bourque WT, Gross M, Hall BK. Expression of four growth factors during fracture repair. Int J Dev Biol, 1993, 37(4): 573-579.

[11] Boyne PJ, James RA. Grafting of the maxillary sinus floor with autogenous marrow and bone. Journal of Oral Surgery, 1980, 38(8): 613-616.

[12] Remes A, Williams DF. Immune-response in biocompatibility. Biomaterials, 1992, 13(11): 731-743.

[13] Block MS, Kent JN. Sinus augmentation for dental implants: The use of autogenous bone. Journal of Oral and Maxillofacial Surgery, 1997, 55(11): 1281-1286.

[14] G W, R T, SH G, et al. Determining the size of the specific surface of bone substitutes with gas adsorption.Mund Kiefer Gesichtschir,2000, 4(3): 148-152.

[15] De Witte TM, Fratila-Apachitei LE, Zadpoor AA, et al. Bone tissue engineering via growth factor delivery: from scaffolds to complex matrices. Regenerative Biomaterials, 2018, 5(4): 197-211.

[16] Buser D, Hoffmann B, Bernard JP, et al. Evaluation of filling materials in membrane-protected bone defects-A comparative histomorphometric study in the mandible of miniature pigs. Clinical Oral Implants Research, 1998, 9(3): 137-150.

[17] Schmid J, Wallkamm B, Hammerle CHF, et al. The significance of angiogenesis in guided bone regeneration-A case report of a rabbit experiment. Clinical Oral Implants Research, 1997, 8(3): 244-248.

[18] Simion M, Trisi P, Piattelli A. Vertical ridge augmentation using a membrane technique associated with osseointegrated implants. The International journal of periodontics & restorative dentistry, 1994, 14(6): 496-511.

[19] Boeck-Neto RJ, Artese L, Piattelli A, et al. VEGF and MVD expression in sinus augmentation with autologous bone and several graft materials. Oral Diseases, 2009, 15(2): 148-154.

[20] Handschel J, Simonowska M, Naujoks C, et al. A histomorphometric meta-analysis of sinus elevation with various grafting materials. Head & face medicine, 2009, 5: 12.

[21] Boeck-Neto R, Gabrielli MFR, Lia RCC, et al. Histomorphometrical analysis of bone formed after maxillary sinus floor augmentation by grafting with a combination of autogenous bone and demineralized freeze-dried bone allograft or hydroxyapatite. Journal of Periodontology, 2002, 73(3): 266-270.

[22] Stumbras A, Krukis MM, Januzis G, et al. Regenerative bone potential after sinus floor elevation using various bone graft materials: a systematic review. Quintessence International, 2019, 50(7): 548-558.

[23] Hardesty RA, Marsh JL. Craniofacial onlay bone grafting: a prospective evaluation of graft morphology, orientation, and embryonic origin. Plast Reconstr Surg, 1990, 85(1): 5-14; discussion 15.

[24] Nishimoto M, Kan JK, Rungcharassaeng K, et al. Histomorphometric analysis of maxillary sinus grafts: a pilot study. The International journal of oral & maxillofacial implants, 2019, 34(3): 759-767.

[25] Jeong TM, Lee JK. The efficacy of the graft materials after sinus elevation: retrospective comparative study using panoramic radiography. Maxillofacial plastic and reconstructive surgery, 2014, 36(4): 146-153.

[26] de Molon RS, Magalhaes-Tunes FS, Semedo CV, et al. A randomized clinical trial evaluating maxillary sinus augmentation with different particle sizes of demineralized bovine bone mineral: histological and immunohistochemical analysis. International Journal of Oral and Maxillofacial Surgery, 2019, 48(6): 810-823.

[27] Piattelli M, Favero GA, Scarano A, et al. Bone reactions to anorganic bovine bone (Bio-Oss) used in sinus augmentation procedures: A histologic long-term report of 20 cases in humans. International Journal of Oral & Maxillofacial Implants, 1999, 14(6): 835-840.

[28] Jensen SS, Aaboe M, Pinholt EM, et al. Tissue reaction and material characteristics of four bone substitutes. The International journal of oral & maxillofacial implants, 1996, 11(1): 55-66.

[29] Hammerle CHF, Chiantella GC, Karring T, et al. The effect of a deproteinized bovine bone mineral on bone regeneration around titanium dental implants. Clinical Oral Implants Research, 1998, 9(3): 151-162.

[30] Dies F, Etienne D, Abboud NB, et al. Bone regeneration in extraction sites after immediate placement of an e-PTFE membrane with or without a biomaterial-A report on 12 consecutive cases. Clinical Oral Implants Research, 1996, 7(3): 277-285.

[31] Graziano A, Benedetti L, Massei G, et al. Bone production by human maxillary sinus mucosa cells. Journal of Cellular Physiology, 2012, 227(9): 3278-3281.

[32] Cricchio G, Palma VC, Faria PEP, et al. Histological findings following the use of a space-making

device for bone reformation and implant integration in the maxillary sinus of primates. Clinical implant dentistry and related research, 2009, 11 Suppl 1: e14-22.

[33] Hegde R, Prasad K, Shroff KK. Maxillary sinus augmentation using sinus membrane elevation without grafts-A Systematic Review. Journal of Indian Prosthodontic Society, 2016, 16(4): 317-322.

[34] Riben C, Thor A. Follow-up of the sinus membrane elevation technique for maxillary sinus implants without the use of graft material. Clinical Implant Dentistry and Related Research, 2016, 18(5): 895-905.

[35] Lin IC, Gonzalez AM, Chang HJ, et al. A 5-year follow-up of 80 implants in 44 patients placed immediately after the lateral trap-door window procedure to accomplish maxillary sinus elevation without bone grafting. International Journal of Oral & Maxillofacial Implants, 2011, 26(5): 1079-1086.

[36] Al-Moraissi EA, Alkhutari AS, Abotaleb B, et al. Do osteoconductive bone substitutes result in similar bone regeneration for maxillary sinus augmentation when compared to osteogenic and osteoinductive bone grafts? A systematic review and frequentist network meta-analysis. International journal of oral and maxillofacial surgery, 2019.

[37] Proussaefs P, Lozada J, Kim J, et al. Repair of the perforated sinus membrane with a resorbable collagen membrane: A human study. International Journal of Oral & Maxillofacial Implants, 2004, 19(3): 413-420.

[38] Al-Moraissi E, Elsharkawy A, Abotaleb B, et al. Does intraoperative perforation of Schneiderian membrane during sinus lift surgery causes an increased the risk of implants failure?: A systematic review and meta regression analysis. Clinical Implant Dentistry and Related Research, 2018, 20(5): 882-889.

[39] Nolan PJ, Freeman K, Kraut RA. Correlation between Schneiderian membrane perforation and sinus lift graft outcome: A retrospective evaluation of 359 augmented sinus. Journal of Oral and Maxillofacial Surgery, 2014, 72(1): 47-52.

[40] Becker ST, Terheyden H, Steinriede A, et al. Prospective observation of 41 perforations of the Schneiderian membrane during sinus floor elevation. Clinical Oral Implants Research, 2008, 19(12): 1285-1289.

[41] Bae JH, Kim YK, Kim SG, et al. Sinus bone graft using new alloplastic bone graft material (Osteon)-II: clinical evaluation. Oral Surgery Oral Medicine Oral Pathology Oral Radiology and Endodontology, 2010, 109(3): E14-E20.

[42] Ding X, Zhu XH, Wang HM, et al. Effect of sinus membrane perforation on the survival of implants placed in combination with osteotome sinus floor elevation. Journal of Craniofacial Surgery, 2013, 24(2): E102-E104.

[43] Testori T, Weinstein T, Taschieri S, et al. Risk factors in lateral window sinus elevation surgery. Periodontology 2000, 2019, 81(1): 91-123.

[44] Al-Dajani M. Incidence, risk factors, and complications of Schneiderian membrane perforation in sinus lift surgery: A meta-analysis. Implant Dentistry, 2016, 25(3): 409-415.

[45] Al-Dajani M. Recent trends in sinus lift surgery and their clinical implications. Clinical Implant Dentistry and Related Research, 2016, 18(1): 204-212.

[46] Lundgren S, Rasmusson L, Sjostrom M, et al. Simultaneous or delayed placement of titanium

implants in free autogenous iliac bone grafts - Histological analysis of the bone graft-titanium interface in 10 consecutive patients. International Journal of Oral and Maxillofacial Surgery, 1999, 28(1): 31-37.

[47] Haas R, Baron M, Donath K, et al. Porous hydroxyapatite for grafting the maxillary sinus: A comparative histomorphometric study in sheep. International Journal of Oral & Maxillofacial Implants, 2002, 17(3): 337-346.

[48] Jensen OT, Shulman LB, Block MS, et al. Report of the sinus consensus conference of 1996. International Journal of Oral & Maxillofacial Implants, 1998, 13: 11-32.

[49] Trisi P, Marcato C, Todisco M. Bone-to-implant apposition with machined and MTX microtextured implant surfaces in human sinus grafts. International Journal of Periodontics & Restorative Dentistry, 2003, 23(5): 427-437.

[50] Trisi P, Rao W, Rebaudi A. A histometric comparison of smooth and rough titanium implants in human low-density jawbone. International Journal of Oral & Maxillofacial Implants, 1999, 14(5): 689-698.

[51] Frost HM. Tetracycline-based histological analysis of bone remodeling. Calcified Tissue Research, 1969, 3(3): 211.

[52] Frost HM. From Wolff's law to the Utah paradigm: Insights about bone physiology and its clinical applications. Anatomical Record, 2001, 262(4): 398-419.

[53] Turner CH. Three rules for bone adaptation to mechanical stimuli. Bone, 1998, 23(5): 399-407.

[54] Frost HM. The regional acceleratory phenomenon: a review. Henry Ford Hospital medical journal, 1983, 31(1): 3-9.

[55] Lazzara RJ. The sinus elevation procedure in endosseous implant therapy. Current opinion in periodontology, 1996, 3: 178-83.

[56] Eriksen EF, Hodgson SF, Eastell R, et al. Cancellous bone remodeling in type-I (postmenopausal) osteoporosis-quantitative assessment of rates of formation, resorption, and bone loss at tissue and cellular-levels. Journal of Bone and Mineral Research, 1990, 5(4): 311-319.

[57] Tarnow DP, Wallace SS, Froum SJ, et al. Histologic and clinical comparison of bilateral sinus floor elevations with and without barrier membrane placement in 12 patients: Part 3 of an ongoing prospective study. International Journal of Periodontics & Restorative Dentistry, 2000, 20(2): 117-125.

[58] Branemark R, Ohrnell LO, Nilsson P, et al. Biomechanical characterization of osseointegration during healing: An experimental in vivo study in the rat. Biomaterials, 1997, 18(14): 969-978.

[59] Haas R, Mailath G, Dortbudak O, et al. Bovine hydroxyapatite for maxillary sinus augmentation: analysis of interfacial bond strength of dental implants using pull-out tests. Clinical Oral Implants Research, 1998, 9(2): 117-122.

[60] Quinones CR, Hurzeler MB, Schupbach P, et al. Maxillary sinus augmentation using different grafting materials and dental implants in monkeys Part IV. Evaluation of hydroxyapatite-coated implants. Clinical Oral Implants Research, 1997, 8(6): 497-505.

[61] Van Oosterwyck H, Duyck J, Vander Sloten J, et al. The influence of bone mechanical properties and implant fixation upon bone loading around oral implants. Clinical Oral Implants Research, 1998, 9(6): 407-418.

第三章

上颌窦的应用解剖与窦底形态临床新分型

牛力璇　邱立新

第一节　上颌窦的应用解剖

人体有四对副鼻窦，包括额窦、筛窦、蝶窦和上颌窦。其中上颌窦是口腔医生，尤其种植医生最为关切的副鼻窦。

一、上颌窦的发育

上颌窦是胚胎发育的第一个副鼻窦，从妊娠第10周开始发育，妊娠第5个月窦腔扩张至上颌骨，出生后上颌窦开始通气。婴儿上颌窦大小约8mm×4mm×4mm，在出生后第一年迅速扩张，约12个月时上颌窦外侧壁扩张至邻近眶下神经。在整个儿童时期，上颌窦持续扩张，12～14岁时达到成人大小。在儿童时期，上颌窦底与上颌牙牙根之间有相当大的距离，12岁时上颌窦常达到与鼻底水平一致。伴随牙齿缺失、上颌窦不断气化，导致牙槽骨高度减少，无法常规植入种植体。前磨牙及磨牙的牙根常邻近上颌窦底，其中第二磨牙牙根距上颌窦底最近，其次是第一磨牙和第三磨牙（图3-1a，冠状面）。

二、上颌窦的骨性解剖结构

成人上颌窦大致是尖端向外的金字塔形（图3-1b，矢状面）。上颌窦后壁是上颌骨颞下面，将上颌窦与颞下及翼腭窝等结构分开。顶壁是菲薄的眶下板，与眼眶相邻。前壁是

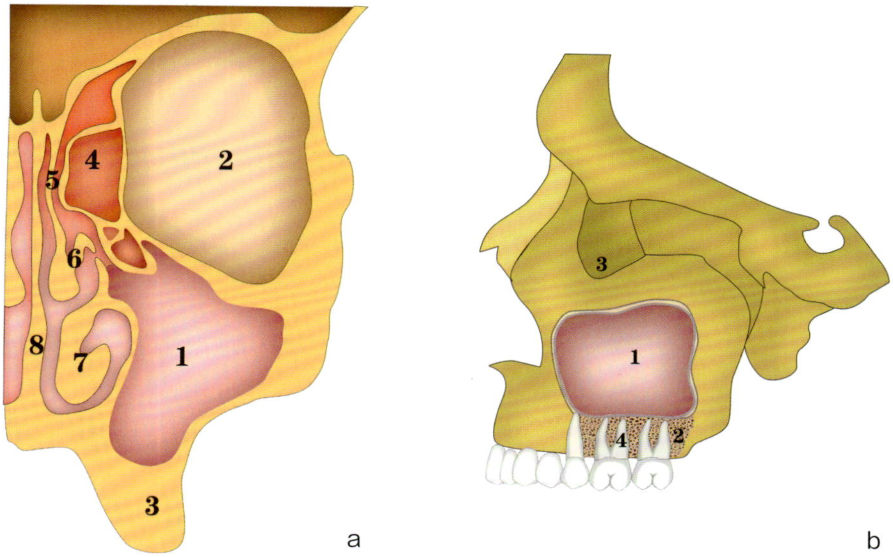

图3-1　上颌窦冠状面和矢状面解剖图

a. 上颌窦冠状面解剖示意图。1 上颌窦，2 眼眶，3 牙槽突，4 筛窦，5 上鼻甲，6 中鼻甲，7 下鼻甲，8 鼻中隔；
b. 上颌窦矢状面解剖示意图。1 上颌窦，2 牙槽突，3 眶底，4 牙根

颊侧壁，包括尖牙窝和眶下孔。内侧壁是鼻腔外侧壁，与鼻腔相隔。当后牙缺失后，上颌窦外侧壁逐渐变薄，因此改良Caldwell-Luc手术以此侧壁为入路。上颌窦底壁是由上颌骨的牙槽突及部分上颌骨的腭突形成，自鼻底水平向后斜向下弧度走行。

上颌窦平均高×深×宽为3.75cm×2.5cm×3cm，平均体积为15～20cm^3[1]。Ueda等人报道上颌窦容积因人而异，成年人4.5～35.2cm^3，平均15cm^3[2]。上颌后牙缺失后，作用到上颌骨的咀嚼力减少，上颌窦腔增大，上颌窦发生气化。

上颌窦与鼻腔通常只有一个开口，位于上颌窦内侧壁（也是鼻腔外侧壁）。上颌窦天然开口平均直径为2.4mm（波动范围1～17mm）[3]。从鼻腔内观察，开口位于中鼻道。从上颌窦内观察，开口位于上颌窦内侧壁较高的位置。有时上颌窦内侧壁包含多个骨形成不全的区域，也是沟通上颌窦与鼻腔的开口，被称作副口，但是否存在生理功能仍然存在疑问。

三、上颌窦生理引流及上颌窦黏骨膜

鼻腔内有下鼻甲（inferior conchae）、中鼻甲（middle conchae）和上鼻甲（superior conchae），鼻甲之间是鼻道。上颌窦、额窦、前组筛窦开口于中鼻道。上颌窦开口在上颌窦内侧壁最高处，开口于狭窄的筛漏斗，并不直接开口于鼻腔，在人体中不是引流的理想位置。上颌窦开口为隧道状，长度1～22mm（平均5.55mm），由筛漏斗和窦黏膜的厚度决定[2]。

上颌窦黏膜（Schneiderian membrane）直接与空气接触，组成第一道免疫屏障，因而经常由于呼吸道感染而致黏膜处于轻度炎症及反应性水肿状态。上颌窦黏膜是呼吸黏膜的延续，包含：纤毛细胞、非纤毛细胞、基底细胞、杯状细胞；基底膜，富含血管和腺体的固有层；以及骨膜。杯状细胞产生黏液，能够捕捉灰尘和颗粒，保持黏膜湿润。纤毛柱状上皮将黏液输送至上颌窦开口。黏液于上颌窦开口被鼻腔呼吸黏膜运输至咽部。

健康的上颌窦内衬0.2～0.8mm厚的上皮，上皮表面是双层黏液毯。黏液毯内层是薄的、浆液型的液体层，富含蛋白质、免疫球蛋白和补体。外层是黏稠液体层。纤毛细胞的纤毛伸入黏液毯内层，将内外层黏液毯同时输送排出上颌窦开口，运输速度约为3～25mm/min[3]。微小的上颌窦黏膜穿孔不会影响纤毛的运动和排出分泌物，但较大的穿孔和炎症会使分泌物积累。纤毛上皮的排出能力只限于灰尘或空气中的颗粒物质，对于残根无能为力。当排泄孔堵塞且上颌窦内分泌物过多无法及时排出时，会引起上颌窦炎。

黏液的排出途径是有预定模式的，从上颌窦底下方和外侧方开始，将分泌物排出到上内侧的开口，进入鼻腔。1935年King在鼻腔下鼻道行上颌窦开窗并放入不透射线的介质，发现介质流动不是通过较大的人工开窗孔，而是通过自然开口，这说明纤毛运动比重力引流更为重要[2]。上颌窦黏液排出系统是稳定的，80%的上颌窦腔是无菌的，20%的上颌窦腔也只检测到很少的细菌。所以正常生理功能状态下的上颌窦几乎是无菌的。

四、上颌窦的神经及血管支配

上颌窦由上颌神经和眶下神经支配，自主神经由蝶腭神经分支支配。眶下神经在眶下管发出上牙槽中神经和上牙槽前神经，走行于上颌窦底黏膜下，分布于上颌窦黏膜、前磨牙、尖牙及切牙。眶下神经出眶下孔后分布于眶下区、鼻部和上唇皮肤[4]。

上颌窦黏骨膜的血运主要来自上牙槽后动脉（颌内动脉翼腭段发出的分支）和上牙槽前动脉（颌内动脉眶内段发出的分支）。腭降动脉和蝶腭动脉与上颌窦后壁关系密切，部分鼻后外侧动脉分支穿过鼻腔外侧壁滋养上颌窦黏膜[5]。

上牙槽后动脉到达上颌骨后壁时发出更小分支进入骨壁内牙槽管，形成骨内动脉供应前磨牙、磨牙和上颌窦黏膜。在出眶下孔之前眶下神经及血管发出上牙槽前神经及血管，后者沿上颌窦前壁下行，营养和支配上颌前牙和尖牙。上颌动脉在上颌窦颊侧壁的骨内分支被分为两种类型：直型（78.1%）和U型（21.9%）[6]。上牙槽后动脉的直径为1.3±0.5mm，其下缘距离牙槽嵴顶18±4.9mm。骨壁内36.1%的上颌动脉直径≤1mm，51.4%直径为1~2mm，12.3%直径≥2mm[7]。Guncu观察242个上颌窦的CT，发现上牙槽后动脉在64.5%上颌窦骨壁内出现，其中68.2%是骨内走行，26%是上颌窦黏骨膜下走行，5.7%是外侧壁皮质骨外走行。Elian报道上牙槽后动脉在上颌窦外壁骨壁内出现率为52.9%[8]。Mardinger报道上牙槽后动脉出现率为55%[9]。尸体研究发现上牙槽后动脉与上牙槽前动脉出现骨内血管袢为100%，骨外血管袢为33%~44%[5,10]。这提示CT或CBCT难以发现直径很小的动脉血管。血管直径越大，上颌窦外提升手术过程中出血的风险越大，控制出血的难度也会增加。上牙槽前-后动脉血管袢，在骨外血管袢常位于距牙槽嵴顶约23~26mm，在翻黏骨膜瓣时可能引起出血。骨内血管袢常距牙槽嵴顶19~20mm处，外侧壁开窗孔可能发生出血[11]。

上颌窦的静脉血回流至面静脉、蝶腭静脉和翼静脉丛。上颌包括上颌窦的淋巴回流主要汇于颌下淋巴结。

五、上颌窦分隔

上颌窦骨性分隔较常见，将上颌窦分成两个或多个室。上颌窦分隔形成的原因不明，可能是上颌窦气化阶段不同、牙齿缺失导致上颌窦气化增加、上颌窦黏膜中破骨细胞活跃。上颌窦分隔最早是解剖学者Underwood在1910年描述的[12]。上颌窦分隔曾被描述为：类似倒置的哥特式拱门，起源于上颌窦下壁和侧壁，其顶部较尖锐。文献中报道分隔的形状、尺寸和位置多样，如部分水平向分隔、部分垂直向分隔、垂直向完全分隔。

Velasquez-Plata等人分析156位患者，312个上颌窦，发现上颌窦分隔的发生率为24%[13]。Kim等人观察100位患者，200个上颌窦，发现26.5%的上颌窦存在一个或多个分隔[14]。Ulm等观察无牙颌人群，发现上颌窦分隔的发生率高达32%，且Cawood-Howell剩余牙槽嵴分类与Underwood分隔的发生率没有相关性[15]。上颌窦分隔可能起源于上颌窦前部、中部或后部，最常见于中部。Al-Faraje提出上颌窦分隔六分类[3]：①单个窦底垂直向小分隔，②多个窦底垂直向小分隔，③单个垂直向分隔，④多个垂直向分隔，⑤部分水平向分隔，⑥完全垂直向分隔。上颌窦分隔的出现使上颌窦外侧壁开窗植骨难度增加，提升黏膜时穿孔风险大大增加。因此术前CBCT或CT评估是否存在分隔非常重要。在第三节中，笔者将介绍如何处理上颌窦分隔，安全完成外侧壁入路上颌窦植骨手术。

第二节　上颌窦窦底形态临床新分型

一、国内外相关研究

影响上颌后牙区种植的主要因素有：剩余骨高度[16-17]，上颌窦分隔[14,18-19]，上颌窦前外侧壁厚度[20]，上颌窦前外侧壁血管走行[7,21]，上颌窦窦底形态[17,22-24]，剩余骨类型，上颌窦黏骨膜状态，缺失牙数目。其中上颌窦窦底形态研究较少。Cho等人在2001年发表研究，定义angle A为冠状面上颌窦颊侧壁与腭侧壁形成的夹角。并提出angle A越小，上颌窦植骨术中穿孔风险越高[22]。Velloso等人进一步研究发现angle A在第二前磨牙牙位较为尖锐，因此认为第二前磨牙牙位进行上颌窦植骨时穿孔风险较大[23]。Wang等人定义鼻腭侧凹陷（palate-nasal-recess，PNR），指冠状面上鼻外侧壁下部与上颌窦腭壁假想延长线形成的凹陷。鼻腭侧凹陷的出现使上颌窦植骨难度加大，上颌窦黏膜穿孔的风险增加[24]。Wagner等人定义CBCT冠状面上上颌窦深度，即上颌窦最低点与硬腭水平线的位置关系，据此分为：最低点高于硬腭水平，低于硬腭水平＜6mm，低于硬腭水平≥6mm。他们认为上颌窦深度与性别、是否缺牙无关，是较为稳定的生理指标[25]。Chan等人测量CBCT冠状面上上颌窦的宽度，分为狭窄、中等、较宽三种类型[26]。Jang等人测量术后CBCT冠状面，发现上颌窦宽度分别为≥16mm、＞12.1mm、≤12.1mm和≤11.3mm时，移植骨与上颌窦内壁接触面积分别为0%、29.9%、95.7%、和100%[27]。Avila等[28]和Claudio等[29]测量上颌窦宽度，认为新骨形成占比与上颌窦宽度成反比。

二、上颌窦窦底形态新分型

邱立新等人通过回顾698例连续患者的CBCT，将CBCT冠状面上颌窦底形态分为五种类型：尖圆型（narrow tapered），卵圆型（tapering），圆型（ovoid），低平型（square），及不规则型（irregular）[30]（图3-2）。这五种类型为定性分类，没有确切的量度。鼻腭凹陷（palate-nasal-recess，PNR）是指上颌窦腭侧壁与鼻腔外侧壁下部形成交角突入鼻腔侧。颊窦凹陷（buccal-sinus-recess，BSR）是指上颌窦颊侧壁下部与上颌窦底形成交角突入颊侧。前四种类型根据是否同时存在鼻腭凹陷、颊窦凹陷又分为三种亚型：不伴凹陷（without recess），伴颊窦凹陷（with BSR），伴鼻腭凹陷（with PNR）（图3-3）。不规则型变化多样，行上颌窦植骨术难度最大，因此专门分为三种亚型：牙根突入上颌窦底，不规则窦底，骨嵴或分隔（图3-4）（见表3-1）。

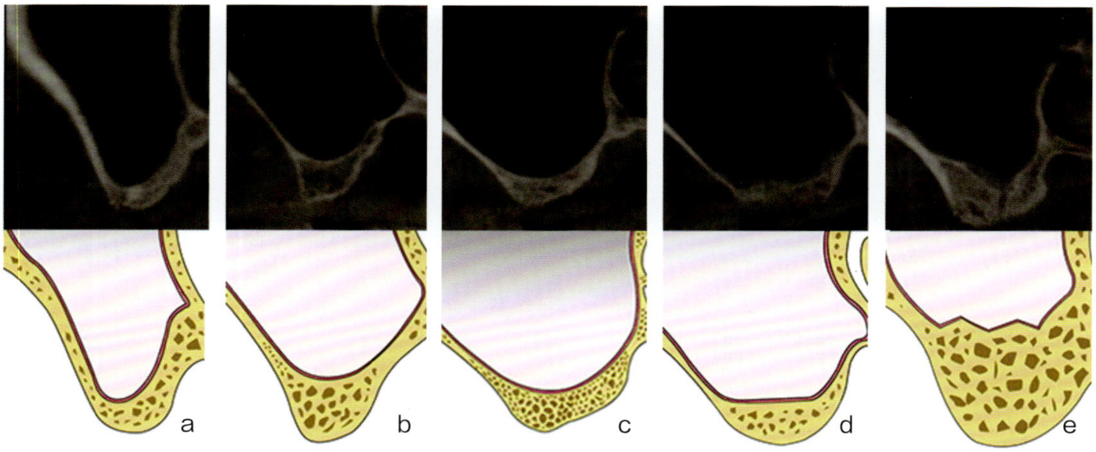

图3-2　上颌窦底形态新分类。a、b、c、d、e分别为尖圆型、卵圆型、圆型、低平型及不规则型的CBCT冠状面图及相应的示意图

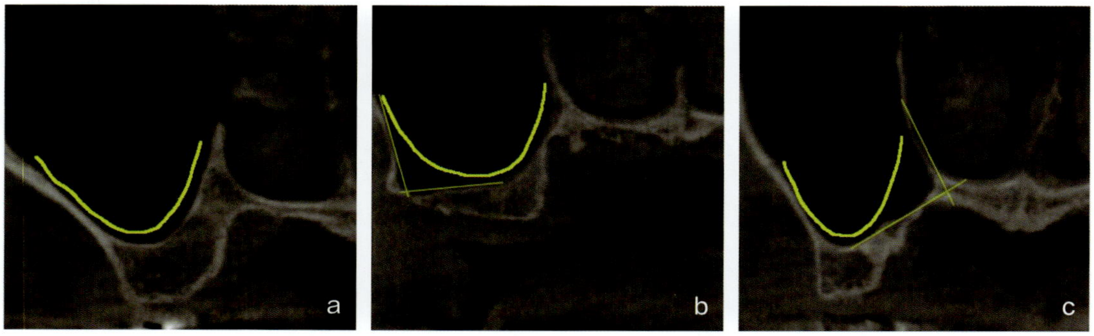

图3-3　上颌窦底分类前四型的亚型。a、b、c分别为不伴凹陷，伴颊窦凹陷，伴鼻腭凹陷的CBCT冠状面图

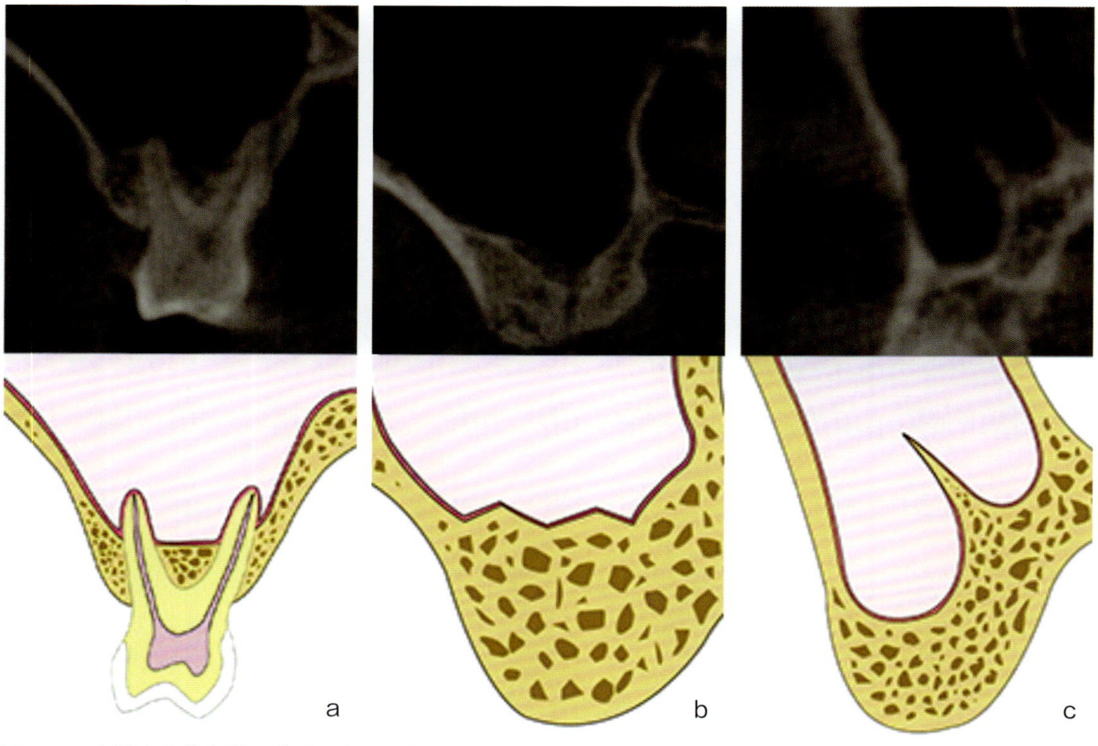

图3-4　上颌窦底分类第五类（不规则型）的亚型。a、b、c分别为牙根突入上颌窦底、不规则窦底、骨嵴或分隔的CBCT冠状面图及相应的示意图

表3-1　上颌窦窦底形态新分型

分型	尖圆型	卵圆型	圆型	低平型	不规则型
亚型	不伴凹陷	不伴凹陷	不伴凹陷	不伴凹陷	牙根突入上颌窦底
	伴颊窦凹陷	伴颊窦凹陷	伴颊窦凹陷	伴颊窦凹陷	不规则窦底
	伴鼻腭凹陷	伴鼻腭凹陷	伴鼻腭凹陷	伴鼻腭凹陷	骨嵴或分隔

测量3765个牙位的上颌窦冠状面形态后，发现第二前磨牙牙位最常见的类型是尖圆型（88.8%），第一磨牙区最常见的是尖圆型（25.9%）和卵圆型（47.2%），第二磨牙区最常见的是卵圆型（48.5%）和圆型（32.4%）（见表3-2）。

表3-2　五种类型上颌窦底形态在牙位中的分布

牙位	尖圆型	卵圆型	圆型	低平型	不规则型
第二前磨牙	88.8%	7.7%	1.0%	0.6%	1.9%
第一磨牙	25.9%	47.2%	19.4%	2.7%	4.8%
第二磨牙	6.0%	48.5%	32.4%	7.5%	5.6%

第二前磨牙区和第一磨牙区，62.5%不伴凹陷，37.5%伴鼻腭凹陷。在第二磨牙区，92.6%不伴凹陷。颊窦凹陷非常少，仅发现3个牙位（见表3-3）。

表3-3　亚型在牙位中的分布

牙位	第二前磨牙	第一磨牙	第二磨牙
不伴凹陷	62.5%	62.4%	92.6%
伴颊窦凹陷	0	0.1%	0.1%
伴鼻腭凹陷	37.5%	37.5%	7.3%

我们测量了不同类型上颌窦宽度，并进行组间比较。在第二前磨牙，尖圆型上颌窦宽度与其他四种类型均存在显著差异。在第一磨牙、第二磨牙牙位，除了低平型和不规则型上颌窦宽度差异不显著，其他类型之间均存在显著差异（见表3-4）。

表3-4　比较不同类型上颌窦的宽度

牙位	上颌窦宽度（mm）				
	尖圆型	卵圆型	圆型	低平型	不规则型
第二前磨牙	8.2	13.1	13.3	12.4	13.7
第一磨牙	9.4	11.9	13.5	16.6	14.6
第二磨牙	8.2	10.8	13	15.7	14.7

比较上颌窦宽度在不同亚型之间是否存在差异，发现上颌窦伴凹陷组明显大于不伴凹陷组（见表3-5）。

表3-5 比较不同亚型上颌窦的宽度

牙位	上颌窦宽度（mm）		*P*值
	不伴凹陷	伴凹陷	
第二前磨牙	6.8	11.6	<0.001
第一磨牙	10.9	14.0	<0.001
第二磨牙	11.8	14.0	<0.001

这个新分型是定性分类，没有确切的量度，可以看做是angle A、PNR、上颌窦底深度和上颌窦宽度的综合性分类。此分类为评估手术风险提供更多的参考，为制订手术计划提供更可靠的依据。根据笔者多年的手术经验，此分类比较简洁易懂，适用于大多数临床病例。在下一节中，我们会给大家展示上颌窦底形态新分类在手术病例中的应用价值。

第三节 应用病例展示

新的分类能够指导临床医生正确治疗，促进行业内交流学习，使医患间沟通更容易。如何选择合适的上颌窦提升术式缺少一个明确的共识。1996年在波士顿举办的骨结合学会上，其中一项共识是根据剩余骨高度（residual bone height，RBH）选择合适的上颌窦提升术式：①RBH为7～9mm，选择穿牙槽嵴顶上颌窦提升同期种植；②RBH为4～6mm，选择上颌窦外侧壁开窗上颌窦植骨+同期种植；③RBH小于3mm，选择上颌窦外侧壁开窗上颌窦植骨+延期种植[31]。随后，许多病例研究报道的适应证已经超过此共识，如RBH为4～6mm，也可以选择穿牙槽嵴顶提升+同期种植。除了剩余骨高度，上颌窦分隔变异、上颌窦前外侧壁厚度、上颌窦前外侧壁血管走行也有一些研究分类指导临床，但未在国际上形成共识。

一、尖圆型上颌窦底

术式 改良式上颌骨外侧壁入路上颌窦植骨术。

要点 改良式上颌骨外侧壁入路上颌窦植骨术开窗口下缘与上颌窦底水平等高，开窗孔外侧盖膜以防止移植材料渗漏。

理由 传统上颌骨外侧壁入路上颌窦植骨术开窗口下缘高于上颌窦底2～3mm，但尖圆型上颌窦窦底宽度较小，器械进入后操作空间有限。此种类型上颌窦不推荐穿牙槽嵴顶入路，因为此种类型上颌窦底内外侧壁较厚，难以造成有效的青枝骨折。如果用钻磨或凿冲击都有可能造成局部压力增加，引起上颌窦黏骨膜穿孔。不推荐使用过大冲击力，会引起患者恐惧不适，甚至引起良性阵发性体位性眩晕[32]。

病例1

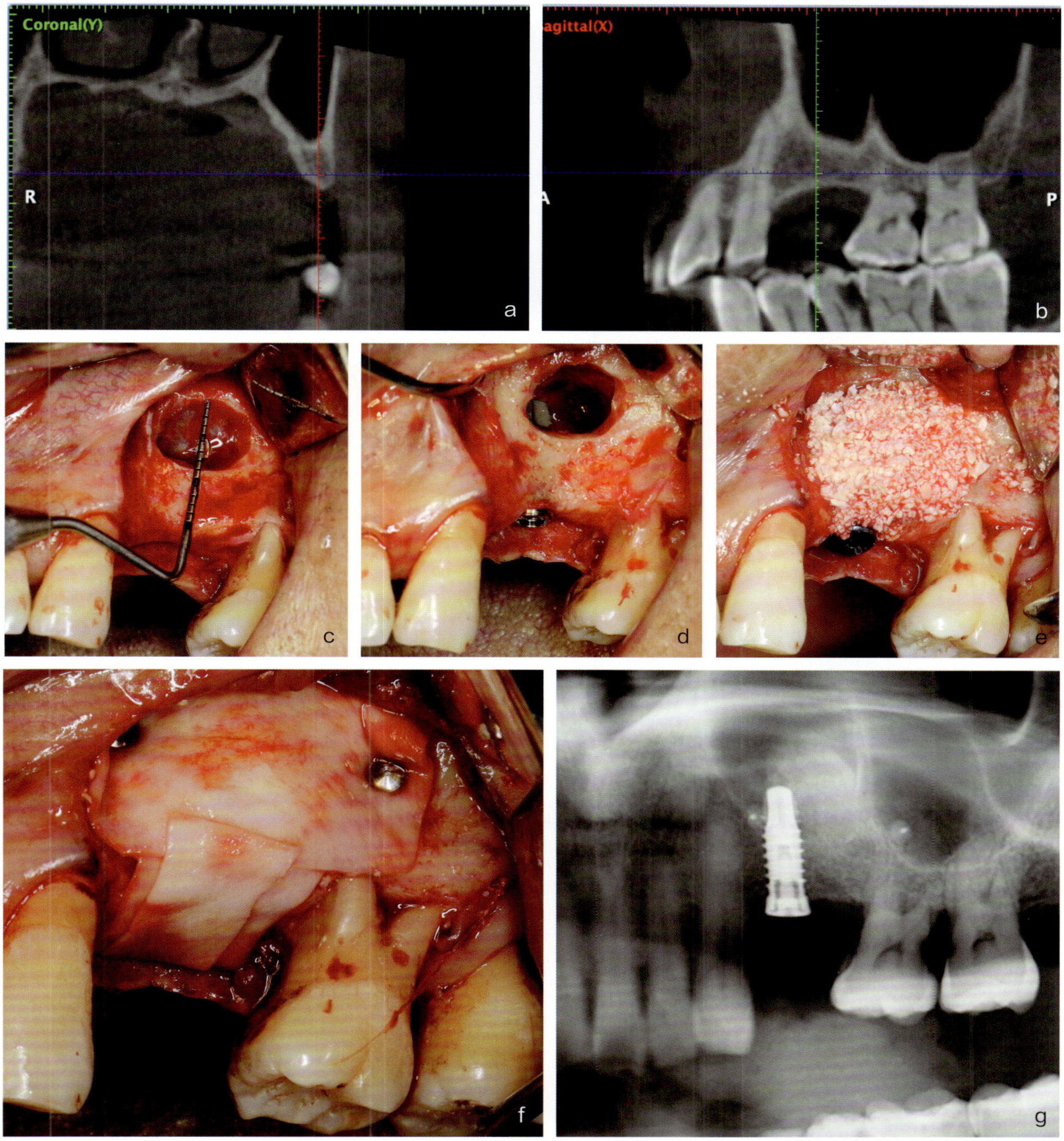

图3-5　左侧尖圆型上颌窦底采用改良上颌骨外侧壁入路上颌窦植骨术

a、b．术前CBCT示左上第一、第二前磨牙缺失，上颌窦底呈尖圆形，牙槽嵴宽度窄。c、d、e、f．选择改良上颌窦植骨术，开窗孔下缘与窦底水平平行，提升窦底黏膜，植入骨材料，开窗孔以胶原膜覆盖固定移植材料。g．术后曲面断层片示种植位置及方向理想，植骨量充足

二、卵圆型上颌窦底

术式 经牙槽嵴顶上颌窦植骨或传统上颌骨外侧壁开窗入路上颌窦植骨。

要点 此类型较简单，尤其对于年轻医生容易掌握。两种上颌窦植骨方式都可以有效提升，经验丰富者甚至可以将适应证扩大至RBH=3mm。

病例2

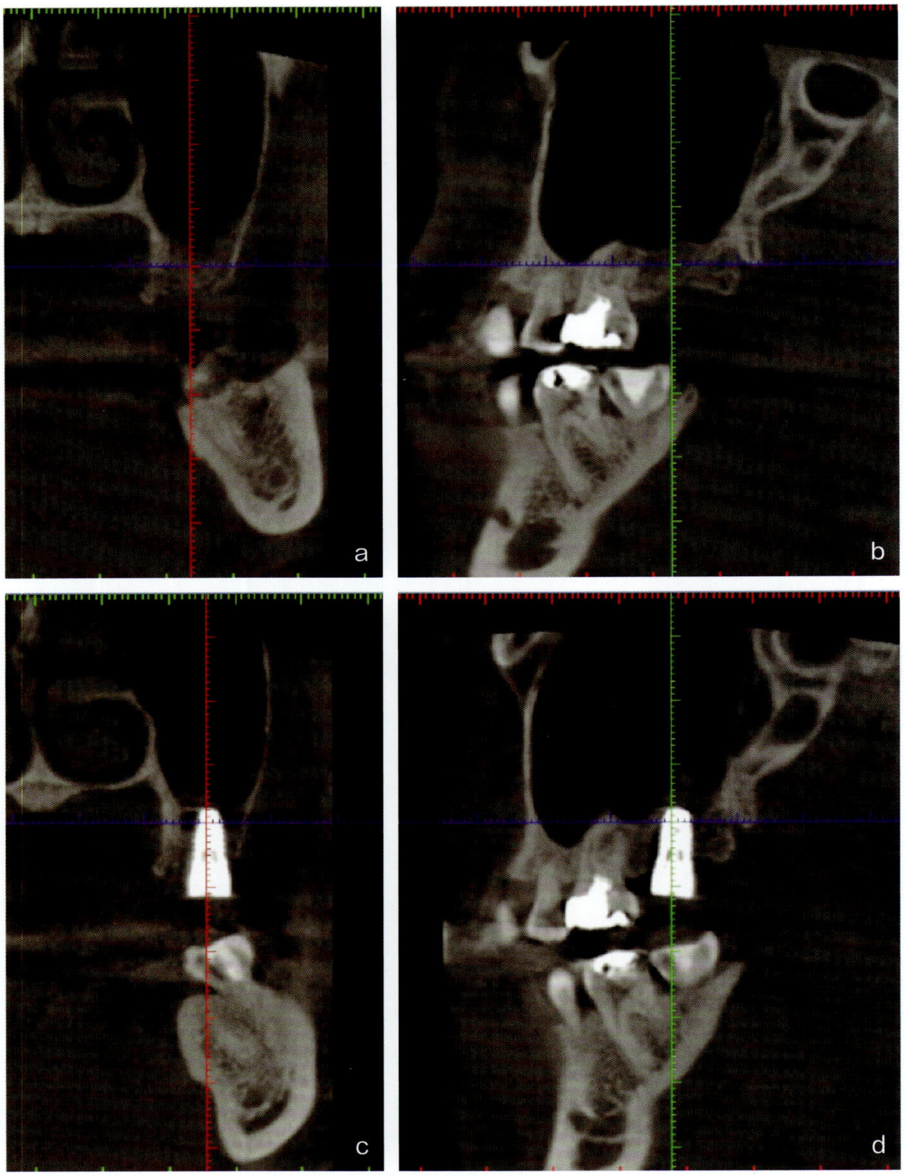

图3-6 左侧卵圆型上颌窦底采用水压法穿牙槽嵴顶内提升术

a、b. 术前CBCT示上颌窦底为卵圆型，剩余骨高度7mm。c、d. 水压法提升，植入胶原骨。术后CBCT示上颌窦黏膜被均匀提升，植体末端有液体透射影及植骨材料影像

三、圆型上颌窦底

术式　经牙槽嵴顶上颌窦植骨或传统上颌骨外侧壁开窗入路上颌窦植骨。

要点　同卵圆型上颌窦底。

病例3

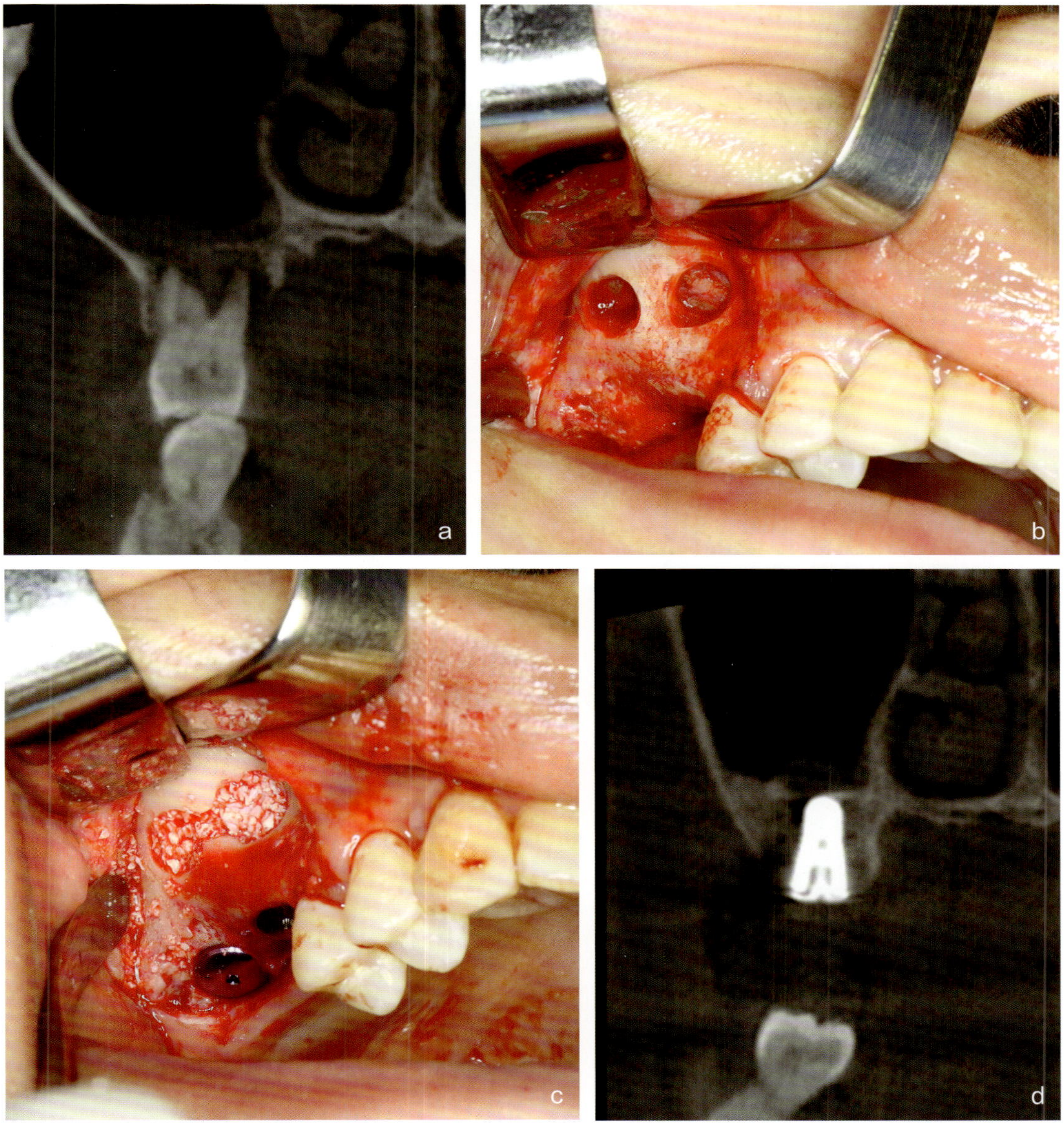

图3-7　圆型上颌窦底采用外侧壁开窗入路上颌窦提升术

a. 术前CBCT示上颌窦底为圆型，但剩余骨高度约3mm，考虑内提升难以植入足够量骨材料，无法保证种植体长期成功率。因此选择外侧壁开窗入路。b、c. 术中外侧壁磨除两处较小开窗孔，提升窦底黏膜，植入大量骨材料，覆盖胶原膜固定骨材料。d. 术后CBCT示植体位置及方向满意，植骨材料足够

四、低平型上颌窦底

术式 上颌骨外侧壁开窗入路+较大开窗孔。

要点 此类型较少见，提升难度大，提高警惕。

理由 较大的开窗孔有利于发现黏膜穿孔处，尤其与内侧壁粘连的黏膜。较大的开窗孔能够有效提升上颌窦内侧壁黏膜，利于充分植骨。

病例4

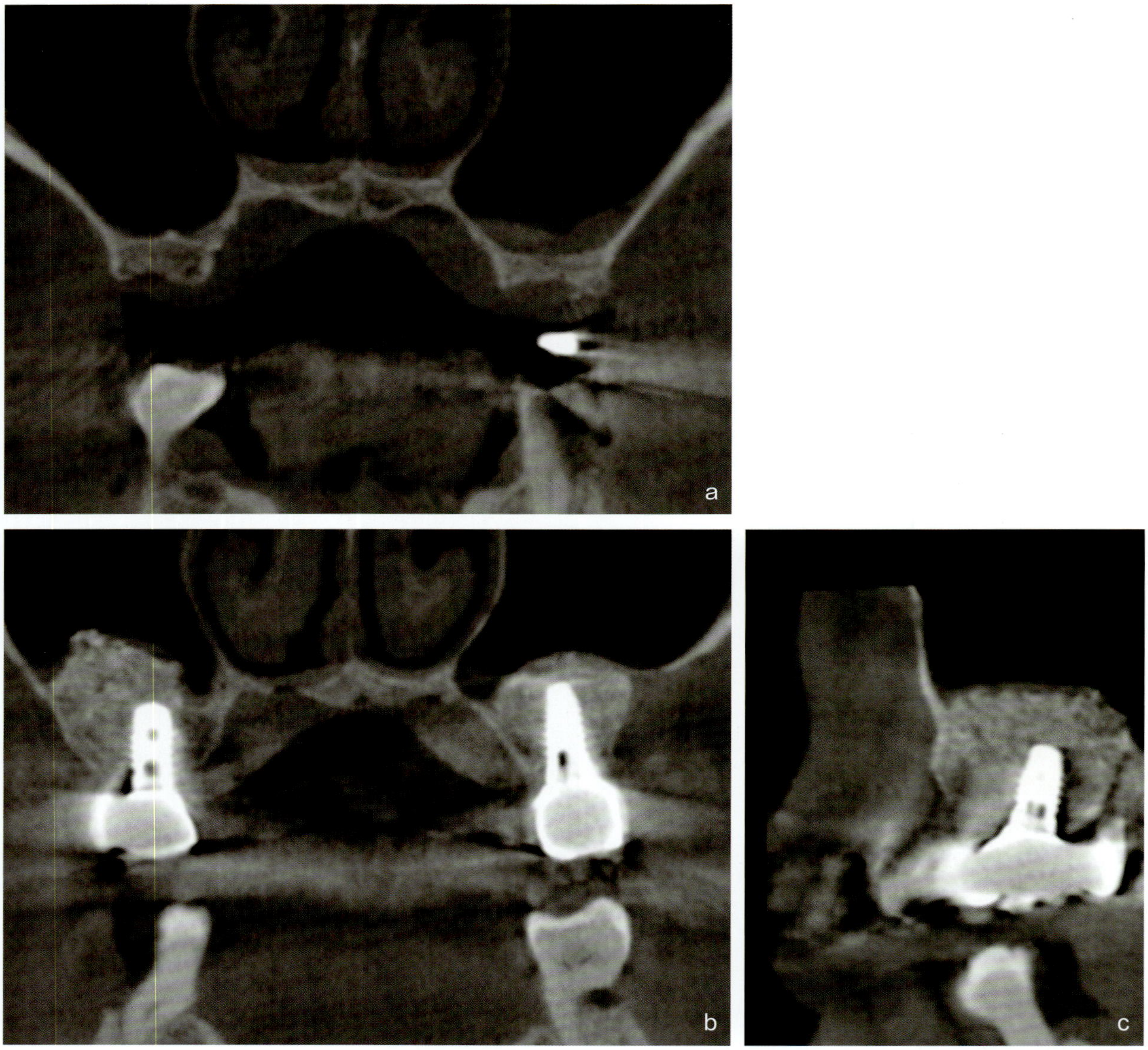

图3-8 双侧低平型上颌窦底采用外侧壁开窗入路＋较大开窗孔

a. 术前CBCT冠状面及矢状面示：双侧上颌窦呈低平型。b、c. 术中采用较大的开窗口，术后CBCT冠状面及矢状面示：植骨量足够，种植体理想

五、不规则型上颌窦底

术式　上颌骨外侧壁开窗入路+较大开窗孔/双开窗孔。

要点　此类型较多见，手术难度最大，分隔、骨嵴常伴随炎症状态的上颌窦黏膜。术前CBCT充分评估。

理由　较大的开窗孔或双开窗孔有利于避开分隔或骨嵴，及时发现黏膜穿孔处，有效上抬上颌窦内侧壁黏膜，利于充分植骨。

病例5

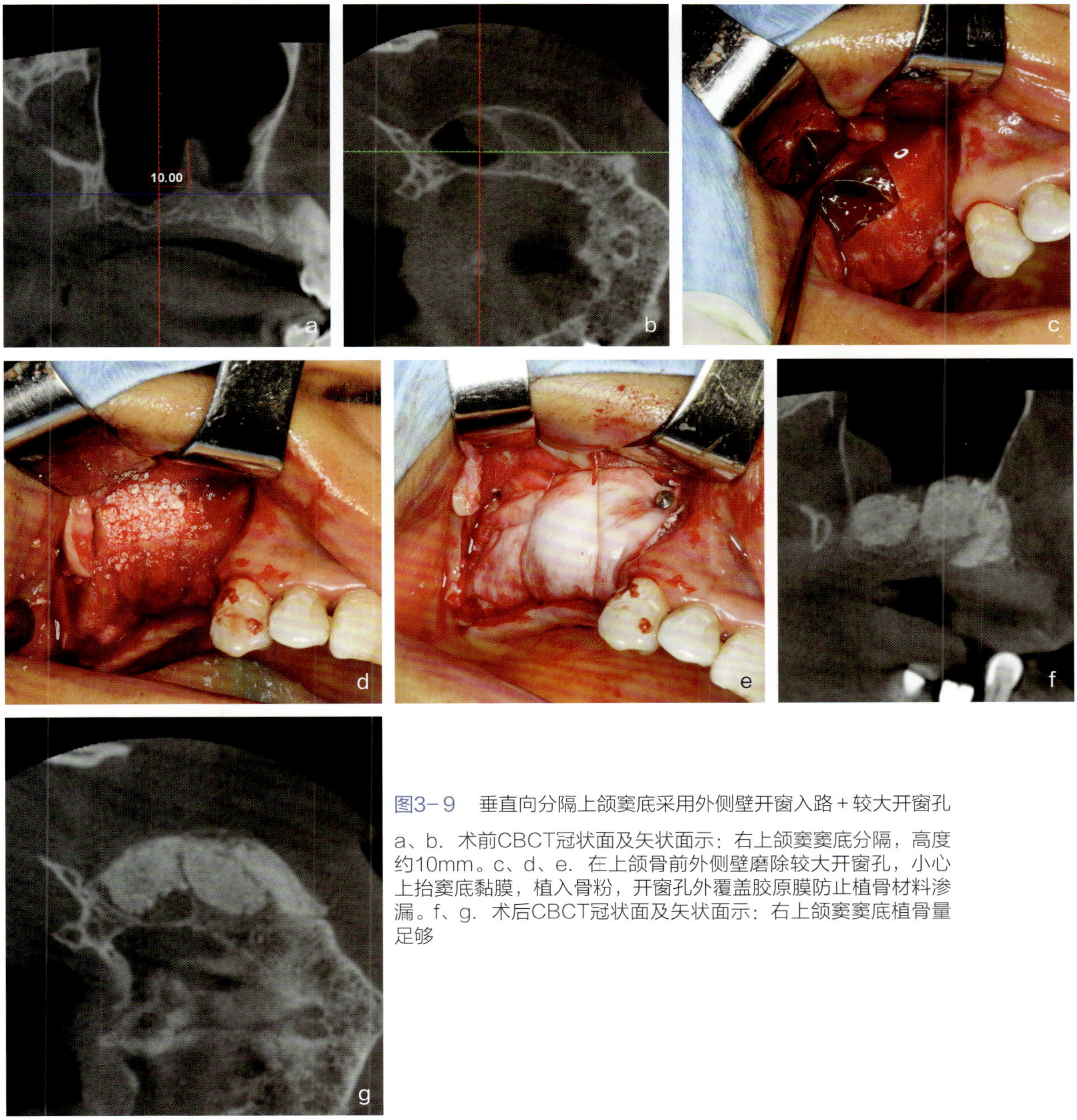

图3-9　垂直向分隔上颌窦底采用外侧壁开窗入路＋较大开窗孔

a、b. 术前CBCT冠状面及矢状面示：右上颌窦窦底分隔，高度约10mm。c、d、e. 在上颌骨前外侧壁磨除较大开窗孔，小心上抬窦底黏膜，植入骨粉，开窗孔外覆盖胶原膜防止植骨材料渗漏。f、g. 术后CBCT冠状面及矢状面示：右上颌窦窦底植骨量足够

六、鼻腭凹陷

鼻腭凹陷处上颌窦黏骨膜张力较大，据笔者的临床经验，鼻腭凹陷一旦出现，上颌窦内侧壁黏膜提升难以充分。建议采用上颌骨外侧壁入路，使上颌窦内侧壁充分暴露，增加与移植骨的接触面积，利于成骨。

病例6

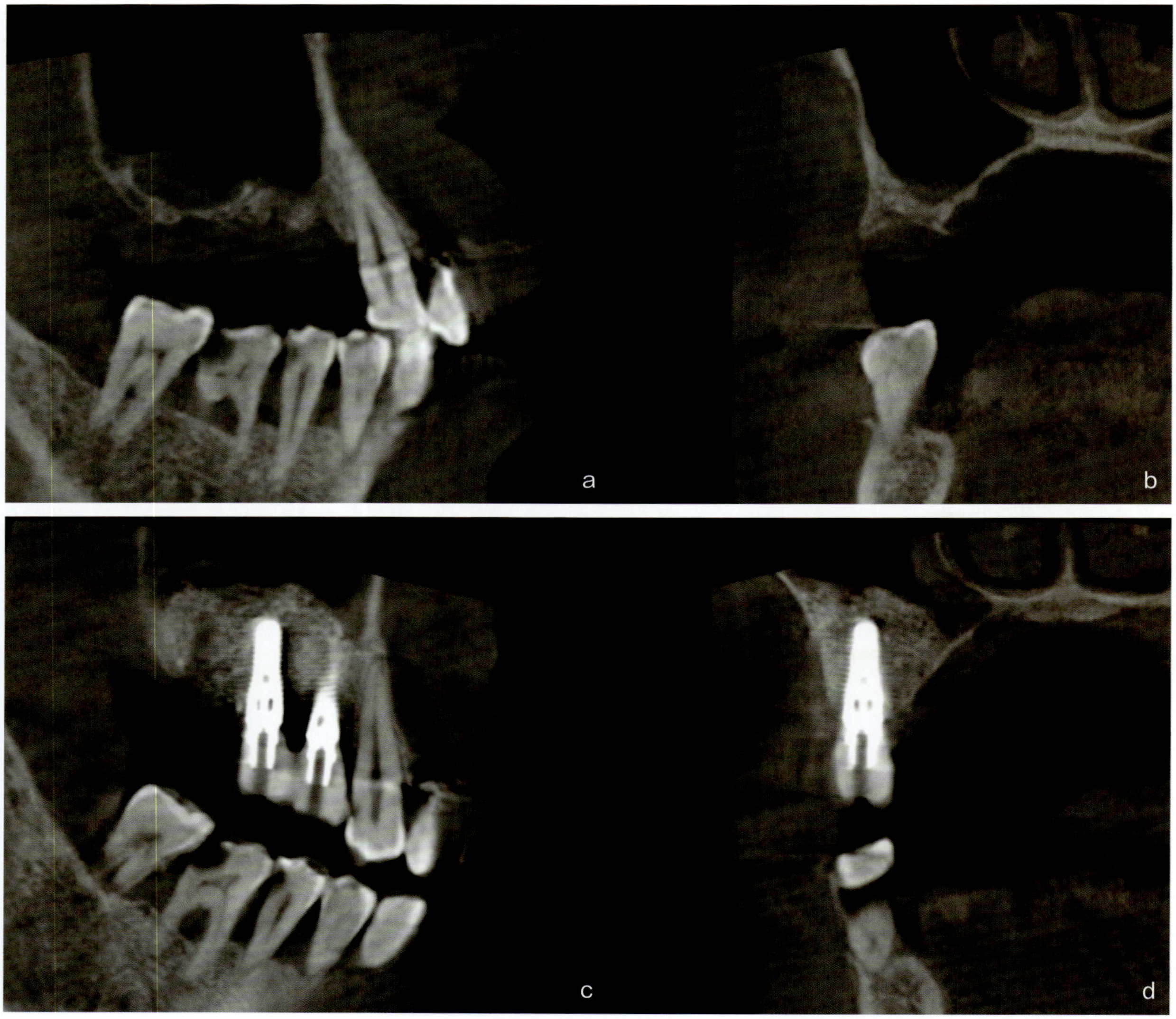

图3-10　存在鼻腭凹陷的尖圆型上颌窦底采用外侧壁开窗入路上颌窦提升术

a. 术前CBCT示右上后牙缺失。b. 尖圆型上颌窦底伴鼻腭凹陷。c. 术后CBCT示：外提升植骨量足够。d. 但上颌窦内侧壁鼻腭凹陷处难以完全提升

七、颊窦凹陷

颊窦凹陷较罕见，笔者仅在有牙的部位发现颊窦凹陷。术前评估CBCT，若发现邻牙牙位存在颊窦凹陷，那么提升牙位上颌窦黏骨膜穿孔的风险大。

病例7

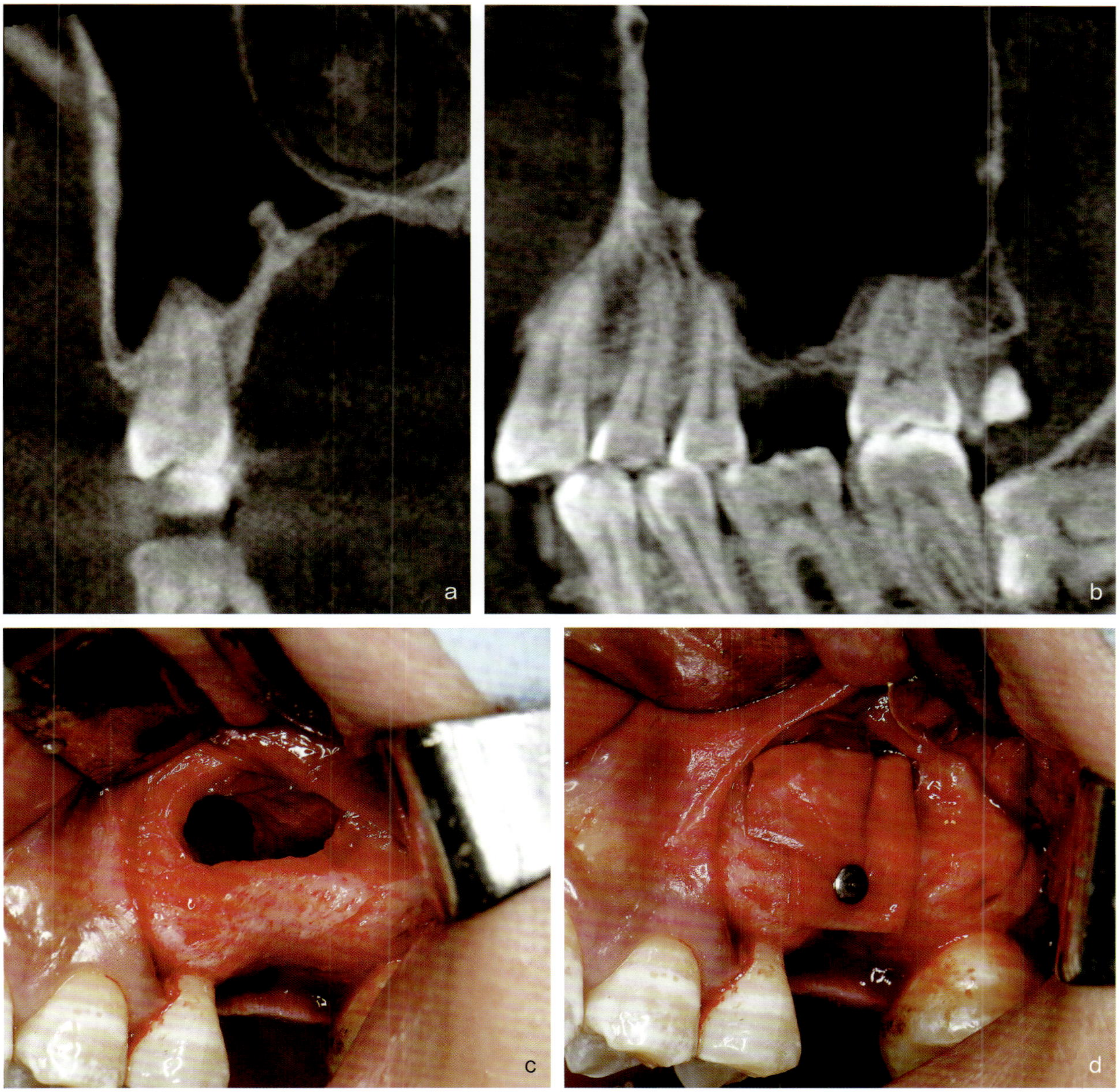

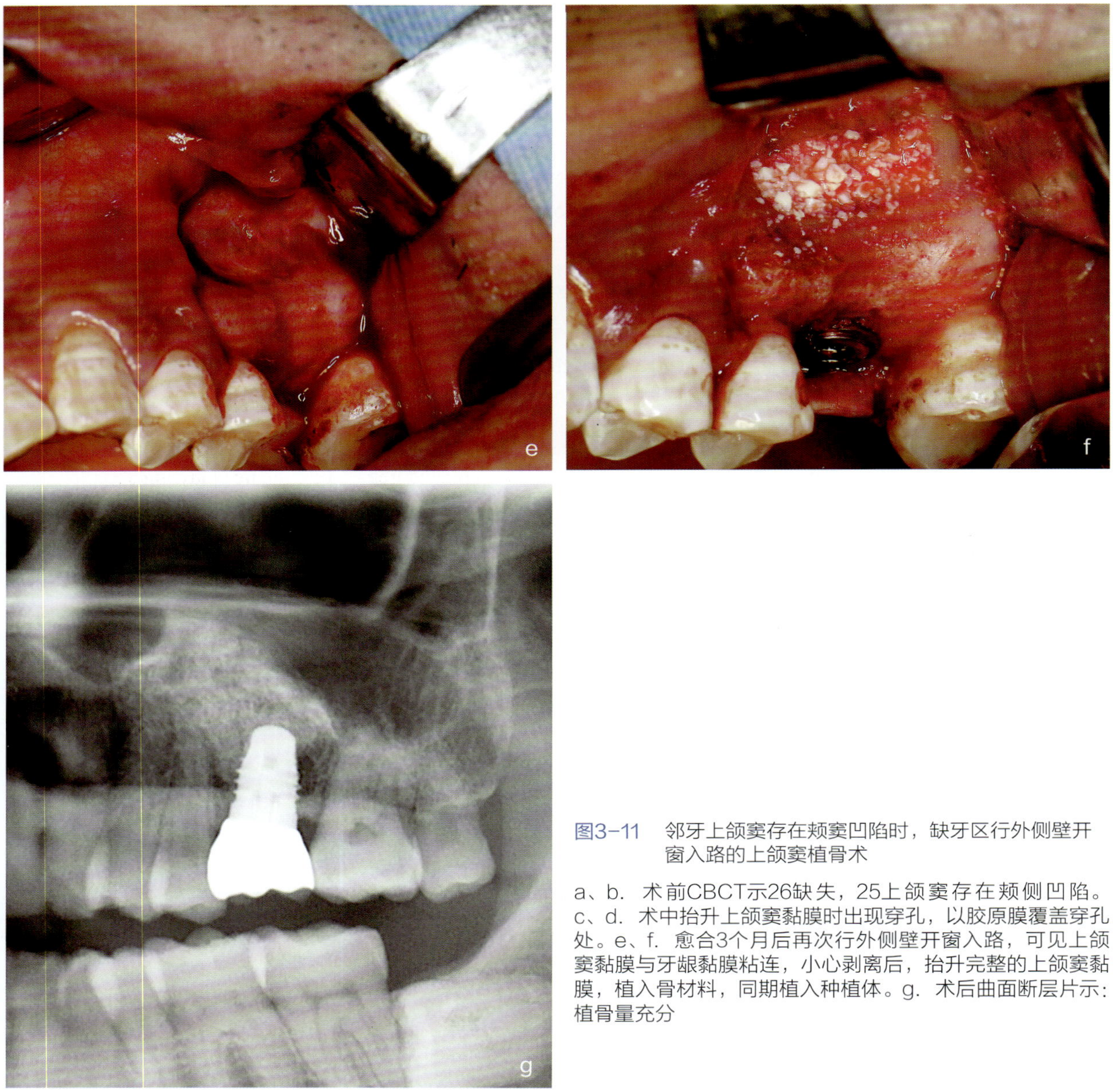

图3-11 邻牙上颌窦存在颊窦凹陷时，缺牙区行外侧壁开窗入路的上颌窦植骨术

a、b. 术前CBCT示26缺失，25上颌窦存在颊侧凹陷。c、d. 术中抬升上颌窦黏膜时出现穿孔，以胶原膜覆盖穿孔处。e、f. 愈合3个月后再次行外侧壁开窗入路，可见上颌窦黏膜与牙龈黏膜粘连，小心剥离后，抬升完整的上颌窦黏膜，植入骨材料，同期植入种植体。g. 术后曲面断层片示：植骨量充分

参考文献

[1] Brook I. Sinusitis of odontogenic origin. Otolaryngology--head and neck surgery: official journal of American Academy of Otolaryngology-Head and Neck Surgery. 2006, 135(3): 349-355.

[2] 毛驰．头颈外科解剖学．北京中国医药科技出版社，2006.

[3] Alfaraje L. Surgical and Radiologic Anatomy for Oral Implantology. Berlin: Quintessence, 2013.

[4] 李德华．现代口腔种植学．3版．人民军医出版社，2015.

[5] Rosano G, Taschieri S, Gaudy JF, et al. Maxillary sinus vascularization: a cadaveric study. The Journal of craniofacial surgery, 2009, 20(3): 940-943.

[6] Hur MS, Kim JK, Hu KS, et al. Clinical implications of the topography and distribution of the posterior superior alveolar artery. The Journal of craniofacial surgery, 2009, 20(2): 551-554.

[7] Guncu GN, Yildirim YD, Wang HL, et al. Location of posterior superior alveolar artery and evaluation of maxillary sinus anatomy with computerized tomography: a clinical study. Clin Oral Implants Res, 2011, 22(10): 1164-1167.

[8] Elian N, Wallace S, Cho SC, et al. Distribution of the maxillary artery as it relates to sinus floor augmentation. Int J Oral Maxillofac Implants, 2005, 20(5): 784-787.

[9] Mardinger O, Abba M, Hirshberg A, et al. Prevalence, diameter and course of the maxillary intraosseous vascular canal with relation to sinus augmentation procedure: a radiographic study. Int J Oral Maxillofac Surg, 2007, 36(8): 735-738.

[10] Traxler H, Windisch A, Geyerhofer U, et al. Arterial blood supply of the maxillary sinus. Clin Anat, 1999, 12(6): 417-421.

[11] Solar P, Geyerhofer U, Traxler H, et al. Blood supply to the maxillary sinus relevant to sinus floor elevation procedures. Clin Oral Implants Res, 1999, 10(1): 34-44.

[12] Underwood AS. An inquiry into the anatomy and pathology of the maxillary sinus. Journal of anatomy and physiology, 1910, 44(Pt 4): 354-369.

[13] Velasquez-Plata D, Hovey LR, Peach CC, et al. Maxillary sinus septa: a 3-dimensional computerized tomographic scan analysis. Int J Oral Maxillofac Implants, 2002, 17(6): 854-860.

[14] Kim MJ, Jung UW, Kim CS, et al. Maxillary sinus septa: prevalence, height, location, and morphology. A reformatted computed tomography scan analysis. J Periodontol, 2006, 77(5): 903-908.

[15] Ulm CW, Solar P, Krennmair G, et al. Incidence and suggested surgical management of septa in sinus-lift procedures. Int J Oral Maxillofac Implants, 1995, 10(4): 462-465.

[16] Chiapasco M, Zaniboni M, Rimondini L. Dental implants placed in grafted maxillary sinuses: a retrospective analysis of clinical outcome according to the initial clinical situation and a proposal of defect classification. Clin Oral Implants Res, 2008, 19(4): 416-428.

[17] Nunes LS, Bornstein MM, Sendi P, et al. Anatomical characteristics and dimensions of edentulous sites in the posterior maxillae of patients referred for implant therapy. Int J Periodontics Restorative Dent, 2013, 33(3): 337-345.

[18] Shen EC, Fu E, Chiu TJ, et al. Prevalence and location of maxillary sinus septa in the Taiwanese population and relationship to the absence of molars. Clin Oral Implants Res, 2012, 23(6): 741-745.

[19] Naitoh M, Suenaga Y, Kondo S, et al. Assessment of maxillary sinus septa using cone-beam computed tomography: etiological consideration. Clin Implant Dent Relat Res, 2009, 11 Suppl 1: e52-58.

[20] Kang SJ, Shin SI, Herr Y, et al. Anatomical structures in the maxillary sinus related to lateral sinus elevation: a cone beam computed tomographic analysis. Clin Oral Implants Res, 2011, 24 Suppl A100: 75-81.

[21] Rosano G, Taschieri S, Gaudy JF, et al. Maxillary sinus vascular anatomy and its relation to sinus lift

surgery. Clin Oral Implants Res, 2011, 22(7): 711-715.

[22] Cho SC, Wallace SS, Froum SJ, et al. Influence of anatomy on Schneiderian membrane perforations during sinus elevation surgery: three-dimensional analysis. Pract Proced Aesthet Dent, 2001, 13(2): 160-163.

[23] Velloso GR, Vidigal GM, Jr., et al. Tridimensional analysis of maxillary sinus anatomy related to sinus lift procedure. Implant dentistry, 2006, 15(2): 192-196.

[24] Chan HL, Monje A, Suarez F, et al. Palatonasal recess on medial wall of the maxillary sinus and clinical implications for sinus augmentation via lateral window approach. J Periodontol, 2013, 84(8): 1087-1093.

[25] Wagner F, Dvorak G, Nemec S, et al. Morphometric analysis of sinus depth in the posterior maxilla and proposal of a novel classification. Sci Rep, 2017, 7: 45397.

[26] Chan HL, Suarez F, Monje A, et al. Evaluation of maxillary sinus width on cone-beam computed tomography for sinus augmentation and new sinus classification based on sinus width. Clin Oral Implants Res, 2014, 25(6): 647-652.

[27] Jang HY, Kim HC, Lee SC, et al. Choice of graft material in relation to maxillary sinus width in internal sinus floor augmentation. Journal of oral and maxillofacial surgery: official journal of the American Association of Oral and Maxillofacial Surgeons, 2010, 68(8): 1859-1868.

[28] Avila G, Wang HL, Galindo-Moreno P, et al. The influence of the bucco-palatal distance on sinus augmentation outcomes. J Periodontol, 2010, 81(7): 1041-1050.

[29] Lombardi T, Stacchi C, Berton F, et al. Influence of maxillary sinus width on new bone formation after transcrestal sinus floor elevation: A proof-of-concept prospective cohort study. Implant dentistry, 2017, 26(2): 209-216.

[30] Niu L, Wang J, Yu H, et al. New classification of maxillary sinus contours and its relation to sinus floor elevation surgery. Clin Implant Dent Relat Res, 2018, 20(4): 493-500.

[31] Jensen OT, Shulman LB, Block MS, et al. Report of the sinus consensus conference of 1996. Int J Oral Maxillofac Implants, 1998, 13 Suppl: 11-45.

[32] Sammartino G, Mariniello M, Scaravilli MS. Benign paroxysmal positional vertigo following closed sinus floor elevation procedure: mallet osteotomes vs. screwable osteotomes. A triple blind randomized controlled trial. Clin Oral Implants Res, 2011, 22(6): 669-672.

第四章

上颌后牙区短种植体的应用研究与争议

钱姝娇　赖红昌

第一节 短种植体的定义

牙槽嵴萎缩等原因导致的骨高度不足不仅限制了常规种植体的植入，而且还增加了重要解剖结构（如下牙槽神经、上颌窦和鼻窦等）的创伤风险。针对上颌后牙区种植骨高度不足的情况，通常可以采用上颌窦植骨、倾斜种植体、块状骨移植和短种植体等方式来解决。上颌窦植骨是相对经典的治疗方式。笔者研究团队自2008年至今，对上颌窦植骨术式进行了系列临床研究[1-5]。整体而言，上颌窦植骨术虽然临床可预期性较高，但是具有中高度技术敏感性。倾斜种植体也是可选的方式之一。目前对于倾斜种植体的研究主要是病例报告或者短期临床队列研究。文献中所报道的倾斜种植体存留率整体较高，但是也存在上颌窦炎、瘘管、感觉异常等并发症。从软组织角度而言，在超过一半的倾斜种植体位点存在探诊深度≥5mm并且伴发探诊出血。因而倾斜种植体技术敏感性较高，同时长期临床证据仍不充分。块状骨移植等骨增量技术，需要额外的供骨术区，导致术后反应大，治疗周期漫长，治疗费用高昂，患者接受度较低。

短种植体是上颌后牙区骨高度不足种植治疗的可选方案之一，能解决骨高度不足的难题，避免了对重要解剖结构的创伤风险。相比于上颌窦植骨、倾斜种植体和块状骨骨增量技术，短种植体的应用技术难度明显降低，患者术后反应减小，治疗周期和治疗费用与常规种植一致。目前市场上存在各种不同形态和长度的“短种植体”（图4-1）。早期研究报道短种植体相比常规种植体存留率较低[6]。然而得益于种植系统的发展，尤其是种植体表面处理的改进，短种植体可以获得足够的“有效种植体-骨结合面积”以满足临床修复的需求[7]。近期的文献报道了短种植体的成功率和存留率与常规种植体相似[8-9]。然而，保证种植成功率的所需最小种植体长度仍没有明确结论。

需要注意的是，短种植体的定义在各类文献中略有差异：早期学者认为，种植体骨内长度≥10mm才能满足临床需要。因此将骨内长度＜10mm的种植体称为“短种植体”[10]。随着临床“短种植体”的应用逐渐增多，大部分学者认为种植体设计在骨内长度≤8mm的种植体为“短种植体”[11]。在良好的骨预备外科技术和种植体表面处理技术不断改进后，短种植体的存留率与较长种植体、标准长度种植体不相上下。也有文献报道4mm种植体应用于后牙区的成功病例，通过短种植体与标准长度种植体的联合应用，极大地扩展了后牙区的种植适应证[12]。目前的研究共识已将种植体设计为骨内长度≤6mm的种植体定义

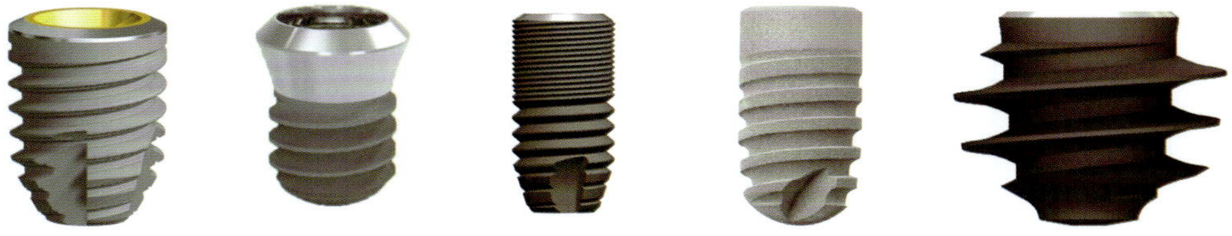

图4-1 目前常见的短种植体形态

为短种植体[13-15]。不同时期对于种植体的设计及临床应用效果的理解不同，导致“短种植体”缺乏统一的定义，也就造成了文献中对于“短种植体”的预后报道存在显著不同。

早在2013年笔者团队对于后牙区短种植体的单冠修复进行了为期5～10年的回顾性研究[7]。该研究纳入168名患者和231颗短种植体，平均随访时间达到7.22年。上下颌累计存留率分别达到98.2%和98.3%。值得注意的是，该研究对于短种植体的定义为骨内长度≤8mm，研究中纳入198颗8mm种植体，而6mm的种植体数目仅为33颗。因而，就现在循证医学证据而言，该研究的结论并不足以推演至现在普遍定义的短种植体（骨内长度≤6mm）。

第二节　短种植体的后牙区应用

骨内长度≤6mm的短种植体在后牙区是否能够获得与常规种植体相似的临床效果是限制短种植体应用的重要问题。2018年第六届ITI（International Team for Implantology）共识会议针对该问题对现有的临床研究进行了meta分析[16]。研究遵循PICO原则（循证医学概念：P, participants，对象；I, interventions，干预；C, comparisons，对照；O, outcomes，预后），以种植体存留率为主要指标，影像学边缘骨吸收、修复体存留率和种植体并发症为次要指标，纳入10个临床随机对照研究，共计392名患者口内637颗短种植体以及383名患者口内653颗常规种植体。在1～5年的随访期内，短种植体的存留率达到86.7%～100%，而常规种植体存留率达到95%～100%。短种植体相比于对照组失败风险比（RR）达到1.29，说明整体上短种植体存在更高的失败风险。因而，2018年ITI共识报道后牙区6mm短种植体需要谨慎选用[17]。结合临床，如何解读这一共识结论呢?

一、短种植体应用于骨高度充足位点

目前对于骨量足够情况下采用短种植体或常规种植体的高证据等级文献仅有3则报道[14,18-19]。在这些报道中，短种植体的早期失败常发生于植入扭矩＜15Ncm以及Ⅲ类与Ⅳ类骨当中；而短种植体的晚期失败通常发生于负载两年以上的突发植体周围骨折而造成稳定性丧失。

其中Gulje[18]对直径均为4mm的107颗短种植体和101颗常规种植体（OsseoSpeedTM 4.0 S; Astra Tech AB）进行了随访1年的多中心随机对照临床研究。该研究中，所有种植位点可用骨高度均可植入长度至少为11mm的种植体。患者被随机分为短种植体组和常规种植体组，分别植入2～3颗长度均为6mm的短种植体或长度均为11mm的常规种植体。种植术后6周进行螺丝固位联冠临时修复。临时冠戴用6个月后，进行螺丝固位烤瓷联冠修复。共有两颗6mm种植体修复前失败，而各有1颗6mm种植体和11mm种植体在负载后失败。因而，短种植体存留率达97%，而常规种植体达99%。两者的边缘骨水平变化分别为0.06mm和0.02mm。

Felice[19]的多中心随机对照研究纳入150名后牙区骨高度足够的患者，随机分为两组，分别植入1～3颗4mm短种植体或者1～3颗长度≥8.5mm的常规种植体。术后4个月进行螺丝固位永久修复。共有3颗短种植体和2颗常规种植体于负载后失败，因而124颗短种植体和116颗常规种植体的存留率分别达到96%和97%，边缘骨吸收分别为0.53mm和0.56mm。两类种植体之间并无统计学显著差异。

相比于以上两个报道，Rossi等人[14]的5年多中心随机对照研究中短种植体存留率仅为86.7%，这是共识中短种植体存留率最低的文献报道。该研究纳入了骨量足以植入10mm长度种植体的单个缺牙位点，随机分为短种植体组和常规种植体组，分别植入直径均为4.1mm而长度为6mm或者10mm的种植体。术后6周，对种植体进行贵金属烤瓷的单冠修复。随访期间，共有4颗短种植体和1颗常规种植体失败。这4颗失败的短种植体中，1颗短种植体为早期失败，剩余3颗为负载2年后的晚期失败。因而，短种植体组5年存留率仅为86.7%，而对照组为97.6%。

值得注意的是该研究也是纳入文献中唯一的5年期临床研究。其研究样本量相比于前两项研究较小，仅为每组30个种植体。同时，Rossi的研究中短种植体的修复设计均为单冠形式[14]，而Gulje[18]和Felice[19]的研究中，修复体存在部分或者全部的联冠设计。这提示我们在短种植体的修复中进行适当的联冠设计可能会减小失败风险，同时需要控制短种植体支持修复体的咬合。另一方面，Rossi的研究中对SLA®表面的Straumann种植体（Straumann AG, Waldenburg, Switzerland）进行术后6周的早期负载。而同样是单冠设计的短种植体早期负载，Sahrmann[20]等人所采用的种植体为SLActive表面种植体，其3年随访存留率高达98%。动物研究已经证实大颗粒喷砂酸蚀表面种植体相比于光滑表面种植体具备更好的骨结合性能[21]。同时，人体研究[22]和动物实验[23]也证实高表面自由能的化学修饰SLA表面相比普通SLA表面能有更快速的骨形成。Pohl等人[24]对植入于上颌后牙区的6mm Astra Tech短种植体（ASTRA TECH Implant System OsseoSpeedTM 4.0S; Dentsply Sirona Implants, Molndal, Sweden）进行术后5个月负载，其3年存留率达到100%。这提示我们对于特定表面的短种植体需要更加谨慎地选择负载时机。

综上所述，严格控制适应证条件下的短种植体短期效果可靠，但是长期结果缺乏临床证据。在临床骨量充足情况下，优先选择常规长度的种植体。对于相邻的短种植体，目前的有限证据仍倾向于制作联冠修复。同时需要谨慎控制短种植体支持修复体的咬合状况，尤其是对于磨牙缺失或者存在口腔副功能的患者。在常规随访期间，需要全面评估和调整咬合状况。

二、短种植体应用于骨高度不足位点

当拟种植位点由于遗留问题或外伤导致骨高度不足，其短种植体植入后失败率可能会增高。但此时短种植体的临床应用效果应该与骨增量、上颌窦植骨或者下牙槽神经移位术等复杂术式后进行种植的结果相比较。目前已有部分文献对于短种植体应用于骨高度不足位点与常规种植体附加垂直向骨增量的临床效果进行了随机对照试验（RCT）研究。其中上颌后牙区常规种植体组所采用的骨增量方式主要是上颌窦植骨术，随访年限一般为1～3年。

与常规种植体附加外侧壁入路上颌窦植骨相比，短种植体在手术并发症的发生率上有显著降低：Pohl[24]纳入101名上后牙区骨高度为5～7mm的种植位点随机分为6mm短种植体组和11～15mm常规种植体附加外提升两组。两组的3年种植体存留率均为100%；3年的骨吸收分别为0.45mm和0.44mm。研究报道短种植体组的手术并发症为4例，而常规种植体组为18例。Pistilli[25]的1年随机对照研究比较了长度为6mm，直径为4mm的短种植体与常规种植体附加骨增量在后牙区的临床效果。其中20名患者为双侧上后牙骨高度不足，其对照组骨增量方式为外侧壁入路上颌窦植骨。研究报道所有的上颌植体与修复体均未发生失败，短种植体组不存在手术并发症，而常规种植体组发生60例手术并发症。Bechara[26]的研究中短种植体与常规种植体组在存留率、种植体稳定性和边缘骨水平的结果相似；然而，短种植体组未发生手术并发症，而常规种植体组发生并发症达到90例。基于以上随机对照临床研究，对比短种植体与常规种植体附加外侧壁入路上颌窦植骨这两种治疗方式，两者在存留率和边缘骨吸收等临床效果上并没有显著差异。然而短种植体的手术并发症少，具有治疗时间短，费用较低的优势。

然而目前仅有2篇文献对于短种植体与常规种植体附加牙槽嵴顶入路的上颌窦植骨进行比较研究。Sahrmann[20]报道了6mm短种植体支持的单冠修复随访3年的临床结果，其纳入条件为下颌可用骨高度≥10mm，上颌垂直高度≥6mm，对于上颌位点可附加经牙槽嵴顶入路的上颌窦植骨术。研究共纳入40颗短种植体与38颗常规种植体。短种植体组存留率达到98%，而常规种植体存留率达到100%。两组的边缘骨吸收分别为－0.19±0.62mm和－0.33±0.71mm，没有显著差异。Felice[27]报道了16颗短种植体与18颗常规种植体附加牙槽嵴顶入路的上颌窦植骨术1年的临床效果，两组的存留率均达到100%。两组的边缘骨吸收分别为0.70±0.19mm和0.87±0.21mm。总结上述的研究结果可以发现，仅有的文献样本量小，随访时间也较短，因而，面对上颌后牙区6mm＜剩余骨高度＜8mm的可用骨量，该如何选择治疗方式尚不明确。

有鉴于此，笔者团队于2015年始，针对上颌后牙区骨量不足情况，采用短种植体或常规种植体附加牙槽嵴顶入路的上颌窦植骨术的治疗方式设计了为期3年的临床随机对照研究[28]。研究的主要纳入标准为上颌后牙区6mm＜剩余骨高度＜8mm的单牙缺失位点；按照手术方式将患者分为：6mm短种植体植入组（组1）；8mm植体加上牙槽嵴顶入路的上颌窦植骨术组（组2）；10mm种植体加上牙槽嵴顶入路的上颌窦植骨术组（组3）。计划纳入每组50名患者。

笔者团队于2016年发表了该临床研究的初期结果[29]，分别招募18名组1患者，15名组2患者，23名组3患者。三组的术后即刻ISQ以及取模ISQ测量值没有显著差异。患者的术后反应也没有明显差异。然而，部分组2和组3患者评价牙槽嵴顶入路的上颌窦植骨术中的敲击略感不适，其满意度评分与短种植体组存在显著的统计学差异。该初步研究认为，上颌后牙区6mm＜剩余骨高度＜8mm的条件下，三种方式均能获得较为理想的早期临床效果和较高的患者满意度。然而，牙槽嵴顶入路上颌窦植骨术中的敲击感可能会令部分患者不适。

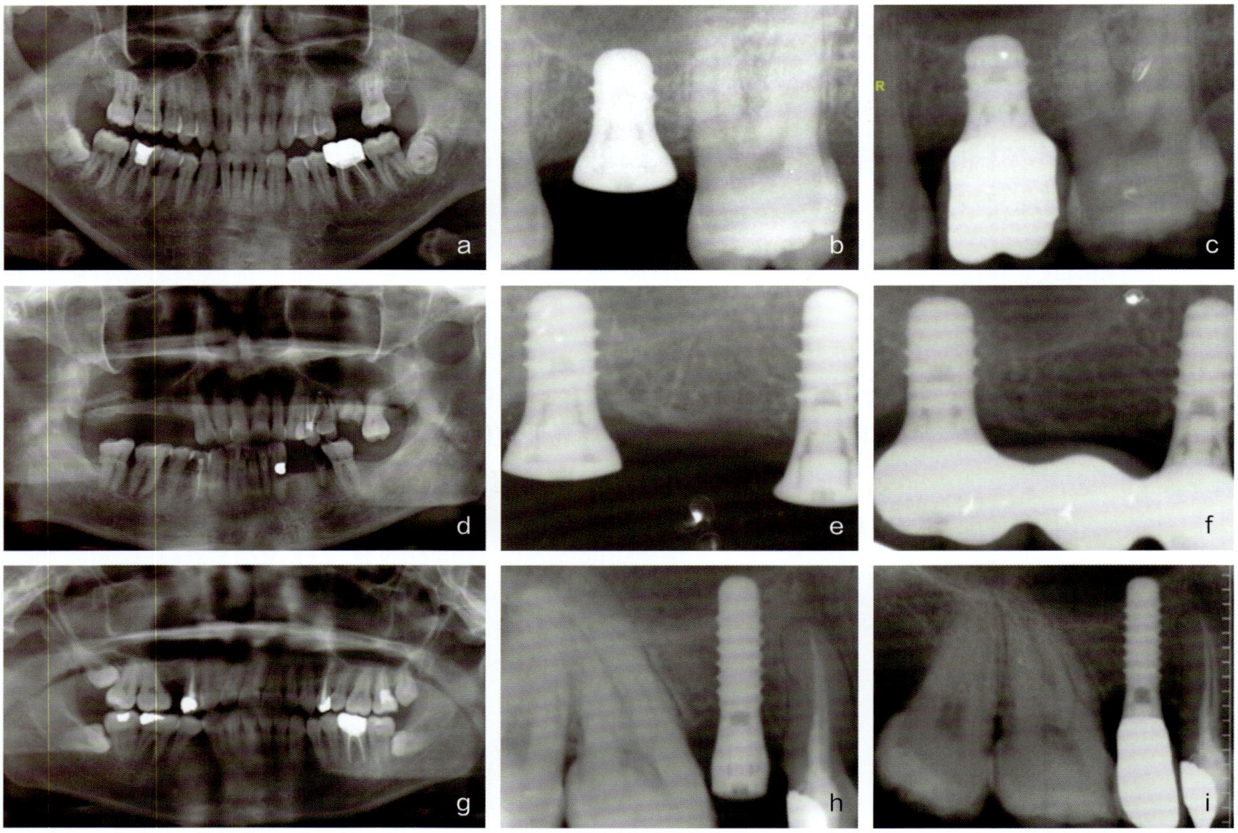

图4-2　上颌后牙区中度垂直向骨量不足的随机对照研究

6mm短种植体植入组(a~c)；8mm种植体加牙槽嵴顶入路的上颌窦植骨术组（d~f）；10mm种植体加牙槽嵴顶入路的上颌窦植骨术组（g~i）。其中，a~c，术前；d~f，取模；g~i，1年随访

根据随机对照研究的初期结果，笔者就上颌后牙区中度垂直向骨量不足的治疗策略做了进一步的探讨（图4-2）。截至目前，3组内已纳入75颗种植体，其1年存留率分别达到96%、100%和100%。3组间在种植体稳定性、边缘骨水平以及软组织指标数均没有显著差异。研究共有3颗短种植体失败，且失败种植体均为植入于上颌第一磨牙位点的4.1mm × 6mm种植体，植入ISQ测量达到70 ~ 80。其中2颗种植体植入后3个月发生早期失败，另一颗则于单冠负载后9个月失败。1年随访结果显示，三种治疗方式都能获得可接受的临床效果；但是这一结果还需要更长期的临床报告支持；而从失败种植体的分析来看，短种植体的直径选择可能对于短种植体的存留率存在影响。

因而，在骨量不足位点，短种植体可作为避免复杂手术创伤和手术并发症的可替代方案。但是现有的研究样本量较小，随访时间较短，目前短种植体的长期临床证据仍较欠缺。

综上所述，上颌后牙区骨量不足情况下，短种植体可以有效解决重度骨高度不足的问题，避免了较为复杂的上颌窦植骨手术，并减少手术并发症，减轻患者的术后反应和心理压力。因而，为避免手术创伤和并发症，短种植体可作为替代方案。然而目前短种植体应用于上颌后牙区骨量不足的临床证据尚不充分，尤其其长期临床效果有待验证。

三、短种植体应用的相关争议

目前对于短种植体应用仍存在一系列具有争议的问题。其中特别值得关注的包括短种植体的即刻负载、短种植体冠/根比的影响、短种植体直径对于短种植体临床效果的影响、牙周状况不稳定或者吸烟患者应用短种植体的风险。

（一）短种植体的负载方案

关于短种植体即刻负载方案的临床数据十分有限。一项1年的随机对照临床研究中对全口固定义齿中的5mm和11.5mm种植体即刻负载进行比较。多数种植体均获得＞50N・cm的初期稳定性，短种植体组出现2个失败，常规种植体组出现1个失败，两者没有显著统计学差异[30]。最近的一项研究比较了下颌后牙区单冠即刻修复的6mm短种植体和常规种植体的临床效果。研究纳入两类种植体各23个。术后即刻戴入CAD/CAM制作的临时义齿。短种植体出现2个失败，然而两组的失败率、边缘骨稳定性和边缘骨吸收都没有显著差异[31]。然而，目前的研究存在样本量小，并且研究设计上存在异质性，尚不能对短种植体的即刻负载作出明确的临床推荐。

（二）短种植体的冠/根比

目前认为短种植体的存留率和生物学并发症均不受冠/根比的影响[32]。最近的一项针对下颌后牙区7mm短种植体的回顾性研究纳入51名患者中的108颗种植体，平均随访时间达到16年。根据线性模型分析，临床冠/根比≥2的种植体与更明显的边缘骨吸收相关，其预计效应为边缘骨吸收增加0.28mm。然而结合临床可见，这一统计结果并不具有显著的临床意义。因而短种植体的冠/根比对于其边缘骨水平的影响并不明显。

但是根据系统性综述结果，过大的冠/根比，可能会引起单冠的基台和牙冠松动以及后牙区基台折裂等机械并发症[33]。其原因易于理解，因为外伤或者炎症骨吸收造成的牙槽骨垂直向高度显著不足情况下植入短种植体，其牙冠高度常常过大，修复空间过高，因而易于出现机械并发症。

（三）短种植体的直径

根据目前共识结论，临床推荐采用直径4mm以上的短种植体[17]。短种植体的直径可能影响种植体与骨组织的接触表面[34]，根据笔者团队的前期研究，我们认为短种植体的直径可能对于短种植体的早期失败有一定影响。但是目前直径对于短种植体存留率的影响尚缺乏明确证据。

（四）短种植体应用于高风险患者

由于研究中纳入标准较为严格，实际临床治疗过程中，可能存在更多来自于患者本身的风险因素，例如控制情况不稳定的牙周病史、中到重度的吸烟患者等。目前共识的结论并不能直接推演至此类患者。短种植体在此类患者中的应用应该尤其谨慎，并且加强维护和预防。

参考文献

[1] Qian SJ, Mo JJ, Shi JY, et al. Endo-sinus bone formation after transalveolar sinus floor elevation without grafting with simultaneous implant placement: Histological and histomorphometric assessment in a dog model. J Clin Periodontol, 2018, 45(9): 1118-1127.

[2] Si MS, Zhuang LF, Gu YX, et al. Osteotome sinus floor elevation with or without grafting: a 3-year randomized controlled clinical trial. J Clin Periodontol, 2013, 40(4): 396-403.

[3] Gu YX, Shi JY, Zhuang LF, et al. Transalveolar sinus floor elevation using osteotomes without grafting in severely atrophic maxilla: a 5-year prospective study. Clin Oral Implants Res, 2016, 27(1): 120-125.

[4] Lai HC, Zhuang LF, Lv XF, et al. Osteotome sinus floor elevation with or without grafting: A preliminary clinical trial. Clini Oral Implants Res, 2010, 21(5): 520-526.

[5] Si MS, Mo JJ, Zhuang LF, et al. Osteotome sinus floor elevation with and without grafting: an animal study in Labrador dogs. Clin Oral Implants Res, 2015, 26(2): 197-203.

[6] Bahat O. Treatment planning and placement of implants in the posterior maxillae: Report of 732 consecutive nobelpharma implants. Int J Oral and Maxillofac Implants, 1993, 8(2): 151-161.

[7] Lai HC, Si MS, Zhuang LF, et al. Long-term outcomes of short dental implants supporting single crowns in posterior region: A clinical retrospective study of 5-10 years. Clini Oral Implants Res, 2013, 24(2): 230-237.

[8] Thoma DS, Zeltner M, et al. EAO Supplement Working Group 4 - EAO CC 2015 Short implants versus sinus lifting with longer implants to restore the posterior maxilla: a systematic review. Clin Oral Implants Res, 2015, 26(S11): 154-169.

[9] Nisand D, Picard N, Rocchietta I. Short implants compared to implants in vertically augmented bone: a systematic review. Clin Oral Implants Res, 2015, 26(S11): 170-179.

[10] Friberg B, Jemt T.Lekholm U. Early failures in 4, 641 consecutively placed brånemark dental implants: A study from stage 1 surgery to the connection of completed prostheses. Int J Oral and Maxillofacial Implants, 1991, 6(2): 142-146.

[11] Renouard F, Nisand D. Impact of implant length and diameter on survival rates. Clin Oral Implants Res, 2006, 17(SUPPL. 2): 35-51.

[12] Calvo-Guirado JL, Lopez Torres JA, Dard M, et al. Evaluation of extrashort 4-mm implants in mandibular edentulous patients with reduced bone height in comparison with standard implants: a 12-month results. Clin Oral Implants Res, 2016, 27(7): 867-874.

[13] Rossi F, Lang NP, Ricci E, et al. Early loading of 6-mm-short implants with a moderately rough surface supporting single crowns - a prospective 5-year cohort study. Clin Oral Implants Res, 2015, 26(4): 471-477.

[14] Rossi F, Botticelli D, Cesaretti G, et al. Use of short implants (6 mm) in a single-tooth replacement:

a 5-year follow-up prospective randomized controlled multicenter clinical study. Clin Oral Implants Res, 2016, 27(4): 458-464.

[15] Ayna M, Wessing B, Gutwald R, et al. A 5-year prospective clinical trial on short implants (6 mm) for single tooth replacement in the posterior maxilla: immediate versus delayed loading. Odontology, 2018.

[16] Papaspyridakos P, De Souza A, Vazouras K, et al. Survival rates of short dental implants (</=6 mm) compared with implants longer than 6 mm in posterior jaw areas: A meta-analysis. Clin Oral Implants Res, 2018, 29 Suppl 16: 8-20.

[17] Jung RE, Al-Nawas B, Araujo M, et al. Group 1 ITI Consensus Report: The influence of implant length and design and medications on clinical and patient-reported outcomes. Clin Oral Implants Res, 2018, 29 Suppl 16: 69-77.

[18] Gulje F, Abrahamsson I, Chen S, et al. Implants of 6 mm vs. 11 mm lengths in the posterior maxilla and mandible: a 1-year multicenter randomized controlled trial. Clin Oral Implants Res, 2013, 24(12): 1325-1331.

[19] Felice P, Checchi L, Barausse C, et al. Posterior jaws rehabilitated with partial prostheses supported by 4.0 × 4.0 mm or by longer implants: One-year post-loading results from a multicenter randomised controlled trial. European Journal of Oral Implantology, 2016, 9(1): 35-45.

[20] Sahrmann P, Naenni N, Jung RE, et al. Success of 6-mm implants with single-tooth restorations: A 3-year randomized controlled clinical trial. J Dent Res, 2016, 95(6): 623-628.

[21] Abrahamsson I, Berglundh T, Linder E, et al. Early bone formation adjacent to rough and turned endosseous implant surfaces. An experimental study in the dog. Clin Oral Implants Res, 2004, 15(4): 381-392.

[22] Lang NP, Salvi GE, Huynh-Ba G, et al. Early osseointegration to hydrophilic and hydrophobic implant surfaces in humans. Clin Oral Implants Res, 2011, 22(4): 349-356.

[23] Buser D, Broggini N, Wieland M, et al. Enhanced bone apposition to a chemically modified SLA titanium surface. Journal of Dental Research, 2004, 83(7): 529-533.

[24] Pohl V, Thoma DS, Sporniak-Tutak K, et al. Short dental implants (6 mm) versus long dental implants (11-15 mm) in combination with sinus floor elevation procedures: 3-year results from a multicentre, randomized, controlled clinical trial. J Clin Periodontol, 2017, 44(4): 438-445.

[25] Pistilli R, Felice P, Cannizzaro G, et al. Posterior atrophic jaws rehabilitated with prostheses supported by 6 mm long 4 mm wide implants or by longer implants in augmented bone. One-year post-loading results from a pilot randomised controlled trial. European Journal of Oral Implantology, 2013, 6(4): 359-372.

[26] Bechara S, Kubilius R, Veronesi G, et al. Short (6-mm) dental implants versus sinus floor elevation and placement of longer (10-mm) dental implants: a randomized controlled trial with a 3-year follow-up. Clin Oral Implants Res, 2017, 28(9): 1097-1107.

[27] Felice P, Pistilli R, Barausse C, et al. Short implants as an alternative to crestal sinus lift: A 1-year multicentre randomised controlled trial. European Journal of Oral Implantology, 2015, 8(4): 375-384.

[28] Shi JY, Gu YX, Qiao SC, et al. Clinical evaluation of short 6-mm implants alone, short 8-mm implants combined with osteotome sinus floor elevation and standard 10-mm implants combined with osteotome sinus floor elevation in posterior maxillae: study protocol for a randomized controlled trial.

Trials, 2015, 16: 324.

[29] Zhang XM, Shi JY, Gu YX, et al. Clinical investigation and patient satisfaction of short implants versus longer implants with osteotome sinus floor elevation in atrophic posterior maxillae: A pilot randomized trial. Clinical Implant Dentistry and Related Research, 2017, 19(1): 161-166.

[30] Cannizzaro G, Felice P, Buti J, et al. Immediate loading of fixed cross-arch prostheses supported by flapless-placed supershort or long implants: 1-year results from a randomised controlled trial. European Journal of Oral Implantology, 2015, 8(1): 27-36.

[31] Weerapong K, Sirimongkolwattana S, Sastraruji T, et al. Comparative study of immediate loading on short dental implants and conventional dental implants in the posterior mandible: A randomized clinical trial. Int J Oral Maxillofac Implants, 2019, 34(1): 141-149.

[32] Nunes M, Almeida RF, Felino AC, et al. The influence of crown-to-implant ratio on short implant marginal bone loss. Int J Oral Maxillofac Implants, 2016, 31(5): 1156-1163.

[33] Quaranta A, Piemontese M, Rappelli G, et al. Technical and biological complications related to crown to implant ratio: a systematic review. Implant Dent, 2014, 23(2): 180-187.

[34] Mendonca JA, Senna PM, Francischone CE, et al. Influence of the diameter of dental implants replacing single molars: 3- to 6-year follow-up. Int J Oral Maxillofac Implants, 2017, 32(5): 1111-1115.

第五章

拔牙后牙槽嵴入路的上颌窦植骨即刻种植技术

张歆缘　满毅

第一节 概 述

上颌窦是鼻窦中最大的窦腔，又称海默尔窦。在生长发育的各个过程，上颌窦的体积都在不断变化，称上颌窦气化。上颌窦气化与多种因素有关，鼻腔黏膜的情况、颅面形态的变化、骨质的疏松程度、生长激素、窦腔内的气压和鼻窦手术等都会影响上颌窦体积。目前，研究发现上后牙拔除后可以导致上颌窦气化，使上颌窦体积变大，窦底壁向牙槽嵴顶延伸。另一方面，上颌后牙缺失后，如未进行其他治疗方式的干预，牙槽骨会出现不同程度的吸收，导致牙槽嵴顶与上颌窦底的距离进一步降低。该现象对种植临床治疗策略的制订有着重要意义。缺牙区窦嵴距欠佳的患者，往往需要结合上颌窦植骨术以恢复骨高度，为种植治疗提供充足的骨量。因此，患者常需要经历漫长的治疗过程。

根据上颌窦植骨术的入路不同，可分为经外侧壁开窗上颌窦植骨术和经牙槽嵴（顶）上颌窦植骨术。其中，经牙槽嵴顶上颌窦植骨术因其手术创伤较小、术后反应较轻，广泛应用于种植临床。近年来，随着临床技术的发展，即刻种植技术的应用愈加广泛。在上后牙区应用即刻种植技术，不仅可以维持拔牙区域上颌窦底的三维形态，有效防止或减少上颌窦气化的发生，还可以缩短治疗过程、降低患者医疗费用。对骨量不足的患者，则在即刻种植同期行上颌窦植骨术。虽然已有多项研究报道，即刻种植同期行上颌窦植骨术可以获得较好的临床效果，但是，该技术存在较高的技术敏感性，临床上存在一定争议。因此，本章将就拔牙后牙槽嵴入路的上颌窦植骨即刻种植做阐述，探讨上后牙区即刻种植联合经牙槽嵴顶上颌窦植骨术的技术要点。

第二节 经牙槽嵴上颌窦植骨即刻种植技术

一、术前准备

在认真询问病史、评估患者全身健康状况、检查口内和口外情况的同时，通过影像学检查来分析牙槽骨与上颌窦底的距离、牙槽骨的骨质和骨量、牙槽嵴宽度、上颌窦腔的情况如上颌窦底骨壁形态，是否存在上颌窦内分隔（septa），上颌窦底是否清晰明显和上颌窦黏膜的状态，相邻牙的情况等。通过以上检查评估患者行经牙槽嵴顶上颌窦植骨即刻种植的可能，制订手术计划，完善相关术前准备工作。

（一）口内外检查

常规口内检查（图5-1），评估患者口腔卫生状况，检查种植术区是否存在急性炎症、邻牙是否存在影响种植治疗的疾病。若患牙有急性炎症，则评估该急性炎症是否影响上颌窦底皮质骨。若炎症已经突入上颌窦底，则不建议行即刻种植，先行位点保存手术；若炎症未突入上颌窦，则建议先行炎症控制，若炎症可控，再评估即刻种植可能性。若患区存在牙周炎症，则先行牙周治疗，待牙周疾病稳定后，再行种植治疗设计。

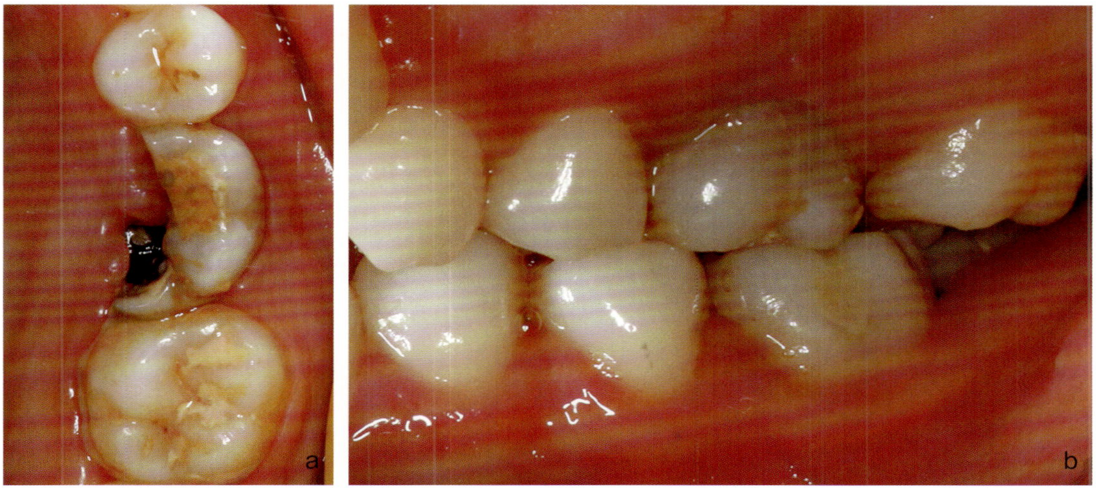

图5-1　口内检查。患者女性，29岁，26牙冠折

a. 殆面观，腭侧牙冠缺损；b. 颊面观，可见牙冠变色

（二）影像学检查

口腔颌面部影像学检查手段包括根尖片、全景片、锥形束CT（CBCT）等。其中，CBCT是针对口腔颌面部较复杂的解剖结构设计的计算机断层检查设备，克服了传统X线技术成像易重叠的缺点，实现了从三维层面分析颌面解剖特点、准确测量线距，在种植领域应用广泛。拟行经牙槽嵴顶上颌窦植骨即刻种植的患者应行CBCT检查，全面分析种植术区骨量及解剖特点，以求最大程度利用剩余骨量获得种植体的初期稳定性，避免上颌窦穿孔、出血、感染，减少术中及术后并发症（图5-2）。

1. 牙根与上颌窦底的位置关系　国内外研究显示，约有50%～60%的人群，其上颌第一磨牙或第二磨牙牙根存在突入上颌窦的情况。分析牙根与上颌窦底的位置关系，对即

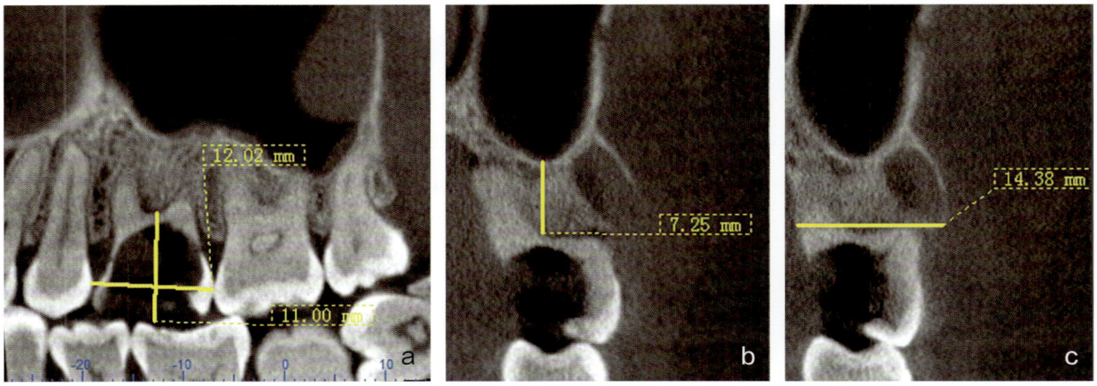

图5-2　CBCT检查种植位点剩余骨高度约为7.25mm

a. 种植位点（26牙）冠状面；b. 理想种植位点矢状面，测量剩余牙槽骨高度；c. 理想种植位点矢状面，测量牙槽骨宽度

刻种植术前设计、评估拔牙及种植手术难易程度至关重要。牙根与上颌窦底的位置关系主要可分为以下三种：①没有牙根接触窦底；②至少1个牙根接触窦底，但未见牙根穿透窦腔；③有至少1个牙根突入窦腔。对于第三种情况，在拔牙时要注意微创，避免牙根折断或牙根掉入上颌窦。同时，还需关注牙根位置与理想植入位置的关系，即种植体根方位置与牙根突入上颌窦位置的重合度，以评估种植体根方是否可以获得良好的皮质骨固位。若上颌磨牙各个牙根距离过近，且突入上颌窦底，则其根方可能无法获得良好的皮质骨固位。

2. 牙槽间隔骨量与理想种植位置的关系 自第二前磨牙起至第二磨牙，上颌后牙区平均剩余骨高度逐渐降低，最低可至0.5mm。然而，种植体根方往往需要保证3～5mm的骨高度，从而确保种植体的初期稳定性。因此，需要充分评估可用的患牙牙槽间隔骨量，并估计拔牙过程中损伤牙槽间隔的可能性。

3. 即刻种植位点骨高度的测量 初学者在进行上颌后牙即刻种植前测量时，往往因忽略牙槽间隔处的剩余骨量影响手术计划。上颌后牙区即刻种植位点剩余骨高度的测量，应该在确定理想种植位置后，测量该位置下牙槽间隔至上颌窦底的距离，同时测量天然牙根的长度。综合考虑牙槽间隔至上颌窦底的距离、天然牙根长度、可选种植体长度、种植体根方骨量，确定经牙槽嵴顶上颌窦提升的骨高度及难易程度。

4. 上颌窦底解剖形态 上颌窦底解剖形态的不同极大地影响上颌窦植骨的难易程度。应该充分评估上颌窦黏膜厚度、上颌窦是否存在炎症、种植位置是否存在上颌窦间隔等。上颌窦底的形态也是需要考虑的因素：对于较平坦的上颌窦底，器械剥离上颌窦黏膜时，极易对上颌窦黏膜产生过大的压力，而导致上颌窦穿孔的情况出现；而对于上颌窦底形态不规则，或存在上颌窦间隔的情况，也会加大剥离上颌窦黏膜的难度；对于缺牙区窦嵴距变化较大的情况，窦嵴距的测量易产生较大误差，应从多个层面不同方向充分测量数据，最大程度避免种植术中因术前测量误差而导致的上颌窦穿孔等并发症。

5. 牙槽嵴顶水平骨宽度的测量 种植患者常常因先天或牙周等原因，存在种植区域颊侧骨量不足的情况。术者需评估牙槽嵴骨量，视情况行同期水平骨增量。此外，术者还需考量拔牙后颊侧骨板断裂的可能性，做好充分的术前准备，必要时可行骨劈开、引导骨再生术等。

6. 患牙及邻牙检查 CBCT分析患牙是否存在炎症。若炎症范围较大或已累及上颌窦底皮质骨，则行位点保存；若炎症范围小且可控，种植位点骨量尚可，则考虑种植治疗。此外，评估种植术区天然牙是否存在骨缺损或炎症，对于存在该情况的患者，应在种植同期进行相关抗炎或骨增量治疗。目前，临床上常用激光联合乙二胺四乙酸二钠盐（EDTA）处理邻牙炎症，获得了良好的效果。

（三）牙周控制

对于拟行经牙槽嵴顶上颌窦植骨即刻种植的患者，常规行牙周基础治疗，并经过1～2次口腔卫生检查，确保在患者牙周基本健康的情况下行种植治疗，减少患者术后并发症，最大程度提高患者远期预后效果。

（四）患者沟通

在与患者沟通手术计划时，应讲明可能有两种手术方案，具体方案的最终确定要视术中情况而定。告知患者经牙槽嵴顶上颌窦植骨即刻种植技术敏感性较高，若术中发现剩余骨量不足以保障种植体初期稳定性，则行位点保存延期种植的治疗方案。

二、精准定点

在后牙区实施即刻种植，由于多根牙的特点、骨缺损以及上颌窦底形态的多样性，无论拔牙手术、种植窝洞制备或者种植体安放等都存在较大困难，对医生的经验和操作技巧要求较高。为了能够平稳操作以尽可能地保留骨量，可尝试在拔牙前实施种植窝洞制备，借助牙体达到平稳操作的目的，获得理想的种植位点。

（一）术前分根

1. 消毒与麻醉　常规消毒铺巾。患者取半卧或平卧体位，头略偏侧。局部浸润或阻滞麻醉。

2. 分离牙龈、黏骨膜　充分分离患牙周围软组织，解除软组织阻力。

3. 涡轮机分根　按照术前CBCT分析的牙根数量，使用高速涡轮牙钻切割分离牙体，去除牙间阻力。边切割边冲洗观察，避免牙钻超出牙体。切割后，去除少部分离断牙冠，解除邻牙阻力（图5-3）。

4. 翻瓣　根据术前设计，若种植术区天然牙需要进行激光等治疗，则可在分根前先进行翻瓣，在完成相关治疗后再行分根。

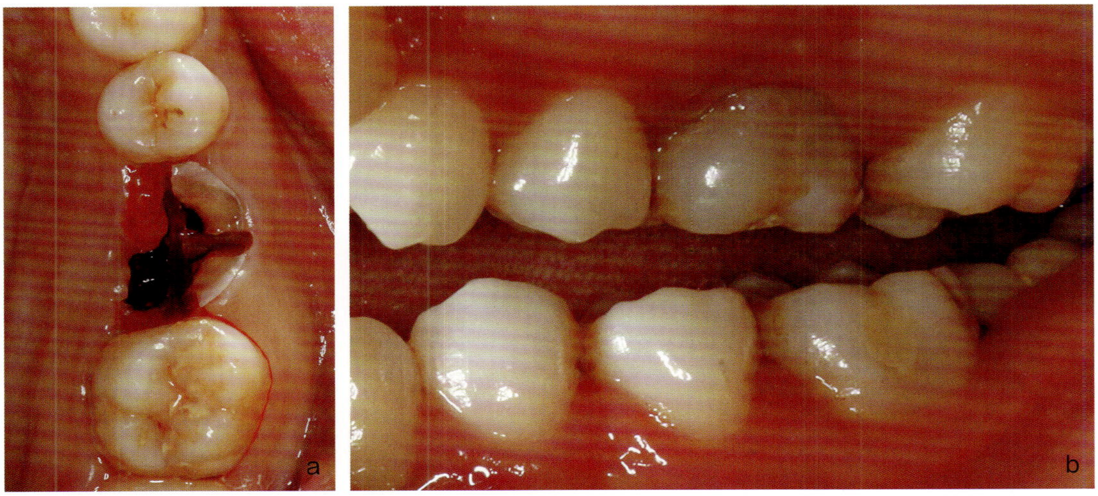

图5-3　术前分根

a. 高速涡轮牙钻切割分离牙体，去除牙间阻力；b. 同时去除少部分离断牙冠，解除邻牙阻力

（二）定点备孔

常规制备种植窝，预备深度至低于上颌窦底1～2mm处。此时逐级扩孔至倒数第二钻，根据骨质软硬程度适当调整所选择的钻针直径。注意影像学测量与实际牙槽骨高度的误差（图5-4）。

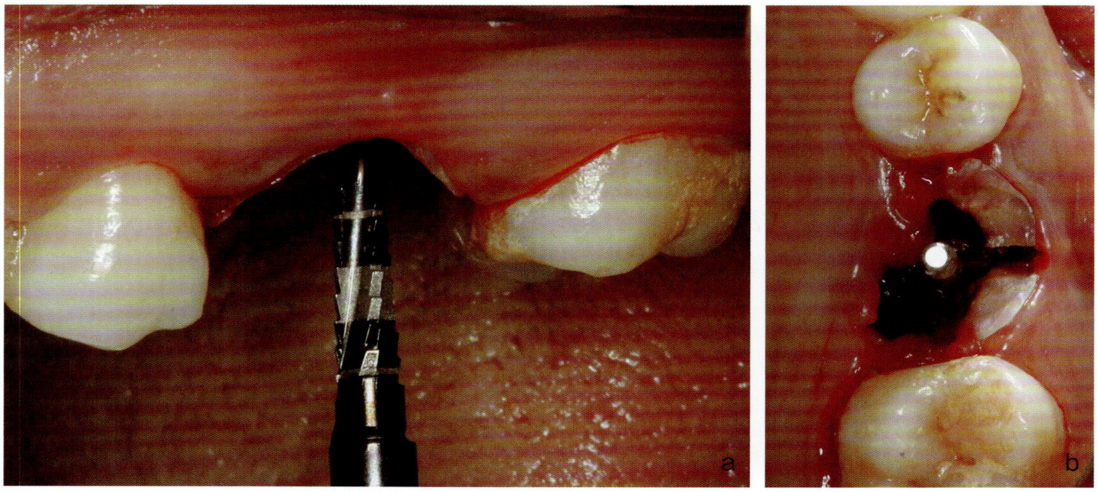

图5-4　定点备孔逐级扩孔至倒数第二钻，未穿透窦底骨皮质

a．先锋钻备孔（颊面观）；b．平行杆（𬌗面观）

（三）微创拔牙

1．采用微创器械顺着牙根的方向分离牙根与牙槽窝。注意动作轻柔，避免使用撬力。将牙根与牙槽窝分离后再用牙钳将牙拔除。

2．检查牙根完整性。对于牙根突入上颌窦的情况，还需检查上颌窦黏膜的完整性。若黏膜已穿孔，则考虑行延期种植。

3．球钻修整牙槽嵴顶尖锐部分。冲洗止血（图5-5）。

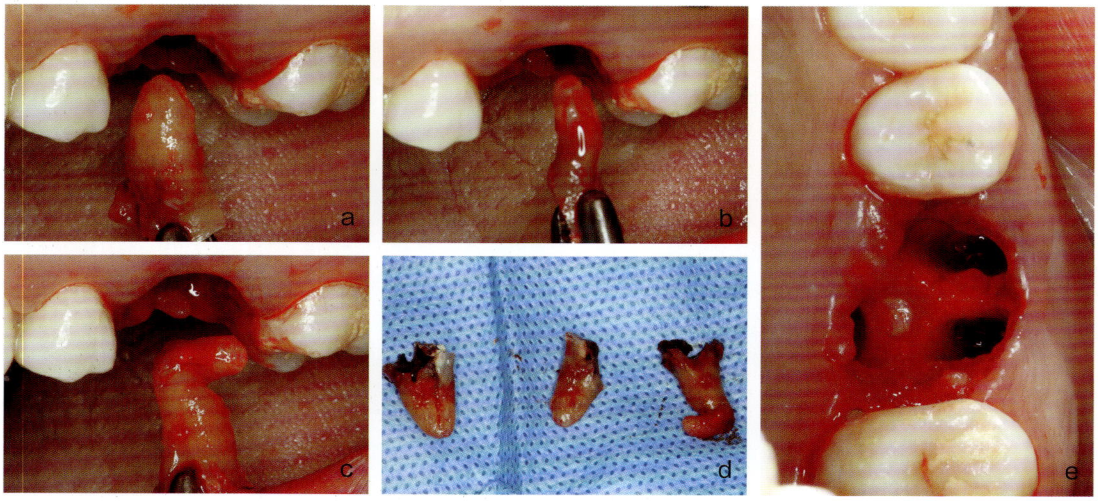

图5-5　微创拔牙采用微创器械顺着牙根的方向分离牙根与牙槽窝，检查牙根完整性

a．近中根；b．远中根；c．腭根；d．检查牙根完整性；e．拔牙窝𬌗面观

三、经牙槽嵴顶上颌窦植骨技术要点

经牙槽嵴顶上颌窦植骨技术在盲视下进行黏膜提升，在微创条件下成功拔除患牙后，如何避免黏膜损伤，是手术的又一难点与重点，如手术过程中上颌窦骨壁突破时的落空感；提升力量不易控制造成黏膜穿孔；分离骨壁和黏膜时不能直视操作，易造成黏膜损伤。如何完整安全分离提升上颌窦黏膜成为手术的关键。

（一）突破上颌窦底

1. 骨凿（osteotome） 骨凿功能性尖端为内凹，除具有骨挤压作用外，亦有骨片提升作用。在初步制备种植窝的基础上，冲击上颌窦底骨壁，窦底皮质骨发生青枝骨折，在液压原理的作用下，上颌窦底黏膜被抬起[1]。

2. 改良环钻 该技术使用环钻预备种植窝洞，钻至距离上颌窦底约1mm处，然后对骨块进行敲击，使得窦底发生骨折，骨块进入上颌窦，上颌窦黏膜被提升。该方法能最大限度保留自体骨、减少植骨材料、减轻患者的经济负担。骨板在提供成骨细胞来源的同时其与上颌窦黏膜并未剥离，这为骨板提供了良好的血供，利于提升位点的骨结合。

3. 其他 上颌窦提升器械如CAS-KIT（Crestal Approach Sinus Kit）工具盒、DASK（Dentium Advanced Sinus Kit）工具盒，其钻头进行了改进，极大地增强了手术的便利性和安全性。CAS-KIT工具盒钻头为圆锥状，钻孔后形成锥形孔；DASK工具盒钻头为圆顶形非侵入式的金刚砂钻头，与传统旋转钻头相比，对黏膜损伤较小。此外，二者都具有止动系统，防止钻进窦腔。与此同时，CAS-KIT钻头可以低速转动以收集患者自体骨粉，DASK工具盒钻头可同时用于经侧壁上颌窦植骨技术（图5-6a、b）。

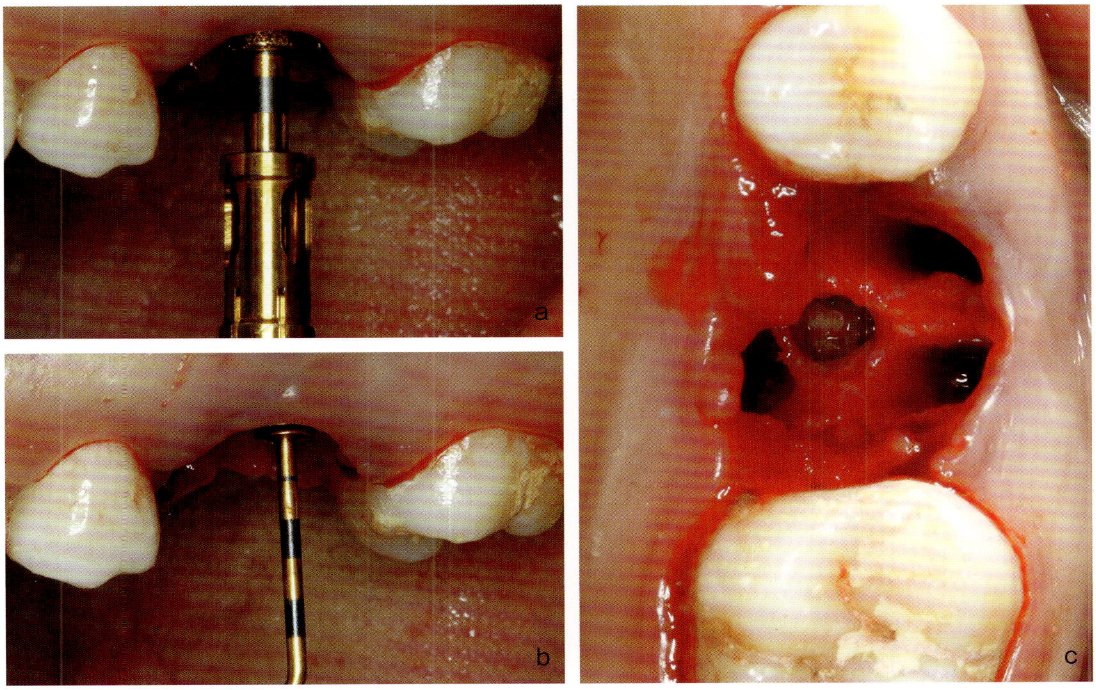

图5-6　突破上颌窦底并剥离上颌窦黏膜

a. 止动系统指导下，使用钻头突破上颌窦底骨皮质；b. 提升上颌窦黏膜；c. 上颌窦黏膜提升殆面观

（二）剥离并提升上颌窦黏膜

1. 球囊技术 该方法利用插入上颌窦内的球囊经注水逐渐扩张，而均匀抬起上颌窦底黏膜，然后再在该区域内填充骨粉材料[2]。

2. 超声液压法 采用超声骨刀经牙槽嵴路径切至窦底，换用内提黏膜刀头，通过调节水冲压力慢慢将上颌窦底黏膜提升至一定高度。特点是只切割骨组织，一般不损伤软组织，其在获得最大的骨切割精度的同时，可以降低上颌窦黏膜的损伤。该方法创伤小，术后反应轻。

（三）检查黏膜完整性

1. 鼻腔鼓气试验 检查上颌窦黏膜是否完整（图5-6c）。

2. 内镜 内镜辅助下的上颌窦植骨技术，可在内镜的监视下完成提升窦黏膜底、植入移植材料和植入种植体等操作。该方法手术创伤小，能有效降低窦底黏膜的穿孔率、监视提升高度和移植材料位置，已越来越多地应用于种植临床。

（四）上颌窦内充填骨替代材料

将植骨材料充填于抬起的上颌窦底区黏膜下，通常采用人工骨或人工骨与自体骨混合植入，必要时联合应用生长因子，如浓缩生长因子（CGF）、富血小板纤维蛋白（PRF）等。注意分次充填材料，并每次检查上颌窦黏膜是否完整（图5-7）。

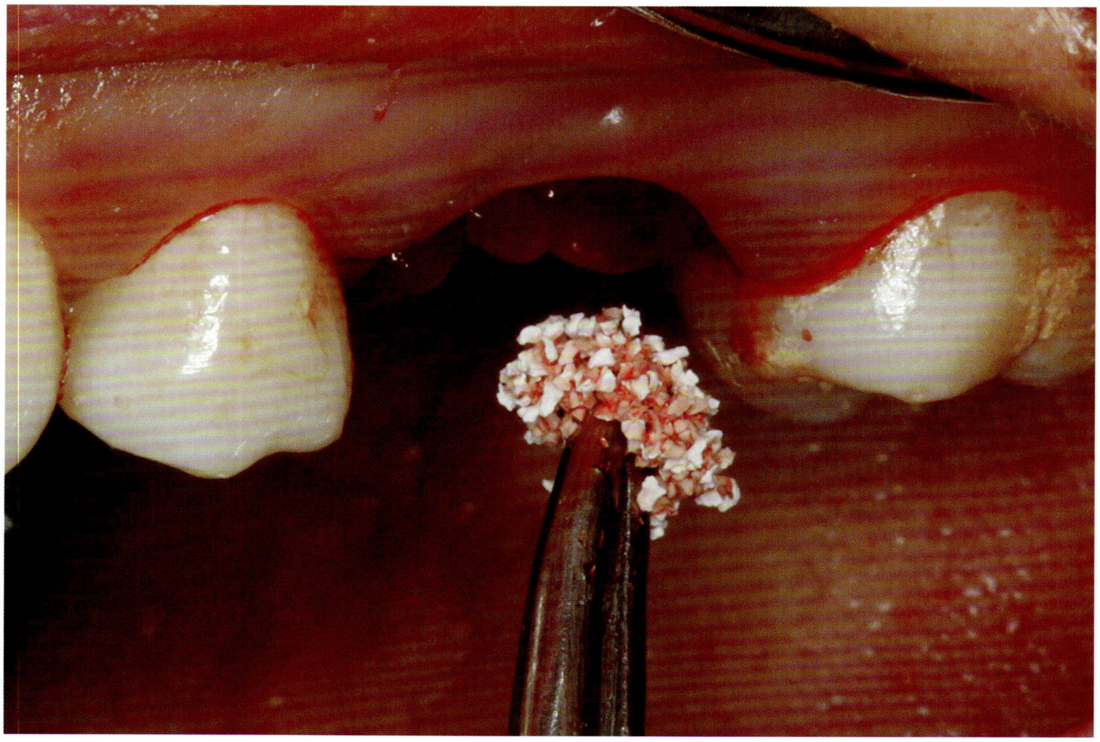

图5-7 充填骨替代材料

（五）完成种植体植入

1. **继续预备种植窝**　如骨质较为疏松，可使用骨挤压技术（图5-8a）。

2. **植入种植体**　常规手术方法植入种植体，止血，检查种植体初期稳定性，黏骨膜瓣完全复位后缝合创口（图5-8b、c、d）。

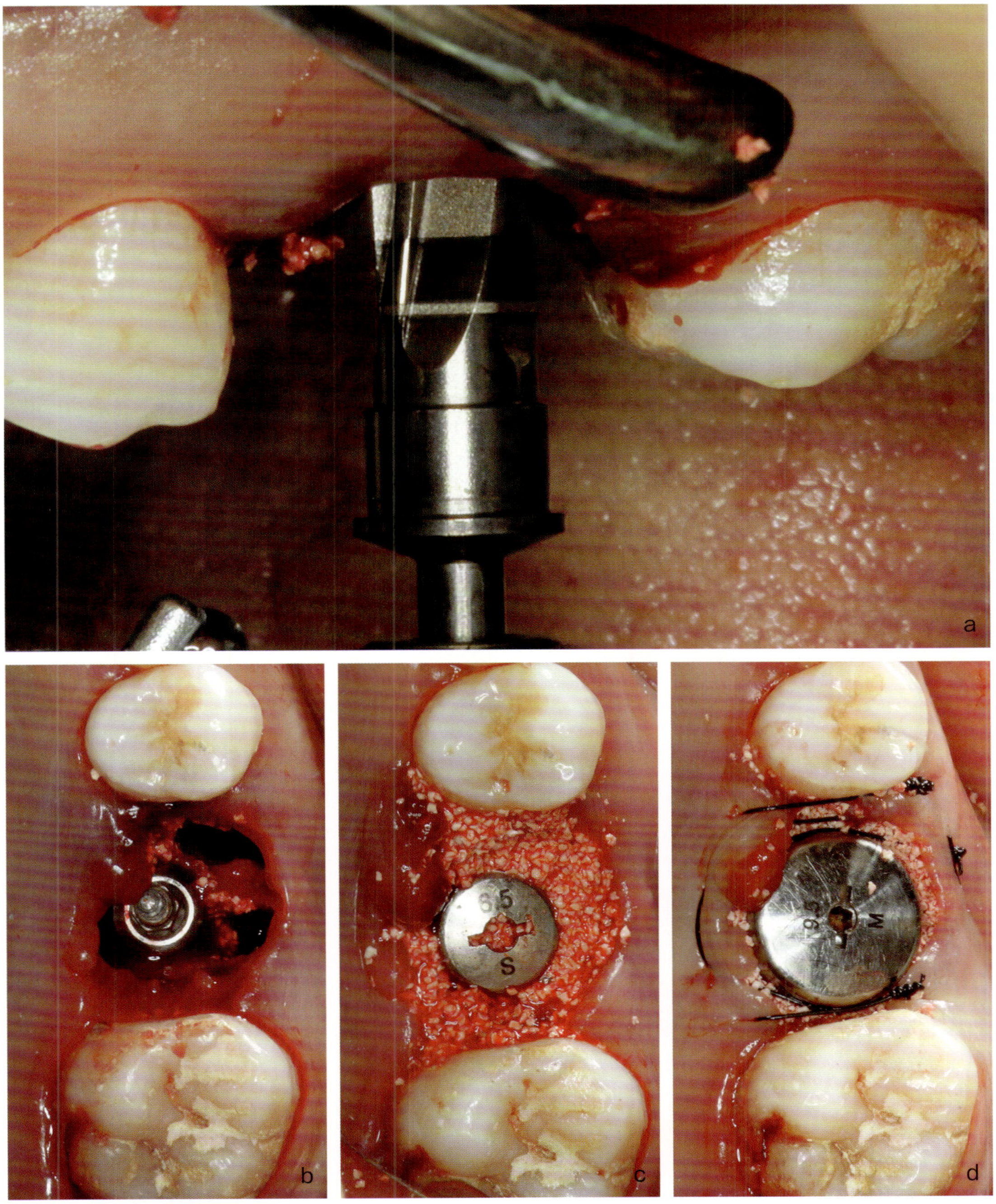

图5-8　完成种植体植入

a. 继续预备种植窝；b. 植入种植体；c. 旋入愈合帽，并填入骨替代材料；d. 换更大直径愈合帽，缝合、关闭创口

四、术后处理

1. 术后用药　抗炎及抗感染；控制水肿；控制鼻腔和上颌窦黏膜水肿。

2. 术后医嘱　伤口局部压迫止血，术后若出现局部水肿，可使用局部冰敷，两天后热敷以促进水肿消退。保持随访，加强口腔卫生护理，保持鼻腔通畅，7～10天后拆线。

3. 术后影像学检查　术后当天拍摄全景片或CBCT以检查提升术后效果。

五、注意事项

1. 术前准确测量骨高度，术中精确制备种植窝深度，避免过度提升上颌窦底黏膜。制备的种植窝深度太深，容易造成上颌窦黏膜穿孔；深度过浅，上颌窦底余留骨壁过厚，骨凿敲击时不易突破上颌窦底余留骨壁，无法抬起上颌窦底黏膜。该方法一般提升高度不超过5mm，超限提升易造成上颌窦黏膜穿孔。

2. 扩孔钻深度适中，防止冲顶器械突入上颌窦底，防止意外扩大种植窝。注意保护上颌窦底黏膜，冲顶力度不可过大，选用合适的骨挤压器械。器械方向要沿理想长轴方向进入，与种植窝长轴方向一致，敲击方向和器械长轴保持一致。避免扩大种植窝，而致种植体初期稳定性丧失。

3. 如果上颌窦黏膜破裂，术后可能出现同侧鼻孔出血现象以及与术后肿胀和疼痛局部炎症等相关症状。

4. 术前应注意术区上颌窦底的形态。上颌窦底平坦，窦底骨壁抬起后不易刺破上颌窦黏膜。反之，窦底倾斜角度较大，冲击抬起斜形的上颌窦底骨壁，发生黏膜穿孔的风险增大，可从最小一级骨凿开始逐级提升上颌窦底。

第三节　经牙槽嵴上颌窦植骨即刻种植术的优点与缺点

经牙槽嵴顶上颌窦植骨术相较于经侧壁上颌窦植骨术，具有创伤较小、术后反应较轻、患者接受度较高、手术操作简化以及愈合时间较短等优点，但对于该方法，由于无法在直视下操作，目前仍存在许多对于黏膜穿孔率、提升高度等的顾虑。即刻种植相较于拔牙后延期种植，具有有效防止牙槽嵴高度和宽度吸收、为患者缩短治疗时间、引导种植体植入最佳位点、为患者减少手术次数及降低费用等优点。经牙槽嵴顶上颌窦植骨后即刻种植这一技术有许多优势，但该技术目前仍存在哪些缺点和顾虑，我们又如何通过治疗程序的标准化以及技术的改良进步以获得理想的治疗效果呢？

一、患者舒适度

虽然经牙槽嵴顶上颌窦植骨较经侧壁开窗上颌窦植骨创伤小，但研究者对于突破上颌窦底的技术，尤其是骨凿法给患者带来的术中反应存在顾虑。骨凿法最早由Summers等[1]于1994年首次提出，最早提出的流程具体为：用钻针经牙槽嵴顶预备至距离窦底1～2mm，并同时挤压周围牙槽骨，随后用骨挤压器向上敲击，直至窦底出现青枝骨折后将折片向上移位，最后植入骨替代材料以提升种植体高度。该方法的优点在于骨挤压器可带着种植孔周围的自体骨进入窦腔，有利于新生骨的生成[3]，但由于敲击力度不易掌控以及患者个体骨质存在差异，术中过度的敲击可能导致患者头部感到震动及不适，甚至可能造成窦底较大范围的骨折，术后可能造成鼻腔内出血，有研究显示出血率约为4.5%[1]。虽然有学者认为使用小骨凿可以减少术中、术后反应，但该方法相较于目前其他方法具有一定的技术敏感性。

近年来，为了更有效地突破上颌窦底、保护窦底黏膜、简化操作流程，新型器械和方法均在被不断提出。超声骨刀原常用于经侧壁上颌窦提升中，其工作原理是利用高强度聚焦超声技术，通过特殊转换装置将电能转换为机械能，经高频超声振荡，切割下所需要的骨组织。超声骨刀的工作频率为24～29kHz，对声阻抗高的骨组织及钙化、矿化硬组织可直接产生力学破坏作用。但不适宜切割软组织，加之设备机身内置高灵敏度的压力传感器，具有良好的组织识别功能。因此对骨组织有良好的切割力，而对软组织不易造成损伤，不易造成上颌窦黏膜穿孔和损伤。由于经牙槽嵴顶入路上颌窦植骨与上颌骨外侧壁入路上颌窦植骨有同样的操作原理，研究证明超声骨刀同样可用于经牙槽嵴顶的上颌窦植骨。与传统经牙槽嵴顶入路上颌窦植骨术相比，超声骨刀经牙槽嵴顶入路上颌窦植骨方法简单易学，多种切割刀头提供了更大的选择性，避免了开窗式上颌窦植骨术术后反应大的缺点，又降低了上颌窦黏膜穿孔的概率，降低了上颌后牙区操作的难度，避免了传统经牙槽嵴顶入路上颌窦植骨术对患者头部的震动。除此之外，新研发的许多经牙槽嵴顶上颌窦植骨工具盒也大大提高了手术的效率，降低了经牙槽嵴顶入路上颌窦植骨手术的难度，提高术中及术后的患者舒适度。

二、初期稳定性

对于窦嵴距不足需进行经牙槽嵴顶入路上颌窦植骨并即刻种植的病例，有意见认为由于剩余骨量的不足，可能导致种植体的初期稳定性难以保证。基于此顾虑，常规认为RBH＞5mm时，对于单颗缺失的上颌后牙区有充足骨宽度的牙缺失病例，首选经牙槽嵴顶的上颌窦植骨术；3mm＜RBH＜5mm时，可选择植入或者不植入骨移植材料并同期植入种植体的侧壁开窗上颌窦底提升术；RBH＜3mm时，选择侧壁开窗术并植入骨移植材料，当骨愈合后再植入种植体[4]。经过近年来的研究及本组的临床经验积累，目前认为在正确的操作和充分的术前病例分析下，在窦嵴距不足5mm的病例中，进行经牙槽嵴顶上颌窦植骨并即刻种植也可以获得充足的种植体的初期稳定性。

（一）充分利用窦底皮质骨

Pommer等[5]的研究证明，种植体植入后的初期稳定性与剩余骨量的多少无关。这与Niimi等的研究结论一致。Niimi等[6]的研究中显示，在腓骨、髂嵴、肩胛骨中植入的种植体，旋出扭矩与骨厚度无关，而是与皮质骨厚度呈正相关。这一结果提示种植体的初期稳定性可能与皮质骨厚度有关，即在经牙槽嵴顶上颌窦植骨伴即刻种植中，充分利用上颌窦窦底的皮质骨，是保证种植体初期稳定性的重要因素。通过多例病例的实践，已证明在剩余骨高度不足2mm的病例中进行经牙槽嵴顶上颌窦植骨联合即刻种植也可以获得良好的初期稳定性和长期效果。一系列的病例研究表示治疗结果有可重复性。

（二）级差备洞

级差备洞是指备洞至种植窝直径略小于种植体直径，种植体植入时会挤压周围骨壁，使周围骨壁对种植体产生一定压力，压力大小与直径差距相关[7]。当种植体与种植窝直径的差异控制在合理范围时，可提高种植体周围骨密度并提高其初期稳定性。

（三）微创拔牙

需要拔除的患牙、残冠、残根可以在术中辅助种植体的精准定位，牙槽间隔的骨量可以为种植体提供一定的初期稳定性。因此，术前对其进行分根，术中进行微创拔牙，以保证牙槽间隔的完整，充分利用牙槽间隔增加初期稳定性，使种植效果更为理想[8]。

（四）种植体的选择

在需要进行经牙槽嵴顶上颌窦植骨伴即刻种植的病例中，除了根据影像学分析选择合适高度的种植体外，由于需要利用上颌窦窦底皮质骨及级差备洞的方法增加种植体稳定性，还需选择带有自攻性的锥形种植体，以增加初期稳定性[9-11]。

三、成骨效果

（一）上颌窦内成骨

进行经牙槽嵴顶上颌窦植骨时，由于不能直视下进行操作，可能出现黏膜提升高度不足、骨粉填充不严密等问题，因而对该治疗后的成骨效果存在担忧。近年来，研究显示，上颌窦植骨术后的成骨效果主要与上颌窦宽度有关，而与上颌窦植骨手术的入路无明显关系。

在Stacchi等[12]的研究中，通过纳入44例经牙槽嵴顶上颌窦底提升植入骨替代材料的病例，研究上颌窦尺寸和形状对于新骨形成的影响并得到组织学和形态学的分析验证，发现窄上颌窦内（上颌窦内、外侧骨壁均与植骨材料接触）和宽上颌窦内（上颌窦内、外侧骨壁与植骨材料均不接触）植入的骨替代材料在6个月后标本间差异显著，尤其是在骨密度、骨的形式、新骨的量上存在差异。植骨材料与上颌窦接触的壁数越多，新骨形成的量越大。该结果提示在较为狭窄的上颌窦内，经牙槽嵴顶上颌窦植骨后的成骨效果具有可预期性。Zheng等[13]对于上颌窦宽度与成骨效果的研究中显示，上颌窦宽度与种植体根端骨吸收量之间存在正相关关系（r=0.323），并定义了上颌窦宽度的窄、中、宽型，术前可根据影像学信息对上颌窦宽度进行界定并为骨移植材料的选用及用量提供一定的参考依据。

对于较窄的上颌窦而言，在上颌窦底黏膜提升后直接充填骨替代材料就可获得较好的成骨效果；宽度中等的上颌窦中，经牙槽嵴顶入路后需要充分剥离周边的上颌窦黏膜，再严密充填骨替代材料，以保证骨替代材料与上颌窦壁的充分接触；对于较宽的上颌窦而言，除了充分剥离上颌窦黏膜，还可考虑在骨替代材料中添加CGF、PRF等，以获得更好的成骨效果。

（二）颊腭向水平成骨

对于颊腭向水平骨宽度不足的患者，在进行经牙槽嵴顶上颌窦植骨的同时，还可行牙槽嵴劈开或根方骨劈开的水平骨增量，配合大直径愈合帽的伞技术，利用大直径愈合帽充分撑起并维持成骨空间，在颊腭向形成充足的骨量。

四、技术局限性

经牙槽嵴顶的上颌窦植骨，由于经牙槽嵴顶入路，创口较经侧壁入路较小，但同时牙槽嵴顶入路会导致操作无法在直视下进行。在视野受限的情况下，有意见认为进行上颌窦提升容易导致黏膜提升高度受限、担心穿孔率增加。系统性回顾结果显示，经侧壁上颌窦提升的穿孔率为0～58.3%（19.5%），经牙槽嵴顶上颌窦提升的穿孔率为0～21.4%（3.8%）。其穿孔率可能受病例难度的影响，经侧壁提升的病例中可能包括提升高度较多、难度较高的病例，导致其穿孔率升高，但研究结果显示的经牙槽嵴顶入路的穿孔率也是可以接受的[14-15]。同时，术中突破上颌窦以后，也可以通过观察上颌窦黏膜的颜色和性状，对上颌窦黏膜是否容易穿孔进行一定的预判。

若在提升过程中出现上颌窦黏膜穿孔，研究显示，对于小的穿孔而言，不会对种植体存留率产生显著的影响[16-17]。对于较大的穿孔而言，可以根据穿孔的大小，在术中采取缝合、胶原膜等合适的处理方式[18]。

第四节　经牙槽嵴上颌窦植骨即刻种植技术的应用

一、适应证与禁忌证

经牙槽嵴顶上颌窦植骨即刻种植有许多优势如创伤较小、防止牙槽嵴高度和宽度吸收、辅助定位种植位点、为患者缩短治疗周期和减少手术次数等。随着近年来外科器械的改良、先进仪器的应用及临床技术的提高，不断有学者在挑战经牙槽嵴顶上颌窦植骨的剩余骨高度的极限以及即刻种植的病例，传统观点中认为的剩余骨高度要大于4～5mm才能行经牙槽嵴顶的上颌窦植骨已不再是限制。通过前述多种方法增加种植体初期稳定性、保证可预期的成骨效果、经牙槽嵴顶充分提升上颌窦黏膜以及精进外科临床技术，扩大了该技术的应用范围和适应证。除了某些特定情况下的绝对禁忌证外，本节所讨论的主要是该技术的相对适应证和禁忌证。

（一）适应证

1. 上颌窦宽度较窄，成骨效果可预期。
2. 上颌窦黏膜生物型适宜，不易在黏膜提升时发生穿孔。

（二）禁忌证

1. 种植手术的全身或局部禁忌证。

2. 上颌窦内解剖异常与炎症状况 上颌窦植骨术在很大程度上受制于相对脆弱的组织结构和解剖生理上的变异。上颌窦内壁的各种解剖形态决定了手术入路。上颌窦底不平，窦间隔、一过性的黏膜水肿、狭窄的窦腔等情况可能是导致上颌窦植骨失败的危险因素。对于急性上颌窦炎症，需要在急性炎症控制后再行种植手术。对于慢性上颌窦炎症，因为炎症状态下上颌窦黏膜比较脆弱，术中剥离时容易破裂穿孔，传统观点认为需在其无急性发作条件下择期手术[19]。

上颌窦解剖异常和炎症状况可能会降低上颌窦植骨手术的成功率，具有潜在逆行性感染风险。但近来有实验报道，窦内镜手术与上颌窦植骨手术结合已不仅仅局限于实验阶段，这种联合应用已被证实是一种安全可靠的治疗方法，在其实验过程中所有样本皆未出现术中并发症，且术后6个月除一例外其余病例都获得了稳定可靠的效果[20]。

3. 上颌窦囊肿、息肉、上颌窦良恶性肿瘤或上颌窦破坏性手术后 传统的上颌窦根治术，一般是将窦底黏膜彻底刮除，而上颌窦肿瘤，包膜往往不完整且存在局部浸润，需避免激惹，因而上颌窦内良恶性肿瘤与上颌窦破坏性手术后是该项技术的绝对禁忌证[19]。传统的观点认为当上颌窦内可以看见息肉形成或囊肿等占位性病变时，最好先行清除病变组织，必要时可请耳鼻喉科医师会诊，根据术后情况再行下一阶段的上颌窦植骨手术；对于上颌窦内的囊性病变和息肉，有新的研究指出，与健康人群相比，患有囊肿、息肉或上颌窦黏膜增厚的患者发生种植相关慢性鼻窦炎的风险并不高，这些患者可以在术后密切监测窦腔的情况下进行种植手术和上颌窦植骨术；对于合并有慢性上颌窦炎、真菌性上颌窦炎、息肉或囊肿过大等无法治愈的患者，建议在种植前进行预防性内镜上颌窦手术[21]。

4. 重度吸烟患者 重度吸烟患者的上颌窦黏膜可能会由于吸烟出现不同程度的萎缩，较不吸烟患者有患上颌窦炎的倾向，黏膜可能增厚，导致黏膜弹性潜力下降，在上颌窦提升剥离黏膜时更易发生穿孔。Testori等[22]研究认为，吸烟量大于每日15支的患者，行上颌窦植骨会降低种植术后的成功率。

5．上颌骨因外伤骨折、有明显关节症状的患者。

二、病例展示

（一）口内检查（图5-9）

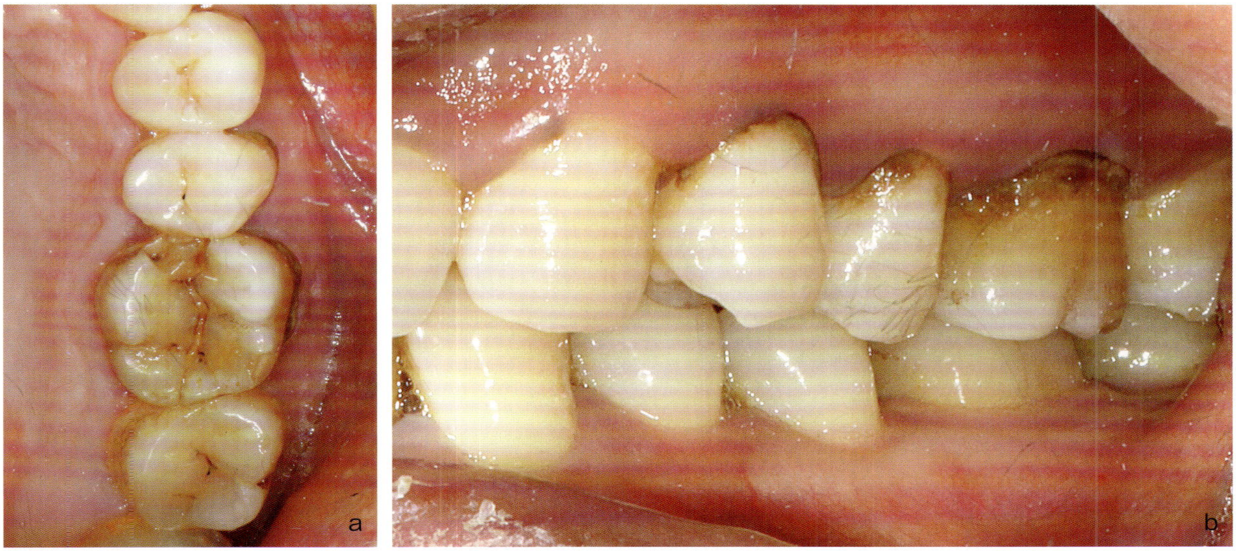

图5-9　患者26牙纵折

a．殆面观；b．颊面观

（二）术前分析（图5-10）

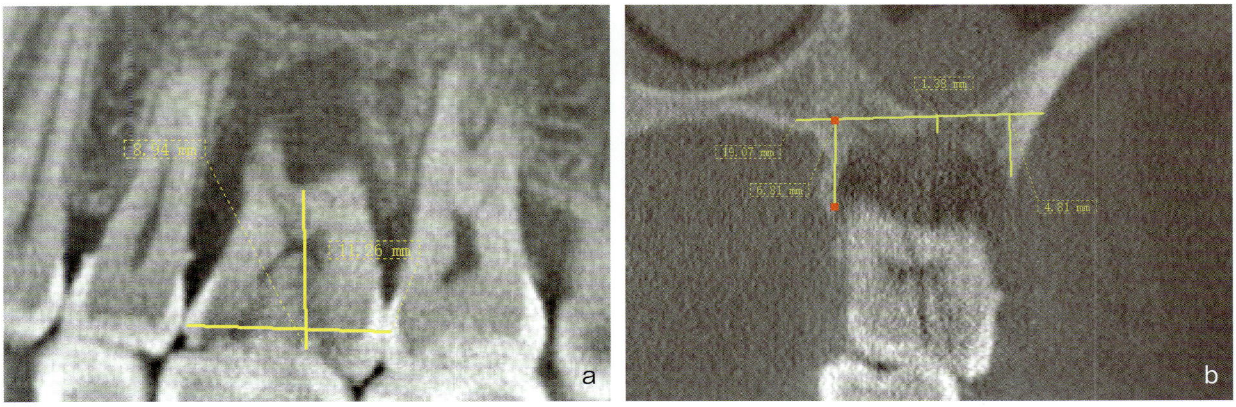

图5-10　术前CBCT

a．近远中修复距离为11.26mm，垂直向修复距离为8.94mm；b．牙根至上颌窦底距离约1.38mm，颊腭向牙槽骨宽度为19.07mm，颊侧骨壁高度为4.81mm

（三）术中记录（图5-11、图5-12）

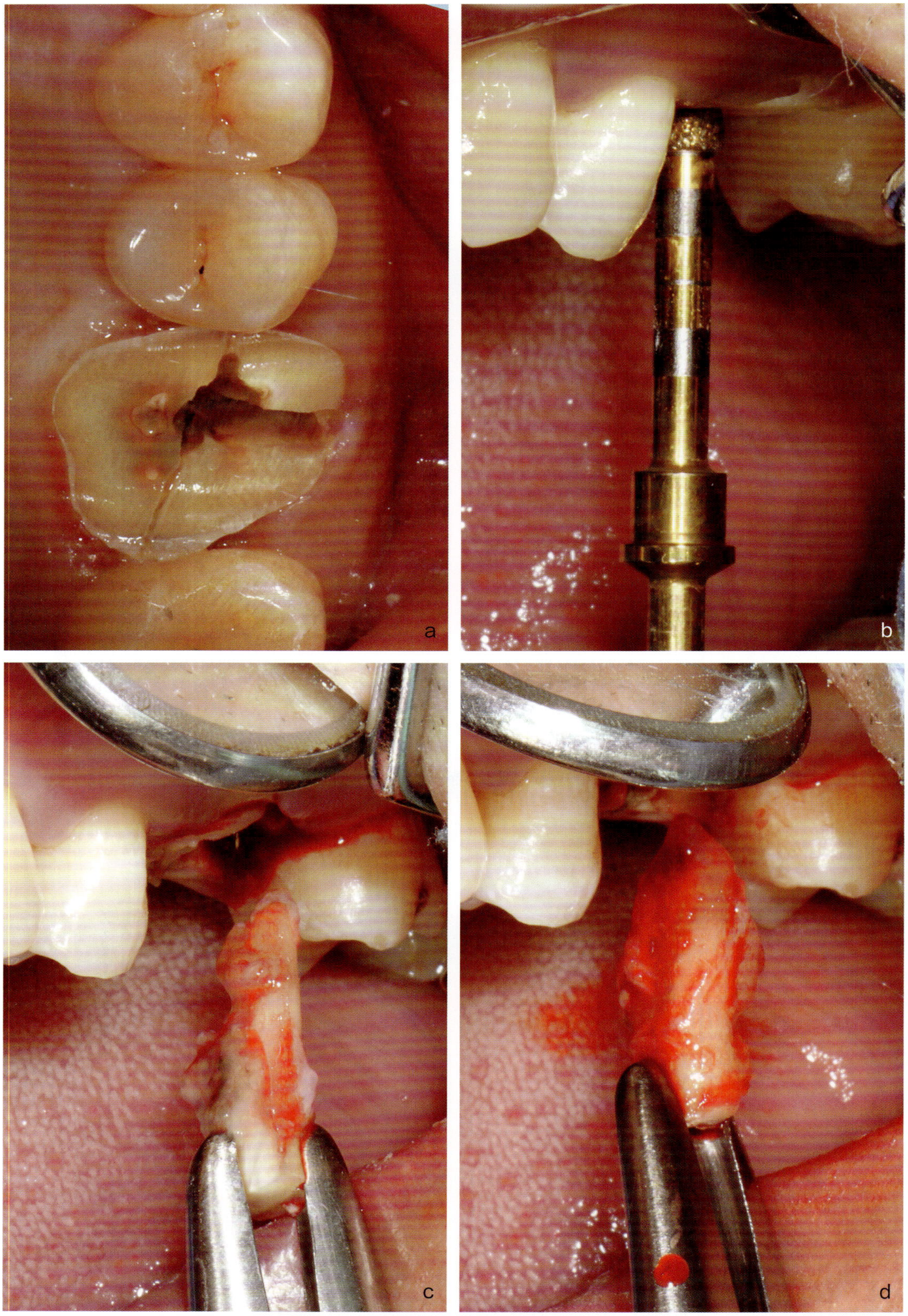

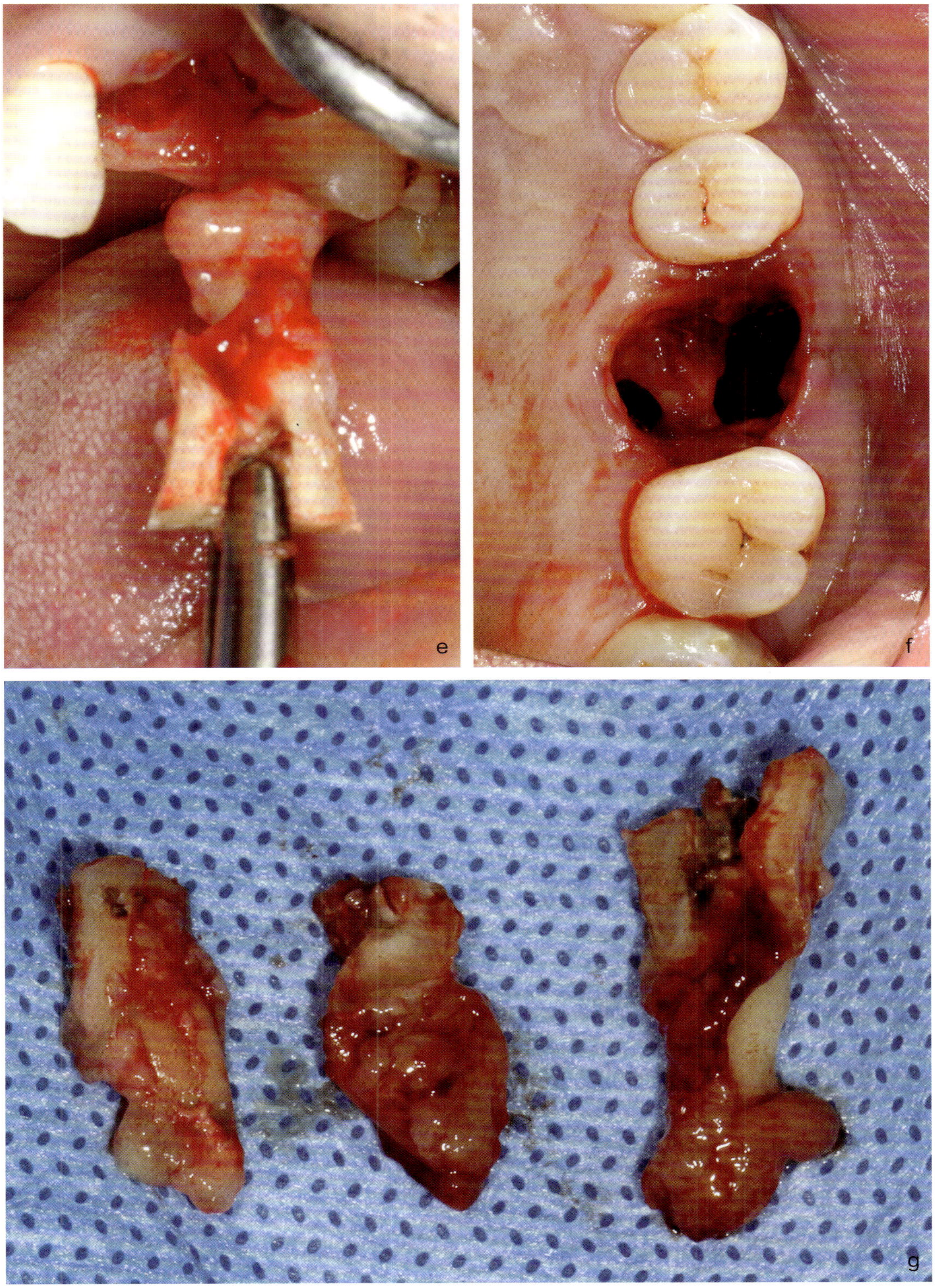

图5-11　术中记录

a. 术前分根；b. 种植定点；c. 拔除患牙远中根；d. 拔除患牙近中根；e. 拔除患牙腭根；f. 冲洗清理拔牙窝；g. 检查牙根完整性

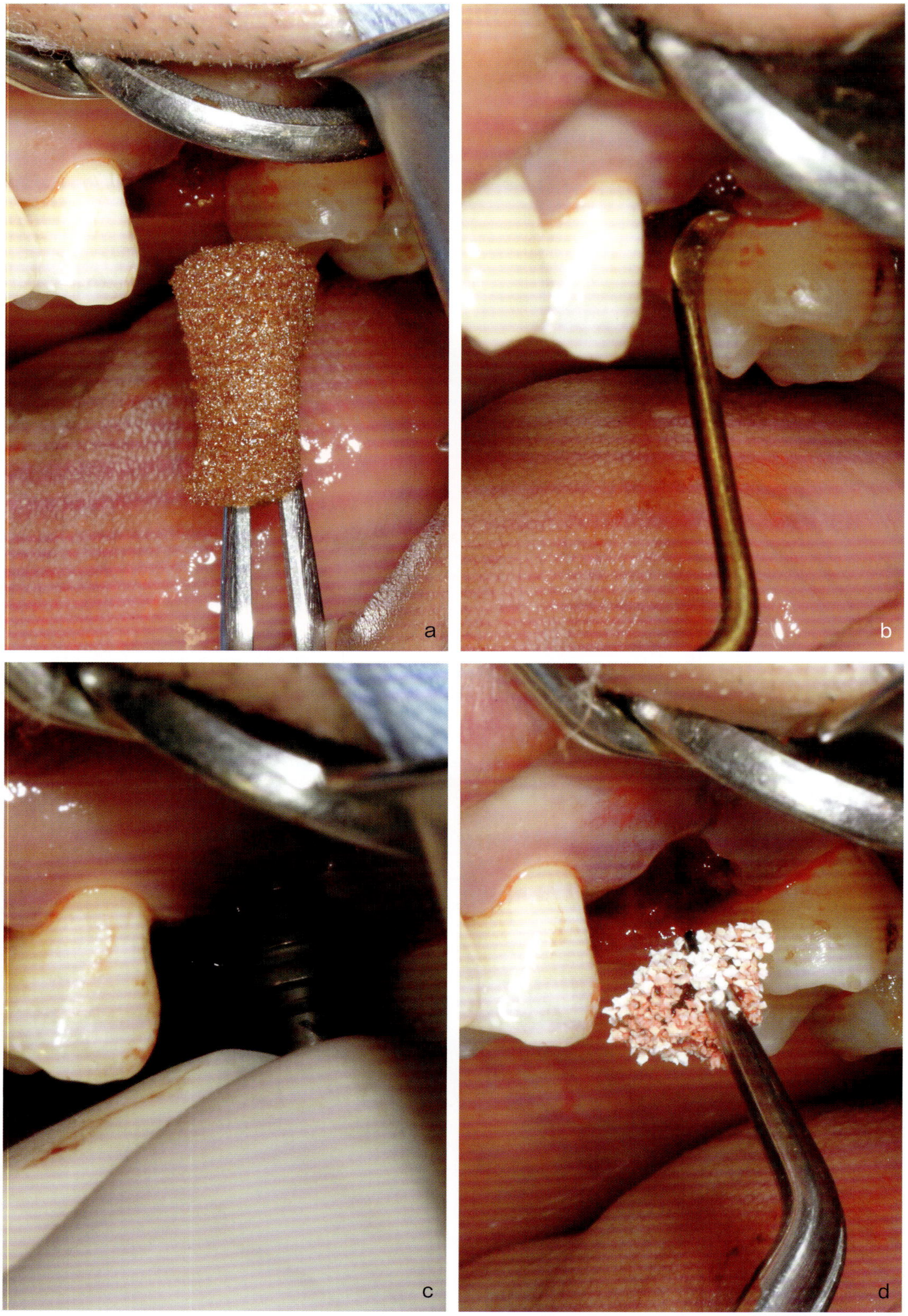
a
b
c
d

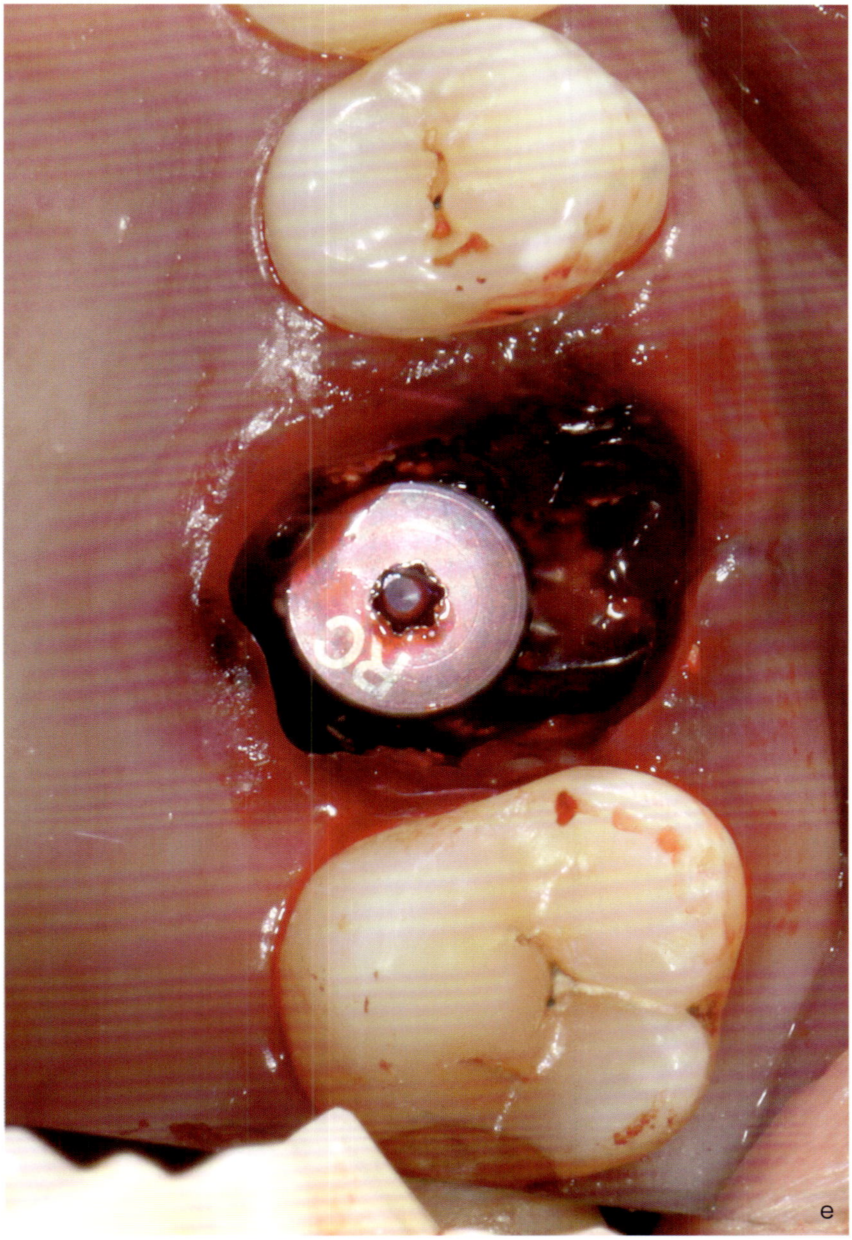

图5-12　术中记录

a. 突破上颌窦底，填入明胶海绵缓冲；b. 剥离上颌窦黏膜；c. 测量提升高度；d. 充填骨替代材料；e. 植入种植体，旋入愈合帽

（四）术后CBCT（图5-13）

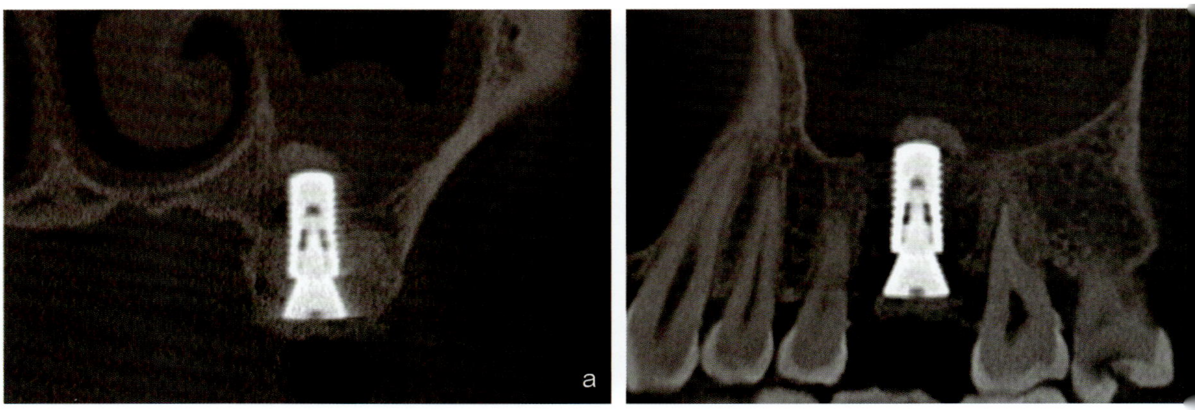

图5-13 术后CBCT 示提升效果尚可

a．矢状面；b．冠状面

（五）术后6个月CBCT（图5-14）

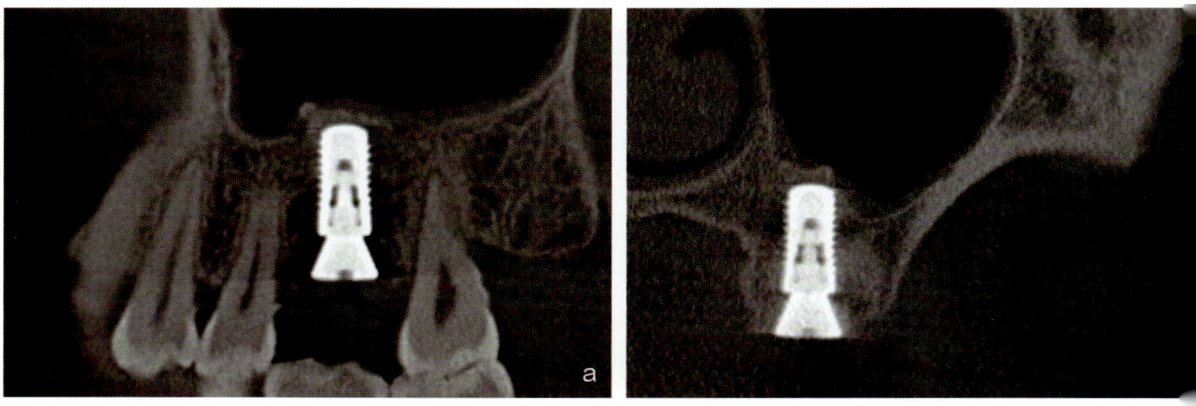

图5-14 术后6个月复诊CBCT

a．冠状面；b．矢状面

（六）最终修复（图5-15）

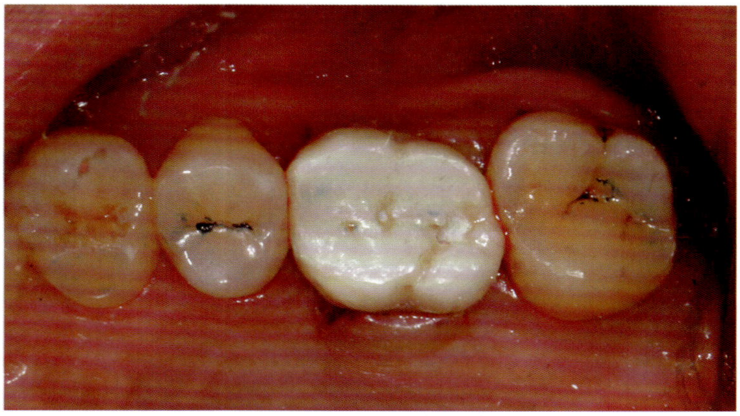

图5-15 最终修复

（七）2年随访（图5-16、图5-17、图5-18）

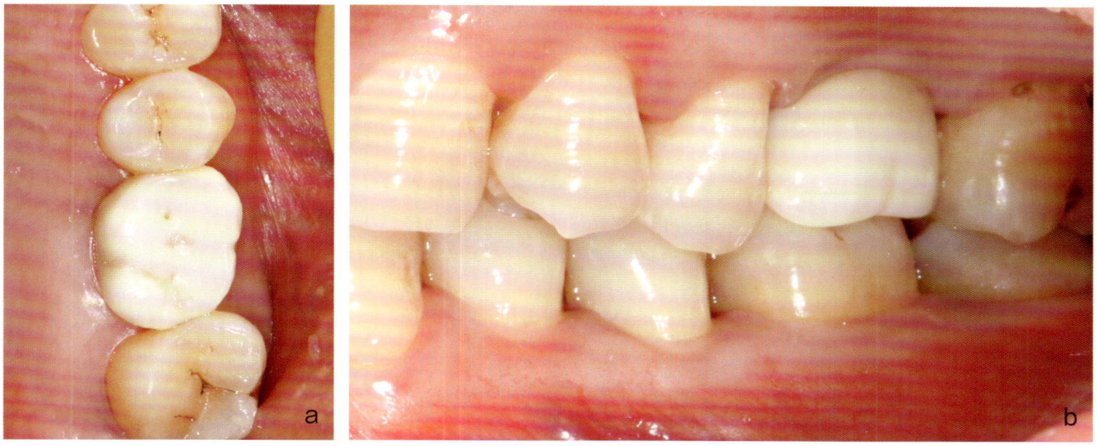

图5-16　2年随访

a. 𬌗面观；b. 颊面观

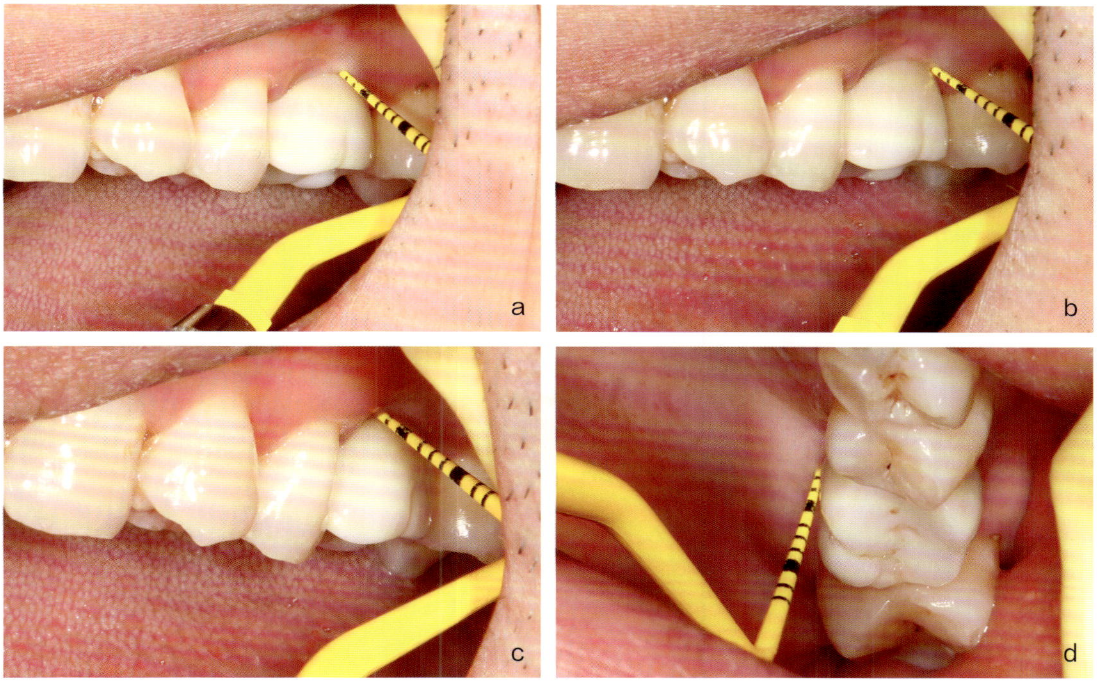

图5-17　2年随访牙周探诊情况

a. 颊侧正中探诊；b. 颊侧远中探诊；c. 颊侧近中探诊；d. 腭侧探诊

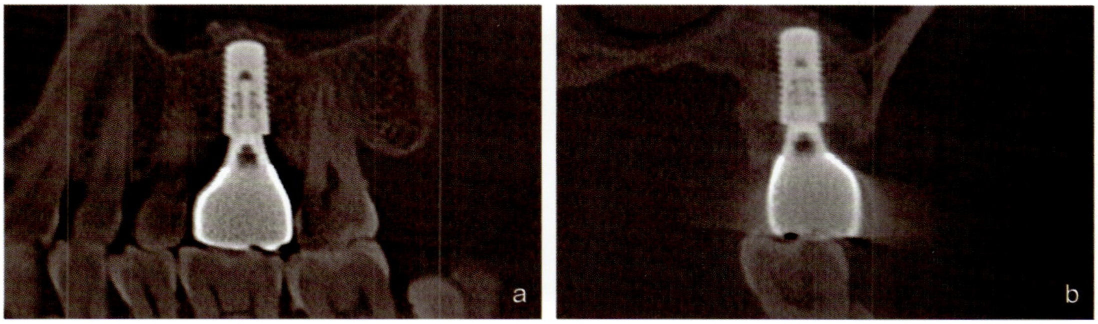

图5-18　2年随访CBCT

a. 冠状面；b. 矢状面

参考文献

[1] Summers RB. The osteotome technique: Part 3--Less invasive methods of elevating the sinus floor. Compendium, 1994, 15(6): 698, 700, 702-694.

[2] Defrancq J, Vanassche B. Less invasive sinus lift using the technique of Summers modified by Lazzara. Rev Belge Med Dent, 2001, 56(2): 107-124.

[3] Laurie SW, Kaban LB, Mulliken JB, et al. Donor-site morbidity after harvesting rib and iliac bone. Plast Reconstr Surg, 1984, 73(6): 933-938.

[4] Lundgren S, Cricchio G, Hallman M, et al. Sinus floor elevation procedures to enable implant placement and integration: techniques, biological aspects and clinical outcomes. Periodontol 2000, 2017, 73(1): 103-120.

[5] Pommer B, Hof M, Fadler A, et al. Primary implant stability in the atrophic sinus floor of human cadaver maxillae: impact of residual ridge height, bone density, and implant diameter. Clin Oral Implants Res, 2014, 25(2): e109-113.

[6] Niimi A, Ozeki K, Ueda M, et al. A comparative study of removal torque of endosseous implants in the fibula, iliac crest and scapula of cadavers: preliminary report. Clin Oral Implants Res, 1997, 8(4): 286-289.

[7] Le Gall MG. Localized sinus elevation and osteocompression with single-stage tapered dental implants: technical note. Int J Oral Maxillofac Implants, 2004, 19(3): 431-437.

[8] Chen Y, Yuan S, Zhou N, et al. Transcrestal sinus floor augmentation with immediate implant placement applied in three types of fresh extraction sockets: A clinical prospective study with 1-year follow-up. Clin Implant Dent Relat Res, 2017, 19(6): 1034-1043.

[9] Matys J, Swider K, Flieger R, et al. Assessment of the primary stability of root analog zirconia implants designed using cone beam computed tomography software by means of the Periotest(R) device: An ex vivo study. A preliminary report. Adv Clin Exp Med, 2017, 26(5): 803-809.

[10] Aimetti M, Manavella V, Corano L, et al. Three-dimensional analysis of bone remodeling following ridge augmentation of compromised extraction sockets in periodontitis patients: A randomized controlled study. Clin Oral Implants Res, 2018, 29(2): 202-214.

[11] Cucchi A, Vignudelli E, Franco S, et al. Tapered, double-lead threads single implants placed in fresh extraction sockets and healed sites of the posterior jaws: A multicenter randomized controlled trial with 1 to 3 years of follow-up. Biomed Res Int, 2017, 2017: 8017175.

[12] Stacchi C, Lombardi T, Ottonelli R, et al. New bone formation after transcrestal sinus floor elevation was influenced by sinus cavity dimensions: A prospective histologic and histomorphometric study. Clin Oral Implants Res, 2018, 29(5): 465-479.

[13] Zheng X, Teng M, Zhou F, et al. Influence of maxillary sinus width on transcrestal sinus augmentation outcomes: radiographic evaluation based on cone beam CT. Clin Implant Dent Relat Res, 2016, 18(2):

292-300.

[14] Tan WC, Lang NP, Zwahlen M, et al. A systematic review of the success of sinus floor elevation and survival of implants inserted in combination with sinus floor elevation. Part Ⅱ: transalveolar technique. J Clin Periodontol, 2008, 35(8 Suppl): 241-254.

[15] Pjetursson BE, Tan WC, Zwahlen M, et al. A systematic review of the success of sinus floor elevation and survival of implants inserted in combination with sinus floor elevation. J Clin Periodontol, 2008, 35(8 Suppl): 216-240.

[16] Schwartz-Arad D, Herzberg R, Dolev E. The prevalence of surgical complications of the sinus graft procedure and their impact on implant survival. J Periodontol, 2004, 75(4): 511-516.

[17] Shlomi B, Horowitz I, Kahn A, et al. The effect of sinus membrane perforation and repair with Lambone on the outcome of maxillary sinus floor augmentation: a radiographic assessment. Int J Oral Maxillofac Implants, 2004, 19(4): 559-562.

[18] Hernandez-Alfaro F, Torradeflot MM, Marti C. Prevalence and management of Schneiderian membrane perforations during sinus-lift procedures. Clin Oral Implants Res, 2008, 19(1): 91-98.

[19] van den Bergh JP, ten Bruggenkate CM, Disch FJ, et al. Anatomical aspects of sinus floor elevations. Clin Oral Implants Res, 2000, 11(3): 256-265.

[20] Saibene AM, Pipolo C, Maccari A, et al. One-step maxillary sinus augmentation in association with endoscopic sinus surgery: case series and review of the literature. Implant Dent, 2016, 25(5): 698-702.

[21] Chen YW, Lee FY, Chang PH, et al. A paradigm for evaluation and management of the maxillary sinus before dental implantation. Laryngoscope, 2018, 128(6): 1261-1267.

[22] Testori T, Weinstein RL, Taschieri S, et al. Risk factor analysis following maxillary sinus augmentation: a retrospective multicenter study. Int J Oral Maxillofac Implants, 2012, 27(5): 1170-1176.

第六章

牙槽嵴入路的上颌窦植骨技术与并发症

周磊

引言

上颌后牙区由于失牙后上颌窦气化，常导致牙种植可用骨高度不足，种植前垂直骨增量解决上颌后牙区骨高度不足，是具有大量循证医学证据的可靠解决方案。目前上颌窦底提升手术操作中，侧壁开窗式上颌窦底提升（lateral approach for sinus floor elevation，LASFE）与经牙槽嵴入路上颌窦底提升（transcrestal approach for sinus floor elevation，TASFE）是最常用的技术手段。两种方法的应用各有优势及不足，合理地选择不同的术式对于手术效果的可预期性并实现手术的微创和精准具有重要的临床意义。本章主要从以下几个方面讨论TASFE方面的学习体会与应用经验：

1. TASFE的发展及其临床应用的可靠性分析。

2. 术式选择 LASFE与TASFE皆可用于上颌窦底提升上颌窦植骨，各有优缺点。但由于TASFE术式具有创伤小，术后反应轻等优点，在能保证手术效果的前提下，选择TASFE将有利于简化手术，减小创伤，优化患者的手术感受。什么情况下选择TASFE，什么情况下选择LASFE是临床医生需要考虑的问题，本章将结合文献讨论我们的应用经验。

3. TASFE后是否需要植骨 近年有文献报道TASFE后不植骨也可获得较理想的效果，目前对于TASFE后是否需要植骨尚缺少统一的认识。从种植体长度、牙槽嵴剩余骨量（residual alveolar bone height，RBH）、提升后所能形成的新骨高度这三个因素分析讨论了TASFE后是否需要植骨。还分析了新骨形成与上颌窦解剖形态的关系。

4. 经牙槽嵴入路的常用手术方式、操作要点及术式的改进。

5. 常见的并发症及其防治。

第一节　经牙槽嵴顶上颌窦底提升术的发展及可靠性分析

一、经牙槽嵴顶上颌窦底提升术的发展

Tatum于1986年提出TASFE术式[1]。1994年Summers医生设计了一套骨凿用于TASFE[2]，用此手术工具逐渐扩大并压实种植区骨密度，最后以稍小于拟植入种植体直径的骨凿将窦底骨板推进鼻窦，再推入适量人工骨于骨板下，最后放入种植体[3]。这基本成为了TASFE的经典术式。但由于利用骨凿提升上颌窦底的操作中，需要有敲击的操作，由敲击导致的手术恐惧感以及眩晕是该术式的一个主要缺点。在此基础上，有专家对该术式进行了一定程度的改进，设计了专用的工具，通过类似常规种植窝制备的方式进入上颌窦内，并利用水压或气压分离上颌窦底黏膜。

在获得了较高成功率的基础上，近期又有学者提出TASFE不植骨植入种植体并获得了较高的成功率。但目前TASFE是否可以完全不植骨，尚未见到共识性的讨论及结论。

二、TASFE的可靠性分析

关于种植修复治疗的成功与否主要有以下两个循证医学方面的证据，一是种植体修复后存留率；二是种植体边缘骨吸收的观察。以下是文献报道的结果。

（一）种植体修复后存留率

Aludden[4]分析了1986年到2017年TASFE并随访5年以上的所有英文期刊，meta分析结果，总的成功率94%。Lo等[5]观察31名患者45枚种植体，60个月的随访，存留率99.5%。Călin等[6]对2014年之前13年内发表的文献系统性回顾和meta分析研究，共纳入25篇文献，其中有9篇为前瞻性研究，15篇为回顾性研究，1篇随机对照研究。观察病例总数3902枚种植体，失败率3.85%。Caban等[7]对25例患者34枚种植体10年的放射学及临床回访，成功率100%，也认为TASFE是一种安全可靠的治疗方案。

（二）种植体边缘骨吸收

文献报道中种植体边缘骨吸收在较长时间观察中也显示出较为稳定的变化（表6-1）。

表6-1　关于种植体边缘骨吸收的研究报道

文献	患者数/种植体数（例/枚）	是否植骨	观察时长（月）	边缘骨吸收（mm，Mean±SD）
Lo等（2015）[5]	31/45	是	60	0.30±1.2
Soardi等（2013）[8]	256/376	是	60	1.98
Taschieri等（2014）[9]	23/60	否	12~19	0.34±0.21
Nedir等（2010）[10]	17/25	否	36	0.9±0.8
Caban等（2017）[7]	25/34	否	120	0.6±0.8
Si等（2016）[11]	80/96	否	108	0.5±1.69
Zill等（2016）[12]	133/233	否	60	0.5±0.8

从长期观察的种植体存留率及边缘骨吸收这两个指标皆说明了TASFE不管是植骨还是不植骨皆可达到理想的可预期效果。

第二节　术式的选择

上颌窦底提升可以选择侧壁开窗式上颌窦底提升，也可选择经牙槽嵴顶上颌窦底提升。前者手术创伤相对较大，术后并发症较多，后者手术简单、创伤较小，但也存在盲法操作、窦膜穿孔难以处理及提升幅度有限等缺点。手术方案的选择是拟行上颌窦底提升术前必须考虑的问题。牙槽嵴剩余骨量（residual alveolar bone height，RBH）常被作为术式选择的标准。Del Fabbro等[13]在一系统性回顾研究中揭示，当RBH＞5mm时，可获得更高的成功率。Si等[11]4～9年的回顾性研究以及Zill等[12]5年的回顾性研究也得出相似的结论。Călin等[6]分析了13年内发表文章中穿牙槽嵴上颌窦底提升种植病例，共3092枚种植体，也发现RBH＜4mm时会影响种植的成功率。Cosci F等[14]认为经牙槽嵴顶上颌窦底提升术至少需要3mm 以上的剩余骨量。Rosen PS等[15]在一项多中心研究中，观察101例患者TMSFE后植入147个种植体，修复完成后随访6～66个月，RBH≥5mm时存留率为96%，但RBH≤4mm时，存留率仅仅为85.7%。Toffler[16]的研究结果显示RBH5～7mm时，失败率为5.5%；但当RBH为2～4mm时，失败率高达26.7%。French等[17]观察RBH＜5mm成功率较低。在1996年的一次关于上颌窦提升的共识性研讨中[18]，建议以不同上颌窦底剩余骨量为术式选择的标准，将窦底剩余高度分A、B、C、D 4型。

A型 ≥10mm

B型 7～9mm

C型 4～6mm

D型 1～3mm

1．剩余骨高度分类为C型或D型者，建议侧壁开窗式上颌窦底提升，同时植入种植体或先植骨，二期植入种植体。

2．剩余骨高度为B型（7～9mm）者建议经牙槽嵴顶上颌窦底提升术，同期植入种植体。

3．剩余骨高度A型（≥10mm）者植入种植体，无需行上颌窦底提升。

Starch-Jensen T等[19]建议以5mm为界确定选择（图6-1）。

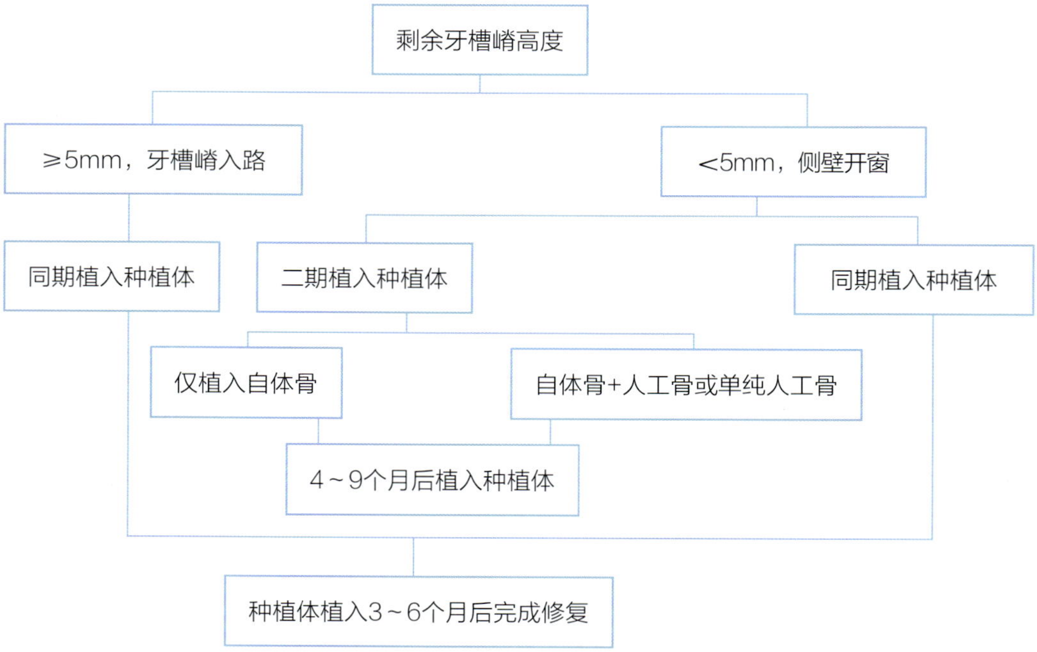

图6-1　上颌窦底剩余骨量与上颌窦植骨术术式选择

国际口腔种植协会在其种植指南中[20]，提出的方案与上述相似，但以RBH 6mm为界，大于等于6mm者，选择TMSFE；反之，小于6mm者，则选择LASFE。

综合上述，较多文献支持剩余窦底高度≥5mm时TMSFE可获较好的可预期结果。

第三节　经牙槽嵴入路上颌窦底提升后是否需要植骨

Nedir等[21]的一项前瞻性随机对照5年存留率观察中：12名患者20枚种植体经牙槽嵴入路上颌窦底提升（TASFE）植入Bio-Oss，12名患者17枚种植体上颌窦底提升后不植骨，种植体存留率分别为90.0%和94.1%，两组间差异无统计学意义；种植体边缘骨吸收植入Bio-Oss者0.7mm，未植骨者0.6mm，两组间差异无统计学意义。Nedir[22]的一项前瞻性研究，17名患者25枚种植体未植骨随访10年，存留率100%。多篇文献报道的长期临床随访观察结果，皆证实TASFE不管是植骨还是不植骨皆可以达到理想的可预期效果[7，11-12，23-25]。

但目前对于TASFE后是否需要植骨尚缺少统一的认识，以下从种植体长度、牙槽嵴剩余骨量（residual alveolar bone height，RBH）、提升后所能形成的新骨高度这三个因素来分析讨论植骨选择上的理论考虑。

一、牙槽嵴入路上颌窦底提升与种植体长度选择

Pjetursson[26]对2000年至2005年181名患者252枚Straumann种植体，平均随访时间3.2年，总存留率97.4%观察；根据不同种植体长度分类观察，存留率12mm、10mm和8mm分别为100%、98.7%及98.7%，但6mm者仅为47.6%。Papaspyridakos等[27]关于种植体长度meta分析文献得出的结论是：≤6mm种植体与＞6mm者相比在1～5年的随访中显示出较低的存留率；基于对10篇随机对照研究提供的证据认为：由于其较＞6mm者有更大的失败风险，应慎重选择≤6mm的种植体。国际口腔种植协会第六次共识性研讨会关于短种植体的共识意见也认为：≤6mm的短种植体与大于6mm者相比风险较高，并且随使用时间延长有更大的失败风险。Nedir等[22]对TASFE并植入种植体的随访观察结果分析，也认为8mm长度的种植体是可靠的。

综上，目前文献中关于选择≤6mm种植体的长期稳定性存在一些争议，但≥8mm长度的种植体的长期稳定性则无争议地被认可为可靠的选择。

二、TASFE后垂直骨量增加的研究

Chen等[28]一篇系统性回顾及meta分析文章中，7个研究报告中有4个报道了放射学观察的结果，非植骨平均获得骨量1.7～4.1mm，植骨者3.17～5.1mm。Silvio等[29]对2012年前牙槽嵴入路上颌窦底黏膜提升不植骨的研究的文献回顾中，有较明确显示术前后提升高度

的文献，大多提升高度不超过4mm。

植骨或不植骨的分组对照研究或长期随访观察报告皆显示：TASFE不植骨者，可获得新骨约3mm左右，但黏膜提升后植骨者，可获更多的新骨形成[7,11,26,28-30]。

三、新骨形成与上颌窦解剖形态

Zheng X[31]等报道33例患者57个上颌窦底经牙槽嵴入路植骨，观察6个月，发现提升后移植骨的吸收与上颌窦的宽度成正比，也就是说，上颌窦宽度越小的部位，新骨形成越好。

我们的病例中也可以看到，种植体与周围骨壁的距离与其成骨有明显的关系。这与前述上颌窦底提升不植骨的结果相似，后者在窦底黏膜提升后由来自窦底的骨面向上形成的新骨约3mm，再向上，因距离邻近骨壁太远，无法获得成骨来源，但如靠近邻近的骨壁，则可获得来自邻近骨壁的成骨来源，而获更多的新骨形成（图6-2～6-5）。

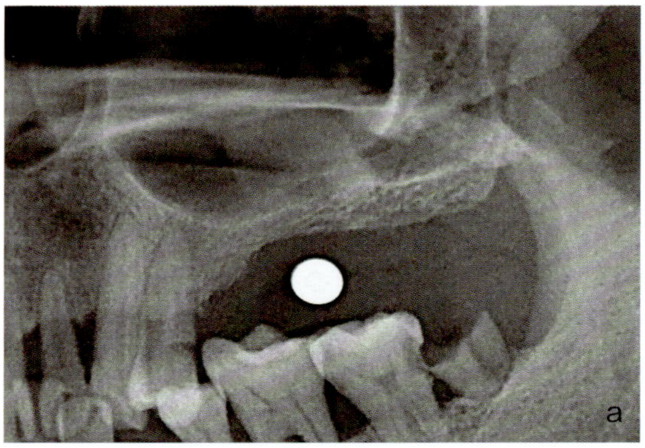

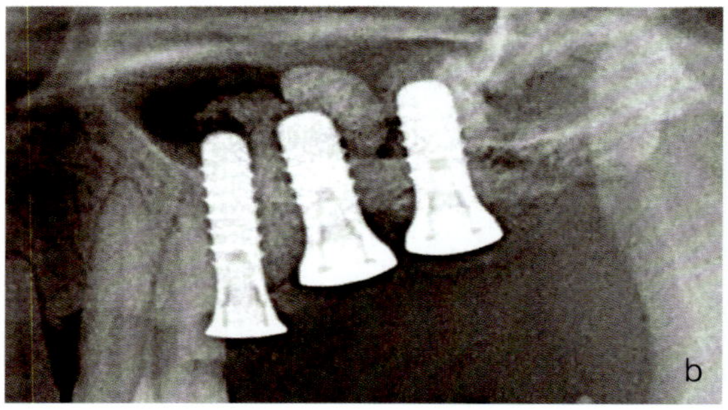

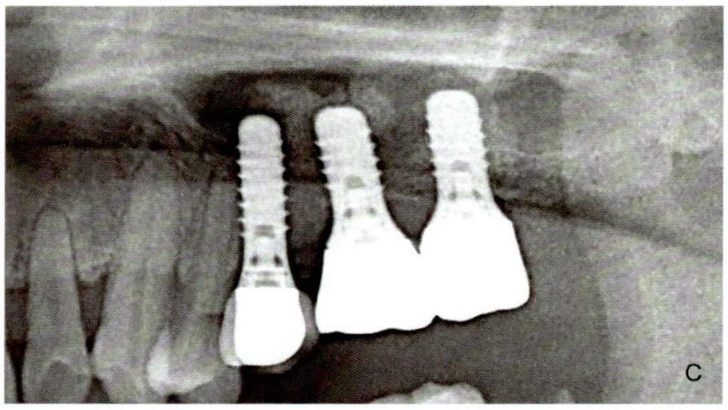

图6-2　上颌窦底提升治疗前后X线影像

a. 术前；b. 提升术后；c. 修复完成后，可见种植体周植入之骨代用品及新生骨

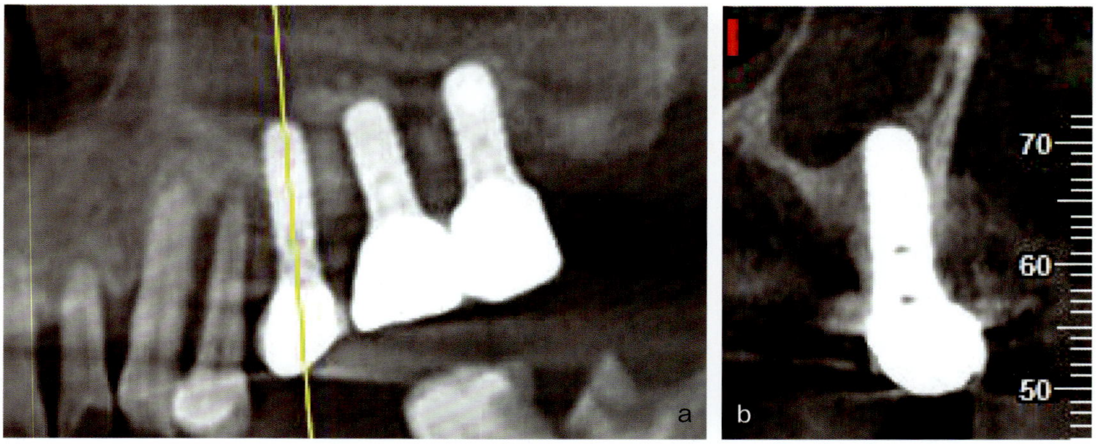

图6-3　示修复8年后X线影像前磨牙区种植体与邻近骨壁的关系

a. 黄线示第二双尖牙区CT截图平面；b. 示该截面下与颊舌侧窦壁距离较近，种植体周获得较好的骨包绕

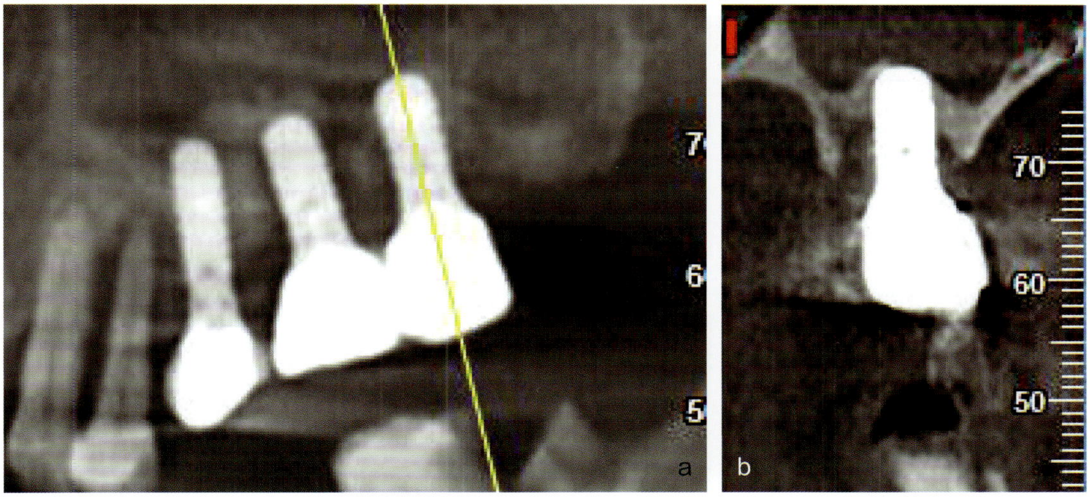

图6-4　修复8年后X线影像显示磨牙区窦底较为平坦宽畅，新骨主要来自窦底骨壁

a．黄线示磨牙区CT截图平面；b．示该截面下新骨主要来自窦底骨壁

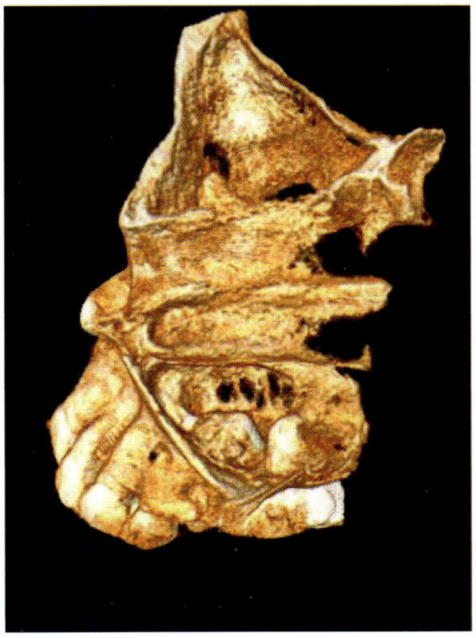

图6-5　示距离邻近骨壁越近，骨包绕越明显；距离骨壁较远处则骨包绕较少

小　　结

1．上颌窦底剩余牙槽嵴的高度与窦底提升后种植的长期稳定性相关，剩余高度≥5mm可获较高的成功率。

2．虽然较短种植体有部分报道可获较高的成功率，但较为一致的观点是，≥8mm的种植体成功的可预期性更加高。

3．窦底黏膜提升后不植骨，可获得3mm左右的新骨，但植入骨代用品可获更多的新骨。

4．综合1～3条，剩余牙槽嵴高度≥5mm，不植骨代用品可获得约3mm的新生骨，可满足植入8mm长度种植体的骨支持，但植骨的话，可获较多的新骨；如低于5mm，则最好植入骨代用品（图6-6）。

5．由于种植体周围的成骨来自周边的骨壁，所以在允许的情况下将种植体植入时尽量靠近邻近的骨壁。

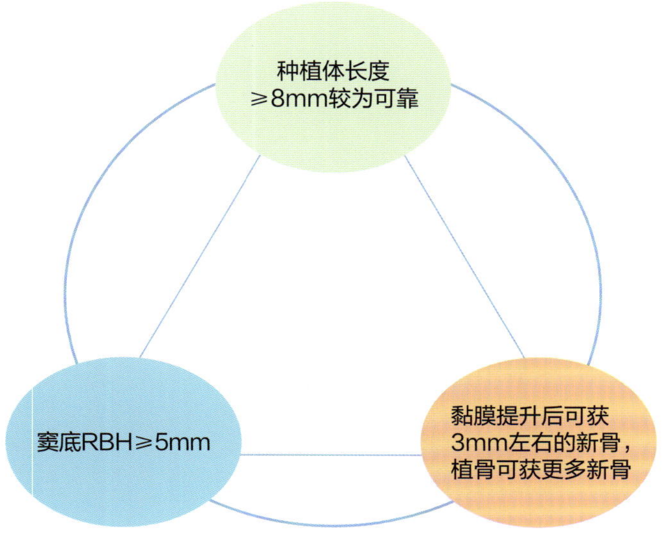

图6-6 种植体长度、RBH、提升后新骨形成量的关系。种植体长度要求≥8mm较为可靠，可以理解为种植体需要≥8mm的骨支持才是可靠的，此时RBH与植骨与否是决定能否达此要求的两个变量。如窦底RBH≥5mm，窦底黏膜提升不植骨可获3mm左右新骨生成，则可达要求；但如窦底RBH＜5mm，则最好植入骨代用品

第四节　手术方法

一、Summers骨凿冲顶式提升法

Tatum[1]最先提出的方法是先用骨钻钻孔至距离上颌窦底2mm左右，然后采用平头或凹头骨凿经敲击将剩余窦底骨敲入窦内。此法的缺点是：钻孔的深度通常依靠术前X线片测量剩余牙槽嵴高度，但手术时如果是在非导板指引下的话，钻孔位置很难与术前测量的位置吻合。如果钻得过深，则可能突破上颌窦底导致窦膜穿破；钻得过浅则需要较大的敲击力度才能突破上颌窦底，会让患者感觉不适甚至由于过度的敲击震荡导致术后眩晕。

1994年Summers[2-3]医生设计了一套骨凿用于牙槽嵴顶入路的上颌窦底提升，用该骨凿逐渐扩大并压实种植窝骨密度，最后以稍小于拟植入种植体直径的骨凿将窦底骨板推进上颌窦。这种方法如果掌握不当，会由于过度的挤压影响骨的活力。综合以上两种方法，我们的方法是：先用2mm左右的骨钻钻至距离窦底一定距离的位置，此位置最好是距离窦底2mm左右，但不强调一定达到此位置；如果不能确定的话，可不进入过深，这时有可能距离窦底3mm甚至4mm，但由于Summers骨凿的设计，其第一根骨凿仅仅为1.2mm直径，即便是距离较远，仍可以较小的敲击力量进入，并在击破窦底后再换用较大直径的骨凿敲击进入。较大直径骨凿进入时，实际上是将孔周的骨切下堆集于骨凿上方推入窦内。在敲击进入时，感觉刚突破窦底骨壁时即刻停止进入，随后的骨凿皆是将骨切下堆集于骨凿上方，由此骨屑推挤提升窦底。骨凿总是仅仅进入至窦底平面即可，如果需要植入骨代用品时也是将其推入至窦底平面，让骨代用品进入到窦内，最后将种植体植入。这种操作方式，由于骨凿始终不与窦膜接触，可最大限度避免穿破窦膜（图6-7）。

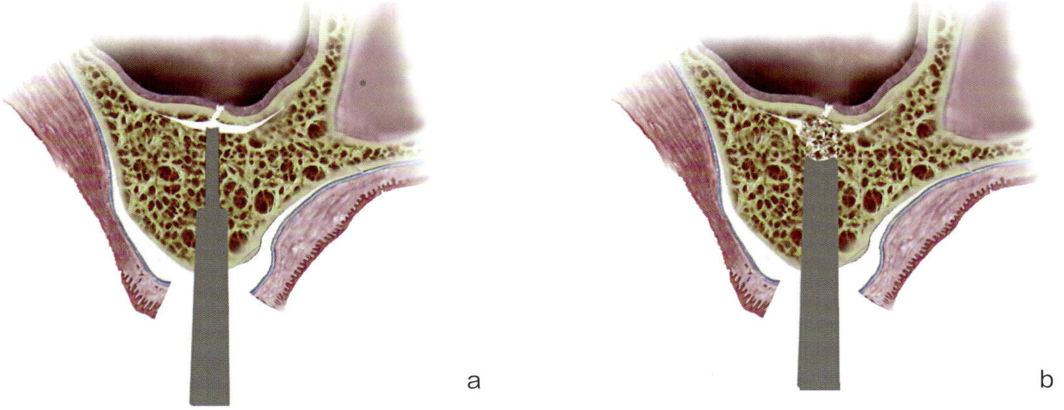

图6-7　改良Summers骨凿冲顶式提升法

a. 先用较小直径骨凿将上颌窦底击穿；b. 然后用较大直径骨凿将骨切下堆集于骨凿上方，向上推挤提升窦底并同时将窦膜剥离推移向上

二、水压法提升

Young-Kyun[32]提出水压法牙槽嵴顶入路上颌窦底提升，其方法是利用其特殊设计的骨钻，以类似常规种植窝制备方式钻穿上颌窦底，然后用专用器械缓慢注射生理盐水，利用水的压力将上颌窦底黏膜剥离上推。此法的优点是，当生理盐水注入时，由于水流的特性，会均匀地向四周传递压力，可让周边的窦膜较为均匀一致地剥离，使中心部位受力减少，从而减小窦膜在上推过程中的张力，避免窦膜撕裂的可能（图6-8）。

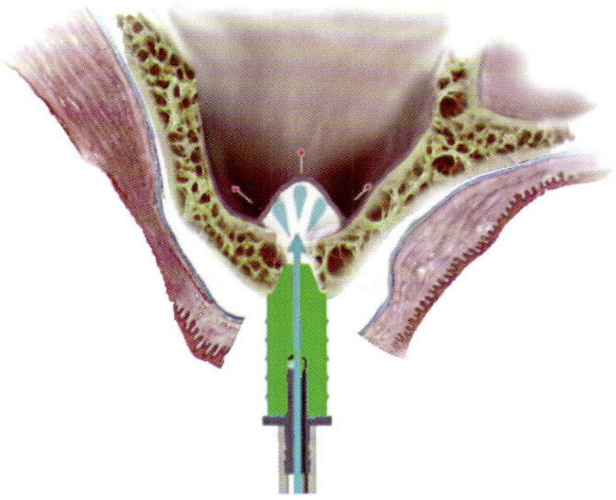

图6-8　将窦底磨穿后，利用水压法将窦膜剥离

第五节　并发症预防及处理

TASFE手术常见的并发症主要有窦膜穿孔、眩晕及急性上颌窦炎。

一、窦膜穿孔

常见原因主要有上颌窦腔解剖因素，提升幅度过大，黏膜过度牵拉至撕裂或窦内黏骨膜与窦底骨壁有粘连。

（一）上颌窦腔的解剖与手术操作关系

Cho等[33]研究上颌窦宽度和穿孔的关系发现：上颌窦在前磨牙区较窄，若此区域外侧壁、内侧壁夹角小于30°时穿孔发生率最高，为62.5%。夹角在30°~60°之间，穿孔率降到28.6%。在后牙区，内、外侧壁夹角大于60°，穿孔率为0（图6-9）。

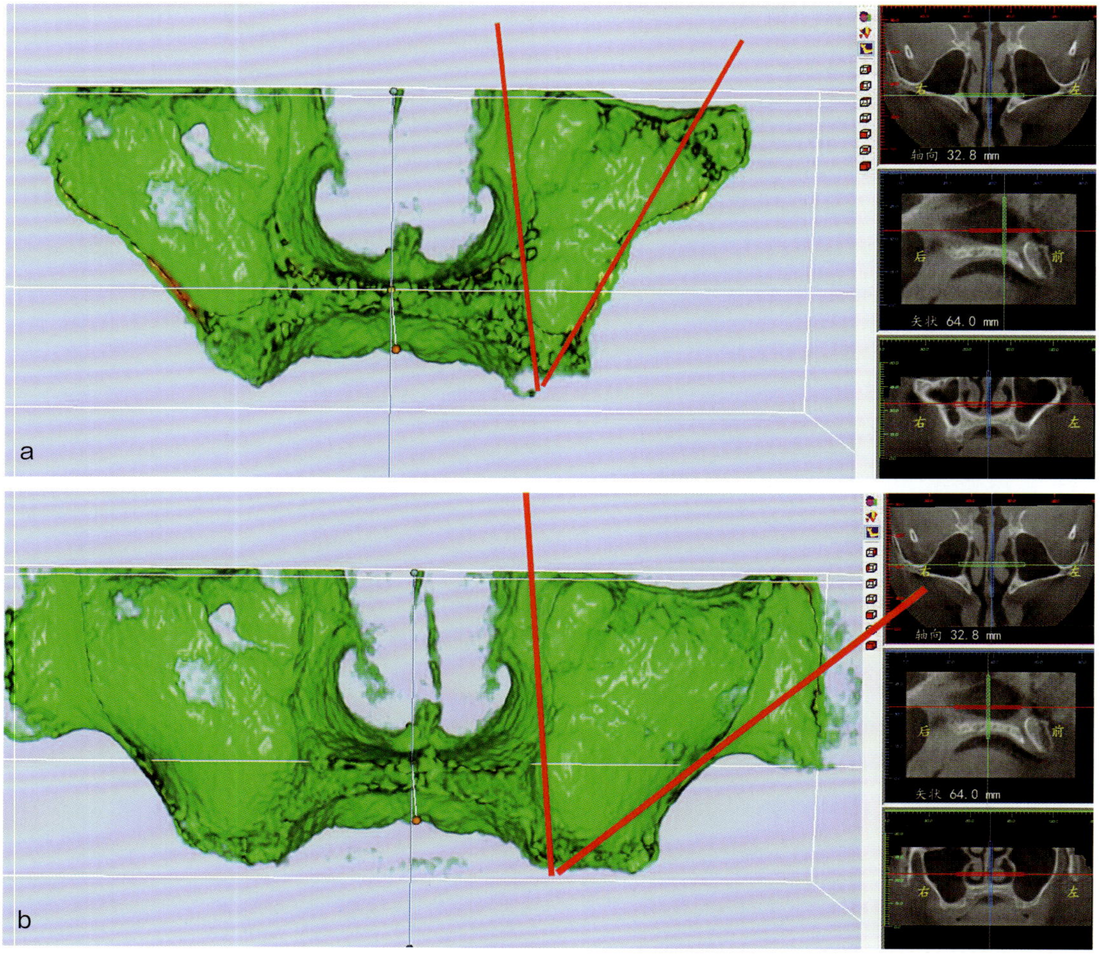

图6-9　上颌窦不同部位的解剖形态

a. 示上颌窦的前磨牙区，通常窦壁较为陡峭；b. 示上颌窦的磨牙区，窦壁较为宽畅平坦

（二）提升幅度与窦膜撕裂的关系

Pommer等（2009）[34]对20具新鲜尸体检查了上颌窦膜对牵拉的反应，当向一个方向拉伸时，可拉伸至原大小的132.6%；两个方向同时拉伸时可拉至原大小的124.7%，平均张力达到7.3N · mm 时出现破裂，上颌窦膜与窦骨壁间的平均黏固力是0.05N · mm。

综上，在窦底较窄部位，提升的高度不宜过高，较窄的部位（通常是上颌第一及第二前磨牙的位置）易撕裂。这个部位上颌窦壁较不规则，在手术剥离时较难与骨壁分开，提到一定高度时由于未能分开的情况下继续加力就可能突破上颌窦膜的拉伸极限，导致窦膜撕裂，我们的经验是提升高度不超过4mm的话（如果植入人工骨，不要超过0.25ml），发生撕裂的概率大大减少。上颌窦底提升在窦底较宽的位置（第一磨牙部位）较易提升，发生撕裂的概率相对较低，这个部位的提升可以适当高于前磨牙区。

二、眩晕

Alalmaie[35]对侧壁开窗式上颌窦底提升与经牙槽嵴顶上颌窦底提升手术进行了一组自身对照研究，观察手术并发症，结果在4个观察项目：剧痛、口内肿胀、颜面部青肿及眩晕中，经牙槽嵴顶上颌窦底提升手术除了眩晕的发生率高于侧壁开窗式上颌窦底提升外，其余三项并发症皆明显轻于后者。TASFE手术有一个敲击的过程，而上颌骨在解剖上位于颅底部位，由于敲击导致颅底振动，有可能导致术后眩晕。根据我们的经验可以从以下两方面减轻：第一，尽量减轻敲击的力度。采用Summers骨凿冲顶式提升法时，第一个骨凿应使用较小直径，以较小的力度先将窦底处较硬的骨板敲裂，下面较大直径的骨凿时无需很大的力度就可顺利提升，这样就不会对颅底造成过度的振荡；第二，在手术当中让助手按住鼻骨，后者与上颌骨相连接，按住后可稳定上颌骨，接受来自上窦底的振荡不再向颅底部传导，可大大减少术后眩晕并发症（图6-10）。

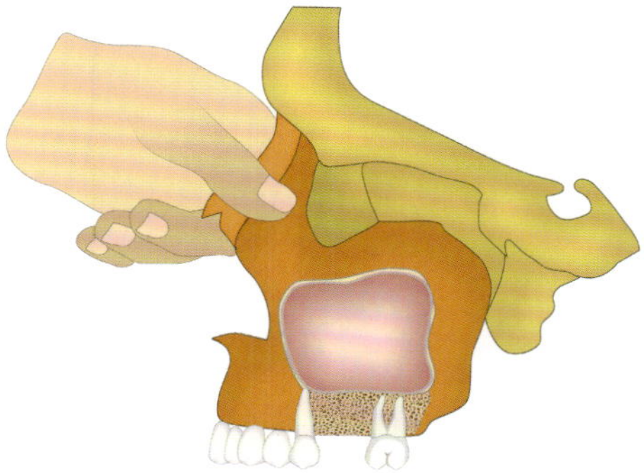

图6-10　示敲击时按住鼻骨，将振动尽量局限于上颌骨

三、上颌窦炎

Lucian等[36]观察了81例共151个上颌窦提升术后并发症发生率，结果共有5例患者（4.3%）发生上颌窦炎。上颌窦炎症的表现是：患侧头痛，局部胀痛，鼻腔内臭味，流鼻涕，术侧眶下区压痛。

1. 原因　手术需突破上颌窦底骨并剥离上颌窦底黏骨膜，手术的创面在术后必将导致渗出并且有窦内黏膜肿胀，部分患者可能导致中鼻道处的上颌窦裂口堵塞，渗出液不能及时引流，有可能继发感染导致上颌窦急性炎症。

2. 防治原则　TASFE是要在上颌窦底黏骨膜与上颌窦底骨壁间形成一个间隙，这个间隙从外科的角度来说，是一个死腔，里面有血液或渗出液。血液或渗出液本身就是一个很好的培养基，如果术中有细菌污染的话，细菌很可能就在此培养基上大量繁殖导致感染。另外，TASFE的手术入路是二类切口，不能确保整个手术操作过程中绝对的无菌，污染常是难以避免的。我们能做的是尽量避免污染转变为感染，也就是要将进入到创区的细菌及时地杀灭。TASFE手术应于术前半小时或1小时预防性应用抗菌素，确保术前已经有足够的血药浓度，在手术中渗出的组织液或血液也已经有足够的药物浓度，将污染的细菌及时地杀灭，这样可有效地预防术后上颌窦炎。对于因术后上颌窦黏膜肿胀导致上颌窦裂口堵塞者，及时地引流是有效的处理措施。可以使用鼻黏膜血管收缩剂。如呋麻滴鼻液，其主要成分为呋喃西林和盐酸麻黄碱。呋喃西林对革兰氏阳性、阴性菌均有抑制作用。盐酸麻黄碱为拟肾上腺素药，可直接激动血管平滑肌的α、β受体，使皮肤、黏膜以及内脏血管收缩；用于鼻部时可收缩鼻黏膜血管，缓解鼻黏膜充血、水肿，达到疏通上颌窦裂口的效用。如果以上的处理都不能缓解症状，病情仍然持续加重的话，必要时可行上颌骨侧壁开窗冲洗引流。但我们大量临床病例的处理治疗中，术后急性上颌窦炎用抗感染防治措施及疏通上颌窦裂口的处理方案多数已能奏效（图6-11、6-12）。

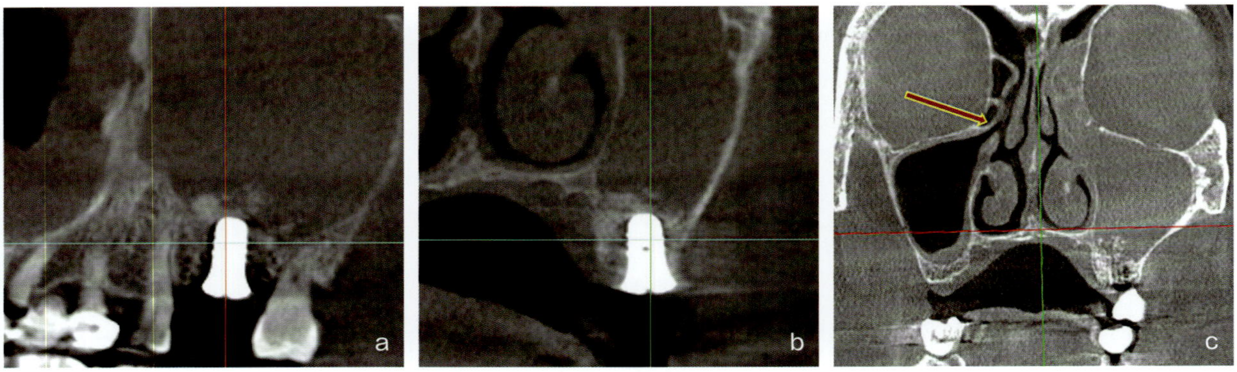

图6-11 TASFE术后急性上颌窦炎X线影像

a、b. 上颌窦内阻射影充满整个上颌窦腔；c. 除上颌窦外，阻射影上延至筛窦，可见窦鼻裂口处阻射影，箭头示健侧窦鼻裂通畅

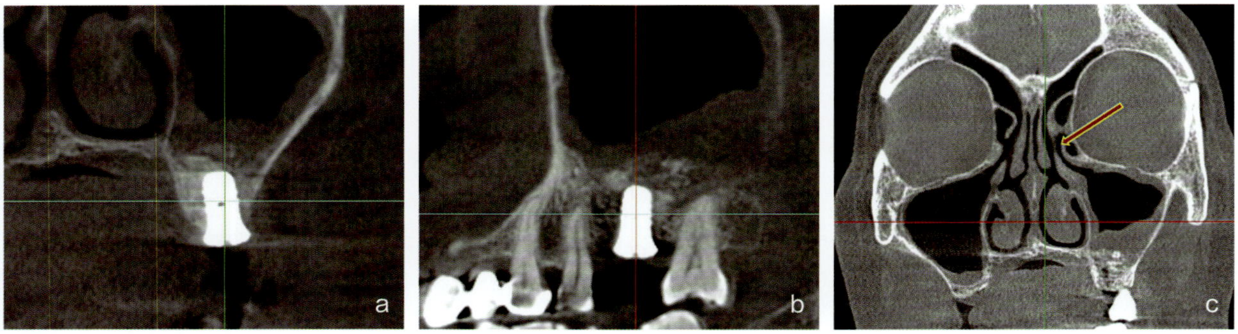

图6-12 TASFE术后急性上颌窦炎治疗后X线影像

a、b. 示上颌窦内阻射影消退；c. 示窦鼻裂开口（箭头处）通畅，与健侧相似

参考文献

[1] Tatum H . Maxillary and sinus implant reconstructions. Dental Clinics of North America, 1986, 30(2): 207.

[2] Summers R B . A new concept in maxillary implant surgery. Compendium, 1994, 15（2）: 152-162.

[3] Summers R B . The osteotome technique: Part 3-Less invasive methods of elevating the sinus floor. Compendium-continuing Education for Veterinarians, 1994, 15(6): 698, 700, 702.

[4] Aludden H, Mordenfeld A, Hallman M, et al. Osteotome-mediated sinus floor elevation with or without a grafting material: A systematic review and meta-analysis of long-term studies (≥5-Years). Implant Dentistry, 2018, 27(4): 488-497.

[5] Lo G G, Iannello G, Terranova A, et al. Transcrestal sinus lift procedure approaching atrophic maxillary ridge: A 60-month clinical and radiological follow-up evaluation. International Journal of Dentistry, 2015, 2015(8): 1-8.

[6] Călin C, Petre A, Drafta S . Osteotome-mediated sinus floor elevation: systematic review and meta-analysis. The International Journal of Oral & Maxillofacial Implants, 2014, 29(3): 558-576.

[7] Caban J, Fermergård R, Abtahi J . Long-term evaluation of osteotome sinus floor elevation and simultaneous placement of implants without bone grafts: 10-Year radiographic and clinical follow-up. Clinical Implant Dentistry and Related Research, 2017, 19: 1023-1024.

[8] Soardi E, Cosci F, Checchi V, et al. Radiographic analysis of a transalveolar sinus-lift technique: a multipractice retrospective study with a mean follow-up of 5 years. Journal of Periodontology, 2013, 84(8): 1039.

[9] Taschieri S, Corbella S, Fabbro M D . Mini-invasive osteotome sinus floor elevation in partially edentulous atrophic maxilla using reduced length dental implants: interim results of a prospective study. Clinical Implant Dentistry & Related Research, 2014, 16(2): 185-193.

[10] Nedir R, Bischof M, Vazquez L, et al. Osteotome sinus floor elevation technique without grafting material: 3-year results of a prospective pilot study. Clinical Oral Implants Research, 2010, 20(7): 701-707.

[11] Si MS, Shou Y W, Shi Y T, et al. Long-term outcomes of osteotome sinus floor elevation without bone grafts: a clinical retrospective study of 4-9 years. Clinical Oral Implants Research, 2016, 27(11): 1392-1400.

[12] Zill A, Precht C, Beck-Broichsitter B, et al. Implants inserted with graftless osteotome sinus floor elevation-A 5-year post-loading retrospective study. European Journal of Oral Implantology, 2016, 9(3): 277-289.

[13] Del Fabbro M, Corbella S, Weinstein T, et al. Implant survival rates after osteotome-mediated maxillary sinus augmentation: a systematic review. Clin Implant Dent Relat Res, 2012, 14Suppl 1: e159-168.

[14] Cosci F, Luccioli M. A new sinus lift technique in conjunction with placement of 265 implants: A 6 year retrospective study. Implant Dentistry, 2000, 9(4): 363.

[15] Rosen P S . The bone-added osteotome sinus floor elevation technique: multi-center retrospective report of consecutively treated patients. International Journal of Oral & Maxillofacial Implants, 1998, 14(6): 853-858.

[16] Toffler M . Osteotome-mediated sinus floor elevation: A clinical report. International Journal of Oral & Maxillofacial Implants, 2004, 19(2): 266.

[17] French D, Nadji N, Shariati B, et al. Survival and success rates of dental implants placed using osteotome sinus floor elevation without added bone grafting: A retrospective study with a follow-up of up to 10 years. International Journal of Periodontics & Restorative Dentistry, 2016, 36 Suppl(Suppl: s): s89.

[18] Jensen O T, Shulman L B, Block M S, et al. Report of the Sinus Consensus Conference of 1996. International Journal of Oral & Maxillofacial Implants, 1998, 13 Suppl(Suppl): 11.

[19] Starch-Jensen T, Jensen JD.Maxillary sinus floor augmentation: a review of selected treatment modalities. J Oral Maxillofac Res, 2017, 8(3): e3.

[20] Chen, S. Buser, D. Wismeijer. ITI Treatment Guide, Vol 5: Sinus floor elevation procedures. Belin: Quintessence Publishing Co, 2011.

[21] Nedir R, Nurdin N, Abi N S, et al. Short implants placed with or without grafting into atrophic sinuses: the 5-year results of a prospective randomized controlled study. Clinical Implant Dentistry & Related Research, 2016, 18(1): 10-18.

[22] Nedir R, Nurdin N, Khoury P, et al. Short implants placed with or without grafting in atrophic sinuses: the 3-year results of a prospective randomized controlled study. Clinical Implant Dentistry and Related Research, 2015, 18(1): 10.

[23] Nedir R, Nurdin N, Vazquez L, et al. Osteotome sinus floor elevation without grafting: A 10-year prospective study. Clinical Implant Dentistry and Related Research, 2015, 18(3): 609-617

[24] Fermergård R, Åstrand P. Osteotome sinus floor elevation without bone grafts--a 3-year retrospective study with Astra Tech implants. Clinical Implant Dentistry & Related Research, 2012, 14(2): 198-205.

[25] Qin L, Lin S X, Guo Z Z, et al. Influences of Schneiderian membrane conditions on the outcomes of osteotome sinus floor elevation technique: a prospective cohort study in the healing period. Clinical Oral Implants Research, 2016.

[26] Pjetursson B, Rast C, Brägger, U, et al. Maxillary sinus floor elevation using the (transalveolar) osteotome technique with or without grafting material. Part I: Implant survival and patients' perception. Clin Oral Implants Res, 2009, 20(7): 667-676.

[27] Papaspyridakos P, De Souza A, Vazouras K, et al. Survival rates of short dental implants (≤6 mm) compared with implants longer than 6 mm in posterior jaw areas: A meta-analysis. Clinical Oral Implants Research, 2018, 29: 8-20.

[28] Chen M H, Shi J Y . Clinical and radiological outcomes of implants in osteotome sinus floor elevation with and without grafting: A systematic review and a meta-analysis. Journal of Prosthodontics, 2018, 27 (5): 394-401.

[29] Silvio T, Stefano C, Massimo S, et al. Osteotome-mediated sinus lift without grafting material: A review of literature and a technique proposal. Int J Dent, 2012, 2012(1): 849093.

[30] Sul S H, Choi B H, Li J, et al. Effects of sinus membrane elevation on bone formation around implants placed in the maxillary sinus cavity: an experimental study. Oral Surgery Oral Medicine Oral Pathology Oral Radiology &Endodontology, 2008, 105(6): 684-687.

[31] Zheng X, Teng M, Zhou F, et al. Influence of maxillary sinus width on transcrestal sinus augmentation outcomes: radiographic evaluation based on cone beam CT. Clinical Implant Dentistry & Related Research, 2016, 18(2): 292.

[32] Young-Kyun K, Yong-Seok C, Pil-Young Y . Assessment of dentists' subjective satisfaction with a newly developed device for maxillary sinus membrane elevation by the crestalapproach. Journal of Periodontal & Implant Science, 2013, 43(6): 308.

[33] Cho SC, Wallace SS, Froum SJ, et al. Influence of anatomy on Schneiderian membrane perforations during sinus elevation surgery: three-dimensional analysis. Pract Proced Aesthet Dent, 2001, 13: 160–163.

[34] Pommer B, Unger E, Sütö D, et al. Mechanical properties of the Schneiderian membrane in vitro. Clinical Oral Implants Research, 2009, 20(6): 633–637.

[35] Alalmaie S, Kavarodi A M, Alorf A, et al. A split-mouth design comparison for lateral and crestal sinus lift techniques with dental implants placements: short communication. Open Dent J, 2017, 11(1): 603-608.

[36] Lucian Chirilă, Rotaru C, Filipov I, et al. Management of acute maxillary sinusitis after sinus bone grafting procedures with simultaneous dental implants placement – a retrospective study. BMC Infectious Diseases, 2016, 16(1): 94.

第七章

外侧壁入路上颌窦植骨技术与创新

王慧明

第一节 简要历史

上颌窦植骨术起源于19世纪初的欧洲。当时的医生利用熟石膏注入上颌窦来治疗上颌窦疾病。该技术是一种成功的、可预料的方法，能够提高上颌骨后部的牙槽嵴顶骨高度。1975年，Tatum首先开展了上颌窦植骨术。1977年，他在阿拉巴马种植会议上第一次提到了上颌窦底提升的手术方法。随后在1980年由Boyne和James[1]报道了经前庭沟切口行上颌窦植骨的临床病例，植骨材料来源于患者髂骨的骨松质及骨髓。Tatum[2]在1986年提出了上颌骨侧壁开窗植骨术，该方法是在直视情况下分离上颌窦底黏膜，在上颌窦底黏膜与骨板间填放植骨材料来增加牙槽骨的高度，从而满足种植体植入的需要，并同期植入种植体。1998年，Wood和Moore[3]报道了上颌骨侧壁开窗同时从患者口内获取自体骨移植至开窗部位的方法。

外侧壁入路上颌窦植骨术1980年由Boyne和James首次报道并进行定义[1]。其原理是在上颌骨侧壁处开窗，开窗时只穿透骨壁，不伤及黏膜。使用相应的提升工具将上颌窦黏膜提升，在提升的上颌窦底处可放置移植骨块或人工骨材料，同期或延期植入种植体。又称为开窗式上颌窦植骨术。

1997年Smiler[4]对上颌骨侧壁开窗各种术式进行了总结，主要有磨除式、翻入式、揭盖式三种开窗术式。磨除法是在设计的骨窗范围内将骨板磨除，使得骨窗范围内的上颌窦黏膜完全暴露，其优点是如若开窗范围不够，术中可根据需要较为方便地进一步增大。缺点是增加了上颌窦黏膜意外穿孔的风险，同时需去除较多的自体骨。翻入式又称不完全开窗法，将所设计的骨窗的边缘除上缘不完全部分切开以外，其余各边缘完全磨除离断，以骨窗上缘为铰链轴，推动骨板向上向内缓慢旋转，提升上颌窦底黏膜，形成新的上颌窦底。此方法的优点是新形成的上颌窦底壁即内旋的骨板对上颌窦黏膜有稳定的支撑作用，同时为植入的骨粉等移植材料提供成骨细胞。缺点是当上颌窦宽度狭小时，骨壁不能完全翻入到位，操作也较为困难。揭盖式又称完全开窗法，将骨窗的四周边缘完全磨开直至出现淡蓝色窦底黏膜，用钝器撬开骨板并分离取出。由于植入骨粉后还可将离体的骨板原位复位，避免了骨粉等移植材料的溢漏，手术相对较为安全可靠，缺点是操作难度较大。

外侧壁入路上颌窦植骨术的优点是可在直视下进行手术操作，有效保护窦底黏膜，并在窦黏膜出现损伤时方便及时处理，植入上颌窦底骨量较多且易控制，特别适合于上颌窦底骨量明显不足或者上颌窦底呈现斜面型者[5-6]。

外侧壁入路上颌窦植骨术的不足之处是手术范围较广，损伤较大，术后反应较重，费用高，患者不易承受，并且受到上颌窦内解剖状况的限制。其常见的并发症有黏膜穿孔、感染、创口裂开、移植骨吸收及种植体松动脱落。因此，规范控制手术过程，防止这些并发症的出现十分重要[6-7]。

第二节　适应证与禁忌证

一、适应证

造成上颌后牙区骨量不足的原因主要来自于上颌窦气化对形态的影响以及局部解剖条件变化对骨质及骨量的影响[8]。若上颌后牙功能正常，上颌窦形态相对稳定，一旦后牙缺失以后，上颌窦腔则会向下方和外侧方气化膨大，甚至可以波及尖牙区，伴随而来的是上颌后牙区骨量大幅度减少。同时上颌后牙区清洁不易，易患牙周病，而牙周病又会导致上颌后牙区水平和垂直骨量减少；缺牙后的生理性改建同样会导致该区域骨量在垂直和水平方向迅速减少。上颌后牙区磨牙拔出后3个月常见牙槽突骨高度为4～5mm。一年后多为2～3mm。除此以外，上颌后牙区的骨质最为疏松，这不仅会影响种植时种植体的初期稳定性，还会影响种植体长期存留率。因密度低，钙化程度不足会直接影响种植体和骨组织界面的接触面积与质量，而种植体-骨界面是传导𬌗力给根方骨组织的重要环节，若骨界面结合强度低，当种植体受力时，会引起沿种植体的骨吸收，直至种植体脱落。

通过上颌骨外侧壁入路植骨技术可以较大量的增加后牙区骨量，一般认为上颌窦底剩余骨高度（residual bone height, RBH）≤6mm或者为斜行的上颌窦底时采取上颌窦外侧壁入路技术，其中当3mm≤RBH＜6mm时，推荐使用并同期种植体植入。而当RBH＜3mm时，推荐一期使用外侧壁入路上颌窦植骨术后，二期再行种植体植入术。当RBH≥6mm时，推荐使用牙槽嵴入路上颌窦植骨术[9-10]。

尽管有报道认为上颌后牙区可植入短种植体以避免植骨，但目前研究多认为上颌后牙区短种植体的长期稳定性低于常规长度种植体。另有研究认为，粗化表面有螺纹设计的根型种植体较柱状设计的光滑表面种植体更有利于上颌窦植骨同期植入种植体，而先行植骨二期植入种植体时种植体的外形结构设计似乎影响不明显。一般认为长度10～11mm，直径4～5mm的种植体，即可获得足够的种植体骨结合面积以承受该区域咬合力[11]。

二、禁忌证

除一般的种植禁忌证外，以下情况应作为该技术的手术禁忌[12-13]：

1. 上颌窦囊肿　上颌窦囊肿是临床良性病变，通常分为分泌性和非分泌性囊肿。分泌性囊肿完全由上皮组织填满，为真性囊肿，包括黏液囊肿和潴留囊肿。黏液囊肿具有一定的破坏性，可侵蚀上颌窦骨壁，并产生临床症状。该囊肿为该技术的相对禁忌证，手术前应完整摘去。潴留囊肿一般较小，通常在影像学检查中意外发现。非分泌性囊肿未出现上皮层，一般称为假性囊肿。假性囊肿可能使上颌窦植骨复杂化，并且会增加手术并发症的发生，一般建议耳鼻喉科会诊。囊肿处理参见第十三章。

2. 上颌窦炎　通常可分为急性和慢性。急性上颌窦炎本质上由感染引起，突然发作，是上颌窦植骨的绝对禁忌证，需待感染控制后再行考虑。慢性上颌窦炎的症状主要包括：①黏涕；②鼻塞；③面部疼痛、肿胀；④嗅觉丧失或异常。慢性上颌窦炎应视为相对禁忌证，若患者无明显临床症状的情况下可进行上颌窦植骨术。

3. 直接或间接侵袭上颌窦黏膜的情况　包括根尖脓肿、牙周病、拔牙以及上颌窦根治术后等。其中特别是上颌窦根治术后患者，其上颌窦黏膜被彻底刮除，术后以瘢痕组织修复，应视为该技术的绝对禁忌证。

4. 重度吸烟　长期吸烟患者上颌窦黏膜将发生不同程度的萎缩、变薄，黏膜缺乏弹性，是手术的相对禁忌证。

第三节　外侧壁入路上颌窦植骨术基本步骤

一、术前准备与用药

（一）术前准备

常规的种植术前检查必不可少，即全身和牙齿的病史、牙体牙周的检查。具体包括龋齿或刺激性痛、根尖周的异常、口腔软硬组织的异常、咬合等相关情况。而最为关键的是上颌窦的术前评估。牙科三维CT可以准确提供上颌窦的牙槽突宽度和高度以及详细的上颌窦解剖结构和病理情况（图7-1）。术前评估上颌窦分隔、血供等信息可以减少上颌窦提升术中不必要的并发症。

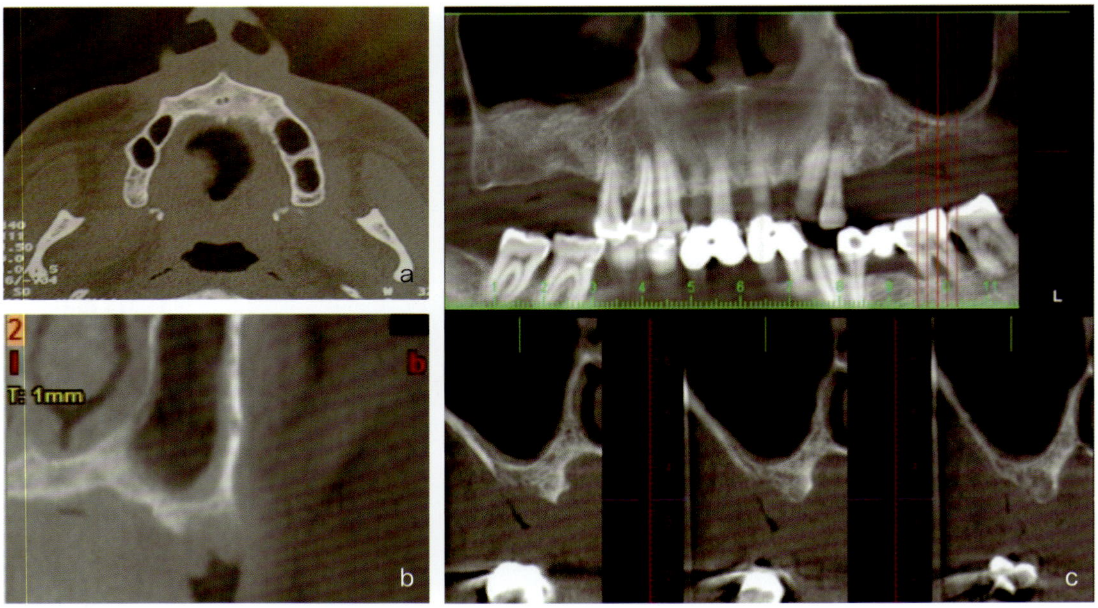

图7-1　术前CBCT检查

a. 上颌窦分隔（左）；b. 上牙槽后动脉（右）；c. 上颌左侧后牙区上颌窦无异常影像，窦底骨量不足同时，除常规种植手术器械外，还应准备上颌骨外侧壁入路植骨相关特殊器械（图7-2～7-4）。包括：①上颌窦黏膜剥离器；②上颌窦植骨专用工具；③外科专用直机头（1∶1）及相关钻头；④超声骨刀（非必备）。

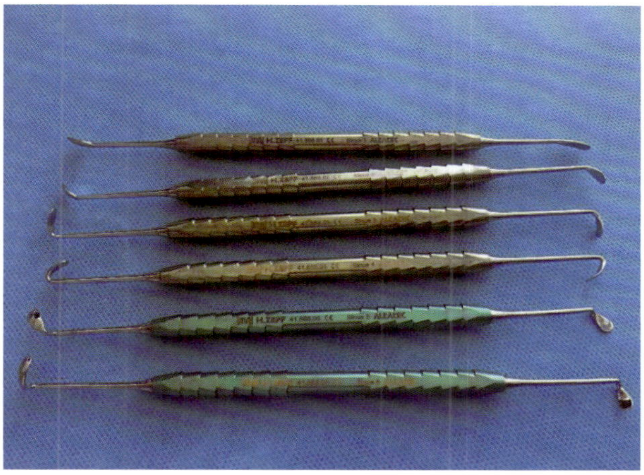

图7-2　外侧壁入路上颌窦植骨术相关工具

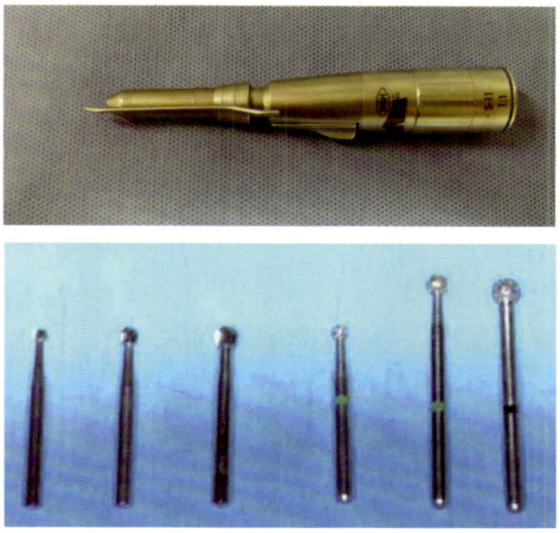

图7-3　外科专用直机头（1∶1）及相关钻头

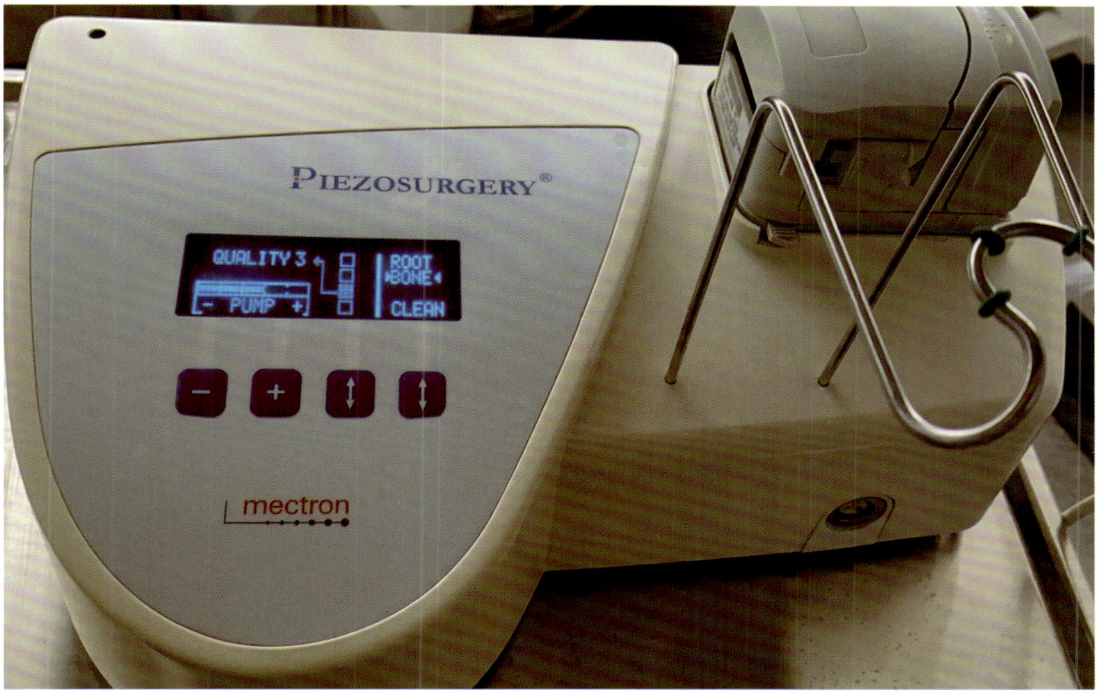

图7-4　超声骨刀设备

（二）术前用药

常规术前洗必泰漱口液（氯己定）含漱三次，有研究建议在术前半小时口服抗生素和止痛药。

二、基本步骤

（一）麻醉

上颌窦植骨常规在局麻下进行。一般患者取平卧位或半卧位，头部略偏非术侧。采取2%利多卡因或4%阿替卡因局部浸润麻醉颊、腭侧术区。

（二）切口设计与翻瓣

牙槽嵴顶中央或偏腭侧1～2mm切口，颊侧垂直松解切口从横切口的近中和远中延伸。近中松弛切口可足够长，远中松弛切口适当以避免损伤上牙槽后动脉黏膜支，注意黏膜切口应全部距离骨窗外缘上部4～6mm。从牙槽嵴顶向根方翻开全厚瓣（图7-5）。

（三）上颌窦开窗

上颌窦骨窗的位置、形状和大小取决于上颌窦底和上颌骨外侧壁的解剖条件，可设计为倒梯形或椭圆形。骨窗下缘一般位于上颌窦底向上3～5mm处，上缘应考虑种植体植入深度，此时注意保护上牙槽后动脉和眶下神经（图7-6a）。窗口大小设计，一般近远中不大于15mm，垂直向不大于10mm（图7-6b、c）。

外科高速手机配合金刚砂球钻可以较高效地磨除颊侧骨壁，但对技术要求较高。使用超声骨刀可以较好地保护软组织，主要是上颌窦黏膜，但时间略长。有医生建议可混合使用，即先用外科球钻磨出外形，接近黏膜时改用超声骨刀，省时安全。需要注意的是，当开窗区存在骨间隔时，可考虑在骨间隔处两侧分别开窗，避开骨间隔。

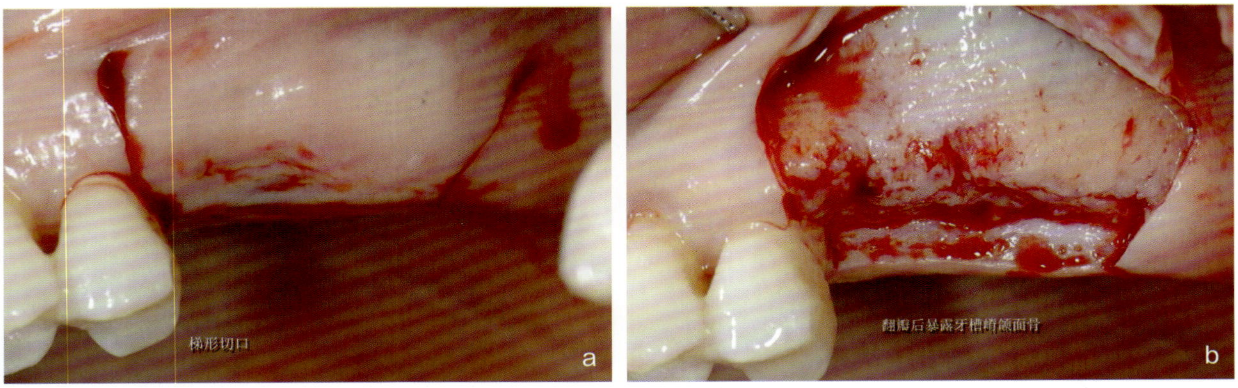

图7-5 做梯形切口并翻开全厚瓣

a. 切口；b. 翻开黏骨膜瓣

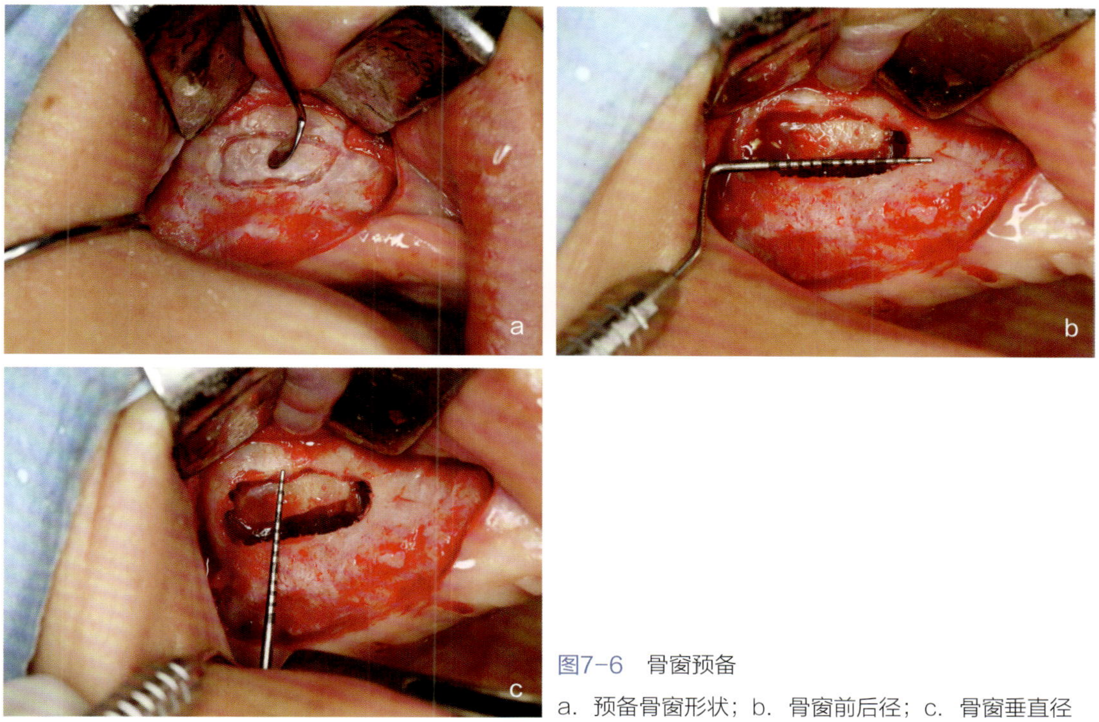

图7-6　骨窗预备

a. 预备骨窗形状；b. 骨窗前后径；c. 骨窗垂直径

（四）抬起上颌窦黏膜

磨除颊侧骨壁形成窗口后，交替使用专用工具轻柔地分离窦腔顶部黏膜，之后分离近中和远中部分。在最初松解底部边缘、近远中面和上方的窦壁黏膜3～5mm后，继续从窦腔底部向各方向分离黏膜（图7-7）。上颌窦黏膜剥离的延伸应该包括水平方向的近中壁并且为所植入的种植体提供足够的高度。黏膜穿孔等并发症处理参见第十六章。

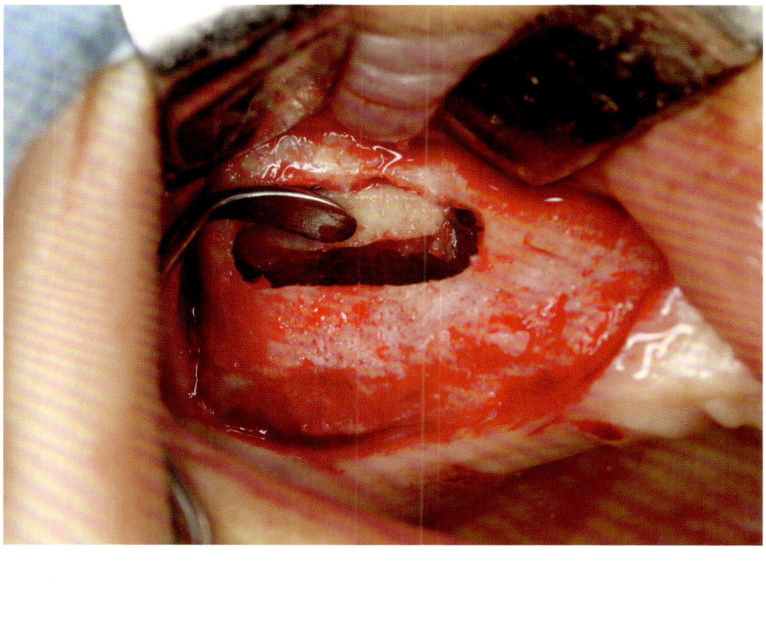

图7-7　分离并抬起上颌窦黏膜

（五）准备种植体植入洞型

一般认为当上颌窦底剩余骨高度≥3mm时，种植体可以同期植入并获得良好的初期稳定性。参照常规种植窝制备方法，逐级备洞，此时注意防止损伤上颌窦黏膜（图7-8）。

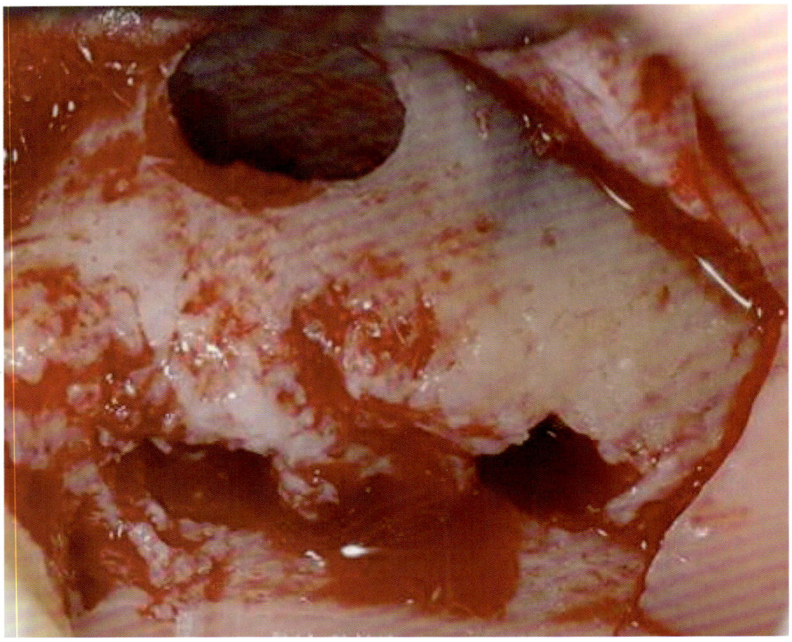

图7-8 准备种植体植入洞型

（六）植骨与植入种植体

将植骨材料细心充填于抬起的上颌窦黏膜下方与窦底的空间里，植骨材料可以是自体骨、自体骨与骨替代品的混合物或单纯骨替代品。不同骨移植材料性能总结于表7-1。直视下确认植骨材料就位无松动（图7-9a）。注意不宜过量充填，防止上颌窦黏膜张力过大，从而影响血运，造成黏膜破裂或撕裂，导致植骨失败。一般植入材料充填应能完全包绕种植体并能超过种植体根端2～3mm。最后以常规方法植入种植体，注意种植体长度应小于植骨高度与上颌窦底骨高度之和（图7-9b）。

表7-1 不同骨移植材料性能[14-16]

	骨传导	骨诱导	成骨细胞
自体骨	+	+	+
同种异体骨	+	+/–	–
异种异体骨	+	–	–
组织工程材料	+/–	+	–

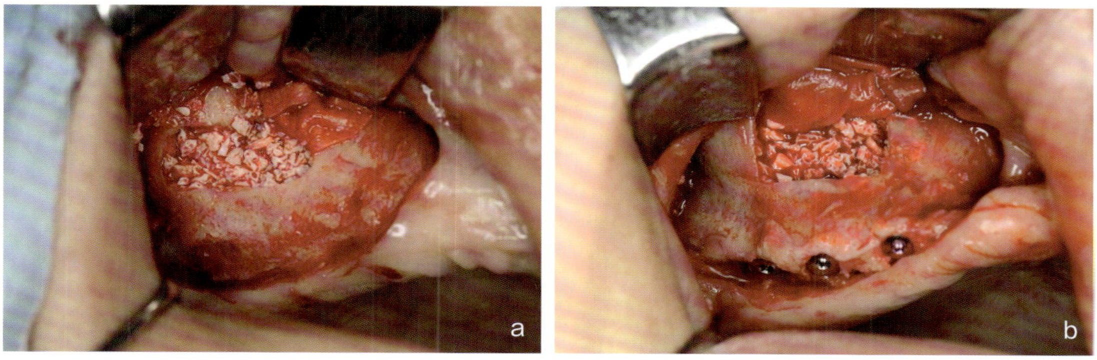

图7-9　将骨材料填入上颌窦底并植入种植体

a．植入骨替代材料；b．植入种植体

（七）缝合

一般使用4-0聚羟基乙酸（PGA）或可吸收缝线进行间断缝合或连续缝合，注意缝合前获得皮瓣的被动就位（图7-10）。在牙槽嵴顶使用水平褥式缝合同样能减少伤口边缘张力。缝合的进针点应位于皮瓣边缘外3～5mm，缝合的张力不应损伤皮瓣的血管，防止皮瓣撕裂和其他术后并发症。

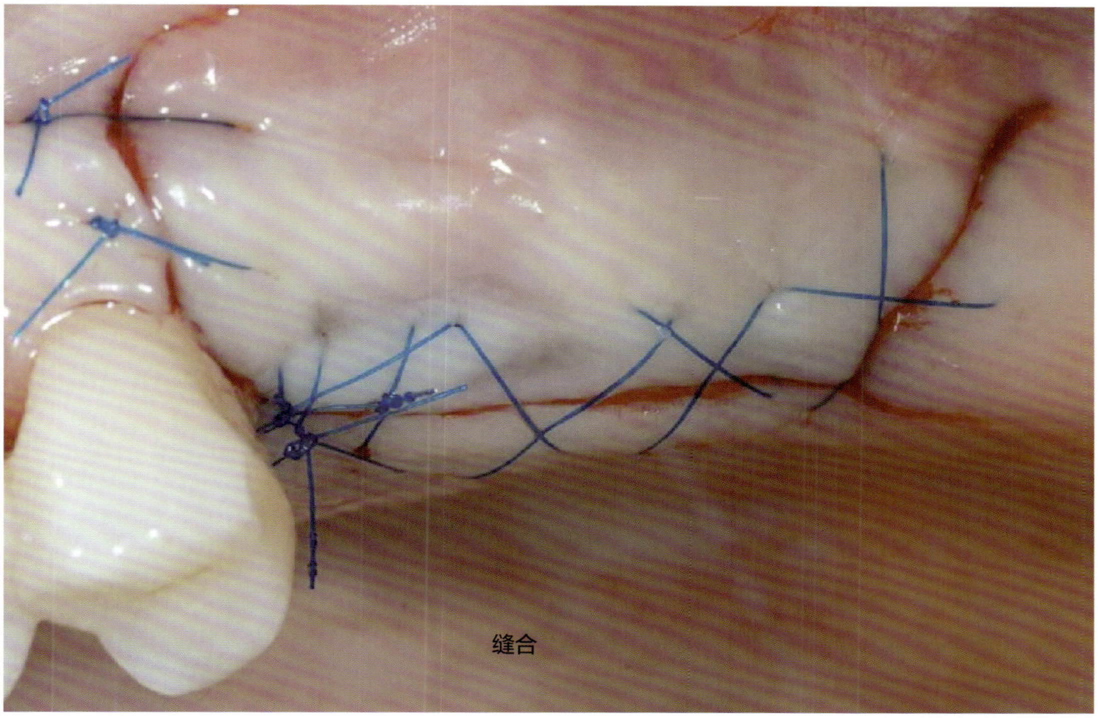

图7-10　进行无张力缝合

（八）术后用药

术后可预防性用药，可用阿莫西林875mg，一天2次，共3～5天，或克林霉素300mg，每天3次，共3～5天。必要时使用止痛药。也可在术后3天内使用类固醇激素控制水肿。同时可采用呋喃西林麻黄碱滴鼻液滴鼻，防止鼻腔和上颌窦黏膜水肿从而导致上颌窦腔液体潴留。

（九）术后注意事项

（1）避免体力劳动。保持良好的休息，同时使头部位于高位，2周内避免体力活动，包括能使心率提升的体育活动。

（2）不要吸烟。

（3）可予以面颊部冰敷。

（4）首日采取温凉饮食，持续一周软食。避免术区咀嚼，不要使用吸管吸取液体。

（5）勿用力擤鼻涕。

（6）注意口腔卫生。尤其是注意术区伤口卫生。

（7）7～10天术后复诊，2周内拆线，若是可吸收线则不必拆线。

第四节　侧壁类圆形或沟槽形微窗上颌窦植骨同期种植体植入术

早期所报道的上颌窦植骨开窗的大小为15mm×20mm。随着外科技术的进步，开窗逐渐缩小，目前一般在（8～10）mm×（10～15）mm。我们结合临床实际情况，在常规上颌窦植骨术的基础上进行改良，进行了侧壁微创开窗上颌窦复合骨增量的临床研究，并于2018年发表于口腔种植学临床杂志*The International Journal of Oral Maxillofacial Implants*[17]。总计49名患者的上颌骨侧壁微创开窗术后植入异种骨颗粒并同期植入种植体的临床研究发现，所有的种植体都获得了良好的初期稳定性。其中试验组开窗面积明显小于对照组，术中黏膜穿孔率降低，而术后主观感受包括：疼痛、肿胀等不适程度更加轻微。所有病例在术后3个月到6个月行种植上部修复时均无上颌窦炎症，CBCT检查试验组骨增量高度与对照组无显著差异。此临床研究表明，在常规上颌窦植骨术的基础上进行改良，行侧壁微创开窗提升上颌窦底黏膜，不但可以获得良好的提升效果，并且切口和翻瓣的范围相对减小，从而减轻术后创口肿胀和疼痛，易为患者所接受。

一、术前准备

如同常规的上颌窦植骨术，患者首先需要进行病史采集、影像学检查，排除手术禁忌证。禁忌证除了一般手术的禁忌证以外，还包括上颌窦的急性炎症、肿瘤、巨大的囊肿等。然后根据影像学检查的结果，评估手术风险，制订个性化的手术方案。评估手术风险时，可以根据剩余牙槽嵴的高度、黏膜的厚度、窦底的形态、上颌窦植骨区域是否存在窦内间隔、窦内是否有病变、缺失牙数等因素综合评估。对于手术风险较大、存在鼻窦慢性炎症的患者，可嘱咐其术前两天口服抗生素。

二、适应证

上颌后牙区单牙或多牙缺失进行种植修复但牙槽骨高度不足，需行侧壁开窗上颌窦植骨者。

三、手术方法

局麻起效后，常规消毒、铺巾，在缺牙区的牙槽嵴顶牙龈偏腭侧用15号刀片作水平切口，切口近中止于邻牙然后折向邻牙远颊角处行垂直切口，切口远中止于邻牙或止于计划植入的最远中种植体的远中5mm处，沿骨面剥离并翻起颊侧角形瓣，一般高度控制在距牙槽嵴顶10mm即可，暴露牙槽嵴顶和上颌窦前外侧骨壁。使用直径为1mm的金刚砂球钻和慢速直机在上颌骨前外侧骨壁进行开窗位置的定位，开窗形状首选类圆形，但是对于多牙缺失或术中若为了检测黏膜穿孔，或控制过量出血可以更改为沟槽形而获得更好的入路。开窗位置一般位于上颌窦底之上2～3mm，且于缺牙区骨板正中。类圆形窗口最大近远中向宽度（Max W）≤5mm，最大冠根向高度（Max H）≤5mm；沟槽形窗口Max H≤5.5mm，Max W根据植入种植体的范围而定，具体见图7-11。定位之后，继续使用金刚砂球钻磨除开窗位置的骨质，直至看见上颌窦黏膜。然后使用自行改良制作的上颌窦黏膜提升工具将黏膜从骨壁上轻轻剥离并抬起后紧贴骨壁内侧向四周扩大范围直至所需高度，待窦底黏膜抬起后，可捏住患者鼻翼，嘱患者深呼吸，观察上颌窦黏膜的运动，这不但可以初步判断上颌窦黏膜是否存在穿孔，也可以观察黏膜剥离的程度。

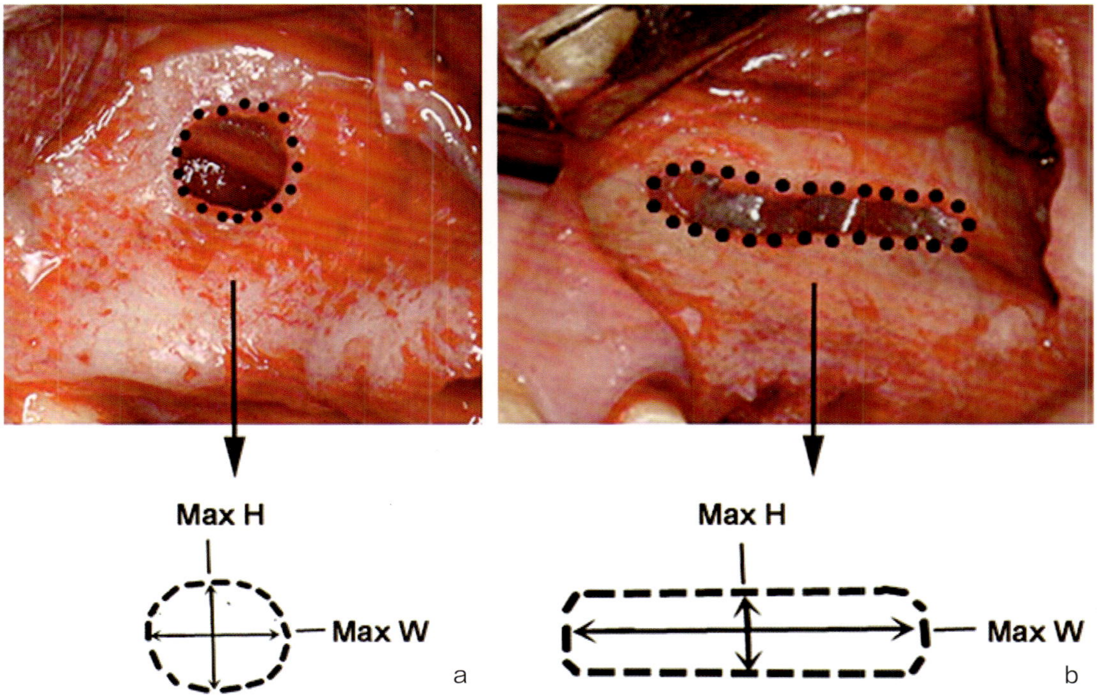

图7-11 侧壁开窗形状和尺寸

a. 类圆形窗口；b. 沟槽形窗口。Max H，最大冠根向高度；Max W，最大近远中向宽度采用球钻在牙槽嵴顶上定位，确定种植体植入位置。根据种植系统逐级预备种植窝。为了达到良好的初期稳定性，可采用骨挤压器挤压种植窝提高种植窝的骨质密度。放置骨粉前先于上颌窦黏膜底放置一块可吸收膜然后于上颌窦内抬升的区域均匀放置人工骨，再植入种植体。最后侧壁开窗口覆盖可吸收膜。根据种植体初期稳定性决定穿龈愈合或埋入式愈合（图7-12、7-13）。全厚软组织瓣复位后用可吸收线行水平褥式或间断严密缝合。

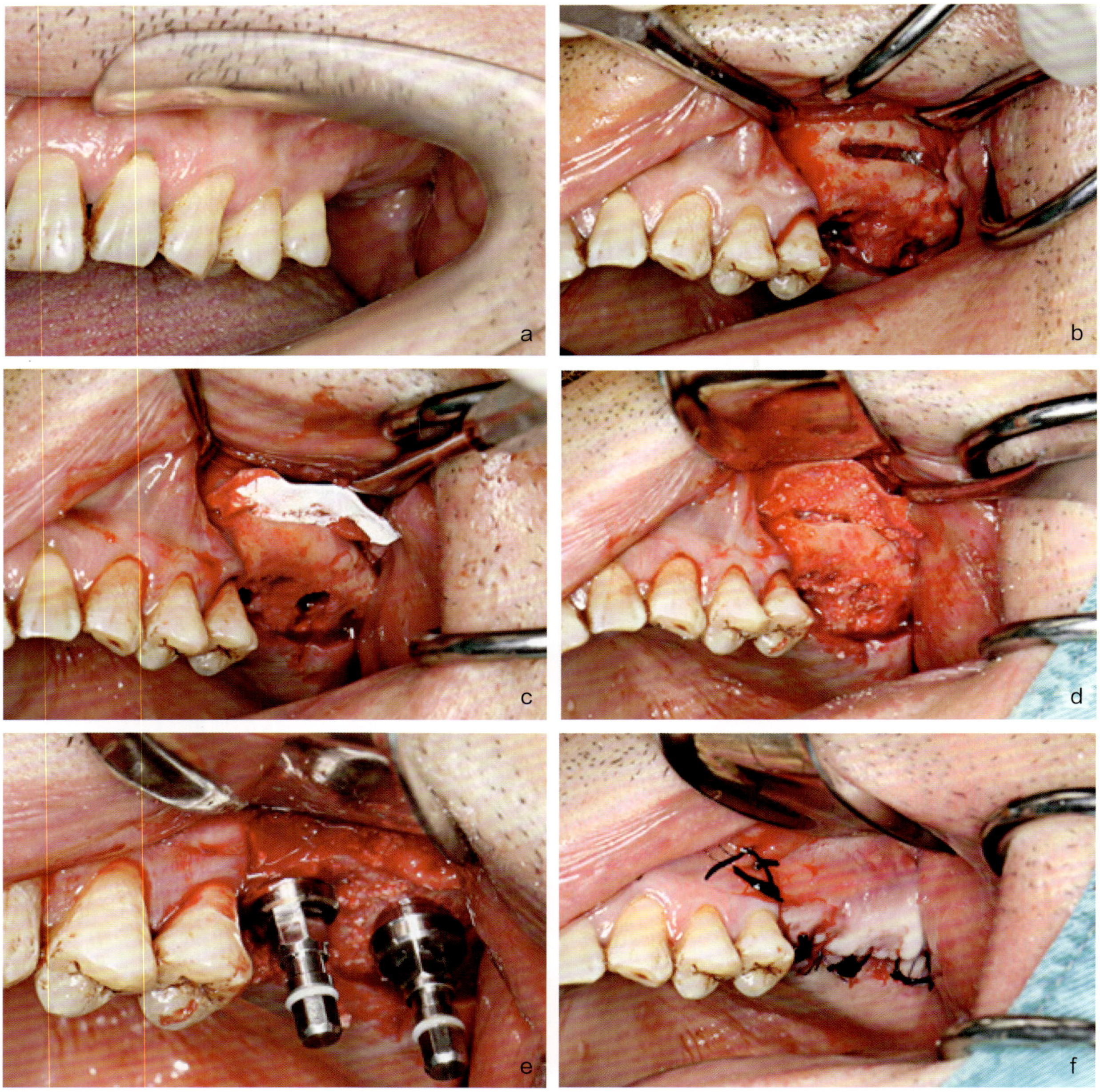

图7-12　上颌窦植骨手术过程

a. 左上后牙缺失；b. 上颌骨前外侧壁行沟槽形小开窗；c. 放置人工膜于上颌窦底黏膜下；d. 人工骨植入上颌窦内；e. 种植体植入；f. 黏骨膜瓣复位缝合

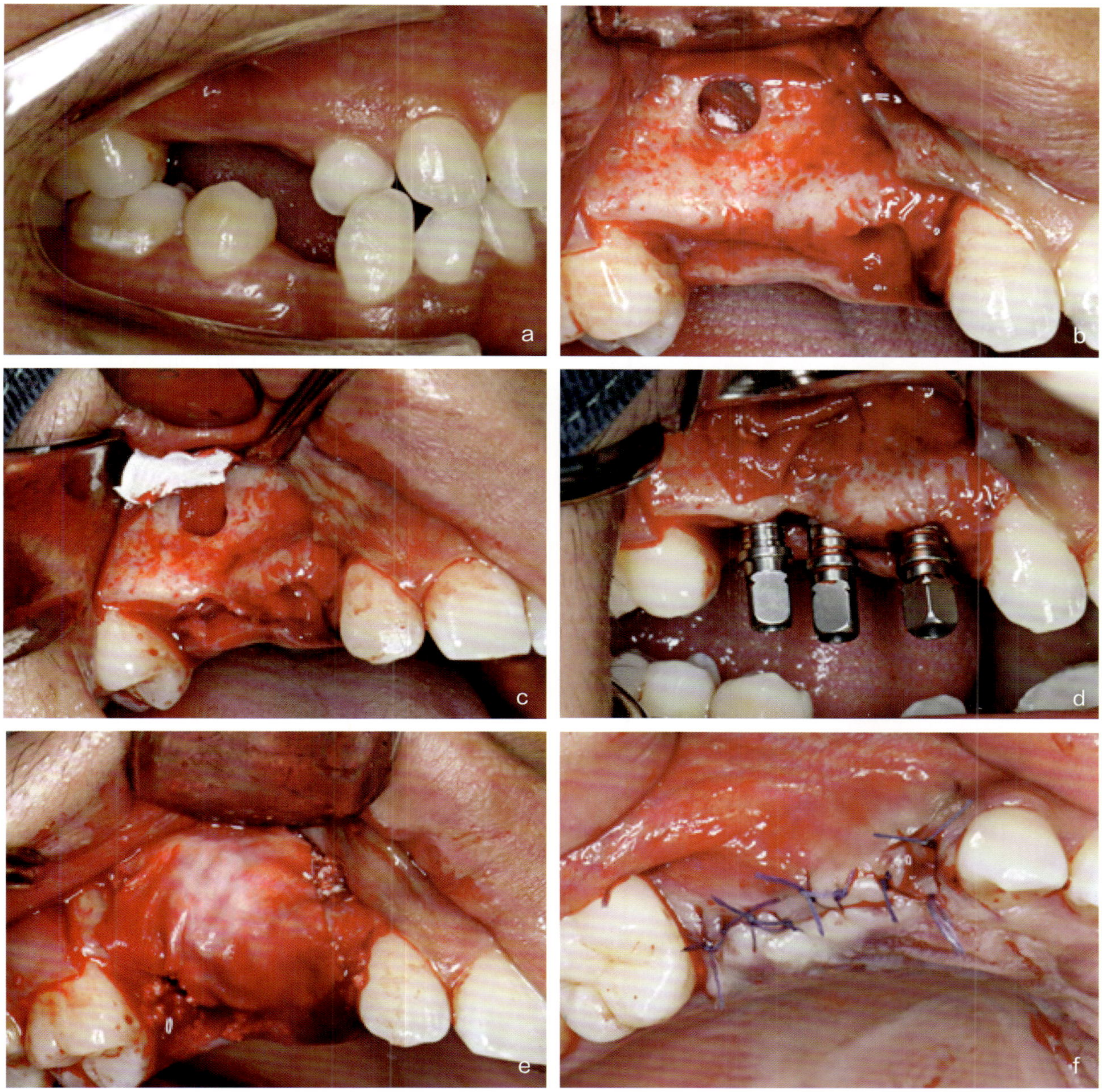

图7-13　外侧壁圆形小开窗上颌窦植骨术

a. 右上后牙缺失；b. 上颌骨前外侧壁行圆形小开窗；c. 放置人工膜于上颌窦底黏膜下；d. 人工骨植入上颌窦内并植入种植体；e. 上颌窦前外侧骨壁GBR；f. 黏骨膜瓣复位缝合

所有患者术后服用抗生素、地塞米松进行抗炎消肿治疗，同时术区同侧鼻孔进行鼻黏膜收缩剂滴鼻治疗。保持口腔卫生，使用漱口水漱口。术后一个月内禁止游泳，避免感冒，尽量不做擤鼻涕等造成口腔负压的动作。

种植体植入术后三个月至半年对埋入愈合的种植体进行二期手术。使用盐酸阿替卡因肾上腺素注射液作局部浸润麻醉，然后于牙槽嵴顶作小切口暴露种植体，更换封闭螺丝为愈合基台，缝合。牙龈成型两周后复诊，制作上部结构。修复体采用单冠、连冠或固定桥修复（图7-14、7-15）。

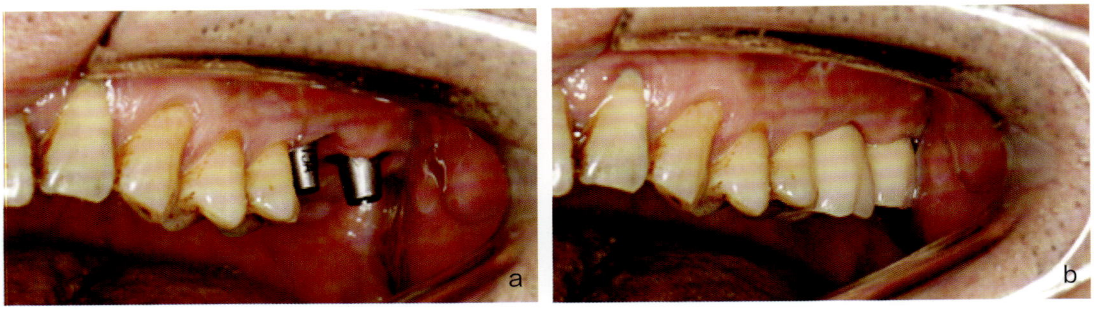

图7-14 左上后牙修复

a. 术后6个月放置修复基台；b. 终末修复完成

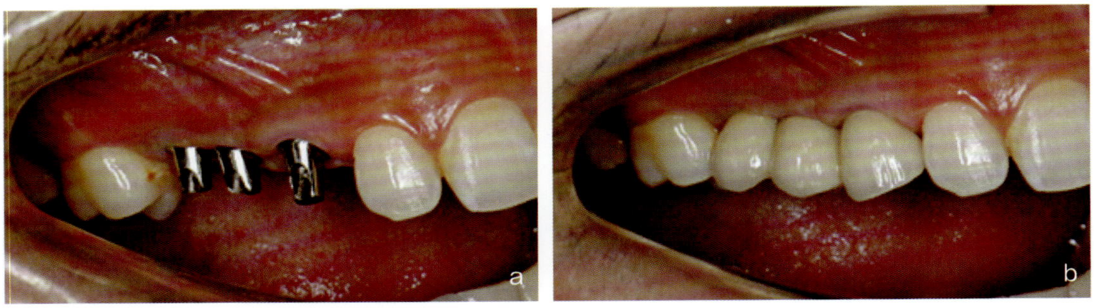

图7-15 右上后牙修复

a. 术后6个月放置修复基台；b. 终末修复完成

第五节 侧壁双孔微窗上颌窦植骨同期种植体植入术

一、适应证

上颌后牙区多牙缺失进行种植修复但牙槽骨高度不足，需行侧壁开窗上颌窦植骨者，尤其适用于上颌窦内存在骨间隔者。

二、手术方法

局麻起效后，常规消毒、铺巾，如同侧壁类圆形或沟槽形小开窗上颌窦植骨术进行翻瓣，暴露牙槽嵴顶和上颌窦前外侧骨壁。使用直径为1mm的金刚砂球钻和慢速直机在上颌窦前外侧骨壁进行两个开窗位置的定位，开窗形状为椭圆形。开窗位置一般位于上颌窦底之上2～3mm，窗口Max H≤3mm，Max W≤6mm，具体见图7-16。定位之后，继续使用金刚砂球钻磨除开窗位置的骨质，直至看见上颌窦黏膜。然后使用自行改良制作的上颌窦黏膜提升工具将黏膜从骨壁上轻轻剥离并抬起，分别通过相邻的两个开孔向周围扩大范围。其余手术操作和上部结构制作同侧壁类圆形或沟槽形小开窗上颌窦植骨术（图7-17）。

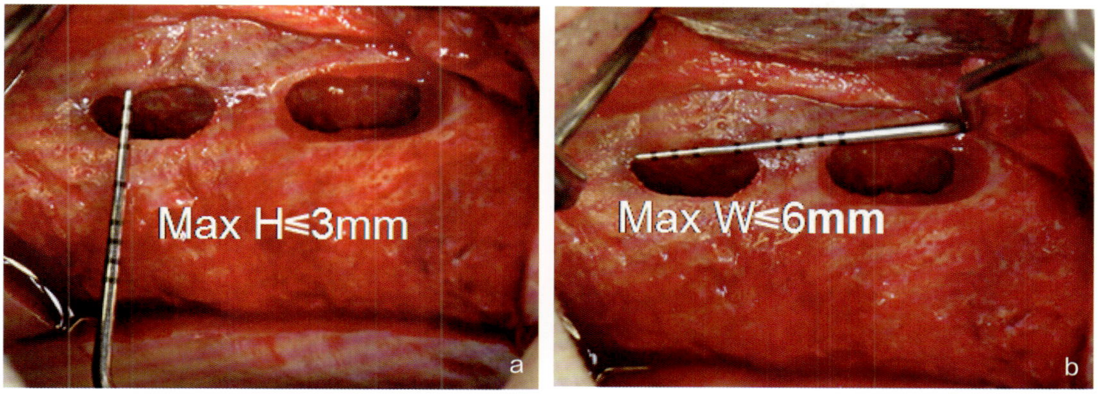

图7-16　侧壁双孔开窗的形状和尺寸。形状为椭圆形

a. Max H，最大冠根向高度；b. Max W，最大近远中向宽度

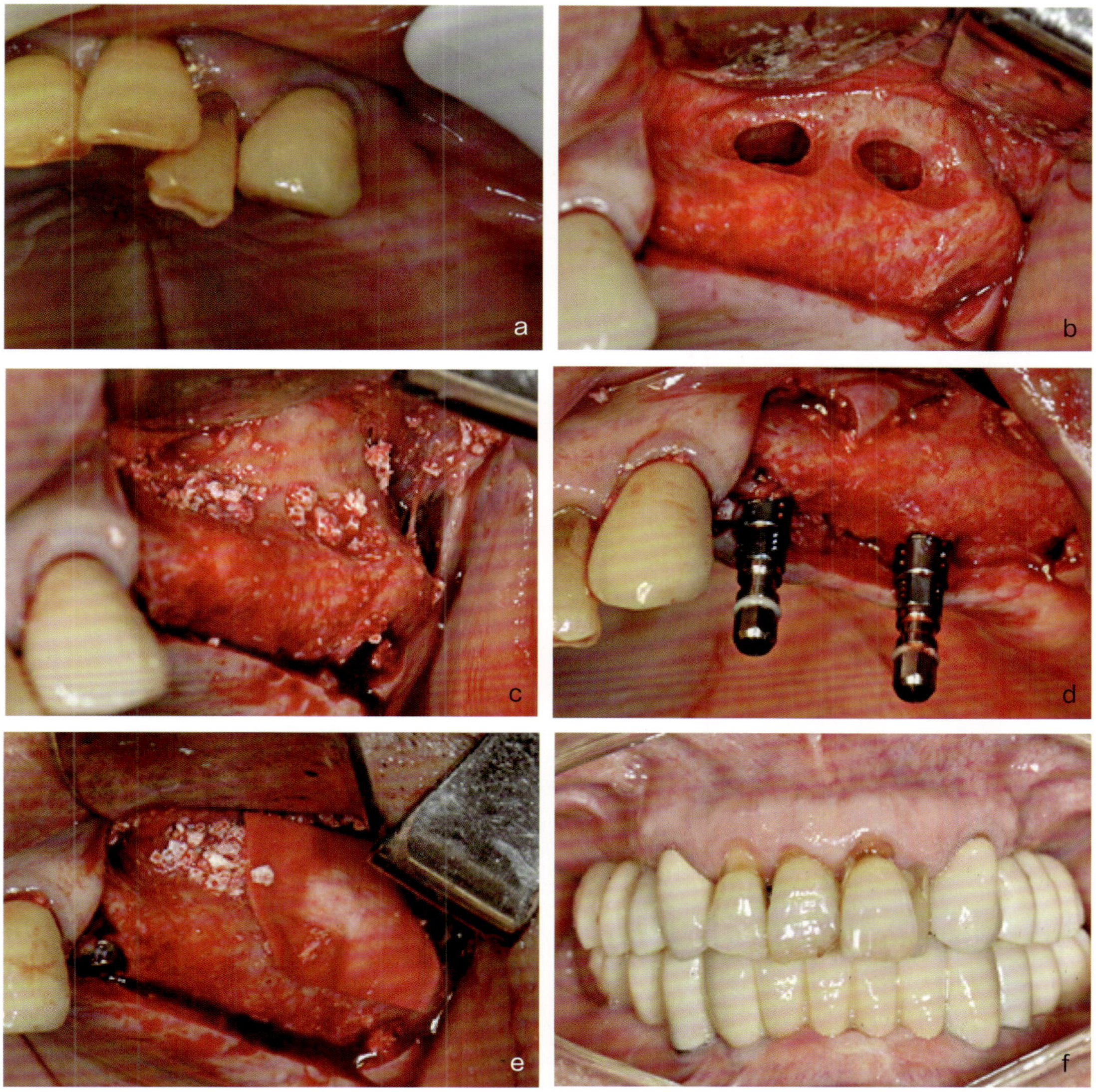

图7-17　双开窗上颌窦植骨

a. 左上后牙缺失；b. 上颌骨前外侧壁行双孔开窗；c. 人工骨植入上颌窦内；d. 种植体植入；e. 开窗口覆盖人工可吸收生物膜；f. 终末修复完成

三、相关问题探讨

（一）种植时机和植入材料

根据种植体植入的时机，上颌窦植骨术可以分为：侧壁开窗式上颌窦植骨同期种植和侧壁开窗式上颌窦植骨延期种植。主流观点认为，采用延期种植，可以增加种植体植入后初期稳定性，对术者和种植体的要求较低，但延长了治疗周期，增加了二期手术的痛苦。而对于同期种植目前还存在较大的争议[18]。已有不少学者提出并实现上颌窦底RBH（剩余牙槽骨高度）低于4～5mm时行上颌骨侧壁开窗植骨同期种植并获得成功[19]。但不少学者仍认为若RBH＜5mm时，种植体难以取得初期稳定性，应先植骨，待局部骨组织稳定后延期植入种植体[20]。笔者所采用的改良术式尽可能地保留了更多的自体骨组织，为同期植入种植体创造了更有利的条件。

上颌窦内的植骨材料一般包括自体骨、异体骨、自体骨与人工骨的混合物以及人工骨。自体骨移植因为同时具有骨生成性、骨诱导性和骨传导性，被认为是最有效的骨移植材料，是骨组织替代中的“金标准”[21-22]。然而，自体骨应用仍存在诸多问题，包括血肿、感染、疼痛等供区并发症[23]，异体骨因其免疫原性和存在对其微生物灭活不全的疑虑，因而人工骨在临床上具有广泛的应用。目前临床上常用的人工骨植骨材料包括分离纯化后的异种骨、天然生物材料（如珊瑚和珍珠母颗粒）以及纯化合成的磷酸钙、羟基磷灰石等生物材料[24-25]。

此外，在上颌骨侧壁开窗植骨后，是否在外侧开窗处覆盖引导组织再生膜的问题上仍存在争议，一些报道显示覆盖屏障膜较不盖膜有更高的种植体存留率，认为盖膜可阻止软组织长入植骨的上颌窦内，另外也有助于在成骨区增强活性骨的形成[26]。但也有研究认为是否盖膜与种植体的长期成功率关系甚微。

（二）开窗大小与局部血供和成骨的关系

在侧壁开窗式上颌窦植骨术中最复杂的操作就是外侧骨壁的开窗以及窦黏膜的剥离。骨窗的外形多样，有卵圆形、正方形、矩形、W形、梯形和V形。骨窗的形状取决于上颌窦的解剖结构以及手术操作的需要[27]。骨窗的长度通常为10～20mm，高度为6～15mm[28-29]。相关研究表明，骨窗过大会妨碍骨粉愈合，降低骨壁的愈合潜能并造成骨窗周围软组织塌陷[30-31]；而减小骨窗尺寸可以保留更多的骨壁，促进骨粉愈合和减少术后不适感[29]。Avila-ortiz等证实减小骨窗尺寸可以促进骨粉改建和新骨形成[32]。Gustavo等[33]对21位患者施行了24例上颌骨侧壁开窗骨增量术，平均开窗面积为69.71 ± 26.24mm^2，范围从35.75mm^{2}到146.25mm^2，显著小于传统开窗面积（约300mm^2）[34]。经过6个月的愈合，取骨组织进行组织形态学分析发现开窗面积与新骨生成率成负相关性，而与剩余骨材料率成正相关性。Leon Pariente等[35]亦对15例上颌窦进行了沟槽形小开窗，开窗面积平均为 52.3 ± 11.4mm^2，将剩余牙槽骨高度仅约2.1 ± 1.1mm增加至13.4 ± 3.4mm，常规愈合6个月后均达到了良好的新骨形成效果。为了降低手术创伤性，保留更多自体骨壁，已有多种骨开窗的改良方式，如2～3个小型骨窗或者细长、线状的骨窗。笔者研究发现侧壁窗口设计为类圆形或沟槽形，尺寸显著小于传统开窗尺寸，术中尽可能保留侧壁骨质。这种设计不但保证了骨细胞充足的来源，保留了侧壁骨上更多的毛细血管网，而且小开窗还能更好地包裹植骨材料、血凝块和生长因子使其不易从窗口流失，因而能促进移植骨材料的新骨形成和成熟。

上颌骨前外侧壁的血供由眶下动脉和上牙槽前、中、后动脉支配，血管分布主要有三种形式：①骨外吻合：上牙槽后动脉终末支与眶下动脉终末支吻合，距牙槽嵴顶23～26mm。②骨内吻合：上牙槽后动脉第二分支与眶下动脉吻合，距牙槽嵴顶18.9～19.6mm。③上颌窦黏膜内吻合：上牙槽后动脉、眶下动脉及骨内吻合血管分支在上颌窦黏膜处吻合。特别应注意的是上牙槽后动脉骨内吻合支距上颌窦底约8～10mm，在此处开窗时容易损伤血管，应注意保护。微窗法开窗位于此吻合的下方，一般不会损伤此血管，避免了术中出血而影响手术视野和术后淤血和血肿等发生。另外由于开窗小，手术切口和黏膜剥离范围也相应缩小，术中组织牵拉减轻，减少术后的水肿、疼痛和不适。因此该手术方法可有效地减少手术创伤，避免并发症的发生，促进骨早期生成和种植体愈合。符合微创、高效的手术原则。

该项上颌窦植骨改良技术存在的一个问题是操作难度较大，开窗较小的情况下不能获得最佳的视野。笔者建议在有条件的情况下，临床医生在应用该项术式时，可联合使用内镜进行上颌窦底黏膜探查。内镜辅助下窦底提升术造成的手术创伤小、能有效降低窦底黏膜的穿孔率，监视提升高度和移植材料位置[36-37]。

第六节　内镜辅助下的外侧壁入路微创上颌窦植骨技术

内镜在上颌窦植骨术中的应用，不仅可减小骨开窗范围，扩大手术视野，提高清晰度，而且也可以明显减少术中和术后由于血管、黏膜等组织损伤引起的并发症。我们称这种手术方法为内镜辅助下的外侧壁入路微创上颌窦植骨技术。

一、术前准备和适应证

术前准备和适应证见本章第二、三节。

二、手术方法

切口和翻瓣如同前述，可相对传统的上颌窦植骨术小。用直径5mm的球钻在上颌窦外侧骨壁最薄处小心地去除骨质，形成5mm直径的圆形窗口，注意不能损伤上颌窦黏膜，且应避开血管。应用改良的上颌窦提升器械在直视下沿窗口边缘初步剥离上颌窦黏膜，之后边提升窦底黏膜边用0°或30°镜头的内镜观察黏膜剥离情况，引导剥离方向。待缺牙区的窦底黏膜基本抬起后，可捏住患者口鼻，嘱患者深呼吸，这不但可以粗略地判断上颌窦黏膜是否存在穿孔，也可以观察黏膜剥离的程度。如果剩余牙槽嵴高度可以满足种植体初期稳定性，此时可用器械将黏膜抬起，进行保护，并同时在牙槽嵴顶制备种植窝洞。之后，内镜可以通过牙槽嵴顶进入，实时观察上颌窦黏膜的情况和引导黏膜分离器进一步提升黏膜。进一步提升，起到更好的辅助作用（图7-18a）。如果剩余牙槽嵴高度不能满足种植体的初期稳定性，则需进一步进行上颌窦底黏膜提升，可反复从小开窗处用内镜观察窦底黏膜提升的情况。如果存在牙槽嵴底部与上颌窦黏膜之间的囊肿或者上颌窦底部的假性囊肿，可在内镜的辅助下同期将囊肿完整地吸取或者摘除，并且降低上颌窦黏膜破裂的可能性或减小穿孔的范围。若在提升过程中上颌窦黏膜发生穿孔，除了穿孔较大需要修补或二期手术外，其余都可以在内镜的定位下准确覆盖可吸收膜加以覆盖。上颌骨颊侧壁的开窗也可作为内镜进入窦腔内的通道，进行窦底黏膜提升过程监测观察。骨的来源可以是自体骨、同种异体骨、异种骨或和自体骨的混合物等。此时，在同期种植的患者中，可将内镜从牙槽嵴顶的备洞处伸入观察骨粉充填是否严密，最后可植入种植体。侧壁开窗处可覆盖可吸收膜，严密缝合术区。

手术中如果术区视野模糊，内镜观察困难，可用含肾上腺素的纱条充分止血，并可边冲水边观察，以获得清晰的视野。

术后嘱患者拍摄全景片和（或）CBCT；使用具有消炎作用的滴鼻液一周，抗生素应用3天；切忌做擤鼻涕的动作。

三、内镜的作用

1. 发现黏膜穿孔 内镜对观察上颌窦黏膜穿孔有着独特的优势。内镜有不同角度的镜头，可以在减小手术侵入性的同时，观察到肉眼无法观察的部位。使用内镜以后，不仅能轻易地发现相对较大的穿孔，甚至能观察到其他方法无法发现的小穿孔。镜下，黏膜失去完整性，穿孔的部位为黑色，与周围形成鲜明对比（图7-18b）。患者呼吸时，可观察到穿孔处周围的液体中有气泡产生。

2. 观察血管走行及定位出血点 不论从上颌窦鼻腔侧还是窦黏膜近口腔侧，黏膜表面分布的血管在镜下都可以清晰地被看见。在内镜辅助下的黏膜提升手术中，器械可以避开损伤这些血管。当血管出血时，可利用内镜准确定位并且辅助止血，这种情况也可以用在开窗处的骨壁血管出血时。

3. 辅助材料的充填 我们通常采用的充填材料是可吸收膜和人工骨粉。内镜可以引导可吸收膜放置的位置，观察其放置的位置及范围、是否覆盖于黏膜底部、是否将破裂的窦黏膜完全封闭，以及骨粉分布的状况等（图7-19a）。如果内镜从鼻腔侧观察，可以判断充填材料有无异位进入上颌窦内。

4. 定位囊肿及协助治疗 一般上颌窦内较小的假性囊肿可以在上颌窦植骨时同期治疗。传统的手术治疗方法存在骨壁开窗大、上颌窦黏膜穿孔明显、囊肿易残留等缺陷。

但是内镜辅助下的手术可以清晰地看见囊肿呈现黄色等不同的颜色，从而在减小骨开窗的基础上，精确囊肿范围，防止囊肿遗漏，达到精准治疗的目的。如果有明显感染物（断根等）引起的囊肿，还能增加感染物在术中被发现的概率。

5. 观察上颌窦分隔　因视野的限制，上颌窦底分隔增加了上颌窦提升的难度及风险。但是在内镜的辅助下，黏膜剥离后的分隔呈现出清晰的白色骨壁（图7-19b）。因此内镜不仅可以辅助剥离分隔处的黏膜，分隔不高的情况下还能辅助器械越过分隔，对上颌窦底黏膜进一步提升。

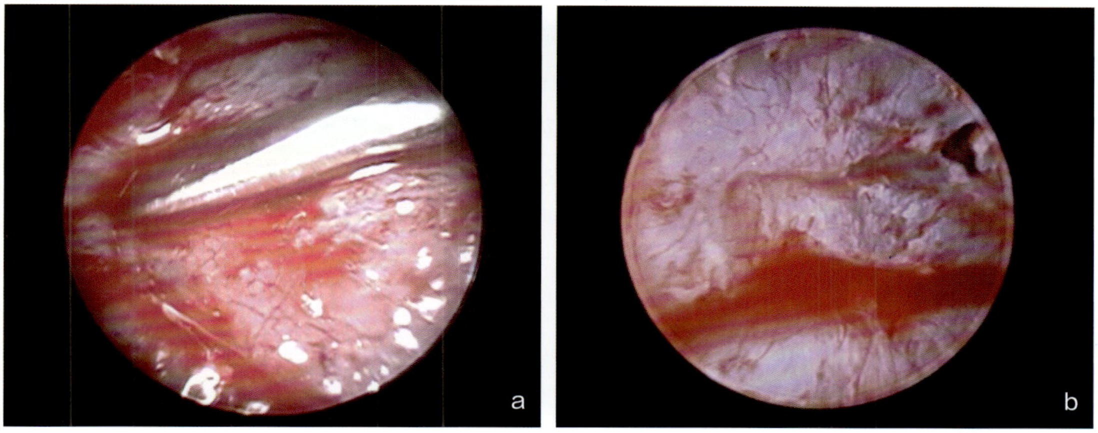

图7-18　窦底提升时内镜所见

a. 引导窦黏膜抬升；b. 黏膜小穿孔及出血

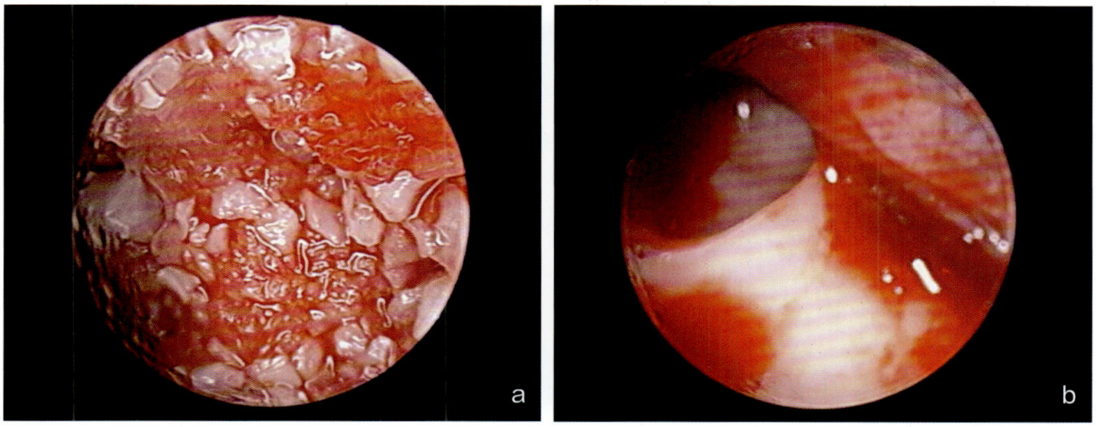

图7-19　窦底植骨时内镜所见

a. 窦底植入颗粒状异种骨；b. 上颌窦内分隔

四、内镜辅助外侧壁入路上颌窦植骨术的优势及局限性

（一）优势

1. 获得直接和清晰的视野，实时引导窦底黏膜抬升，观察黏膜完整性、窦底出血及周围骨壁高度，精准检测到微小穿孔。

2．减小术区、扩大适应证，保护血管、神经、黏膜，减少术后并发症。

3．可以同期较为安全、彻底地摘除囊肿，减少手术次数，缩短缺牙时间。

（二）局限性

1．内镜通路需要有良好的解剖条件，黏膜抬升的距离越小视野越局限。

2．要求术者具有一定的外科基础和内镜使用的训练，助手也需专门培训。还需装备内镜及其附加配套设备，这些在一定程度限制了它在口腔专业临床实践中的使用。

外侧入路上颌窦植骨术的应用推动了口腔种植技术的发展，解决了上颌窦区垂直骨量不足的问题，扩大了口腔种植的适应证。改良的微创外侧入路上颌窦植骨术可早期增加种植体的稳定性，减少骨增量材料吸收，并且减小手术创伤、缩短手术时间、减少黏膜穿孔和术中和术后的出血，术后反应较轻，更易为患者所接受。值得在临床予以推广应用。

参考文献

[1] Boyne PJ, James RA. Grafting of the maxillary sinus floor with autogenous marrow and bone. J Oral Surg, 1980, 38(8): 613-616.

[2] Tatum H, Jr. Maxillary and sinus implant reconstructions. Dent Clin North Am, 1986, 30(2): 207-229.

[3] Wood RM, Moore DL. Grafting of the maxillary sinus with intraorally harvested autogenous bone prior to implant placement. Int J Oral Maxillofac Implants, 1988, 3(3): 209-214.

[4] Smiler DG. The sinus lift graft: basic technique and variations. Pract Periodontics Aesthet Dent, 1997, 9(8): 885-893, 895.

[5] Bassi AP, Pioto R, Faverani LP, et al. Maxillary sinus lift without grafting, and simultaneous implant placement: a prospective clinical study with a 51-month follow-up. Int J Oral Maxillofac Surg, 2015, 44(7): 902-907.

[6] Velloso GR, Vidigal GM, Jr., et al. Tridimensional analysis of maxillary sinus anatomy related tosinus lift procedure. Implant Dent, 2016, 15(2): 192-196.

[7] Stern A, Green J. Sinus lift procedures: an overview of current techniques. Dent Clin North Am,2012, 56(1): 219-233.

[8] Mohan N, Wolf J, Dym H. Maxillary sinus augmentation. Dent Clin North Am, 2015, 59(2): 375-388.

[9] Fugazzotto PA. Augmentation of the posterior maxilla: a proposed hierarchy of treatment selection [published correction appears in J Periodontol]. J Periodontol, 2003, 74(11):1682-1691.

[10] Chiapasco M, Zaniboni M, Rimondini L. Dental implants placed in grafted maxillary sinuses: a retrospective analysis of clinical outcome according to the initial clinical situation and a proposal of

defect classification. Clin Oral Implants Res, 2008, 19(4): 416-428.

[11] Bassi AP, Pioto R, Faverani LP, et al. Dental implant placement after maxillary sinus lift without a graft: a feasible option. Int J Oral Maxillofac Surg, 2015, 44(12): 1583-1584.

[12] Testori T, Weinstein T, Taschieri S, et al. Risk factors in lateral window sinus elevation surgery. Periodontol 2000. 2019, 81(1): 91-123.

[13] Parra M, Atala-Acevedo C, Fariña R, et al. Graftless maxillary sinus lift using lateral window approach: A systematic review. Implant Dent, 2018, 27(1): 111-118.

[14] Jensen T, Schou S, Svendsen PA, et al.Volumetric changes of the graft after maxillary sinus floor augmentation with Bio-Oss and autogenous bone in different ratios: a radiographic study in minipigs. Clin Oral Implants Res, 2012, 23(8): 902-910.

[15] Schmitt CM, Moest T, Lutz R, et al. Anorganic bovine bone (ABB) vs. autologous bone (AB) plus ABB in maxillary sinus grafting. A prospective non-randomized clinical and histomorphometrical trial. Clin Oral Implants Res, 2015, 26(9): 1043-1050.

[16] Tiziano Testori, Stephen S. Wallace, et al. Effect of xenograft (ABBM) particle size on vital bone formation following maxillary sinus augmentation: A multicenter, randomized, controlled, clinical histomorphometric trial. Int J Periodontics Restorative Dent, 2013, 33(4): 467–475.

[17] Wei Lu, Huiming Wang, Fuming He. Influence of lateral windows with decreased vertical height following maxillary sinus floor augmentation: A 1-year clinical and radiographic study.Int J Oral Maxillofac Implants, 2018, 33: 661-670.

[18] U. Kher, Z. Mazor, P. Stanitsas, et al. Implants placed simultaneously with lateral window sinu saugmentation using a putty alloplastic bone substitute for increased primary implant stability: aretrospective study. Implant Dent, 2014, 23(4): 496-501.

[19] H.S. Cha, A. Kim, H. Nowzari, et al. Simultaneous sinus lift and implant installation: prospective study of consecutive two hundred seventeen sinus lift and four hundred sixty-two implants. Clin Implant. Dent Relat Res, 2014, 16(3): 337-347.

[20] E.Y. Lee, E.S. Kim, K.W. Kim. Vertical augmentation of maxillary posterior alveolar ridge using allogenic block bone graft and simultaneous maxillary sinus graft. maxillofac Plast Reconstr Surg, 2014, 36(5): 224-229.

[21] C. Mauffrey, B.T. Barlow, W. Smith. Management of segmental bone defects. J Am Acad OrthopSurg, 2015, 23(3): 143-153.

[22] A.S. Herford, K. Nguyen. Complex bone augmentation in alveolar ridge defects. Oral MaxillofacSurg Clin North Am, 2015, 27(2): 227-244.

[23] R. Dos Santos Pereira, F.B. Boos, L.F. Gorla, et al. Maxillary sinus elevation surgery with chronOS and autogenous bone graft: Immunohistochemical assessment of RUNX2, VEGF, TRAP, and Osteocalcin. Int J Periodontics Restorative Dent, 2017, 37(6): e321-e327.

[24] D. Chappard, L. Terranova, R. Mallet, et al. 3D porous architecture of stacks of beta-TCP granules compared with that of trabecular bone: A microCT, vector analysis, and compression study. Front Endocrinol (Lausanne), 2015, 6: 161.

[25] S. Mistry, R. Roy, B. Kundu, et al. Clinical outcome of hydroxyapatite coated, bioactive glasscoated, and machined Ti6Al4V threaded dental implant in human jaws: A Short-Term Comparative Study. Implant Dent, 2016, 25(2): 252-260.

[26] J.T. Garcia-Denche, X. Wu, P.P. Martinez, et al. Membranes over the lateral window in sinusaugmentation procedures: a two-arm and split-mouth randomized clinical trials. J Clin Periodontol, 2013, 40(11): 1043-1051.

[27] Guerrero J S, AL-JANDAN B A. Lateral wall sinus floor elevation for implant placement: revisiting fundamentals and the surgical technique. J Calif Dent Assoc, 2013, 41(3): 185-187.

[28] Vercellotti T, De Paoli S, Nevins M. The piezoelectric bony window osteomy and sinus membrane elevation: introduction of a new technique for simplification of the sinus augmentation procedure. Int J Periodontics Restorative Dent, 2001, 21(6): 561-567.

[29] Testori T, Walace S.Surgical procedure-lateral window approach.Maxillary sinus surgery andalternatives in treatment. Berlin: Quintessence Publishing, 2009: 191-215.

[30] Avila-Ortiz G, Neiva R.Analysis of the influence of residual alveolar bone height on sinusaugmentation outcomes. Clin Oral Implants Res, 2012, 23(9): 1082-1088.

[31] Simonpieri A, Choukroun J, Del C M.Simultaneous sinus-lift and implantation using microthreaded implants: a six-year experience.Implant Dent, 2011, 20(1): 2-12.

[32] Avila-Ortiz G, Wang H L, et al. Influence of lateral window dimensions on vital bone formation following maxillary sinus augmentation. Int J Oral Maxillofac Implants, 2012, 27(5): 1230-1238.

[33] Gustavo Avila-Ortiz, Hom-Lay Wang, Pablo Galindo-Moreno, et al. Influence of lateral window dimensions on vital bone formation following maxillary sinus augmentation. Int J Oral Maxillofac Implants, 2012, 27(5): 1230-1238.

[34] Testori T, Del Fabbro M, Weinstein R, et al. Maxillary sinus surgery and alternatives in treatment. Chicago, IL: Quintessence Publishing, 2009: 194.

[35] Leon Pariente, Karim Dada, Marwan Daas. Mini-lateral windows for minimally invasive maxillary sinus augmentation: Case series of a new technique. Implant Dent, 2014, 23(4): 371-377.

[36] M. Atkinson, C. Chukwumah, J. Marks, et al. Use of prototype two-channel endoscope with elevator enables larger lift-and-snare endoscopic mucosal resection in a porcine model. Gastroenterol Rep (Oxf), 2014, 2(1): 54-57.

[37] K. Wada, T. Ishigaki, Y. Ida, et al. Endoscopic modified medial maxillectomy for resection of an inverted papilloma originating from the entire circumference of the maxillary sinus. Case Rep Otolaryngol, 2015: 952923.

第八章

开窗法上颌窦植骨的技术问题与对策

魏洪波　李德华

1980年Boyne和James最先报道了开窗法上颌窦植骨术[1]。经过多年发展，开窗法上颌窦植骨技术得到了广泛的应用，与此同时也得到了进一步完善与提高，并被证明是解决上颌后牙区骨高度不足的安全有效的方法。

第一节 适应证与禁忌证

上颌窦植骨术主要分为经侧壁入路开窗法和经牙槽突入路冲压法。两种方法各有特点：开窗法的优点是手术在直视下操作，提升的范围较大、高度充足。缺点是手术创伤相对较大，手术时间较长，主要适用于上颌后牙区剩余牙槽嵴高度严重不足以及上颌窦底解剖形态较复杂的患者。经牙槽突入路骨凿冲压法的优点是操作相对简单，创伤小，手术时间短。缺点是无法直视提升术区，提升高度及范围有限，黏膜穿孔并发症发生率较高，且肉眼不可见，主要适用于上颌窦底较平坦、拟提升高度小于5mm的情况。采用经牙槽突入路法进行上颌窦植骨时，一旦发生上颌窦黏膜破损，解决这一并发症可靠而有效的手段是即刻改用开窗法提升上颌窦底黏膜并对破损处加以修补。因此在开展经牙槽突入路上颌窦植骨之前应熟练掌握开窗法提升技术，以应对可能出现的黏膜穿孔并发症。

剩余牙槽嵴高度是不同上颌窦底提升术式临床选择的一个重要参考依据。在1996年美国上颌窦植骨共识性会议上得出的结论是：当剩余牙槽嵴高度>6mm时可以使用骨凿冲压法，当剩余牙槽嵴高度<4mm时建议选择开窗法植骨技术，并植入植骨材料，待骨愈合后延期行种植体植入术，当剩余牙槽嵴高度为4～6mm时，可选择开窗法同期植入种植体[2]。

随着种植体、器械和相关技术的发展，当剩余牙槽嵴高度<5mm时，近年来有学者使用骨凿冲压法上颌窦植骨术也达到理想的效果。有研究观察到当剩余牙槽嵴高度<5mm时（3.46±0.91mm）使用经牙槽突入路上颌窦植骨术在48个月的随访中种植体存留率达到96.3%[3]。但是，对于剩余骨高度小于5mm时使用经牙槽突入路法还缺少长期、大样本的临床研究证据，需谨慎选择。

一、开窗法上颌窦提骨术适应证

1．一般情况下剩余牙槽嵴高度<5mm。

2．上颌窦底骨壁形态不规则，建议采用开窗法上颌窦植骨术更加安全。

3．当伴有水平骨量不足导致咬合关系严重失调时，为恢复良好的咬合关系，建议采用开窗法上颌窦植骨术联合颊侧植骨增加牙槽嵴宽度可以取得较好的效果。

二、禁忌证

除种植一般禁忌证以外，以下情况应被视为开窗法上颌窦植骨术的禁忌证[4]：

1. **急慢性上颌窦炎**　急性期上颌窦炎是上颌窦植骨术的禁忌证，需待症状缓解后再行判断；慢性上颌窦炎在无症状、无急性发作的情况下可行上颌窦植骨术。

2. **上颌窦根治术后**　经典上颌窦根治术需要彻底刮除上颌窦黏膜，因此传统上颌窦根治术后的患者应视为禁忌证。

3. **上颌窦囊肿**　传统观点视其为禁忌证，但是近年学术界也有一些新的看法。上颌窦囊肿具体可分为：黏液囊肿、潴留囊肿、假性囊肿。黏液囊肿为真性囊肿，X线影像常常表现为上颌窦内弥散的不透光影，是上颌窦植骨术的禁忌证。潴留囊肿一般体积小，影像学不易发现。假性囊肿最常见，良性，无需处理，但在上颌窦植骨手术时由于担心其对手术造成影响，有学者建议术前或术中摘除囊肿，但是学术界也存在不同意见。关于上颌窦假性囊肿对上颌窦植骨手术的影响后文专门加以详述。

4. **重度吸烟患者**　长期重度吸烟患者上颌窦黏膜发生不同程度萎缩、变薄，如伴有慢性炎症时上颌窦黏膜会增厚，这种情况下上颌窦底黏膜缺乏弹性和强度，是手术的高风险因素。

第二节　开窗法上颌窦植骨基本步骤及注意事项

一、患者术前准备

（一）术前检查

1. **口内检查**　口腔内检查内容主要包括缺牙区间隙，缺牙区咬合关系，邻牙的健康状况，口腔卫生情况与牙周情况，有无夜磨牙习惯等。对于不良的咬合关系要建议患者提前矫正或调整。邻牙的根尖周炎症要进行彻底的治疗。术前应清洁牙齿并治疗牙周炎症。对于有夜磨牙习惯的患者建议进行殆垫保护。

2. **影像学检查**　使用CBCT进行术前影像学检查。重点观察剩余牙槽嵴的高度、宽度、密度，外侧壁骨壁厚底、血管走行，上颌窦底形态，邻牙状态等。

3. **全身检查**　对患者的身体情况、疾病史等进行问诊，常规术前血液学检查。排除种植手术的禁忌证，了解手术和种植修复的风险因素。

（二）手术知情同意

术前要与患者进行充分的沟通，进行知情同意告知，并签署手术知情同意书。知情同意内容包括手术与修复方案、治疗周期、术中术后可能发生的并发症及应对方案、种植修复的危险因素。并叮嘱患者遵从医嘱，定期复诊。

（三）术前预防性用药

术前半小时使用抗生素，可有效降低术后发生感染的风险。

二、开窗法上颌窦植骨术特殊器械和材料准备

除常规手术器械、种植体植入器械和材料外，开窗法上颌窦植骨时还需进行特殊器械和材料的准备。

（一）外科球钻、金刚砂钻等系列钻头

侧壁开窗时，在大量无菌生理盐水冷却下，使用外科球钻、金刚砂钻等系列钻头对侧壁骨面进行磨切。使用球钻标记开窗的部位，使用金刚砂钻磨除标记部位的骨壁。

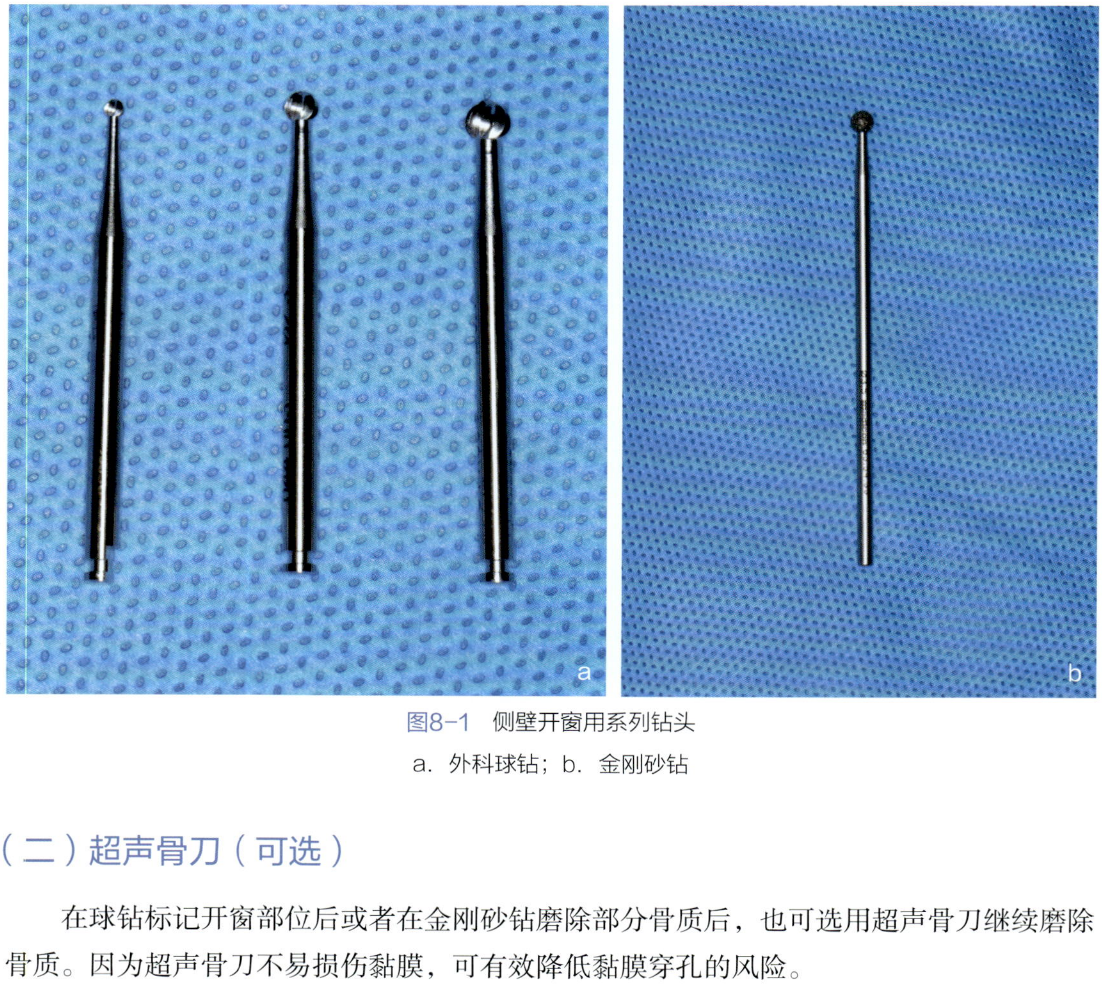

图8-1 侧壁开窗用系列钻头

a. 外科球钻；b. 金刚砂钻

（二）超声骨刀（可选）

在球钻标记开窗部位后或者在金刚砂钻磨除部分骨质后，也可选用超声骨刀继续磨除骨质。因为超声骨刀不易损伤黏膜，可有效降低黏膜穿孔的风险。

（三）上颌窦底黏膜分离器

当侧壁开窗后，使用上颌窦底黏膜分离器充分剥离窦底黏膜。先使用分离器将窗周围

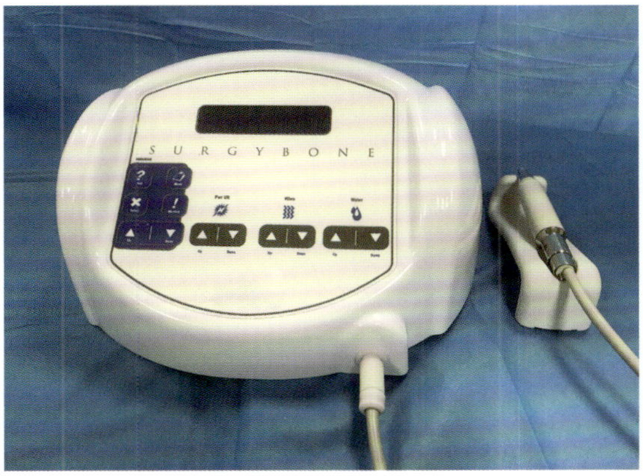

图8-2　超声骨刀

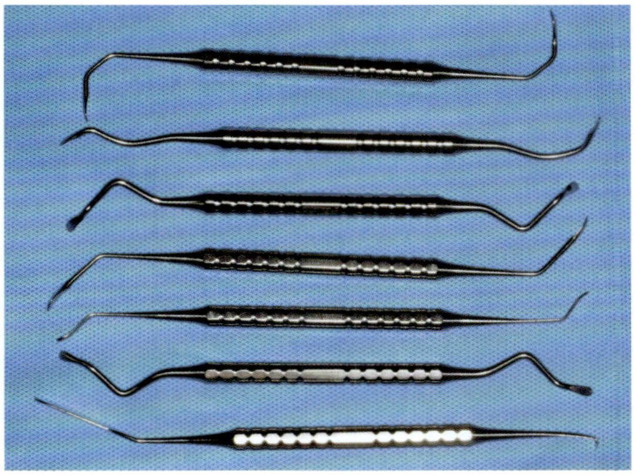

图8-3　上颌窦底黏膜剥离器

的黏膜从骨面分开，然后沿侧壁下缘伸入分离器分离黏膜。分离的过程中分离器带刃的一边应紧贴骨面，防止损伤黏膜。

（四）骨替代材料及可吸收生物屏障膜

提升上颌窦底黏膜后，使用骨替代材料或骨替代材料与自体骨混合物填充到抬起的黏膜下，并建议使用可吸收生物屏障膜覆盖开窗区。

三、开窗法上颌窦植骨术基本步骤

（一）患者体位及麻醉

患者取半卧及平卧体位，头侧偏。术区麻醉常采用局部浸润麻醉和区域阻滞麻醉方法。

（二）消毒、铺无菌手术单

进行常规术前口内、口周消毒。消毒后铺无菌单，无菌单分两层保护，防止术区污染。

（三）切开黏膜

牙槽嵴顶水平切口，附加近和（或）远中邻牙的颊侧垂直向切口。

（四）翻瓣显露上颌窦前壁

全层翻起黏骨膜瓣，充分显露上颌骨前侧骨壁（图8-5）。

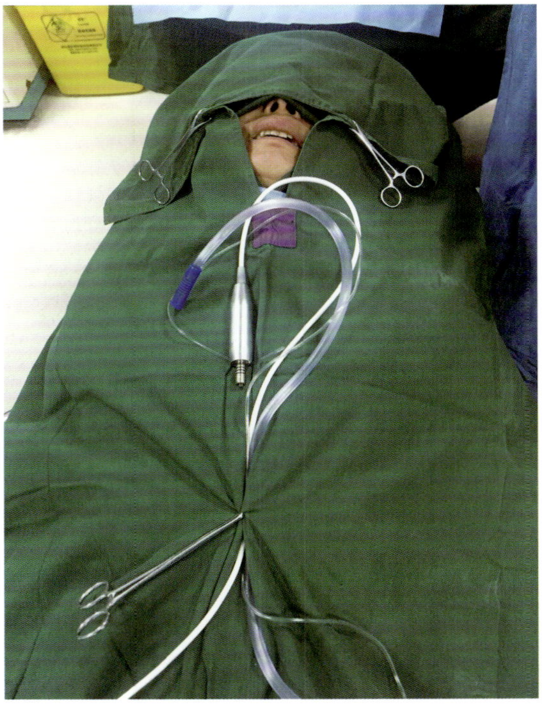

图8-4　铺无菌手术单

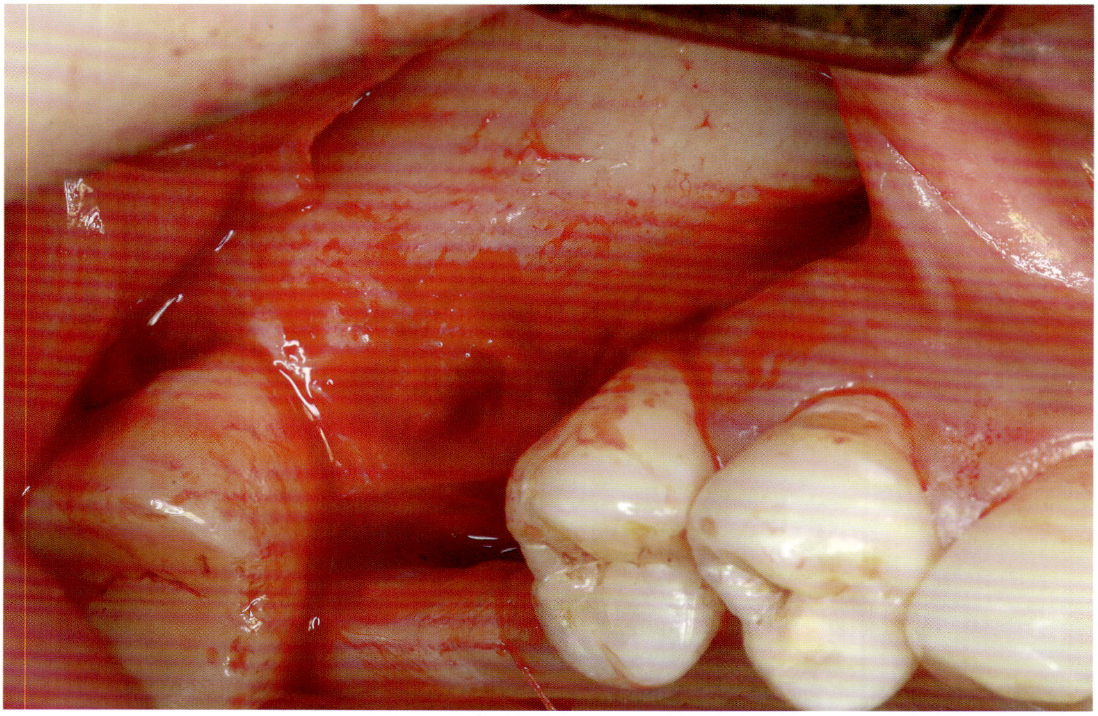

图8-5 显露上颌窦前外侧骨壁

（五）上颌骨侧壁开窗

开窗的位置和大小由上颌窦底和外侧骨壁的解剖条件所决定。窗体形态采用类似倒梯形，下缘一般位于上颌窦底向上3～5mm处，顶边应考虑拟提升高度。首先使用外科球钻在上颌骨外侧壁标记出开窗的部位（图8-6），并进一步磨除边缘外的骨壁。当接近上颌窦黏膜时，颜色透出灰蓝色，更换金刚砂球钻或超声骨刀，完全磨除剩余骨壁，显露上颌窦黏膜（图8-7）。窗体上缘通常不完全磨除骨壁，完全磨除其他三个边缘的骨壁后使用骨锤轻击窗体骨板，使其发生骨折并在上缘保持部分连接，开窗区骨板以此为铰链向上颌窦内、上旋转，抬起上颌窦底黏膜的同时支撑上颌窦黏膜，此方法为经典的开窗法上颌窦植骨技术：骨板翻折术式（图8-8）。

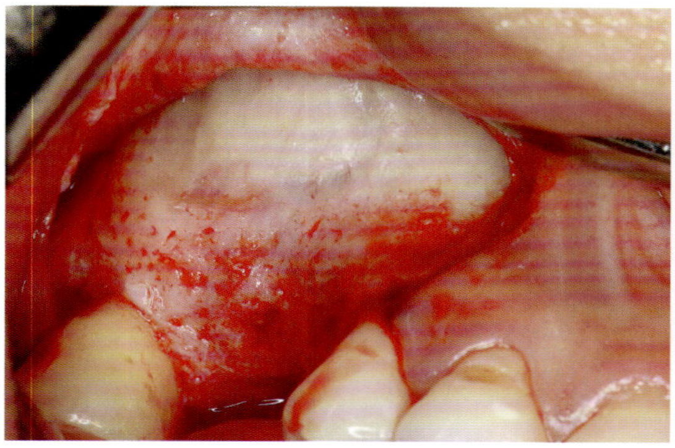

图8-6 用球钻在上颌骨外侧壁标记出开窗的部位

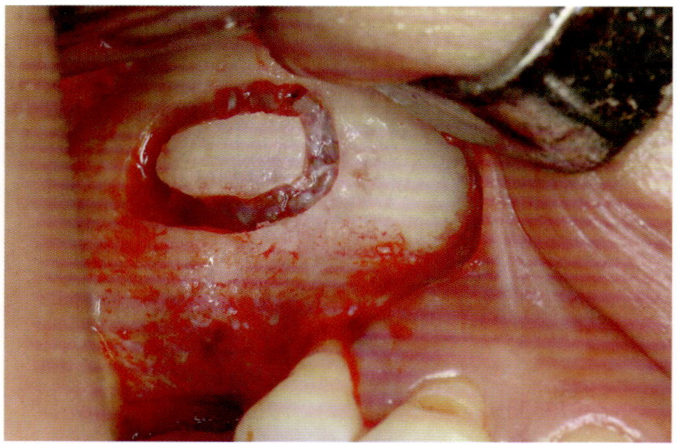

图8-7 完全磨除剩余骨壁，显露上颌窦黏膜

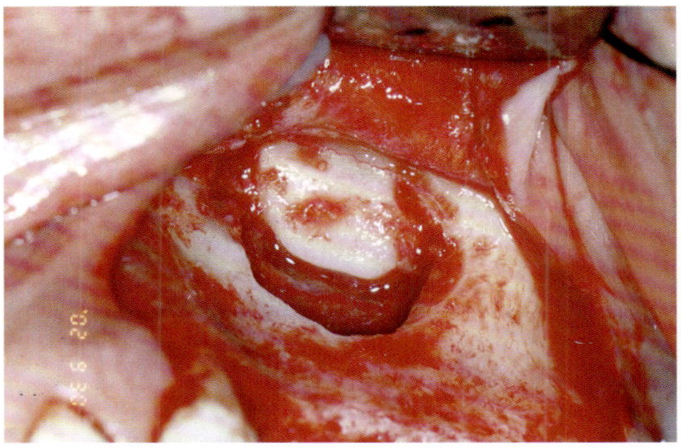

图8-8　骨板翻折术式，即抬起上颌窦底黏膜的同时开窗区骨板以此为铰链，向上颌窦内、上旋转支撑上颌窦黏膜

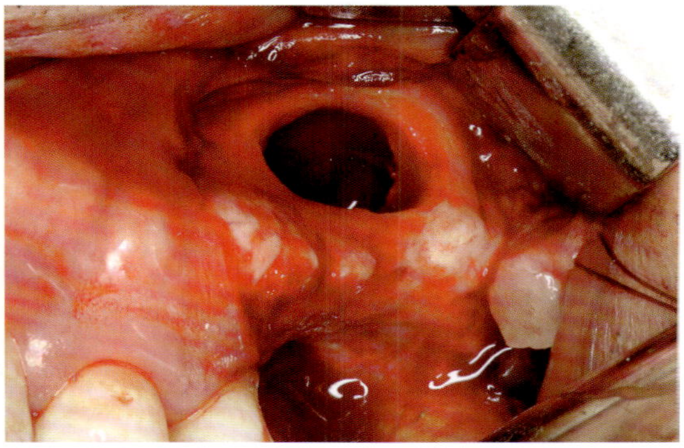

图8-9　磨除骨板法，即完整磨除开窗区的骨板，完全显露上颌窦外侧壁黏膜

当有上颌窦底骨性分隔存在时，如分隔高度阻挡开窗区骨板向内的旋转，可设计成2个窗或磨除骨板，让开分隔。骨板翻折术式的优点是向内上翻转的骨壁具有支撑上颌窦底黏膜的作用，可以提供良好的手术视野。如果遇到上颌骨外侧骨壁较厚或开窗范围小等情况时，采用骨板翻折术式操作困难，这时可选择磨除骨板法，即完整磨除开窗区的骨壁，显露上颌窦壁黏膜（图8-9），为充分剥离上颌窦底黏膜提供较好的视野和操作空间，有利于减少对黏膜的损伤。

（六）抬起上颌窦底黏膜

采用上颌窦黏膜分离器械，沿上颌窦底骨面充分剥离上颌窦黏膜，剥离抬起黏膜后应无张力（图8-10）。

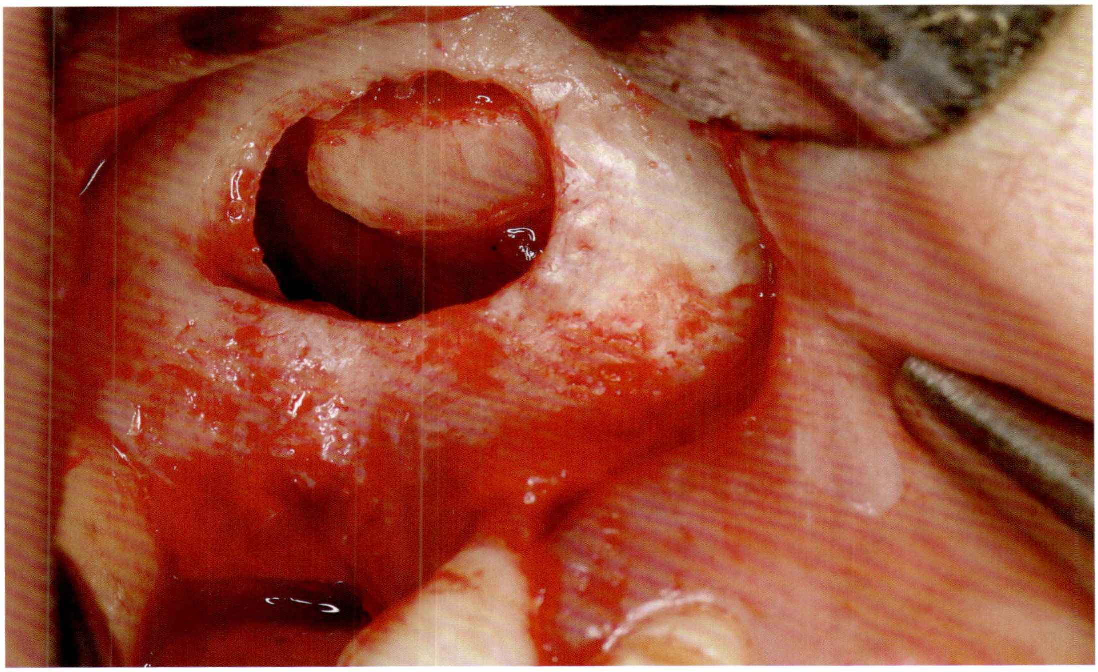

图8-10　沿上颌窦底骨面完整剥离上颌窦黏膜

（七）检查上颌窦黏膜的完整性

采用鼻腔鼓气试验，检查上颌窦黏膜的完整性。

（八）制备种植窝（同期种植）

当上颌窦底剩余骨高度大于4～5mm，可同期植入种植体。参照常规种植窝制备方法，逐级扩大种植窝。

（九）上颌窦底填充植骨材料

在充分抬起的上颌窦底黏膜下填充植骨材料，通常采用的植骨材料为骨替代用品，或骨替代用品与自体骨的混合物（图8-11）。

（十）植入种植体（同期种植）

常规植入种植体。

（十一）开窗区覆盖生物屏障膜

使用生物屏障膜完全覆盖开窗区（图8-12），建议使用可吸收生物屏障膜，避免二次手术取出屏障膜。

（十二）关闭伤口

必要时软组织瓣先做减张处理，对位严密缝合，确保无张力关闭伤口（图8-13）。

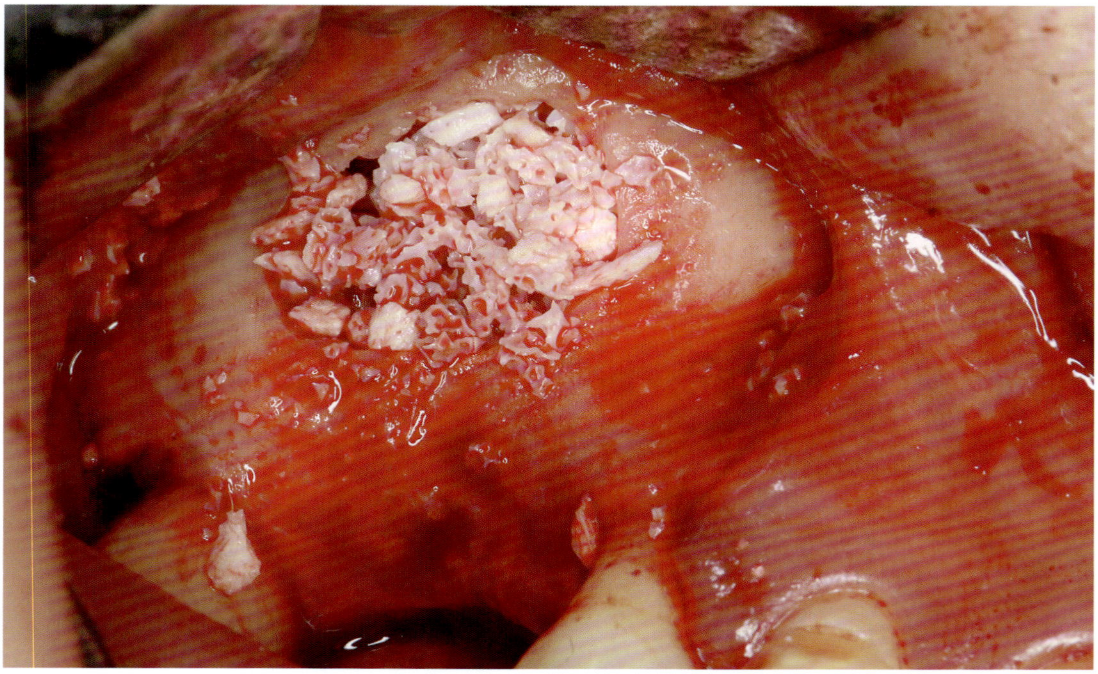

图8-11　将植骨材料填充于抬起的上颌窦底区黏膜下

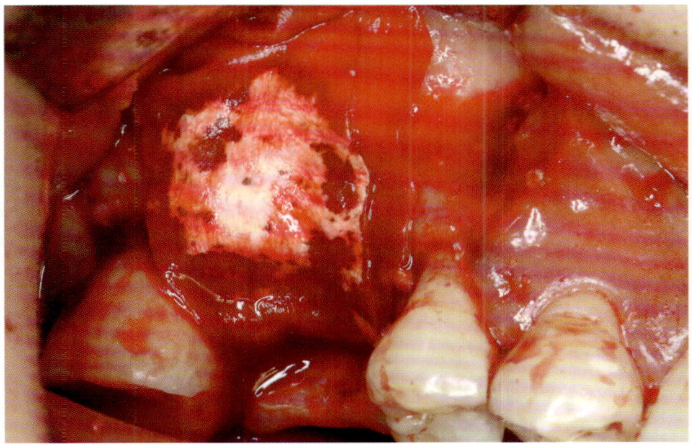

图8-12　生物屏障膜完全覆盖开窗区

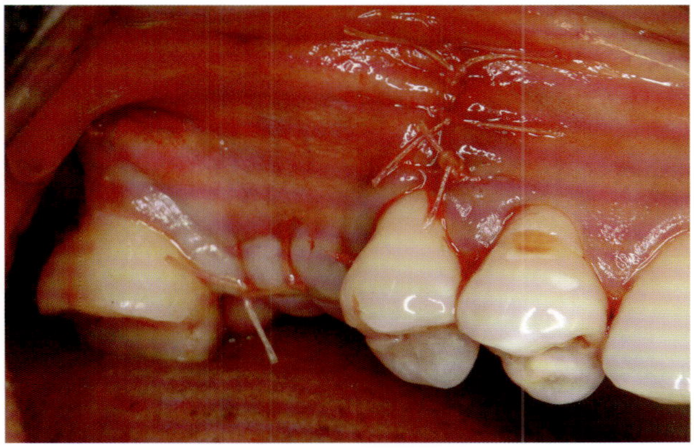

图8-13　对位严密缝合伤口

四、术后处理

（一）伤口压迫止血

术后嘱患者咬无菌纱布约1～1.5小时，压迫止血。

（二）术后用药

针对口内需氧菌和厌氧菌同时存在的情况，联合使用抗生素，可采用静脉或口服给药，时间1周。此外术后前2～3天可以使用地塞米松控制术区水肿。

（三）加强口腔护理

术后嘱患者保持良好的口腔卫生，尤其注意术区伤口卫生。

（四）局部冷敷

术后嘱患者术后24小时内局部冷敷，减少肿胀。

（五）保持鼻腔通畅

术后使用呋喃西林麻黄碱滴鼻液滴鼻，防止黏膜水肿。

（六）术后第二天复查

术后第二天复查时检查鼻腔是否有血性分泌物，口腔检查术区积血情况，如发现软组织瓣下有积血，需抽吸清除，防止因积血引起伤口感染。

（七）拆线

嘱患者术后7～10天拆线。

五、术中及术后注意事项

1．近远中附加切口设计在开窗区以外5mm。

2．开窗下缘应位于上颌窦底向上3～5mm。

3．剥离上颌窦黏膜时，上颌窦黏膜剥离器刃状面应紧贴骨面。

4．上颌窦底黏膜剥离范围应大小适中。范围过大会造成植骨材料浪费，且手术创伤增大；范围过小，则提升高度不足，影响植骨和种植效果。

5．充填植骨材料时应适量，过少无法充分提升黏膜；过量则导致黏膜张力过大，甚至导致黏膜破损，严重时会导致植骨失败。

6．术后1个月内应禁止擤鼻，以预防由此产生的窦腔内压力过大影响术区愈合。

第三节　并发症及处理

术中最常见的并发症是黏膜穿孔，还有黏膜撕裂。术后并发症包括术后术区的血肿、伤口开裂、感染和上颌窦炎。

一、上颌窦黏膜穿孔

上颌窦黏膜穿孔是术中最常见的并发症。据回顾性研究，上颌窦黏膜的穿孔率为0%～58.3%，平均为19.5%[5]。上颌窦底黏膜穿孔不处理会使植骨材料进入上颌窦腔从而导致局部的炎症和植骨材料的严重吸收[6]。

若术中发生上颌窦黏膜穿孔（图8-14），应当仔细剥离周围黏膜，防止黏膜穿孔进一步扩大甚至造成撕裂。黏膜抬起后，穿孔周围黏膜会反折起来封闭穿孔点，可选用可吸收生物屏障膜覆盖穿孔处（图8-15），并在窦底继续植入植骨材料，术后嘱患者不要擤鼻。

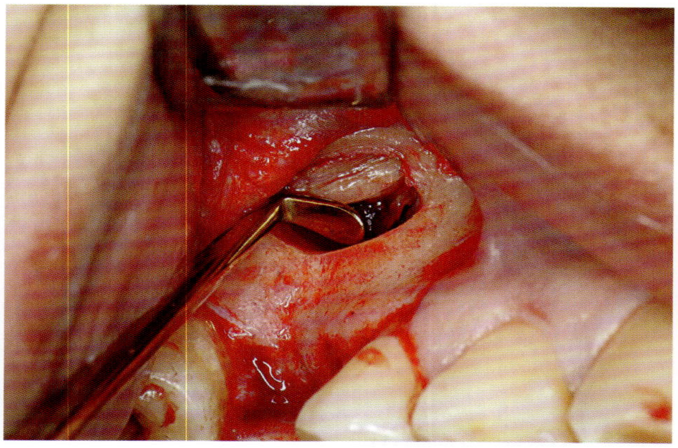

图8-14　上颌窦黏膜的穿孔

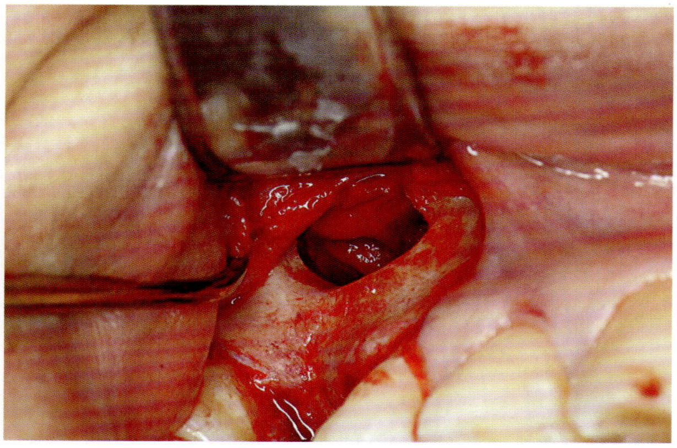

图8-15　生物屏障膜覆盖穿孔处

据文献显示上颌窦黏膜穿孔与上颌窦的解剖以及上颌窦原有的功能有关，比如上颌窦底不规则、上颌窦分隔或上颌窦慢性炎症等将增加穿孔概率[7-9]。

二、上颌窦黏膜撕裂

上颌窦黏膜剥离时一旦发生撕裂，裂开范围大于6mm时[10]，就很难完全抬起，应立即停止继续剥离上颌窦黏膜，并使其复位，关闭伤口，待愈合2～3个月后再行上颌窦底提升术。还有学者在上颌窦底黏膜发生撕裂时采用生物胶原膜包裹植骨材料等方法加以处理，但目前尚无证据证实其可靠性。

三、术后血肿、伤口开裂

由于颅面部血管广泛的吻合，以及难以对小的毛细血管进行完全止血，术后术区血肿是开窗法提升术后的常见并发症，有报道达65%[11]。对于血肿需要注意的是维持术区的清洁，并使用抗生素防止感染。

术后伤口开裂也是术后常见的并发症，Hung-Wen Lee对100例开窗法上颌植骨升术回顾性研究发现伤口开裂概率为10%，同时作者发现90%的伤口开裂病例发生在行上颌窦植骨术同时行牙槽嵴植骨时[12]。伤口开裂与手术缝合不当、伤口张力太大、感染、活动义齿压迫、对颌牙咬伤有关[13]。24～48小时内的伤口开裂可直接重新缝合，超过2天的伤口建议修整创缘后缝合，含漱氯己定并给予抗生素治疗[14-15]。

四、上颌窦感染

感染是所有外科操作的共有并发症，尽管在上颌窦植骨术后发生率较低，但还是有系统性回顾发现术后感染率达到4.7%。抗生素的使用可有效减少感染率，但是对于抗生素的使用时机还存在争议。Sharaf的一篇综述中表示不使用抗生素时感染率为0.6%～3%，术前使用抗生素时感染率为0.6～0.8%，而术前术后联合使用时为0.8%～1%，作者认为术前抗生素的使用可以有效降低感染率[16]。研究发现61.4%的失败种植体伴随着感染，感染是导致种植体失败的重要因素。当出现植骨材料的感染时，将植骨材料全部清除是有效的手段[17]。Istvan对274例上颌窦植骨术的研究中发现感染率达到2.3%，对于出现感染的个体，作者采取刮除死骨，修整残留植骨材料后局部使用多西环素，同时服用1周常规抗生素的措施。经过治疗，所有感染得到控制，同时感染区域种植体的存留率达到100%[18]。

上颌窦炎症主要症状是鼻腔充血、脓性分泌物、头痛、上颌窦鼻道出口黏膜的充血水肿和溢脓。有研究指出对于术前伴随上颌窦炎症或者鼻腔通气不畅的患者术后有更高概率发生上颌窦炎症[19]。一项前瞻性研究通过耳鼻喉专业技术检测术前可逆性上颌窦病变达38%，经过治疗后没有发现上颌窦植骨术并发症[20]。当上颌窦炎症出现时可使用抗生素和鼻腔的血管收缩喷雾剂并严密观察，当2周后仍没有缓解时可使用外科技术处理[21]。有研究表明传统的口腔入路手术和内镜技术结合治疗对上颌窦植骨术后的上颌窦炎有良好的治疗效果[22]。

第四节　解剖因素对上颌窦植骨的影响

一、上颌窦骨性分隔及处理

上颌窦内骨性分隔较常见（图8-16）。骨性分隔存在于上颌窦底，将上颌窦腔分割成多个互相连接而大小不等的腔隙，发生率约16%～58%，多位于第二前磨牙和第一磨牙区[23-24]。上颌窦分隔平均厚度约0.8mm，有时可达1.7mm，其厚度一般在窦底起始部最厚，然后向上逐渐变薄，这些分隔多为不完整分隔，同时上颌窦分隔在后牙咬合功能良好时提供了较为重要的咀嚼支柱作用[25]。上颌窦底分隔以颊腭向分隔为主要走行方向，也有呈近远中走行的个别报道。其存在对上颌窦底提升术有一定的影响，一方面影响了手术入路的选择，另一方面在分隔处的上颌窦黏膜相对难以剥离增加了黏膜穿孔的风险。对于上颌窦底分隔影响开窗时，可选择磨除开窗区骨板或设计两个窗。

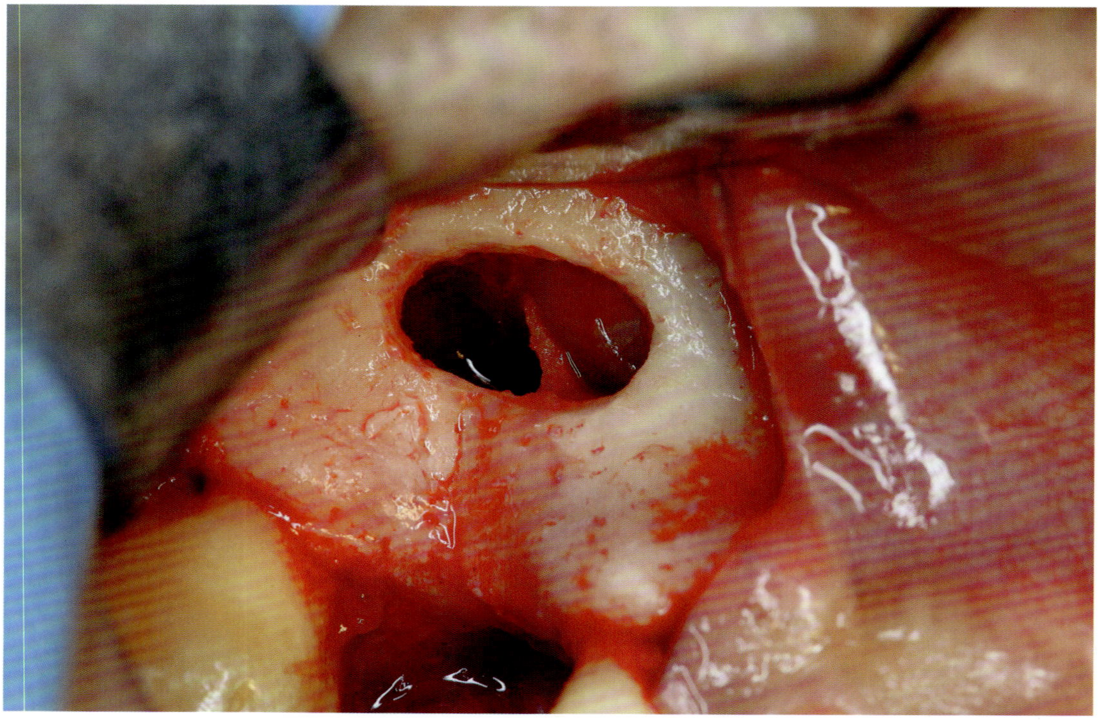

图8-16　上颌窦内骨性分隔

二、上颌窦前壁血管走行及处理

上颌窦的血液供应主要来源于上颌动脉的分支。其中，眶下动脉及其分支上牙槽前动脉供应上颌窦前外侧壁，腭大动脉的鼻外侧动脉后支供应上颌窦内侧壁，上牙槽后动脉供应上颌窦后壁。上牙槽前、后动脉在上颌窦前及后外侧壁内相互吻合[26]。通常上颌窦植骨术区周围的血供（图8-17）多是管径较小的动脉分支，提升术中的出血不必进行严格止血。也有部分直径较大的血管走行于开窗骨壁内，开窗过程中一旦血管破裂，出血不止，会影响手术视野。这时应在设计开窗区时选择性避开。如果无法避开，多数情况可以通过局部压迫和钳夹即可达到止血的目的。慎用电凝止血，以免损伤黏膜。

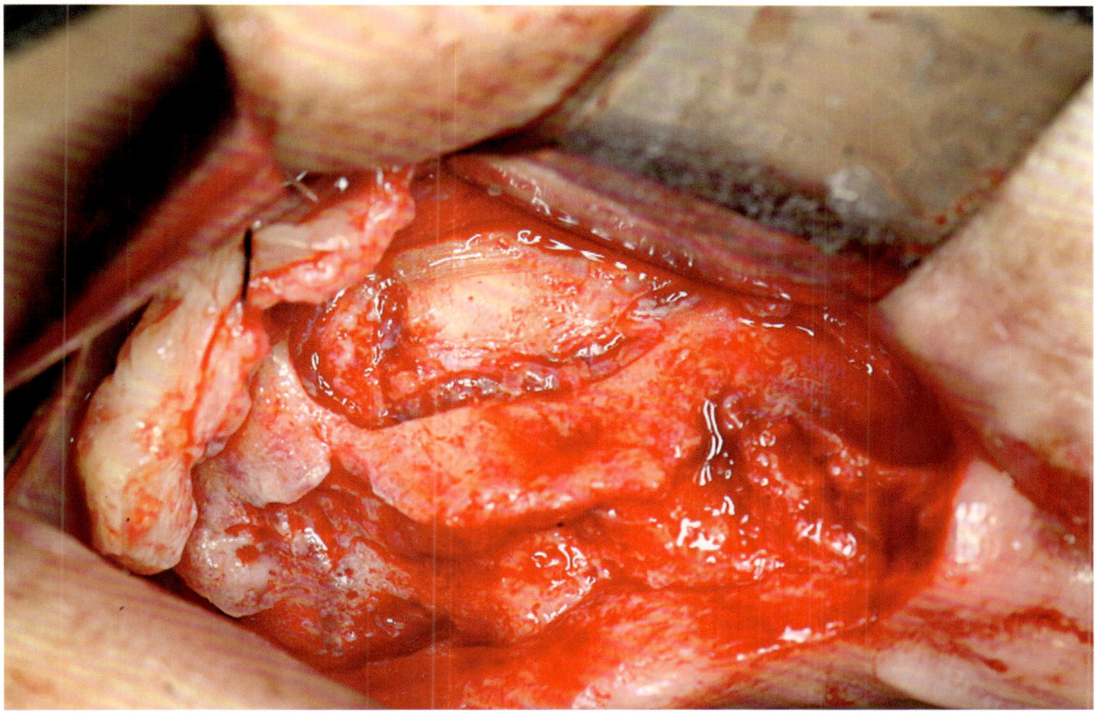

图8-17 上颌窦开窗区下缘动脉横向走行

三、上颌窦前壁骨厚度及影响

上颌窦前壁由薄层骨板构成，从框下缘延伸至牙根尖部。不同文献显示外侧壁平均骨厚度为0.95～1.71mm[27-28]。前壁是开窗法上颌窦植骨的入路。当骨壁厚度较薄时开窗选择经典的骨板翻折术式。当骨壁较厚时可选择磨除骨板法，即完整地磨除开窗区的骨板，完全显露上颌窦黏膜。

第五节　上颌窦囊肿对上颌窦植骨的影响

上颌窦囊肿也被称为上颌窦息肉性病变，根据多篇文献报道，其发病率为6%～22%，分为3种类型：黏液囊肿、潴留囊肿和假性囊肿[29-33]。黏液囊肿为真性囊肿，呈球形，具有扩张和破坏性，X线影像常常表现为上颌窦内弥散的不透光影，严重时可破坏上颌窦骨壁，是上颌窦植骨术的禁忌证。潴留囊肿是由于黏液腺导管堵塞导致，一般体积小，影像学不易发现，通常没有主观症状。假性囊肿最常见，良性，无分泌作用，无上皮衬里，没有黏液腺和导管结构，多呈局限性、边界清晰的X线不透光区。

假性囊肿病因尚不明确，发展缓慢，对周围骨壁没有影响，可自行消失。目前，关于在上颌窦植骨术中对于上颌窦假性囊肿的处理尚存在争议。国内外有学者认为，在上颌窦假性囊肿存在的情况下，应于术前或术中手术摘除假性囊肿[34-35]，不过也有部分学者认为对于中小型假性囊肿无需特殊处理，可直接行上颌窦植骨术[36-39]。

针对这一问题，作者曾开展系列临床研究，重点从三个方面研究了假性上颌窦囊肿对上颌窦植骨术的影响：①存在假性囊肿的上颌窦黏膜能否耐受提升手术？②是否影响提升区成骨效果？③提升后是否会增加术后上颌窦感染并发症？研究证实，中小型上颌窦假性囊肿并非上颌窦植骨术的禁忌证，通常无需特殊处理。

一、伴假性囊肿经牙槽突入路上颌窦植骨术临床回顾性研究[40]

收集2005年1月至2009年12月之间在第四军医大学口腔医院种植科行上颌窦植骨术区同期种植，提升区有假性囊肿者共21例，共植入23颗种植体，术中经“鼓气试验”检查未发现窦底黏膜穿孔，手术成功率为100%。

术后平均愈合时间为6.07±1.07月（5～9月），所有种植体均获得良好的骨结合，种植体早期成功率为100%。愈合期后所有种植体均已连接基台并完成最终修复，功能良好。观察窦底新骨形成情况可见：种植体根尖周完全被新骨包绕者有13例，4颗种植体根尖周大部分成骨，占81%。本组实验21例含假性囊肿病例冲顶提升术后窦底新骨形成高度与不含假性囊肿病例的122例上颌窦植骨术后窦底新骨高度差异无统计学意义。

功能负载后，19例患者参加了随访，平均随访时间为29.58±15.91月（6～52月）。19颗种植体均存留，未见松动及脱落，种植义齿均行使良好的功能，患者无明显不适，种植体累积存留率为100%。经测量，在随访期内窦底新骨高度略有降低，平均降低值为0.64±0.48mm（0.21～1.59mm）。其中，种植体近远中新骨高度降低差异无统计学意义（$P>0.05$）。观察影像资料发现，窦底新骨经历了不断吸收及改建的过程。上颌窦底区无不适，无发生上颌窦感染病例。

研究证实，假性囊肿未增加黏膜穿孔或撕裂的风险，21例患者均提升至理想高度并植入种植体，并且与不含假性囊肿的病例相比窦底新骨形成无差异。为进一步证实，作者陆续进行了上颌窦内假性囊肿相关的前瞻性研究。

二、伴假性囊肿经牙槽突入路上颌窦植骨术前瞻性临床研究[41]

研究纳入2012年1月至2015年8月之间在第四军医大学口腔医院种植科符合纳入标准、由同一术者完成的行经牙槽突入路上颌窦植骨同期种植体植入术的连续临床病例。最终录入100名患者共100侧上颌窦。术前正常上颌窦黏膜病例74例，增厚黏膜病例11例，假性囊肿病例15例。

对不同随访期黏膜厚度及假性囊肿直径的变化进行分析。完成1年随访86例：其中术前正常上颌窦黏膜病例67例，增厚黏膜8例，假性囊肿病例11例。完成两年随访51例：其中术前正常黏膜病例36例，增厚黏膜4例，假性囊肿11例。而无论是正常黏膜组还是增厚黏膜组，随访期内的上颌窦黏膜厚度与术前相比，差异均无统计学意义。不同随访期假性囊肿平均直径无明显变化，差异无统计学意义。上颌窦底成骨高度、成骨量、各组完全成骨比例组间均无差异。

三、开窗法上颌窦植骨术前瞻性临床研究[42]

纳入2011年5月至2014年12月之间在第四军医大学口腔医院种植科同一术者完成的行开窗法上颌窦植骨术后延期种植的病例。最终录入53名患者共53侧上颌窦植骨术，根据术前黏膜形态和厚度分组上颌窦中30例黏膜正常，12例黏膜增厚，11例术前存在囊肿。

骨愈合期后黏膜厚度与上颌窦植骨术前黏膜厚度无明显差异，种植体愈合期后黏膜厚度保持稳定，1年随访时黏膜厚度较上颌窦植骨术前显著降低。经过骨愈合期后，4例上颌窦内囊肿消失。1例上颌窦在提升术术前未发现囊肿，但经过骨愈合期后出现1例囊肿。对于提升术前至种植前始终存在的囊肿其近远中、颊腭、垂直向的大小没有显著变化。研究证实上颌窦植骨术对黏膜增厚和假性囊肿无不良影响。

临床研究结论与建议：无症状的中小型上颌窦假性囊肿不是上颌窦植骨术的禁忌证，其不增加上颌窦植骨术的术中、术后并发症风险，并且可以获得与黏膜正常病例相似的提升高度和成骨效果，但手术操作需更加谨慎。

第六节　上颌窦开窗区伴牙槽嵴水平骨量不足的处理方法

上颌窦区重度牙槽嵴萎缩，常常伴有宽度不足的问题。在采用开窗法上颌窦植骨增加垂直骨高度的同时，牙槽嵴水平骨增量也是摆在我们面前的一项治疗任务。临床常用的技术方法，包括自体块状骨移植术（Onlay）、钛网植骨技术或引导性骨再生（guided bone regeneration, GBR）技术。

一、上颌窦开窗植骨联合Onlay植骨水平骨增量

在伴有水平骨量缺损时，开窗植骨联合Onlay植骨可以取得较好的效果。Onlay植骨取骨供区分为口内供区和口外供区。口内入路取骨时手术入路简单，瘢痕不明显，且较口外取骨并发症更少，是Onlay植骨取骨的优先选择。骨块可从下颌颏部、下颌升支或上颌结节处取得。但Onlay植骨需开辟取骨术区，手术操作难度增大，且增加了并发症发生的可能性。

二、上颌窦开窗植骨联合钛网技术水平骨增量

上颌窦区重度牙槽嵴萎缩伴有宽度骨量不足，牙槽骨水平向骨缺损多呈现为一壁支撑型，属不利型骨缺损，采用钛网加强植骨区和植骨材料的稳定性，可以有效保证成骨效果。但是，钛网技术存在诸如技术敏感性较高、操作难度大、钛网暴露等并发症发生率较高、钛网需二期取出等不利方面，因此建议具有丰富外科经验的医生谨慎选用。

三、上颌窦开窗植骨联合引导性骨再生技术水平骨增量

对于牙槽嵴不利型骨缺损，常规引导骨再生植骨技术因不能保证植骨区良好的稳定性，而不被作为一种可靠的骨增量技术方案。然而，作者在临床实践中发现，在行开窗法上颌窦底提升时，采用引导性骨再生（GBR）技术进行颊侧水平向植骨治疗可以获得良好的成骨效果，大大降低了治疗难度和手术创伤（图8-18 ~ 8-23）。

针对这一临床发现，作者团队开展一列临床研究。纳入2011年5月至2015年2月在第四军医大学口腔医院种植科就诊行开窗法上颌窦植骨术后延期种植由同一术者完成的病例共65名患者，其中19例在上颌窦植骨术中同时使用脱蛋白牛骨矿物质（Deproteinized Bovine Bone Mineral，DBBM）行GBR恢复牙槽嵴宽度，术后牙槽嵴平均植骨增宽3.14 ± 1.07mm。15例行GBR恢复牙槽嵴宽度的患者已完成种植体植入，在种植体植入术前测量牙槽嵴较植骨术前平均增宽2.49 ± 1.25mm。

基于目前已取得的临床研究证据证明，对于上颌骨开窗区伴牙槽突水平骨量不足的患者，在开窗植骨同时采用单纯GBR植骨恢复水平骨量可以达到较好的效果，但此方法仍需更多大样本、长时间随访的临床研究进一步证实。

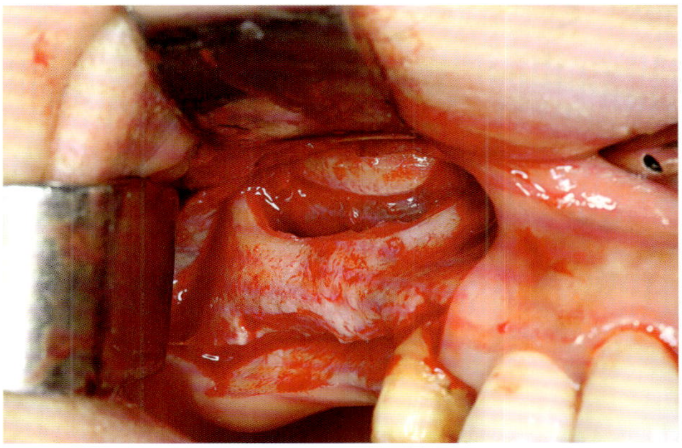

图8-18　对于开窗区伴牙槽突水平骨量不足的患者进行开窗

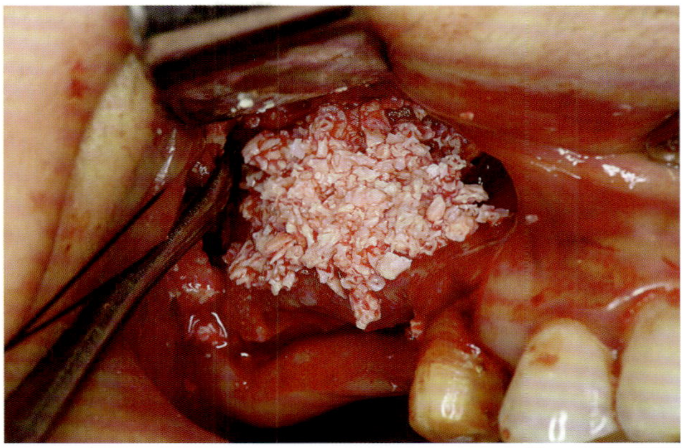

图8-19　开窗植骨同时采用单纯GBR植骨恢复水平骨量

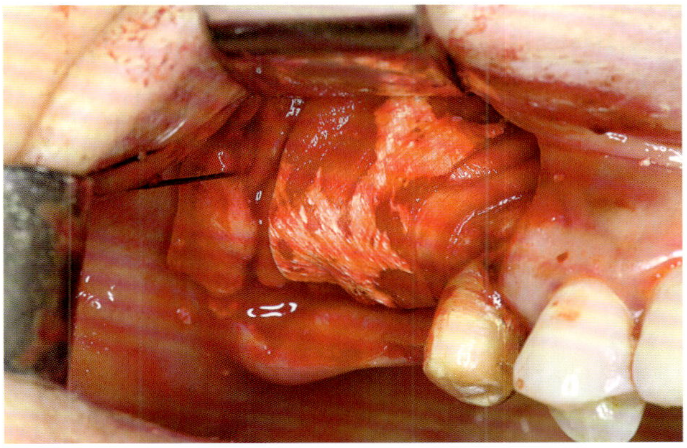

图8-20　植骨后使用生物屏障膜覆盖

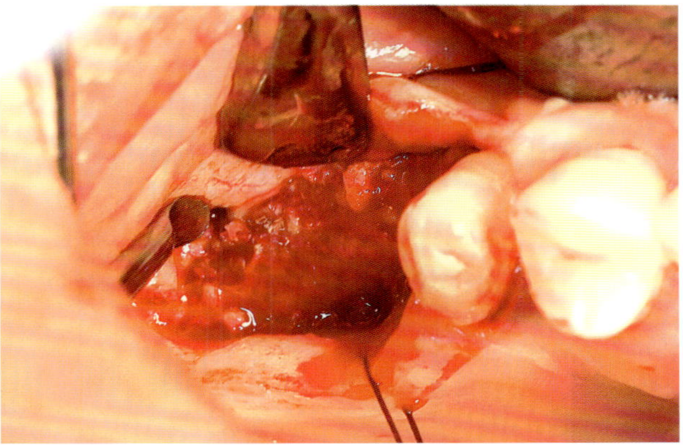

图8-21　开窗植骨同时采用单纯GBR植骨恢复水平骨量手术5个月后，翻瓣可见水平骨量恢复较为理想

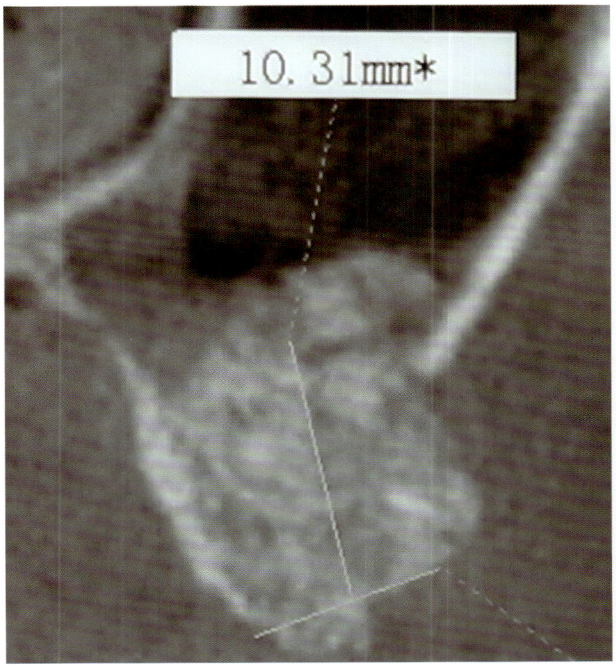

图8-22　开窗植骨同时采用单纯GBR植骨恢复水平骨量术后CBCT

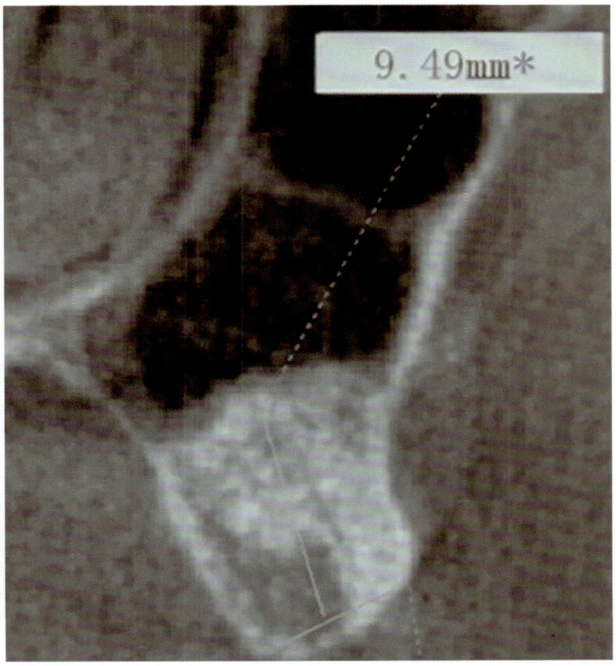

图8-23　植骨手术5个月后CBCT显示：除开窗部位垂直高度得到恢复外，采用单纯GBR植骨恢复水平骨量也达到了较好的效果

第七节　上颌窦植骨材料选择与延期种植时机

上颌窦植骨术中理想的植骨材料应兼具良好的成骨能力和新生骨稳定性，新生骨能够与种植体发生良好的骨结合，并为其提供可靠的力学支撑。

一、植骨材料选择

自体骨具有良好的骨形成性、骨诱导性以及骨传导性，长期以来被认为是一种理想的植骨材料。但是，选用自体骨不可避免地增加了手术痛苦和供骨区术后并发症发生率，因此多种不同种类植骨材料也被应用于上颌窦植骨术，包括异体骨、异种骨和异质骨。

（一）自体骨

自体骨由于其具有骨细胞生存能力及潜在的骨生成能力曾被视为上颌窦植骨术植骨材料的理想选择。自体骨移植物包含多种细胞成分，包括成骨细胞、未分化的骨髓基质干细胞等，这些细胞成分参与了植骨区骨改建和新骨形成[43]。另外，其中所含的骨形成蛋白使得周围骨组织的成骨细胞向植骨区迁移。自体骨还包含成骨所需生长因子[44]。自体骨移植物可从口内或是口外获取。口内常见取骨位置包括颏部、下颌升支及上颌结节。口外常见取骨位置包括髂嵴、腓骨和颅骨等。

然而选用自体骨就意味着不可避免地增加患者取骨的痛苦[45]。另外，选取自体骨作为移植物会增加产生并发症的可能。如在口内取骨，可能损伤颏神经或下牙槽神经，导致局部麻木、疼痛；可能导致局部面型改变、下前牙牙髓坏死；还有可能引起下颌升支骨折[42-43]。如在口外取骨，则可能引起供区的血肿、疝气、活动受限等，对于颅骨供区还有报道小范围斑秃的发生[44]。

也有研究人员认为完全植入自体骨效果不佳，种植体长期存留率较低，长期观察表明植骨体积最终会吸收，上颌窦腔会持续气化[49-50]。另外，早年曾有人选用口外来源的自体骨块进行上颌窦植骨，移植物会快速吸收，这种方法已经被淘汰[51]。

为减少患者由取骨而造成的并发症，部分或全部自体骨可由各种成骨良好、种植体存留率较高的骨替代物所取代。当较大的上颌窦完全植入自体骨时，需要自体骨的量较大。单独使用骨替代物或是联合自体骨使用可显著减少取骨量。在过去的几年中，各种同种异体骨替代材料、异种骨替代材料以及人工骨替代材料，例如脱蛋白牛骨矿物质（DBBM）、脱矿冻干异体骨、生物反应玻璃、羟基磷灰石以及磷酸三钙等，单独或是与自体骨联合应用植入上颌窦底。这些植骨材料可以促进骨愈合并阻止上颌窦腔的再次气化，而各种材料的愈合过程相似。

（二）同种异体骨

异体移植材料在理论上仍存在传播疾病的风险，但是一系列对异体骨材料的处理，包括冷冻、脱矿和冻干，可将异体骨传播疾病的风险降到最低。目前为止，也并未见关于异体骨组织传播疾病的报道[5,52]。脱矿后，人源性的成骨所需蛋白质仍然可以发挥骨诱导作用。脱矿冻干异体骨在愈合期并不吸收，因此使得新骨快速形成成为可能，然而这种新骨的物理性能较差，在较强应力作用下可导致新骨快速吸收。因此若将脱矿冻干异体骨植入承重区，例如上颌窦底区或是牙槽嵴，在骨愈合完成前植骨材料可能会被完全吸收[53]。

（三）异种骨

此种植骨材料的代表是脱蛋白牛骨矿物质（DBBM），它与天然骨组织羟基磷灰石结构类似因而具有良好的生物相容性，是现如今在临床上应用最为广泛的一类植骨材料。

DBBM具有高度的多孔性，能持续地为成骨细胞提供具有骨传导性的支架。研究表明DBBM植入4年后X线显示骨吸收不足0.5～1mm。因此DBBM也是一种良好的上颌窦植骨材料[54]。

向DBBM中添加用量相对较少的自体骨，使其具有骨形成性及骨诱导性，这种方式使得植骨材料具有多样性，并减轻供区的创伤、诱导新骨形成。另外，DBBM是由直径约10nm、钙含量较少的碳酸磷灰石晶体构成，它在人体内吸收十分缓慢，弥补了自体骨吸收较快的缺陷[46]。现有的临床研究采用DBBM和自体骨混合物，综合了自体骨的骨生成性、骨诱导性以及DBBM的骨传导性，以各种比例混合植入上颌窦底，来提高成骨的数量和质量[55-58]。

有研究表明向植骨材料中增加自体骨可以促进愈合周期，与其骨生成性与骨诱导性相关。不同阶段、不同研究从组织学、组形态计量学及影像学方面评价上颌窦植骨术使用不同比例的自体骨混合DBBM[59]。不同临床研究中，上颌窦底分别植入自体骨混合DBBM和纯DBBM，新骨形成率分别为18%～48%（4～10个月骨愈合期）和8%～53%（4～20个月骨愈合期）[60-65]。不同研究得出结果不同，源于两种植骨材料比例不同、骨愈合时间不同或者是组织学切片的厚度不同。在两项的独立研究中，Dimonte通过核素骨扫描的手段分别评价了90% DBBM混合10%自体骨以及自体来源的纤维蛋白胶和DBBM混合自体来源的纤维蛋白胶，结果显示骨愈合1～4个月内成骨活动最为活跃[66-67]。Pikdöken的临床研究显示使用核素骨扫描和组织形态计量学方法评价DBBM混合自体骨和DBBM两种植骨材料植入上颌窦底愈合4个月后，新骨形成率无统计学差别[68]。

Hallman的一项临床随机对照试验结果显示DBBM和自体骨以4∶1的比例混合后植入经提升的上颌窦底，骨愈合6个月后新骨形成率为（40±8）%；而完全植入DBBM骨愈合8.5个月后，新骨形成率为（42±26.6）%[64]。Jensen通过对35项关于开窗法上颌窦底提升术单纯植入DBBM还是混合自体骨植入窦底的研究进行了系统性回顾，认为开窗法上颌窦植骨术使用DBBM是否需要混合自体骨仍无法给出定论，尽管两种方法在种植体长期存留率和修复体长期存留率上无显著差别，但是缺少对这两种方法比较的长期临床试验，缺乏长期影像学证据[69]。

（四）异质骨

在过去的几十年里，多种异质骨材料越来越多地应用于临床，包括磷酸三钙、羟基磷灰石和生物活性玻璃等。

磷酸三钙是一种天然陶瓷，并不存在异种移植物传播疾病的风险。这种植骨材料可以被人体完全吸收，植入体内后24个月骨缺损内可产生成熟骨组织，并最终由新生骨组织取代[70]。Zerbo的研究表明磷酸三钙的粒度在1000～2000μm之间，孔隙率为45%～50%，具有良好的骨传导性和生物相容性[71]。

生物活性玻璃，作为构建组织工程骨非常有潜力的生物材料，可以与骨组织发生直接化学反应。当将其粒度控制在300～350μm时，生物活性玻璃有良好的骨传导性[72]，每一个颗粒均可作为一个微型骨再生容器。

无论是天然还是人工合成的羟基磷灰石，其晶体结构均与皮质骨相似，是一种具有良好骨传导性的生物材料[73]。羟基磷灰石晶体的降解速度较慢，由巨噬细胞和多核巨细胞吞噬分解，降解速度与晶体的孔隙率有关。与生物活性玻璃相似，使用羟基磷灰石植入上颌窦底，新骨形成率也会有一定的降低。

其他应用于临床的人工植骨材料还包括双磷酸钙、生物反应陶瓷等。这些材料或单独作为骨移植物植入上颌窦底，或是混合自体血、富集血小板血浆以及骨髓基质干细胞等植入窦底，也都取得了良好的临床效果。

二、延期种植时机

在行开窗法上颌窦植骨术时，如果上颌窦底剩余骨高度严重不足（小于4mm），种植体难以获得良好初期稳定性，则需要选择在上颌窦植骨术后延期植入种植体。

根据既往的文献综述，多数文献表明延期种植时机为上颌窦底提升术后5～6个月[5,74]。还有一些临床研究也得出了相同的结论。Hanisch通过前瞻性的组织学研究发现，在植入DBBM和脱矿冻干骨混合物时，骨愈合期分别在6、8、10和12个月的新骨形成率无统计学差异[75]，因此认为延期种植时机为开窗植骨后6个月是合适的。Merkx通过对既往临床报道分析认为骨愈合期在3～4个月时骨量已经充足，由于延期植入种植体后还需4～6个月的愈合期，6个月的骨愈合期对于各种材料的延期种植均合适[60]。

还有一些学者的研究对此得出了不同的结论，认为需要适当增加延期种植时间。Balshi认为将DBBM与自体骨按1：1比例混合植入上颌窦底，延期种植时机则应为6～8个月[76]。在Mardinger的长期临床回顾性研究中，对于窦嵴距不足4mm的上颌后牙区，将DBBM作为唯一植骨材料，愈合期为5～11个月，平均骨愈合期6.6个月，种植体生存率为95.1%[77]。Peleg研究结果相似，窦嵴距为1～2mm的缺牙患者经过6～10个月的骨愈合期，种植体存留率为94.6%[78]。Jensen认为骨愈合时间取决于更多的因素，比如患者的年龄、窦嵴距、骨质疏松、植骨材料的类型、窦底黏膜是否穿孔、是否吸烟、饮酒、是否患有糖尿病以及是否进行化疗等等[2,9-80]。

上述研究中使用的植骨材料为DBBM与自体骨混合物时，建议延期种植时间为上颌窦植骨术后5～6个月或者更长；部分研究对于植骨材料为单纯DBBM时延期种植时间建议为8～10个月，因为DBBM能持续提供骨传导性的支架，但并无骨诱导性，认为植骨材料为单纯DBBM时植骨愈合时间更长。但对于单纯使用DBBM作为上颌窦植骨术的植骨材料延期种植时，是否有必要延长骨组织愈合时间至8～10个月才能确保种植体植入的稳定性，目前存在争议。

作者针对这一问题也进行了系列临床研究。研究纳入2011年7月至2012年6月到第四军医大学口腔医院种植科就诊行开窗法上颌窦植骨术的19名患者20例上颌窦。通过计算机进行随机分组，对照组骨愈合时间为8个月，实验组为5个月。植骨材料均为单纯DBBM，粒径为1.00～2.00mm。在本临床研究中，采用随机对照的方法，从组织学、显微影像学、种植稳定性以及植骨体积三维变化等角度全面评价骨愈合时间缩短至5个月对单纯DBBM作为延期种植的开窗法上颌窦植骨材料治疗效果的影响。由Micro-CT测量两组的骨组织再生情况，两组样本中均可见大量新骨形成。新生骨组织与Bio-Oss骨粉颗粒结合紧密。两组无统计学差异。5个月组和8个月组的样本均进行了组织学观察分析，可见两组在组织学上的差异并不明显。新生骨组织表现为较为前端排列类骨质的纤细的骨小梁。类骨质最前端排列数量相当的成骨细胞。所有切片中均未见炎性细胞。两组新生骨组织在成熟度上并无明显差别。植入的36枚种植体均使用共振频率分析测量种植体稳定性。在种植体植入即刻，种植体稳定性无统计学差异，随着时间的变化，种植体的稳定性变化趋势相同。

研究结果提示缩短骨愈合时间至5个月并不影响成骨数量但会轻微影响成骨质量，而植骨高度以及植骨体积此时相对稳定，种植稳定性并无降低。一些学者的研究也得出了相同的结论。Danesh-Sani[81]对2015年10月之前发表的136篇上颌窦底提升术相关文献的系统综述和meta分析中得出了相似的结论：在上颌窦植骨术中，通过组织形态学的分析发现，在平均6.22个月和10.36个月愈合时间后，使用骨替代材料时新骨形成量无显著差异。Wang[82]的随机对照研究也得出相似的结论，单纯使用DBBM作为植骨材料延期种植时机为5个月、8个月、11个月时，种植体负载一年后无明显差异。

因此，根据我们的实验结果和文献分析，建议临床医生在剩余牙槽嵴高度不足4mm时采用开窗法上颌窦植骨术需延期种植时，采用单纯DBBM作为窦底植骨材料，延期种植时机缩短至5～6个月，可获得较为满意的临床效果。

参考文献

[1] Boyne P J, James R A. Grafting of the maxillary sinus floor with autogenous marrow and bone. J Oral Surg, 1980, 38(8): 613-616.

[2] Jensen OT, Shulman LB, Block MS, et al. Report of the Sinus Consensus Conference of 1996. Int J Oral Maxillofac Implants, 1998, 13 Suppl: 11-45.

[3] Bernardello F, Righi D, Cosci F, et al. Crestal sinus lift with sequential drills and simultaneous implant placement in sites with <5 mm of native bone: a multicenter retrospective study. Implant Dent, 2011, 20(6): 439-444.

[4] 刘宝林．口腔种植学．北京：人民卫生出版社，2011.

[5] Nkenke E, Stelzle F. Clinical outcomes of sinus floor augmentation for implant placement using autogenous bone or bone substitutes: a systematic review. Clin Oral Implants Res, 2009, 20 Suppl 4: 124-133.

[6] Proussaefs P, Lozada J, Kim J, et al. Repair of the perforated sinus membrane with a resorbable collagen membrane: a human study. Int J Oral Maxillofac Implants, 2004, 19(3): 413-420.

[7] Schwartz AD, Herzberg R, Dolev E. The prevalence of surgical complications of the sinus graft procedure and their impact on implant survival. J Periodontol, 2004, 75(4): 511-516.

[8] Shlomi B, Horowitz I, Kahn A, et al. The effect of sinus membrane perforation and repair with Lambone on the outcome of maxillary sinus floor augmentation: a radiographic assessment. Int J Oral Maxillofac Implants, 2004, 19(4): 559-562.

[9] van den Bergh J P, Ten B C, Disch F J, et al. Anatomical aspects of sinus floor elevations. Clin Oral Implants Res, 2000, 11(3): 256-265.

[10] Carl Misch. Contemporary Implant Dentistry.3rd ed. New York: Elsevier, 2007.

[11] Levin L, Herzberg R, Dolev E, et al. Smoking and complications of onlay bone grafts and sinus lift operations. Int J Oral Maxillofac Implants, 2004, 19(3): 369-373.

[12] Lee H W, Lin W S, Morton D. A retrospective study of complications associated with 100 consecutive maxillary sinus augmentations via the lateral window approach. Int J Oral Maxillofac Implants, 2013, 28(3): 860-868.

[13] Jovanovic S A, Spiekermann H, Richter E J. Bone regeneration around titanium dental implants in dehisced defect sites: a clinical study. Int J Oral Maxillofac Implants, 1992, 7(2): 233-245.

[14] Sadig W, Almas K. Risk factors and management of dehiscent wounds in implant dentistry. Implant Dent, 2004, 13(2): 140-147.

[15] Greenstein G, Cavallaro J, Romanos G, et al. Clinical recommendations for avoiding and managing surgical complications associated with implant dentistry: a review. J Periodontol, 2008, 79(8): 1317-1329.

[16] Sharaf B, Jandali-Rifai M, Susarla S M, et al. Do perioperative antibiotics decrease implant failure? J

Oral Maxillofac Surg, 2011, 69(9): 2345-2350.

[17] Peleg M, Mazor Z, Garg A K. Augmentation grafting of the maxillary sinus and simultaneous implant placement in patients with 3 to 5 mm of residual alveolar bone height. Int J Oral Maxillofac Implants, 1999, 14(4): 549-556.

[18] Urban I A, Nagursky H, Church C, et al. Incidence, diagnosis, and treatment of sinus graft infection after sinus floor elevation: a clinical study. Int J Oral Maxillofac Implants, 2012, 27(2): 449-457.

[19] Timmenga N M, Raghoebar G M, Boering G, et al. Maxillary sinus function after sinus lifts for the insertion of dental implants. J Oral Maxillofac Surg, 1997, 55(9): 936-939, 940.

[20] Torretta S, Mantovani M, Testori T, et al. Importance of ENT assessment in stratifying candidates for sinus floor elevation: a prospective clinical study. Clin Oral Implants Res, 2013, 24 Suppl A100: 57-62.

[21] Timmenga N M, Raghoebar G M, van Weissenbruch R, et al. Maxillary sinusitis after augmentation of the maxillary sinus floor: a report of 2 cases. J Oral Maxillofac Surg, 2001, 59(2): 200-204.

[22] Chiapasco M, Felisati G, Zaniboni M, et al. The treatment of sinusitis following maxillary sinus grafting with the association of functional endoscopic sinus surgery (FESS) and an intra-oral approach. Clin Oral Implants Res, 2013, 24(6): 623-629.

[23] van den Bergh, JP, ten Bruggenkate, CM, Disch FJ, et al. Anatomical aspects of sinus floor elevations. Clin Oral Implants Res, 2000, 11(3): 256-265.

[24] Ulm CW, Solar P, Krennmair G, et al. Incidence and suggested surgical management of septa in sinus-lift procedures. Int J Oral Maxillofac Implants, 1995, 10: 462-465.

[25] Krennmair G, Ulm C, Lugmayr H. Maxillary sinus septa: incidence, morphology and clinical implications. J Craniomaxillofac Surg, 1997, 25: 261-265.

[26] Solar P, Geyerhofer U, Traxler H, et al. Blood supply to the maxillary sinus relevant to sinus floor elevation procedures. Clin Oral Implants Res, 1999, 10: 34-44.

[27] Monje A, Catena A, Monje F, et al. Maxillary sinus lateral wall thickness and morphologic patterns in the atrophic posterior maxilla. J Periodontol, 2014, 85(5): 676-682.

[28] Amir K, Seyede MN, Farida A, et al. Radiographic assessment of maxillary sinus lateral wall thickness in edentulous posterior maxilla. Electron Physician, 2017, 9(12): 5948–5953.

[29] Soikkonen K, Ainamo A. Radiographic maxillary sinus findings in the elderly. Oral Surg Oral Med Oral Pathol Oral Radiol Endod, 1995, 80(4): 487-491.

[30] Mathew A L, Pai K M, Sholapurkar A A. Maxillary sinus findings in the elderly: a panoramic radiographic study. J Contemp Dent Pract, 2009, 10(6):E41-E48.

[31] Gardner D G. Pseudocysts and retention cysts of the maxillary sinus. Oral Surg Oral Med Oral Pathol, 1984, 58(5): 561-567.

[32] Kara I M, Kucuk D, Polat S. Experience of maxillary sinus floor augmentation in the presence of antral pseudocysts. J Oral Maxillofac Surg, 2010, 68(7): 1646-1650.

[33] Feng Y, Tang Y, Liu Y, et al. Maxillary sinus floor elevation using the osteotome technique in the presence of antral pseudocysts: a retrospective study with an average follow-up of 27 months. Int J Oral Maxillofac Implants, 2014, 29(2): 408-413.

[34] Kara I M, Kucuk D, Polat S. Experience of maxillary sinus floor augmentation in the presence of antral pseudocysts. J Oral Maxillofac Surg, 2010, 68(7): 1646-1650.

[35] Tang Z H, Wu M J, Xu W H. Implants placed simultaneously with maxillary sinus floor augmentations in the presence of antral pseudocysts: a case report. Int J Oral Maxillofac Surg, 2011, 40(9): 998-1001.

[36] Baykul T, Findik Y. Maxillary sinus perforation with presence of an antral pseudocyst, repaired with platelet rich fibrin. Ann Maxillofac Surg, 2014, 4(2): 205-207.

[37] Lin Y, Hu X, Metzmacher A R, et al. Maxillary sinus augmentation following removal of a maxillary sinus pseudocyst after a shortened healing period. J Oral Maxillofac Surg, 2010, 68(11): 2856-2860.

[38] Chan H L, Wang H L. Sinus pathology and anatomy in relation to complications in lateral window sinus augmentation. Implant Dent, 2011, 20(6): 406-412.

[39] Chiapasco M, Palombo D. Sinus grafting and simultaneous removal of large antral pseudocysts of the maxillary sinus with a micro-invasive intraoral access. Int J Oral Maxillofac Surg, 2015, 44(12): 1499-1505.

[40] Feng Y, Tang YL, Liu Y, et al.Maxillary sinus floor elevation using the osteotome technique in the presence of antral pseudocysts: A retrospective study with an average follow-up of 27 months. Int J Oral Max Imp, 2014, 29(2): 408-413.

[41] Qin L， Lin SX, Guo ZZ,et al. Influences of Schneiderian membrane conditions on the early outcomes of osteotome sinus floor elevation technique: a prospective cohort study in the healing period. Clin Oral Impl Res, 2017, 28(9): 1074-1081.

[42] Guo ZZ, Liu Y, Qin L, et al. Longitudinal response of membrane thickness and ostium patency following sinus floor elevation: a prospective cohort study. Clin Oral Impl Res. 2016, 27(6): 724-729.

[43] Hallman M, ThorA. Bone substitutes and growth factors as an alternative/complement to autogenous bone for grafting in implant dentistry. Periodontol 2000, 2008, 47: 172-192.

[44] Galindo-Moreno P, Avila G, Fernández-Barbero JE, et al. Clinical and histologic comparison of two different composite grafts for sinus augmentation: a pilot clinical trial. Clin Oral Implants Res, 2008, 19(8): 755-759.

[45] Raghoebar GM, Batenburg RH, Timmenga NM, et al. Morbidity and complications of bone grafting of the floor of the maxillary sinus for the placement of endosseous implants. Mund Kiefer Gesichtschir, 1999, 3 Suppl 1: S65-69.

[46] Pablo GM, Gustavo A, Juan FB, et al. Evaluation of sinus floor elevation using a composite bone graft mixture. Clin Oral Implants Res, 2007, 18(3): 376-382.

[47] Kalk WW, Raghoebar GM, Jansma J,et al. Morbidity from iliac crest bone harvesting. J Oral Maxillofac Surg, 1996, 54(12): 1424-1429; discussion 1430.

[48] Iturriaga, MT, RuizCC. Maxillary sinus reconstruction with calvarium bone grafts and endosseous implants. J Oral Maxillofac Surg, 2004, 62(3): 344.

[49] Barone A, Santini S, Sbordone L, et al. A clinical study of the outcomes and complications associated with maxillary sinus augmentation. Int J Oral Maxillofac Implants, 2006, 21(1): 81-85.

[50] Boeck-Neto RJ, Gabrielli MF, Lia R, et al. Histomorphometrical analysis of bone formed after maxillary sinus floor augmentation by grafting with a combination of autogenous bone and demineralized freeze-dried bone allograft or hydroxyapatite. J Periodontol, 2002, 73(3): 266-270.

[51] Block MS, KentJN. Sinus augmentation for dental implants: the use of autogenous bone. J Oral Maxillofac Surg, 1997. 55(11): 1281-1286.

[52] Rickert D, Slater JJ, Meijer HJ, et al. Maxillary sinus lift with solely autogenous bone compared to a combination of autogenous bone and growth factors or (solely) bone substitutes. A systematic review. Int J Oral Maxillofac Surg, 2012, 41(2): 160-167.

[53] Masters LB, MellonigJT, Brunsvold MA, et al. A clinical evaluation of demineralized freeze-dried bone allograft in combination with tetracycline in the treatment of periodontal osseous defects. J Periodontol, 1996, 67(8): 770-781.

[54] Aichelmann-Reidy ME, Yukna RA.Bone replacement grafts. The bone substitutes. Dent Clin North Am, 1998, 42(3): 491-503.

[55] Hallman M, LundgrenS, SennerbyL. Histologic analysis of clinical biopsies taken 6 months and 3 years after maxillary sinus floor augmentation with 80% bovine hydroxyapatite and 20% autogenous bone mixed with fibrin glue. Clin Implant Dent Relat Res, 2001, 3(2): 87-96.

[56] Yildirim, M,Spiekermann H, Handt S, et al., Maxillary sinus augmentation with the xenograft Bio-Oss and autogenous intraoral bone for qualitative improvement of the implant site: a histologic and histomorphometric clinical study in humans. Int J Oral Maxillofac Implants, 2001, 16(1): 23-33.

[57] Tadjoedin ES, de Lange GL, Bronckers AL,et al. Deproteinized cancellous bovine bone (Bio-Oss) as bone substitute for sinus floor elevation. A retrospective, histomorphometrical study of five cases. J Clin Periodontol, 2003, 30(3): 261-270.

[58] Froum SJ, Tarnow DP, Wallace SS, et al. Sinus floor elevation using anorganic bovine bone matrix (OsteoGraf/N) with and without autogenous bone: a clinical, histologic, radiographic, and histomorphometric analysis--Part 2 of an ongoing prospective study. Int J Periodontics Restorative Dent, 1998, 18(6): 528-543.

[59] Merkx MA, Maltha JC, Stoelinga PJ. Assessment of the value of anorganic bone additives in sinus floor augmentation: a review of clinical reports. Int J Oral Maxillofac Surg, 2003, 32(1): 1-6.

[60] Kim YK,Yun PY, Kim SG, et al. Analysis of the healing process in sinus bone grafting using various grafting materials. Oral Surg Oral Med Oral Pathol Oral Radiol Endod, 2009, 107(2): 204-211.

[61] Traini T, DegidiM, Sammons R, et al. Histologic and elemental microanalytical study of anorganic bovine bone substitution following sinus floor augmentation in humans. J Periodontol, 2008, 79(7): 1232-1240.

[62] de Vicente JC,Gonzalo HV, Pelayo BA, et al. Maxillary sinus augmentation with autologous bone harvested from the lateral maxillary wall combined with bovine-derived hydroxyapatite: clinical and histologic observations. Clin Oral Implants Res, 2010, 21(4): 430-438.

[63] Ozyuvaci H, Bilgic B, Firatli E. Radiologic and histomorphometric evaluation of maxillary sinus grafting with alloplastic graft materials. J Periodontol, 2003, 74(6): 909-915.

[64] Hallman M, Cederlund A, Lindskog S, et al. A clinical histologic study of bovine hydroxyapatite in combination with autogenous bone and fibrin glue for maxillary sinus floor augmentation. Results after 6 to 8 months of healing. Clin Oral Implants Res, 2001, 12(2): 135-143.

[65] Yildirim M,Spiekermann H, Biesterfeld S, et al. Maxillary sinus augmentation using xenogenic bone substitute material Bio-Oss in combination with venous blood. A histologic and histomorphometric study in humans. Clin Oral Implants Res, 2000, 11(3): 217-229.

[66] Dimonte M,Inchingolo F, Dipalma G, et al. Maxillary sinus lift in conjunction with endosseous implants. A long-term follow-up scintigraphic study. Minerva Stomatol, 2002, 51(5): 161-165.

[67] Dimonte M, Inchingolo F, Minonne A, et al. Radionuclide imaging in oral implantations. Personal experience in maxillary sinus elevation. Radiol Med, 2000, 100(5): 332-336.

[68] Pikdöken L, Gürbüzer B, Küçükodacı Z, et al. Scintigraphic, histologic, and histomorphometric analyses of bovine bone mineral and autogenous bone mixture in sinus floor augmentation: a randomized controlled trial--results after 4 months of healing. J Oral Maxillofac Surg, 2011, 69(1): 160-169.

[69] Jensen T, Schou S, Stavropoulos A, et al. Maxillary sinus floor augmentation with Bio-Oss or Bio-Oss mixed with autogenous bone as graft: a systematic review. Clin Oral Implants Res, 2012, 23(3): 263-273.

[70] Artzi Z, Weinreb M, Givol N, et al. Biomaterial resorption rate and healing site morphology of inorganic bovine bone and beta-tricalcium phosphate in the canine: a 24-month longitudinal histologic study and morphometric analysis. Int J Oral Maxillofac Implants, 2004, 19(3): 357-368.

[71] Zerbo IR,Zerbo IR, Zijderveld SA, et al. Histomorphometry of human sinus floor augmentation using a porous beta-tricalcium phosphate: a prospective study. Clin Oral Implants Res, 2004, 15(6): 724-732.

[72] Tadjoedin ES, Gert LD, Lyaruu DM, et al. High concentrations of bioactive glass material (BioGran) vs. autogenous bone for sinus floor elevation. Clin Oral Implants Res, 2002, 13(4): 428-436.

[73] Desjardins RP. Hydroxyapatite for alveolar ridge augmentation: indications and problems. J Prosthet Dent, 1985, 54(3): 374-383.

[74] Oliver H, Jaime LL, Ralph EH, et al. Maxillary sinus augmentation prior to placement of endosseous implants: A histomorphometric analysis. Int J Oral Maxillofac Implants, 1999, 14(3): 329-336.

[75] Pjetursson BE,W Tan WC, ZwahlenM, et al. A systematic review of the success of sinus floor elevation and survival of implants inserted in combination with sinus floor elevation. J Clin Periodontol, 2008. 35(8 Suppl): 216-240.

[76] Landorf KB, Radford JA, Keenan AM, et al. Effectiveness of low-Dye taping for the short-term treatment of plantar heel pain: a randomised trial. BMC Musculoskelet Disord, 2006, 7: 64.

[77] Mardinger O, NissanJ, Chaushu G. Sinus floor augmentation with simultaneous implant placement in the severely atrophic maxilla: technical problems and complications. J Periodontol, 2007, 78(10): 1872-1877.

[78] Peleg M, Garg AK, Mazor Z. Predictability of simultaneous implant placement in the severely atrophic posterior maxilla: A 9-year longitudinal experience study of 2132 implants placed into 731 human sinus grafts. Int J Oral Maxillofac Implants, 2006, 21(1): 94-102.

[79] Jensen OT,SennerbyL. Histologic analysis of clinically retrieved titanium microimplants placed in conjunction with maxillary sinus floor augmentation. Int J Oral Maxillofac Implants, 1998, 13(4): 513-521.

[80] Jensen SS, Broggini N, Hjørting-Hansen E, et al. Bone healing and graft resorption of autograft, anorganic bovine bone and beta-tricalcium phosphate. A histologic and histomorphometric study in the mandibles of minipigs. Clin Oral Implants Res, 2006, 17(3): 237-243.

[81] Danesh-Sani S, Engebretson SP, Janal MN. Histomorphometric results of different grafting materials and effect of healing time on bone maturation after sinus floor augmentation: a systematic review and meta-analysis. J Periodontal Res, 2017, 52(3): 301-312.

[82] Wang F, Zhou WJ, Monje A, et al. Influence of healing period upon bone turn over on maxillary sinus floor augmentation grafted solely with deproteinized bovine bone mineral: A prospective human histological and clinical trial. Clin Implant Dent Relat Res, 2017, 19(2):341-350.

第九章

上颌窦植骨材料及生长因子的应用

魏冬豪　张宇

第一节　上颌窦植骨材料的选择

多种植骨材料可应用于上颌窦底提升植骨技术。根据移植材料的来源不同，可分为自体骨（autografts）、同种异体骨（allografts）、异种骨（xenografts）和合成骨替代品（alloplasts）四类[1]。自体骨本身具有成骨（osteogenic）潜能，同时可作为成骨的支架（scaffold），发挥骨传导（osteoconductive）和（或）骨诱导（osteoinductive）的作用（表9-1）。而后三类植骨材料自身缺乏成骨相关细胞，主要为新骨的形成提供支架作用，发挥骨传导和（或）骨诱导的作用。理想的上颌窦底黏膜提升植骨材料应具备良好的安全性和生物相容性、良好的机械强度、可控的吸收和新骨替代率、易于操作且经济等特点[2-3]。

表9-1　各种植骨材料的性能

	成骨	骨诱导	骨传导
自体骨	+	+	+
同种异体骨	−	+/−	+
异种骨	−	−	+
合成骨替代品	−	−	+

一、植骨材料概述

常用的植骨材料根据来源可以分为：自体骨、同种异体骨、异种骨以及人工合成骨替代品（表9-2）。

表9-2　常用植骨材料的来源分类

人体来源植骨材料

（a）自体骨［骨松质和（骨）皮质］

—口内来源

—口外来源

（b）同种异体骨［骨松质和（或）骨皮质］

—新鲜或冷冻骨

—冻干同种异体骨（FDBA）

—脱钙冻干同种异体骨（DFDBA）

续表

非人体来源植骨材料
（a）异种骨
—牛羟基磷灰石
—猪骨
—马骨
—珊瑚藻类碳酸钙
合成骨替代品
（a）生物活性玻璃
（b）磷酸钙
—羟基磷灰石
—磷酸三钙
—其他磷酸钙（磷酸氢钙，三斜磷钙盐，聚磷酸钙）
（c）硫酸钙

（一）自体骨

自体骨被认为是植骨材料的“金标准”。它取自自体其他部位，因此不存在免疫排异反应。自体骨含有成骨细胞，可释放成骨相关的生长因子，刺激受区成骨细胞形成新骨。

口内供骨区主要有上颌结节，下颌颏部/正中联合，下颌磨牙后区，下颌升支等。上颌结节区获取的自体骨量十分有限，多数情况下无法满足上颌窦底黏膜提升植骨的骨量要求。下颌骨来源的自体骨皮质骨成分较多。若选择自体骨进行上颌窦植骨，需开辟第二术区以获得足量的自体骨。第二术区的开辟增加了手术创伤与手术时间，患者术中与术后的不适感加重。许多患者难以接受自体骨移植的植骨方式。目前上颌窦植骨治疗中，已较少采用自体骨[2, 4]。

（二）同种异体骨

同种异体骨材料来源于同属种（species）生物不同个体。虽经严格的供体筛选及组织内病毒灭活过程，通过移植材料发生疾病传播的报道尚十分罕见，但其中仍可能存在一些无法用现有技术手段检测和清除的抗原物质，会对受体存在潜在的威胁。同种异体骨具有骨传导作用，同时由于其内存在蛋白物质如骨形成蛋白（bone morphogenetic proteins，BMPs），也可能具有骨诱导的潜能。同种异体骨可分为新鲜/冷冻骨（fresh/frozen bone，FFB）、冻干骨（freeze-dried bone，FDB）或脱钙冻干骨（demineralized freeze-dried bone，DFDB）三种。在上述三种同种异体骨中，FFB的骨诱导和骨传导潜能最大。然而，由于其存在疾病传播的风险，因此目前已不在临床中使用。FDB经处理后，组织表面的人类白细胞抗原（human leukocyte antigen，HLA）发生形变，无法介导异体间的免疫反应。FDB具有骨传导能力，有研究表明通过联合自体骨的应用，可增强其成骨潜能。有学者研究表明，以骨皮质为主的FDB还具有较强的骨诱导潜能，这可能是由于其骨基质内可储存生长因子。DFDB是经脱钙处理的FDB，可联合FDB或自体骨应用。DFDB的吸收速率较高。由于其基质内含有BMP与生长因子，通常也具有骨诱导的潜能。由于来源个体的差异，DFDB内BMP含量差异较大，骨诱导能力也存在较大的差异。

（三）异种骨

异种骨是指来源于不同种的生物个体的植骨材料。来源一般多为牛、猪、马等动物。由于异种间生物有机物质（如蛋白质）可能存在免疫排异反应，因此异种骨多为去蛋白成分的矿物。一般认为，异种骨仅具备作为支架材料的骨传导作用。由于去除了有机成分，因此不具备骨诱导作用。通常这一类材料具有低替代率，植入后可在较长一段时间保持体积的稳定。脱蛋白的牛骨（deproteinized bovine bone mineral，DBBM）是目前上颌窦底黏膜提升植骨治疗中应用最为广泛的一种。该类材料取材于牛骨，经热处理与化学处理去除了有机成分，仅保留无机矿物成分，主要为羟基磷灰石。虽然体外处理去除了绝大部分的有机成分，但客观上仍存在疾病传播（如牛海绵状脑病）与移植物排异的风险。DBBM在种植、牙周骨再生治疗领域应用广泛，大量研究追踪了DBBM植入人体后的长期安全性。目前尚未见到有关DBBM安全性的不良事件报道。

（四）合成骨替代品

合成骨替代品是指由天然材料或人工合成的生物陶瓷或高分子材料。不同的合成骨替代品具有不同的理化性能，可在体内降解或长期保持稳定。合成骨替代品不存在交叉感染或疾病传播的风险。该类材料为无机成分组成，因此仅具有骨传导潜能。磷酸钙生物材料是目前最具应用前景的一类合成骨替代品，具有与天然骨骼相似的矿物结构和组成。目前应用较多的合成骨替代品主要有羟基磷灰石（hydroxyapatite，HA）、磷酸三钙（tricalcium phosphate，TCP）与生物活性玻璃（bioactive glasses）。HA从组成上也属于磷酸钙生物材料，人工合成的HA可分为多孔不可吸收型、致密不可吸收型与可吸收型。

二、植骨材料在上颌窦植骨中的临床应用及长期效果

（一）经上颌骨外侧壁入路上颌窦植骨

1．上颌窦植骨材料的愈合

一般情况下，上颌窦植骨后需要4～10个月的愈合时间。愈合期的长短与种植体的植入时机影响新骨形成的质与量。使用不同的植骨材料，所需的愈合时间不同。使用自体骨的愈合期一般为4～6个月。硫酸钙或β-磷酸三钙类植骨材料降解吸收的速率很快，而另一些植骨材料如生物活性玻璃则会缓慢吸收。有些材料如牛骨结构的HA，人工合成HA或其他来源于藻类的HA是不可吸收的[5]。植骨材料吸收的速率会影响上颌窦植骨的效果。一方面，与不可吸收材料相比，可吸收材料成骨速率较快，可以更早植入种植体。另一方面，如果植骨材料吸收过快，则难以维持足够的成骨空间，导致成骨量减少。Jensen等[6]

在动物模型上对自体骨与DBBM的愈合机制进行了比较研究，结果表明自体骨的成骨活性强，所需的愈合期较短。但自体骨的生理性改建过程会导致愈合早期的快速吸收。若仅使用自体骨进行上颌窦底黏膜提升植骨，生理性改建过程会导致约50%的骨吸收。DBBM本身不具有成骨能力，所需愈合时间较自体骨更长。但由于其较自体骨具有明显更低的吸收速率，因此可以更好地维持上颌窦底黏膜的提升高度[7]。

2. 上颌窦植骨后种植体长期存留率

种植体长期存留率是评价上颌窦植骨后长期临床效果最为关键的指标之一。Al-Nawas等[8]的系统综述表明，在上颌窦底黏膜提升植骨中使用自体骨与使用其他植骨材料相比，种植体存留率无显著性差异。另一项基于动物实验的系统综述表明种植体骨结合与植骨材料的类型无关。Klein等[9]的组织形态学测量结果表明，不论采用自体骨还是其他植骨材料，均有至少20%～30%的足量新骨形成。此外，多项文献回顾表明上颌窦底黏膜提升植骨的成功率与植骨材料的选择无关[10-11]。Jensen等[6]文献回顾结果表明使用自体骨进行上颌窦植骨后种植体存留率为95.8%，而单独使用其他植骨材料种植体存留率为96.1%，两者无显著性差异。虽然有学者的文献回顾结果表明使用自体骨种植体年平均失败率更低，但所有类型的植骨材料均具有很高的种植体存留率，3年种植体存留率在96.3%～99.8%。

在众多植骨材料中，DBBM在上颌窦植骨中的应用最为广泛，相关研究也最为深入。除DBBM之外，也有一些研究表明人工合成的多孔β-磷酸三钙也具有较为理想的临床效果[10]。从生物学观点来看，联合应用自体骨与其他植骨材料似乎较单独应用自体骨或其他植骨材料更具优势[12-14]。然而，Jensen等、Handschel等[15-16]的两项系统综述的结果表明单独使用自体骨、单独使用其他植骨材料与两者联合应用，新骨的形成水平相当。此外，多项临床研究结果均表明单独应用自体骨的临床效果与自体骨、其他植骨材料联合应用的临床效果差异无显著性。Al-Nawas等的系统综述结果也证实了单独使用自体骨的种植体存留率与自体骨、其他植骨材料联合应用的种植体存留率无显著性差异。此外，Al-Nawas等[8]还发现仅应用骨替代材料的种植体存留率为（98.6 ± 2.6）%，仅应用自体骨的种植体存留率为（97.4 ± 2.2）%，而联合应用自体骨与其他植骨材料的种植体存留率则仅为（88.6 ± 4.1）%。在上颌窦植骨时单独应用其他植骨材料较单独或联合应用自体骨材料具有相似甚至更高的种植体存留率。而Jensen等[16]的系统综述结果表明基于现有研究证据，尚无法证实单独应用DBBM与联合应用DBBM、自体骨两者间是否存在差异。

3. 并发症

Pjetursson等[17]的系统综述表明，上颌窦植骨后无论何种植骨材料，均具有很高的存留率。植骨平均失败率为（0～17.9）%。2140个上颌窦在植骨位点，仅41个位点植骨失败，平均失败率为1.9%。Nkenke等[18]的系统综述表明，上颌窦炎、部分或全部植骨材料丢失的发生与所应用植骨材料的类型无关。在上颌窦植骨中应用自体骨并不能减少上颌窦炎的发生与植骨材料的丢失。

（二）经牙槽嵴顶入路上颌窦植骨

与经上颌骨外侧壁入路上颌窦植骨术的方法相比，经牙槽嵴顶入路上颌窦植骨对垂直骨缺损的范围及程度均有限制。一般多在单牙、非重度垂直骨缺损（垂直骨量>6mm）情况下采用，因此所需的植骨量较经外侧壁提升的情况远小，且伴随种植体同期的植入。因此，经牙槽嵴顶提升上颌窦底黏膜时，同期植骨不是必要的[11]。有研究表明，经牙槽嵴顶上颌窦底黏膜提升同期植骨与不植骨对种植体存留率并无显著影响。

通常情况下，经牙槽嵴顶难以直视下提升上颌窦黏膜。根据既往研究报道，在采用提升器械对窝洞顶部的上颌窦黏膜进行提升时，上颌窦黏膜穿孔率可达28%。因此，在提升过程中有效地保护上颌窦黏膜较为关键。通常，胶原骨作为经牙槽嵴顶上颌窦底黏膜提升的植骨材料具有一定的优势。胶原骨可维持成骨空间，同时胶原骨材料吸水后较为柔软，还可以作为上颌窦底黏膜提升理想的提升介质。

综上，基于现有的研究证据，其他骨移植材料可以作为自体骨有效的替代，同时可避免自体骨移植带来的创伤。但同时也应指出的是，由于目前自体骨与其他植骨材料最佳混合比例尚无确切结论，随着今后研究的深入，这一结果可能会发生变化。

第二节　不植骨上颌窦底黏膜提升种植

一、概念及上颌窦底成骨机制

不植骨理念的提出及发展：不植骨上颌窦底黏膜提升是指上抬上颌窦底黏膜后不植入植骨材料，仅通过血凝块占据上颌窦黏膜与窦底骨壁间的成骨空间。在2004年，Lundgren等[19]即报道了10例共12个位点不植骨经上颌骨外侧壁上颌窦底黏膜提升后的临床效果。上颌窦底黏膜提升同期植入种植体，种植体根方位于上颌窦底根方至少5mm，种植体负重1年后存留率为100%。随后Palma等[20]的动物研究比较了上颌窦底黏膜提升植骨与不植骨的差异，其中一侧上颌窦采用与Lundgren等研究中相同的外科技术，而在另一侧上颌窦底黏膜提升后植入了自体骨。经6个月的愈合期发现植骨侧骨种植体接触面积及新骨形成量较不植骨侧虽有增加，但并不显著。研究表明维持提升空间至关重要，可以使血凝块形成并稳定，最终在提升空间内形成新骨。

目前，上颌窦底成骨的机制尚不明确。与骨折愈合和骨缺损再生的经典成骨方式相比，上颌窦底成骨的方式较为特殊。成骨部位位于骨弓轮廓线以外，且无骨折或骨缺损。一般认为愈合期内新骨的形成需要成骨细胞聚集，并启动细胞外胶原基质的合成及沉积矿化这一成骨的始动过程。骨髓组织内含有丰富的成骨所需的细胞。实验室研究结果提示上颌窦底黏膜提升手术过程中，骨髓腔内的间充质干细胞很可能会发生迁移，进入上颌窦黏膜下充满血凝块的空间内[21]。在开窗及上颌窦黏膜剥离过程中启动了上述成骨的细胞生物学过程。

Schneiderian膜在上颌窦底黏膜提升后成骨过程中发挥的作用受到了众多研究的关注[22]。目前，Schneiderian膜是否具有成骨潜能及其在上颌窦底成骨过程中发挥的作用尚存在一定争议。一些学者认为Schneiderian膜具有骨诱导的能力，是提升空间内成骨的原因之一。也有学者认为Schneiderian膜、周围骨壁及备洞时自体骨屑共同参与了窦底新骨的形成过程，不植骨经上颌骨外侧壁入路上颌窦底黏膜提升后，新骨形成始于窦底剩余骨，并沿种植体表面达种植体根方。也有一些学者的研究表明，Schneiderian膜并不参与上颌窦底黏膜提升后愈合期内新骨形成的生理过程。上颌窦底新形成的组织并不能有效维持提升空间，种植体或植骨材料的植入则对于维持原有的提升空间至关重要。此外，始于窦底沿种植体表面向根方的成骨过程也存在一定限制，新骨形成的范围不会超过窦底根方4.5mm，而在与Schneiderian膜直接接触的种植体根方，并无新骨的形成。以上现象会直接导致骨结合面积受限，仅有约50%长度的种植体与骨存在接触面。这一现象也被一些临床研究报道所证实。

二、外科技术要点

为了确保上颌窦黏膜与窦底骨壁间足够的成骨空间，不植骨经上颌骨外侧壁入路上颌窦底黏膜提升的外科技术要点如下（图9-1）：

1. 由于无植骨材料，仅凭血凝块充填占据提升空间。因此在制备骨窗时，应尽可能少地磨除前外侧骨壁，保留骨窗的完整性。上颌窦底黏膜提升过程结束后，应复位骨窗以保证良好的封闭性。磨除法开窗过程中会损失较多的骨量，导致难以获得良好的封闭性。应用超声骨刀截除法进行骨窗的制备，可最大限度地减少骨量的损失，获得较好的封闭性。此外，有研究认为，为了实现对血凝块更好的封闭稳定作用及防止软组织长入，可应用屏障膜固定于开窗部位以保证愈合期新骨的形成。

2. 同期种植体植入在不植骨经上颌骨外侧壁入路上颌窦底黏膜提升技术中的作用较为重要。植入的种植体可以有效地支撑提升后的上颌窦黏膜。因此，同期植入种植体并获得足够的初期稳定性，是能否选择不植骨的上颌窦底黏膜提升技术的关键因素。而窦底剩余骨量与骨质又很大程度上决定了能否获得种植体初期稳定性。

3. 开窗范围：骨窗的下界应至少在窦底上方5mm，以形成一个三壁的空间，从而有效地容纳血凝块。同时可维持窦底至嵴顶间足够的骨量，以避免种植体植入时意外骨折的发生。

4. 早期的研究中有学者采用悬吊提升后的上颌窦黏膜来实现提升空间的维持。但这一技术的敏感性较高，在操作过程中易发生上颌窦黏膜的穿孔。因此随着自体骨替代材料的应用，目前临床中更多选择植骨[23]。

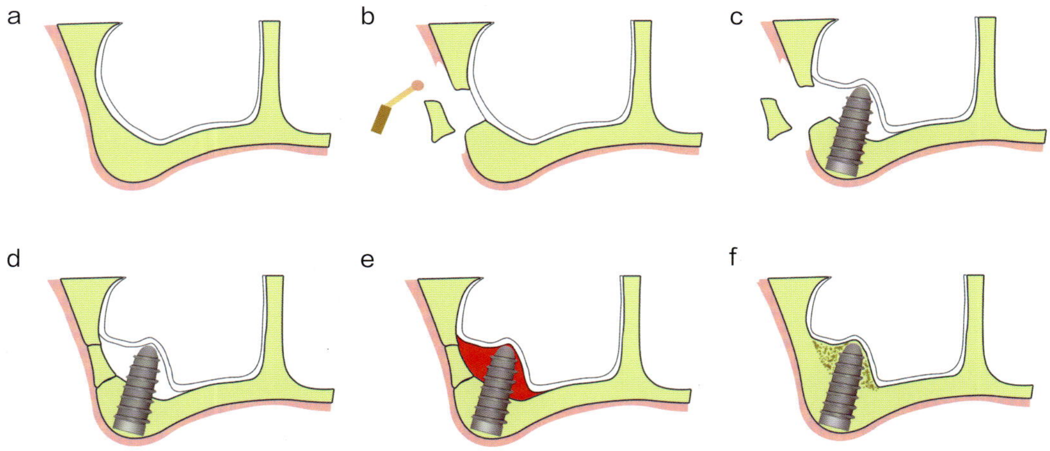

图9-1 不植骨经上颌骨外侧壁入路上颌窦底黏膜提升示意图

a. 术前；b. 使用超声骨刀进行上颌骨外侧壁制备骨窗；c. 小心剥离并提升上颌窦黏膜，同期植入种植体；d. 复位骨窗；e. 血凝块充填提升间隙；f. 术后种植体周围新骨形成

三、成功率

许多学者对不植骨上颌窦底黏膜提升的长期临床效果进行了研究，主要对种植体存留率及成骨效果进行了评价。

1. 种植体存留率 多数研究结果表明不植骨上颌窦底黏膜提升后种植体存留率高。Cricchio等[24]的研究追踪报道了96例上颌窦底黏膜提升不植骨的病例，同期植入239枚种植体，负重1～6年后种植体存留率为98.7%，成骨效果稳定。Riben与Thor[25]评价了53例不植骨上颌窦底黏膜提升病例，共89枚种植体，平均随访4.6年后种植体存留率为94.3%。Ellegaard等[26]于68例牙周状况不佳的患者中进行不植骨上颌窦底黏膜提升，并同期植入种植体。尽管所有患者的牙周状况均不佳，且其中60%患者在种植术前吸烟，5年的随访结果表明种植体存留率仍可达90%。

2. 成骨效果 Cricchio等[24]的研究发现术后6个月上颌窦底成骨高度平均为5.3mm。从根尖片上来看，成骨量似呈随时间增加的趋势。术后早期阶段，新骨在影像学上不易辨别，在术后1年，新骨与原有骨存在较为明显的分别。术后1年，成骨量与进入上颌窦内的种植体长度存在正相关性，即上颌窦黏膜提升高度越大，成骨量越多。Thor等[27]也报道了相似的结果，发现窦底剩余骨量在2.0～2.5mm时较大于2.5mm时，新骨形成更多。Thor等[27]认为当窦底剩余骨量较少时，种植体进入窦内的长度较大，从而有更多的新骨形成。Borges等[28]的研究结果也表明成骨量与窦内种植体长度存在正相关。以上研究结果提示同期种植体植入对于不植骨上颌骨外侧壁入路的上颌底黏膜提升技术成骨效果具有积极的作用。

3. 并发症 上颌窦黏膜穿孔是不植骨上颌窦底黏膜提升技术的并发症之一。动物模型及临床研究结果均提示上颌窦黏膜穿孔并不会阻碍成骨。一项纳入96例上颌窦底黏膜提升共239枚种植体的研究中共发生6例上颌窦黏膜小穿孔（<5mm）与5例大穿孔（>5mm），其中共25枚种植体植入黏膜穿孔位点，仅一枚种植体失败，上颌窦黏膜穿孔位点的种植体存留率为96%。6例出现上颌窦黏膜小穿孔的病例未行特殊处置，使其自行愈合；而在5例上颌窦黏膜大穿孔的病例中，将上颌窦黏膜缝合固定于相邻的骨壁上。所有的穿孔位点均有新骨形成。有研究观察到愈合帽的早期暴露是不植骨上颌窦底黏膜提升技术的另一个并发症，特别是在剩余骨高度严重不足的位点。虽然愈合帽的暴露可能会导致一定程度的边缘骨吸收，但似乎并不会增加种植体失败率。

四、植骨与不植骨上颌窦底黏膜提升种植的比较

对于上颌后牙区垂直骨量不足的种植治疗，上颌窦底黏膜提升植骨与不植骨技术均具有良好的可靠性。两种技术存在一定差异，各具优势。不植骨的优势主要体现在以下几个方面：一是避免了移植材料潜在的免疫排异反应，缩短了手术时间，减少了患者的主观不适感；二是由于不使用植骨材料，还可降低治疗费用。植骨的优势体现在以下几个方面：一是剩余骨量及骨质要求较不植骨更低，对于上颌后牙区严重的垂直骨高度不足的种植治疗，应当考虑应用植骨技术；二是成骨效果及成骨的范围更为理想。Fouad等[29]的临床随机对照研究比较了上颌窦底黏膜提升植骨与不植骨的临床效果，结果表明植入异种骨材料较不植骨可以获得显著更好的成骨效果及种植体稳定性，植骨组新骨高度及密度均较不植骨显著更高。Borges等[28]的临床随机对照研究比较了应用自体骨材料上颌窦底黏膜提升植骨与不植骨上颌窦底黏膜提升的临床效果，结果表明两组成骨高度并无显著性差异。不同植骨材料对于上颌窦底黏膜提升成骨效果可能是影响结果的因素之一；三是与不植骨技术相比，对于上颌窦黏膜穿孔的处置更易。上颌窦黏膜与植骨材料间通常会放置屏障膜，可以有效减少因黏膜穿孔导致的种植体或植骨材料进入上颌窦内。

第三节 自体血小板浓缩物在上颌窦植骨中的应用

一、自体血小板浓缩物的概念及种类

生长因子泛指一类可以通过与细胞膜受体特异性结合，经过一系列的信号转导通路，激活相应的基因表达，产生一定功能性蛋白产物的分子调节网络，从而调节细胞生长与其他细胞功能等多效应的多肽类物质。每种生长因子对作用细胞的功能表现不同，同种细胞对不同的生长因子也有着不同的反应，生长因子间同时存在着相互作用。对于人体的炎症、感染、创伤愈合、血管形成等方面，生长因子发挥着重要的调控作用。因而在骨组织的修复、再生过程中，生长因子的作用是至关重要的。

自然愈合过程中，血液中活化的血小板及白细胞与纤维蛋白基质形成聚合体，这是止血与血栓形成过程中的重要环节。聚合体通过释放生长因子与其他分子，在组织愈合与成骨的早期阶段发挥着重要作用。临床上自体血小板是多种生长因子的天然来源。活

化的血小板可通过α颗粒的胞吐作用释放多种生长因子，主要包括血小板衍生生长因子（plateletderivedgrowthfactor，PDGF）、转化生长因子β（transforminggrowthfactor-β，TGF-β）、胰岛素样生长因子-1（insulin-likegrowthfactor-1，IGF-1）等。这些细胞因子被证实与骨组织愈合直接相关。

基于以上血小板等成分在组织愈合中的重要作用，学者们提出浓缩的血小板提取物，即血小板浓缩物（Platelet concentrates，PC）所释放的高浓度生长因子可能促进组织早期愈合，从而加速和（或）增强组织再生[30]。目前临床上常采用的自体血小板浓缩物主要包括富血小板血浆（platelet-rich plasma，PRP）、富血小板生长因子（platelet-rich growth factor，PRGF）和富血小板纤维蛋白（platelet-rich fibrin，PRF）等三种形式。

二、自体血小板浓缩物的制备

临床上在骨缺损的修复中，富血小板血浆的制备一般采用血小板聚集的细胞分离法。

分离通过两步离心操作：首先将患者自体静脉血离心获得依次为血浆、血小板、白细胞和红细胞的分层。抽取上层的血浆和血小板部分，通过延长离心时间或提高离心速度，再次离心获得上清和底部富含血小板的血浆成分（图9-2a）。

Anitua报告了采用一步离心提取法的制备系统获得富血小板生长因子[40]。全血经过低速离心分为贫生长因子血浆（plasma poor in growth factors, PPGF）、生长因子血浆（plasma with growth factors, PGF）以及富血小板生长因子和红细胞层，此后直接提取富血小板生长因子层的产物（图9-2b）。

2006年Dohan等介绍了“第二代血小板浓缩物”，即Choukroun富血小板纤维蛋白的制备方法[31]。将自体静脉血抽取至不含抗凝剂的试管后，即刻以3000转/分的速度（约400G离心力）离心10分钟。离心过程中，全血形成上部的上清液，中间层为含有血小板、白细胞成分的纤维蛋白凝胶，即富血小板纤维蛋白以及底层的红细胞聚集物（图9-2c）。

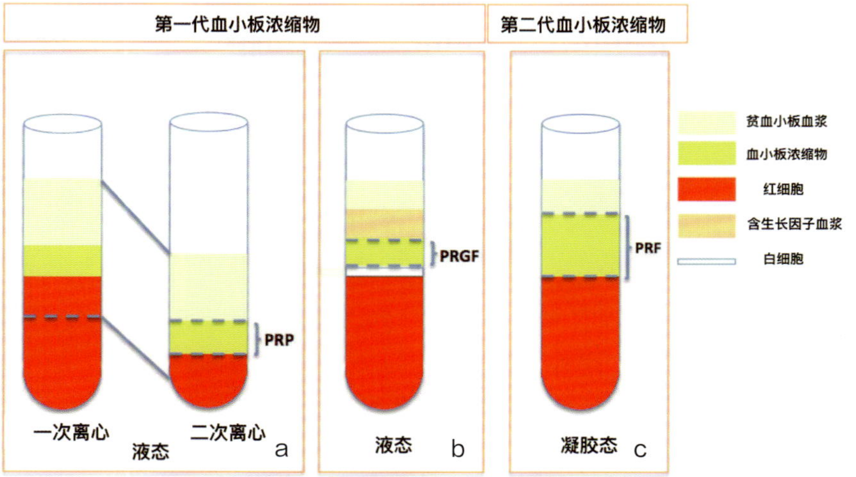

图9-2 全血离心获取自体血小板浓缩物的模式图

a. 富血小板血浆（PRP）；b. 富血小板生长因子（PRGF）；c. 富血小板纤维蛋白（PRF）

（引自：Castro AB,et al. 2017）[41]

三、自体血小板浓缩物在上颌窦植骨中的作用

2000年Kassolis等[32]报告了对14例上颌窦植骨病例采用异体冻干骨（freeze-dried bone allograft, FDBA）与自体富血小板血浆混合植骨。在二期手术时获取3例组织标本，组织学观察显示FDBA颗粒周围有大量新骨形成。2004年北京大学口腔医学院林野团队在国内率先报告了富血小板血浆促进口腔种植相关骨缺损修复的临床应用研究[42]。在上颌窦植骨术中，对照组单纯植入β-磷酸三钙（β-TCP），实验组植入β-TCP与PRP的混合物（图9-3）。术后4个月后在二期种植备洞的过程中获取植骨组织标本。组织学观察可见，相较对照组，PRP组在远离上颌窦骨壁处的β-TCP植骨颗粒周围有稠密的新生骨组织包绕表现，并且PRP组中的β-TCP出现更为明显的新骨吸收替代表现（图9-4）。

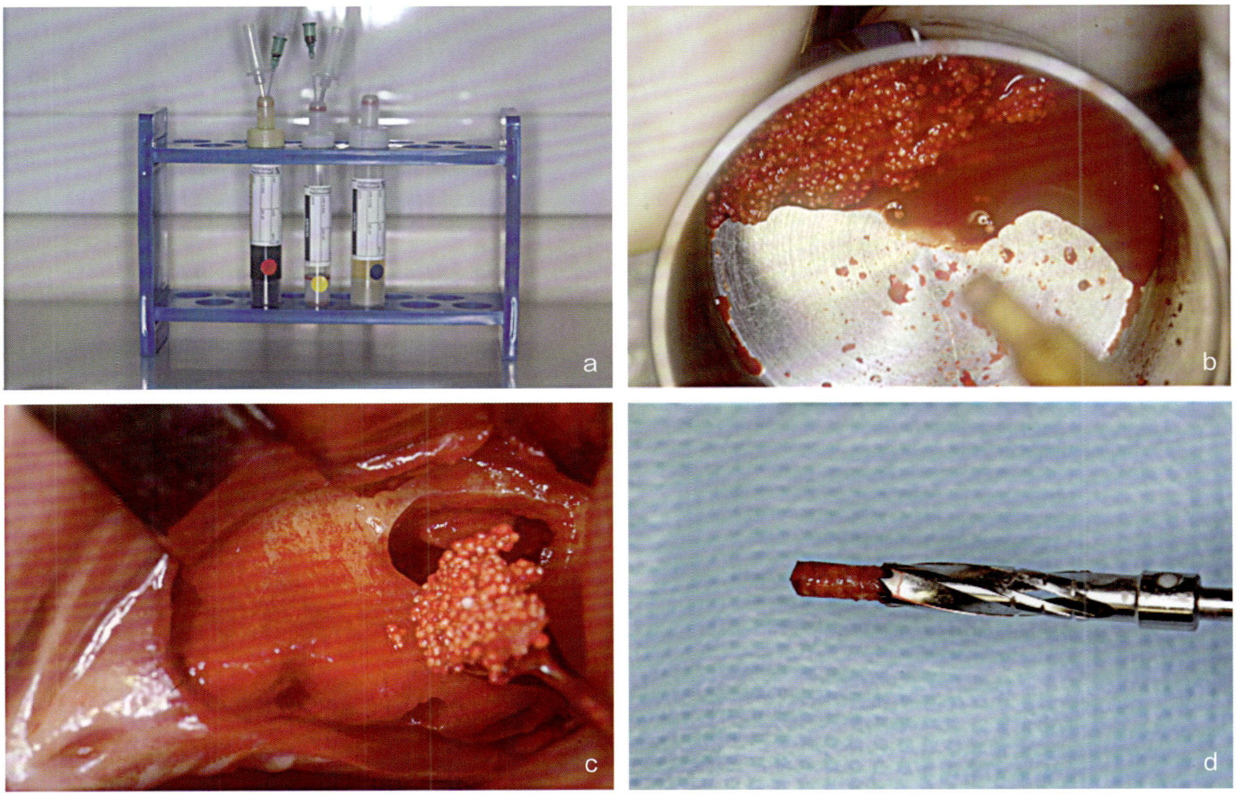

图9-3　富血小板血浆混合植骨材料行上颌窦植骨种植的临床过程

a. 采用Cu-asan PRP-kit制备富血小板血浆；b. 将富血小板血浆与β-磷酸三钙植骨材料混合；c. 将富血小板血浆、β-TCP混合物植入提升后的上颌窦底部；d. 术后4个月二期种植体植入术中采用直径2mm中空钻获取植骨区组织标本

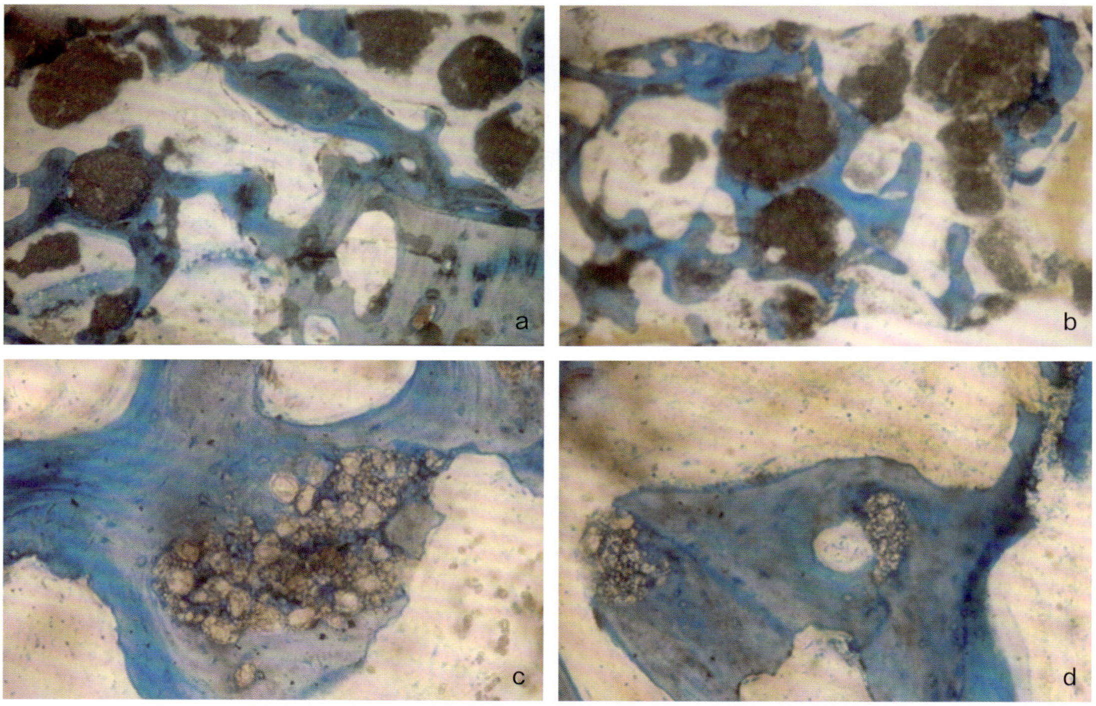

图9-4 上颌窦植骨术后4个月组织学表现

a. 单纯β-TCP植骨组，在贴近上颌窦骨壁处可见植骨颗粒周围蓝染的新生骨组织包绕；b. PRP混合植骨组，可见在远离上颌窦骨壁处植骨颗粒周围呈现稠密的新生骨组织包绕；c、d. PRP组中的β-TCP呈现明显的新骨吸收替代表现

自1998年Marx报告PRP在临床中的应用以来，学界对于PRP能否明确促进成骨一直存在争议。Stahli等[33]的系统综述回顾了12篇临床对照研究，其中4篇研究结果明确提示PRP可促进上颌窦植骨术后的新骨形成。但Stahli等同时指出以上研究中存在较为明显的偏倚。如Kumar等[34]报道了PRP组术后6个月内垂直骨高度较对照组显著更高，但在术后12个月的随访却并未观察到这一现象。Thor等的研究也观察到了相似的现象，即PRP组在术后3个月时新骨形成较多，但术后6个月时与对照组成骨情况的差异则不具显著性。Torres等[35]通过组织学分析方法，报道了PRP组较对照组具有更多新骨形成，但该结果仅来自于5例患者的组织学检查结果，并未对纳入的所有患者进行相应的检查分析，而种植体存留率、骨密度等其他测量指标也均无显著性差异。其余纳入的5项研究在植骨材料的选择、外科技术或窦底剩余骨高度等方面不尽相同，但均未发现应用PRP与否会造成成骨量、植骨材料吸收率及种植体存留率上的显著差异。还有2项研究通过测量种植体稳定系数（implant stability quotient, ISQ）对种植体稳定性进行了评价，其中Cabbar等[36]并未发现PRP组具有显著更高的种植体稳定性。虽然Thor等的结果发现PRP组的ISQ显著更高，但应当注意的是该研究在进行上颌窦植骨的同时也进行了上前牙区的Onlay植骨，经1年的观察仅上前牙区种植体ISQ具有显著差异。因此，也无法明确PRP在上颌窦植骨中的应用可获得更好的种植体稳定性。目前，PRP在上颌窦植骨的效果仍缺乏长期临床观察，也缺乏不植骨仅应用PRP进行上颌窦底黏膜提升的相关研究报道，因此PRP在上颌窦植骨中的作

用仍有待进一步临床研究证实。

在PRP的临床应用中，血小板被激活后所含的生长因子会被快速释放，后者的活性通常仅能维持5～8天，而这对于缓慢的成骨过程来说作用是有限的。PRF的制备不添加任何抗凝剂和促凝剂，在离心过程中形成致密的纤维蛋白网状结构，此结构中包裹高浓度的血小板、白细胞等成分，因而更接近生理状态，其活性成分被认为释放更为持久。Dohan等称之为“第二代血小板浓缩物”，认为其更具促进成骨的作用。2006年Choukroun等[43]报告了9例上颌窦植骨病例，其中6例采用异体冻干骨（FDBA）与PRF混合植骨作为实验组，3例单纯采用FDBA植骨作为对照组。实验组在术后4个月获取植骨标本，对照组在术后8个月获取植骨标本。组织形态计量学研究的结果显示两组新骨生成相当。2012年张宇等报告了一项包括了11例上颌窦植骨病例的临床随机对照研究，评价PRF对于无机骨替代品的促进成骨作用[44]。实验组应用PRF与脱蛋白小牛骨（deproteinized bovine bone mineral，DBBM）的混合物（图9-5），对照组单纯采用DBBM。在植骨后6个月二期种植手术中获取植骨组织标本。组织形态计量学研究的结果显示，与单纯采用DBBM相比，应用PRF增加了植骨区新骨的生成，同时PRF组的DBBM颗粒周围表现出更高比例的新骨包绕（图9-6）。然而以上研究的样本量均较小。近期Castro等[37]将所有应用PRF进行上颌窦植骨的临床随机对照研究进行了系统综述，现有的数据提示PRF具有促进上颌窦植骨成骨的作用，但由于目前高质量的相关临床随机对照研究还十分有限，因而以上结论尚需要更多的科学证据。

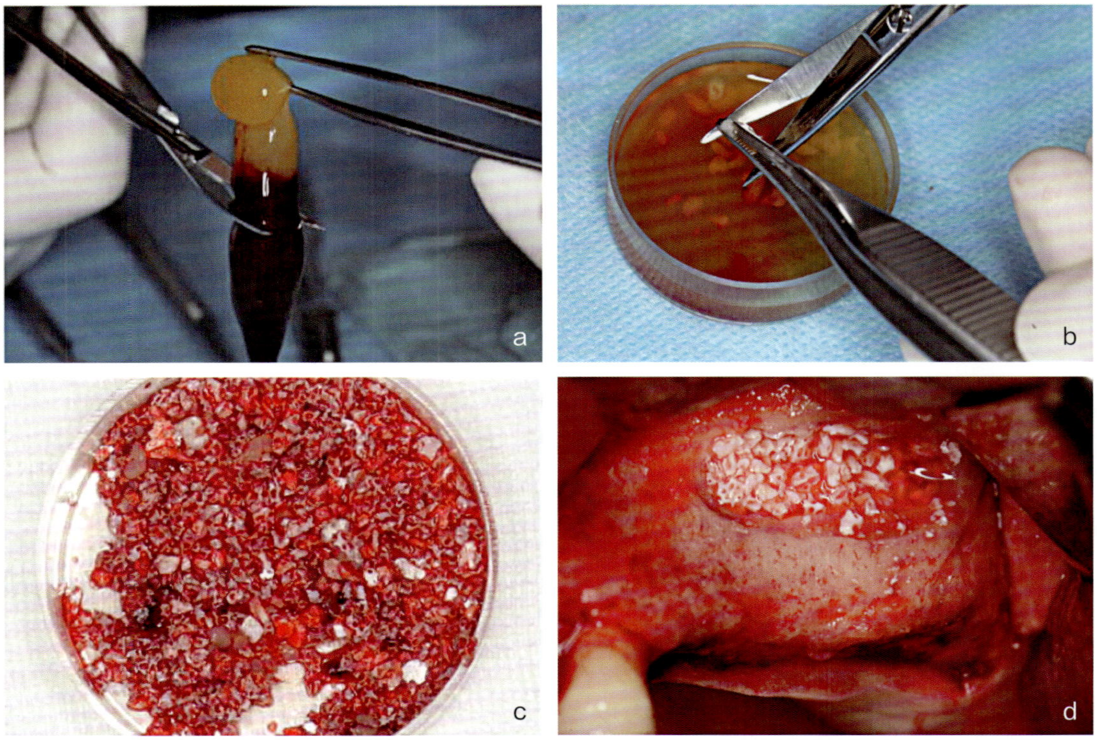

图9-5 富血小板纤维蛋白混合无机骨替代品行上颌窦植骨的临床过程

a. 经离心获取的富血小板纤维蛋白；b. 修剪富血小板纤维蛋白备用；c. 将修剪后的富血小板纤维蛋白与无机骨替代品1：1体积混匀备用；d. 将富血小板纤维蛋白、无机骨替代品混合物植入提升后的上颌窦底部

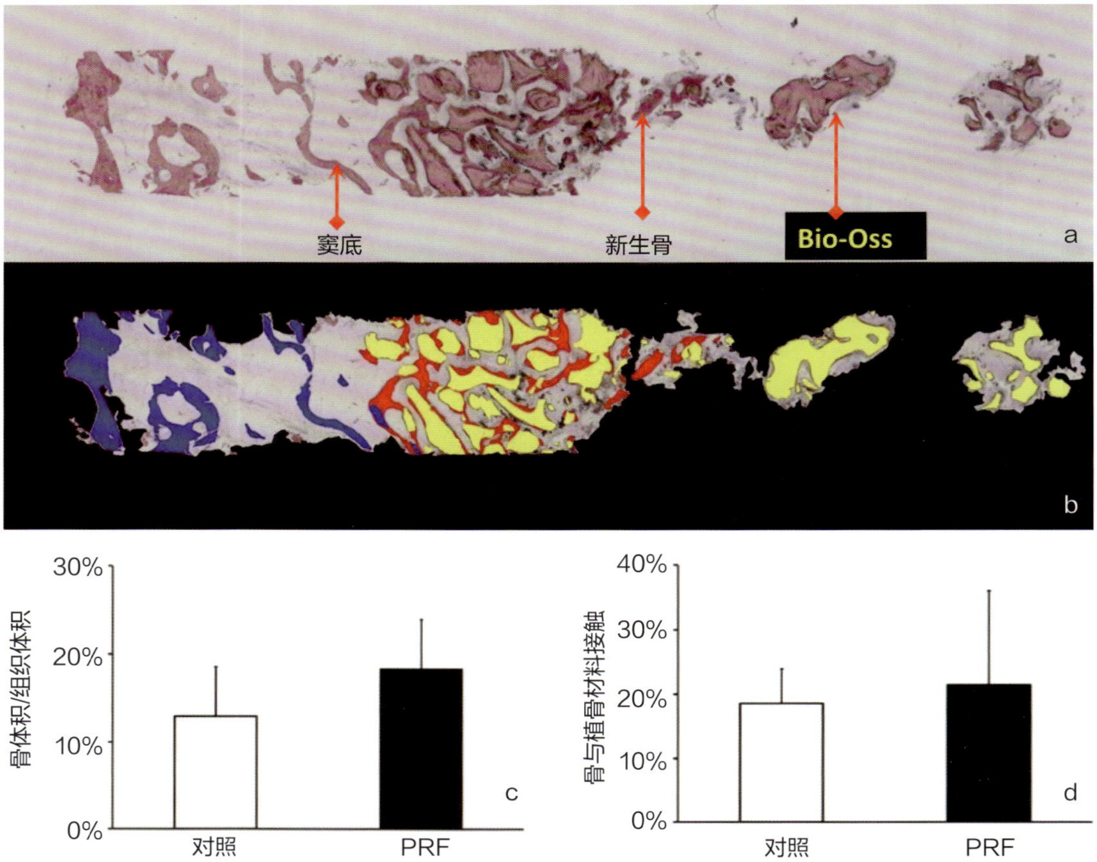

图9-6 上颌窦植骨术后6个月获取的硬组织标本的组织形态计量学研究结果

a. 植骨标本磨片经Levai-Laczko法染色的大体组织学表现；b. 在高倍镜下观察并分别采用蓝色标记上颌窦底，红色标记新生骨，黄色标记植骨材料；c. 组织形态计量结果显示PRF混合植骨组（黑色）新骨生成高于单纯植骨组（白色）；d. 组织形态计量结果显示PRF混合植骨组（黑色）中植骨颗粒周围新骨包绕比例高于单纯植骨组（白色）

四、自体血小板浓缩物与上颌窦植骨术后反应

疼痛与肿胀是影响患者对于种植手术治疗主观接受度的重要因素。3项研究采用视觉模拟评分（Visual Analogue Scale，VAS）对PRP是否可以减轻术后疼痛进行了分析，结果均提示PRP可明显减轻术后疼痛，其中Del Fabbro等[38]研究表明在上颌窦植骨治疗中应用PRP可显著减轻患者术后的疼痛。Del Fabbro等发现PRP对于上颌窦植骨术后疼痛的缓解作用在术后第2天与第3天最为显著，术后第4天开始，应用PRP与否则不具有显著性。Alissa等[39]将PRP应用于牙槽嵴保存的研究中也报道了相似的规律。由于对疼痛的研究缺乏定量指标，且以上研究均未采用盲法进行评价，因此结果可能存在较大的偏倚。

目前，对于上颌窦植骨术后肿胀的相关研究还很少，仅1项研究对上颌窦植骨术后肿胀与PRP的相关性进行了评价，结果表明PRP组术后前4天肿胀较轻。由于该研究的评价手段仅为问卷调查，因此PRP对于上颌窦植骨术后肿胀的作用仍有待进一步研究证实。

有研究报道提示PRF与Schneiderian膜具有天然良好的附着性，可以用于上颌窦黏膜穿孔的修补，也可以预防性使用以减少上颌窦黏膜穿孔的发生率。

小　结

既往大量的上颌窦植骨的临床研究报道及meta分析结果提示，自体骨在上颌窦植骨中的临床效果并未显著优于非自体骨移植材料。在众多非自体骨移植材料中，异种骨移植材料是上颌窦植骨材料中应用最为广泛的一种，它具有稳定的长期临床效果，并且减少了自体骨移植带来的供区手术创伤，避免潜在供区感染风险及供区骨量有限的不足。上颌窦植骨种植与上颌窦底黏膜提升不植骨种植技术的适应证及外科操作技术有所不同。已有较多的研究报告证实上颌窦底提升植入骨替代材料的长期效果是可预期的，而上颌窦底提升不植骨种植长期效果的研究报告较少。目前尚无足够证据表明上颌窦底提升植骨与不植骨的种植体长期存留率存在显著差异。

自体血小板浓缩物相关研究主要集中在早期对于浓缩物制备中相关生长因子的浓度、活性、使用方式及其后的临床效果研究。随着近年来高质量的临床随机对照研究的增多，证据等级更高的系统综述及meta分析研究成为可能。尽管血小板浓缩物被认为对软组织的愈合促进作用是有较多证据支持的，然而应用PRP、PRGF或PRF对上颌窦植骨的成骨促进或对术后反应的缓解作用，尚需更大样本量、多中心、设计更为严谨的临床研究证实。

参考文献

[1] Velich N, Nemeth Z, Toth C, et al. Long-term results with different bone substitutes used for sinus floor elevation. Journal of Craniofacial Surgery, 2004, 15(1): 38-41.

[2] Browaeys H, P. Bouvry, H. De Bruyn. A literature review on biomaterials in sinus augmentation procedures. Clinical Implant Dentistry and Related Research, 2007, 9(3): 166-177.

[3] Chiapasco M, P. Casentini, M. Zaniboni. Bone Augmentation Procedures in Implant Dentistry. International Journal of Oral & Maxillofacial Implants, 2009, 24: 237-259.

[4] Bornstein M.M, et al. Performance of dental implants after staged sinus floor elevation procedures: 5-year results of a prospective study in partially edentulous patients. Clinical Oral Implants Research, 2008, 19(10): 1034-1043.

[5] Ferreira C.E.A, et al. A clinical study of 406 sinus augmentations with 100% anorganic bovine bone. Journal of Periodontology, 2009, 80(12): 1920-1927.

[6] Jensen S.S, H. Terheyden. Bone augmentation procedures in localized defects in the alveolar ridge: clinical results with different bone grafts and bone-substitute materials. International Journal of Oral & Maxillofacial Implants, 2009, 24: 218-236.

[7] Merli M, et al. Autogenous bone versus deproteinised bovine bone matrix in 1-stage lateral sinus floor elevation in the severely atrophied maxilla: a randomised controlled trial. Eur J Oral Implantol, 2013, 6(1): 27-37.

[8] Al-Nawas B, E. Schiegnitz. Augmentation procedures using bone substitute materials or autogenous bone - a systematic review and meta-analysis. European Journal of Oral Implantology, 2014, 7: S219-S234.

[9] Klein M.O, B. Al-Nawas. For which clinical indications in dental implantology is the use of bone substitute materials scientifically substantiated? European Journal of Oral Implantology, 2011, 4(5): 11-29.

[10] Hallman M, L. Sennerby, S. Lundgren. A clinical and histologic evaluation of implant integration in the posterior maxilla after sinus floor augmentation with autogenous bone, bovine hydroxyapatite, or a 20: 80 mixture. International Journal of Oral & Maxillofacial Implants, 2002, 17(5): 635-643.

[11] Sbordone L, et al. Apical and marginal bone alterations around implants in maxillary sinus augmentation grafted with autogenous bone or bovine bone material and simultaneous or delayed dental implant positioning. Clin Oral Implants Res, 2011, 22(5): 485-491.

[12] 金鹏越，等．上颌窦底植骨种植效果的回顾性研究．中华口腔医学杂志，2005(6): 34-39.

[13] 林野，等．上颌窦提升植骨及同期种植体植入术．中华口腔医学杂志，1998(6): 326-328.

[14] 周磊．上颌窦底提升术的研究进展．国际口腔医学杂志，(1): 7-12.

[15] Handschel J, et al. A histomorphometric meta-analysis of sinus elevation with various grafting materials. Head Face Med, 2009, 5: 12.

[16] Jensen T, et al. Maxillary sinus floor augmentation with Bio-Oss or Bio-Oss mixed with autogenous bone as graft: a systematic review. Clinical Oral Implants Research, 2012, 23(3): 263-273.

[17] Pjetursson B.E, et al. A systematic review of the success of sinus floor elevation and survival of implants inserted in combination with sinus floor elevation. J Clin Periodontol, 2008, 35(8 Suppl): 216-240.

[18] Nkenke E, F. Stelzle. Clinical outcomes of sinus floor augmentation for implant placement using autogenous bone or bone substitutes: a systematic review. Clin Oral Implants Res, 2009, 20 Suppl 4: 124-133.

[19] Lundgren S, et al. Bone reformation with sinus membrane elevation: a new surgical technique for maxillary sinus floor augmentation. Clin Implant Dent Relat Res, 2004, 6(3): 165-173.

[20] Palma V.C, et al. Bone reformation and implant integration following maxillary sinus membrane elevation: an experimental study in primates. Clin Implant Dent Relat Res, 2006, 8(1): 11-24.

[21] Abi Najm S, et al. Potential adverse events of endosseous dental implants penetrating the maxillary sinus: long-term clinical evaluation. Laryngoscope, 2013, 123(12): 2958-2961.

[22] Scala A, et al. Early healing after elevation of the maxillary sinus floor applying a lateral access: a histological study in monkeys. Clin Oral Implants Res, 2010, 21(12): 1320-1326.

[23] Lundgren S, et al. Sinus floor elevation procedures to enable implant placement and integration: techniques, biological aspects and clinical outcomes. Periodontol 2000, 2017, 73(1): 103-120.

[24] Cricchio G, L. Sennerby, S. Lundgren. Sinus bone formation and implant survival after sinus membrane elevation and implant placement: a 1-to 6-year follow-up study. Clinical Oral Implants

Research, 2011, 22(10): 1200-1212.

[25] Riben C, A. Thor. Follow-Up of the Sinus Membrane Elevation Technique for Maxillary Sinus Implants without the Use of Graft Material. Clin Implant Dent Relat Res, 2016, 18(5): 895-905.

[26] Ellegaard B, V. Baelum, J. Kolsen-Petersen. Non-grafted sinus implants in periodontally compromised patients: a time-to-event analysis. Clinical Oral Implants Research, 2006, 17(2): 156-164.

[27] Thor A, et al. Bone formation at the maxillary sinus floor following simultaneous elevation of the mucosal lining and implant installation without graft material: An evaluation of 20 patients treated with 44 Astra Tech implants. Journal of Oral and Maxillofacial Surgery, 2007, 65(7): 64-72.

[28] Borges F.L, et al. Simultaneous sinus membrane elevation and dental implant placement without bone graft: A 6-month follow-up study. Journal of Periodontology, 2011, 82(3): 403-412.

[29] Fouad W, et al.Guided maxillary sinus floor elevation using deproteinized bovine bone versus graftless Schneiderian membrane elevation with simultaneous implant placement: Randomized clinical trial. Clinical Implant Dentistry and Related Research, 2018, 20(3): 424-433.

[30] Strauss F.J, A. Stahli, R. Gruber. The use of platelet-rich fibrin to enhance the outcomes of implant therapy: A systematic review. Clinical Oral Implants Research, 2018, 29: 6-19.

[31] Dohan D.M, et al. Platelet-rich fibrin (PRF): a second-generation platelet concentrate. Part I: technological concepts and evolution. Oral Surg Oral Med Oral Pathol Oral Radiol Endod, 2006, 101(3): e37-44.

[32] Kassolis J.D, P.S. Rosen, M.A. Reynolds. Alveolar ridge and sinus augmentation utilizing platelet-rich plasma in combination with freeze-dried bone allograft: case series. J Periodontol, 2000, 71(10): 1654-1661.

[33] Stahli A, F.J. Strauss, R. Gruber. The use of platelet-rich plasma to enhance the outcomes of implant therapy: A systematic review. Clinical Oral Implants Research, 2018, 29: 20-36.

[34] Kumar N.K, et al. Comparative study of alveolar bone height and implant survival rate between autogenous bone mixed with platelet rich plasma versus venous blood for maxillary sinus lift augmentation procedure. Journal of Maxillofacial & Oral Surgery, 2015, 14(2): 417-422.

[35] Torres J, et al. Effect of platelet-rich plasma on sinus lifting: a randomized-controlled clinical trial. J Clin Periodontol, 2009, 36(8): 677-687.

[36] Cabbar F, et al. The effect of bovine bone graft with or without platelet-rich plasma on maxillary sinus floor augmentation. Journal of Oral and Maxillofacial Surgery, 2011, 69(10): 2537-2547.

[37] Castro A.B, et al. Regenerative potential of leucocyte-and platelet-rich fibrin. Part B: sinus floor elevation, alveolar ridge preservation and implant therapy. A systematic review. Journal of Clinical Periodontology, 2017, 44(2): 225-234.

[38] Del Fabbro M, et al. Plasma rich in growth factors improves patients' postoperative quality of life in maxillary sinus floor augmentation: preliminary results of a randomized clinical study. Clin Implant Dent Relat Res, 2015, 17(4): 708-716.

[39] Alissa R, et al. The influence of platelet-rich plasma on the healing of extraction sockets: an explorative randomised clinical trial. Eur J Oral Implantol, 2010, 3(2): 121-134.

[40] Anitua E. Plasma rich in growth factors: preliminary results of use in the preparation of future sites for implants. Int J Oral Maxillofac Implants, 1999, 14(4): 529-535.

[41] Castro AB, Meschi N, Temmerman A, et al. Regenerative potential of leucocyte- and platelet-rich fibrin. Part A: intra-bony defects, furcation defects and periodontal plastic surgery. A systematic review and meta-analysis. J Clin Periodontol, 2017, 44: 67–82.

[42] 张宇, 林野, 邱立新,等. 富血小板血浆促进口腔种植骨再生的临床应用研究. 中华口腔医学杂志, 2004, 39(4): 269-272.

[43] Choukroun J, A. Diss, A. Simonpieri, et al. Platelet-rich fibrin (PRF): a second-generation platelet concentrate. Part V: histologic evaluations of PRF effects on bone allograft maturation in sinus lift. Oral Surg Oral Med Oral Pathol Oral Radiol Endod, 2006, 101(3): 299-303.

[44] Zhang Y, S. Tangl, C.D. Huber, et al. Effects of Choukroun's platelet-rich fibrin on bone regeneration in combination with deproteinized bovine bone mineral in maxillary sinus augmentation: A histological and histomorphometric study. Journal of Cranio-Maxillofacial Surgery, 2012, 40(4): 321-328.

第十章

超声骨刀在上颌窦植骨术中的应用

贾胜男　林野

第一节　超声骨刀的历史及发展

上颌后牙区缺牙患者，常由于缺牙后牙槽骨进行性吸收以及上颌窦解剖条件的限制，导致剩余牙槽骨垂直高度不足，难以植入理想长度的种植体。上颌窦植骨术的研究与发展，解决了这一种植外科的难题，大大推进了口腔种植修复在上颌后牙区的应用，现已成为口腔种植临床常用的植骨技术之一。

上颌窦植骨术分为上颌骨外侧壁入路上颌窦植骨术和经牙槽嵴上颌窦底提升植骨术。上颌骨外侧壁入路需要在上颌骨前外侧壁开窗，直视下上抬上颌窦黏膜；经牙槽嵴的上颌窦底提升技术是利用骨冲击器冲击上颌窦底层骨皮质，形成青枝骨折，从而提升上颌窦黏膜。这两种上颌窦植骨技术，经过几十年的临床实践，在合理选择适应证的前提下，均取得了令人满意的临床效果。

无论选择何种上颌窦植骨术，最终的目的是要将植骨材料植于上颌窦底黏膜和窦底骨壁之间，保证植骨材料的稳定性，以便于新骨的形成，并且上颌窦黏膜要保持其完整性，以防植骨材料落入上颌窦腔形成感染，因此术中要尽最大努力避免上颌窦黏膜的穿孔。然而，上颌窦存在着复杂且特殊的解剖结构，上颌窦黏膜十分菲薄，并且常见骨性的上颌窦分隔，大大增加了上颌窦植骨术的技术难度。有关上颌窦黏膜穿孔发生率的文献报道范围跨度较大，可达4.8%～56%[1-2]，是最常见的上颌窦植骨术的术中并发症。

上颌骨外侧入路上颌窦植骨术中，需要在上颌骨外侧骨壁上开窗。然而，使用传统的球钻进行切割时，振动幅度大，难以确保稳定精准地进行骨壁切割而不破坏菲薄的上颌窦黏膜，操作难度较大，对术者的临床操作经验要求较高，需要较长的学习曲线。

20世纪中期以来，超声手术器械因其具有选择性切割的特性，广泛应用于临床多个领域，取得了良好的临床效果。超声手术器械在口腔领域也有很多应用，如植骨供区的骨块制备、阻生齿拔除等。1998年，Torrella等[3]应用传统超声器械进行上颌骨外侧壁开窗，发现与传统球钻开窗方式相比，可以减少上颌窦黏膜穿孔的风险，但仍存在着切割功率不足，难以切割硬质骨质且容易造成局部骨温度过高，增加骨坏死风险等不足[4]。Vercellotti等[4]于2001年发明了用于上颌窦植骨的压电式超声骨刀设备，其切割功率为传统超声器械的3倍。

现将压电式超声骨刀的工作原理及设备特点列举如下：

1．选择切割性：压电式超声骨刀的工作原理是高强度聚焦超声技术，工作频率在25～30kHz。超声骨刀在工作时将电能转换为机械能，产生高频率的超声振荡，它对声阻抗高的骨组织及钙化、矿化硬组织可进行切割，而对声阻抗低的神经、血管和黏膜等软组织无切割作用，从而可以进行选择性切割。在上颌窦植骨术中，可以选择性切割骨壁进行开窗而保持上颌窦黏膜的完整性[5]，并保护开窗部位的血管（图10-1）。

2．超声骨刀工作头在工作时产生的热量极少，且高效的冷却系统在超声骨刀工作头和术区形成冷却水雾，使术区温度控制在38℃以下，从而最大程度地确保了术区骨细胞的

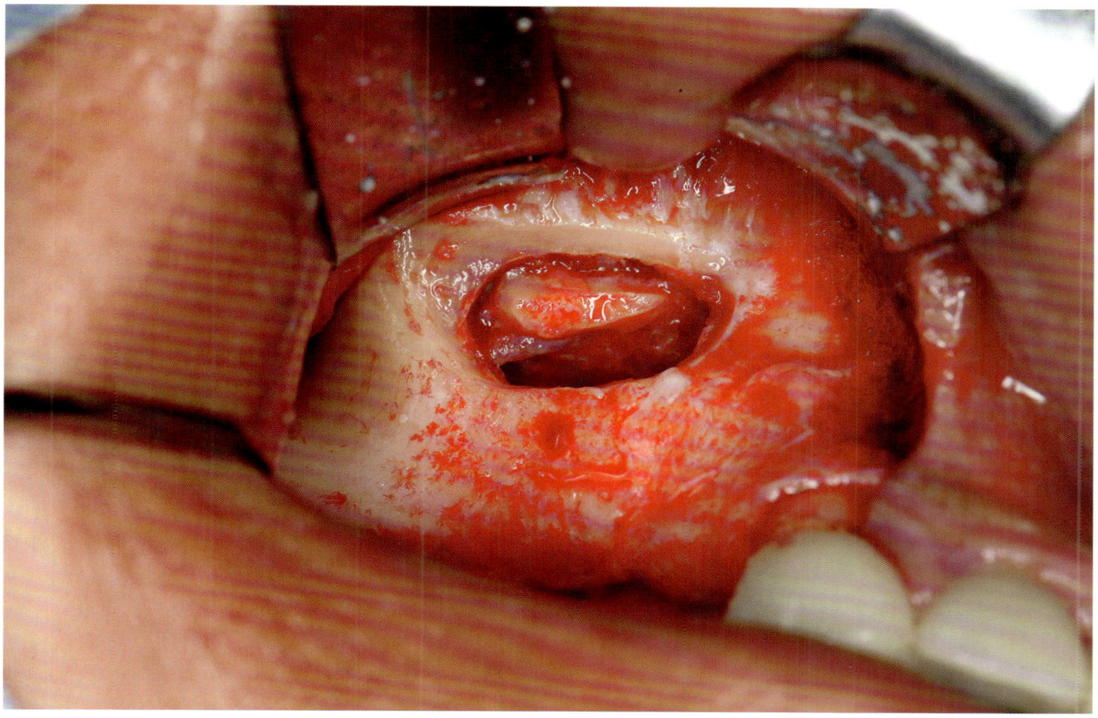

图10-1　使用超声骨刀进行骨开窗术，可选择性切割骨壁，如图可见完整的上颌窦黏膜及血管

活性[6]。

3. 冷却用的生理盐水溶液在超声波振动下产生微小的喷射水，形成空穴现象，使得该区域保持凉爽且无血液，从而保证术中理想的能见度。

4. 超声骨刀工作头的微振动幅度极低，水平振幅为60～200μm，垂直振幅为20～60μm，使得超声骨刀的握持操作可控性显著提高，能够完成较精确的骨切割操作。

5. 使用传统球钻进行开窗时，术者需要对器械施以一定的压力以进行骨壁的切割。而应用超声骨刀进行操作时，仅需要很小的设备握持力，不需要对术区施以很大压力，从而达到精确的骨切割。

6. 不同于传统旋转式切割工具产生的气-水喷雾效应，超声骨刀装置减少了术后皮下气肿的风险[7]。

7. 目前的超声骨刀设备均配有多种角度和弯度的切割插件，可用于各种解剖条件下的术区操作。

8. 缺点：切割效率偏低，延长手术操作时间。

第二节　超声骨刀在上颌骨外侧壁入路上颌窦植骨中的应用

目前，超声骨刀技术已经广泛应用于上颌骨外侧壁入路上颌窦植骨术中。回顾文献报道，使用超声骨刀进行上颌骨外侧壁开窗，上颌窦黏膜的穿孔概率为3.6%～30.8%[8-9]。

无论是使用传统器械还是使用超声骨刀器械，不同文献对于上颌窦黏膜穿孔率的报道范围跨度较大，可能由于外科医师操作经验以及对上颌窦黏膜穿孔的检出率存在差异。Stacchi等[10]通过系统回顾既往有关上颌窦黏膜穿孔的文献报道，统计得出使用传统球钻器械进行上颌骨外侧壁开窗的黏膜穿孔率为20.1%，而使用超声骨刀进行上颌骨外侧壁开窗的黏膜穿孔率是10.9%，显著小于传统球钻器械的穿孔概率。因此，对于临床经验有限的术者，使用超声骨刀进行上颌骨外侧壁的开窗，可以降低上颌窦黏膜的穿孔率，提高上颌窦植骨术的成功率[11]。

超声骨刀进行上颌骨外侧壁入路上颌窦植骨的技术步骤

1. 切口设计

常用的切口设计包括牙槽嵴顶切口和前庭沟切口。

牙槽嵴顶切口适用于上颌骨外侧入路上颌窦植骨同期植入种植体的病例。切口设计一般位于缺牙区牙槽嵴顶正中或偏腭侧，向近中延伸绕近中邻牙颈部至近中牙尖乳头，然后拐向前庭沟作松弛切口；远中切口绕远中邻牙颈部至远中牙尖乳头，然后拐向前庭沟作松弛切口。应注意近中松弛切口应有足够的高度以充分暴露手术区，而远中松弛切口适当，不宜过高，因该区域软组织血供主要是由后向前走行的血管提供。

前庭沟切口适用于上颌骨外侧入路上颌窦植骨不同期植入种植体的病例，切口设计一般位于缺牙区膜龈联合上方3～5mm处。

2. 上颌骨外侧壁开窗

应用超声骨刀进行上颌骨外侧壁开窗术使用三类不同的手术插件（图10-2），每种插件设计用于执行特定功能，可分类为切割插件、平滑插件和非切割插件。切割插件（图10-3）用于减小上颌骨外侧壁骨板的厚度；平滑插件（图10-4）具有金刚砂表面，用于在上颌骨外侧壁骨厚度减少到接近1mm时进行开窗；非切割插件（图10-5）用于上颌窦黏膜的分离和提升。

开窗的形状一般为卵圆形，近远中向一般应大于7mm，垂直向大于5mm，否则器械操作困难。具体定位的原则是窗口的下界应至少高于上颌窦底2mm，窗口的上界至牙槽嵴顶距离应大于等于计划植入种植体的长度，前界应尽量接近窦底前壁，后界距窦底后壁5mm左右。

上颌骨外侧壁开窗主要可分为三种方式，包括翻盖式、揭盖式、磨除式骨开窗术，这三种方式都可以应用超声骨刀。翻盖式和揭盖式骨开窗术适用于上颌骨外侧壁小于等于1mm的情况，可使用超声插件在需要开窗的部位环形去除外部轮廓处的上颌骨外侧壁骨板，保留轮廓内中央的骨板（图10-6）。翻盖式和揭盖式骨开窗术区别在于揭盖式是将中央的骨板去除，而翻盖式是将开窗后的轮廓中央的骨片连同抬起的上颌窦底黏膜一起向内翻转形成植骨区域的顶盖。如果上颌骨外侧壁的骨板过厚，容易造成操作时间过长，增加了对超声骨刀的插件的磨损，因此对于骨板大于1mm的情况，适合采用磨除式骨开窗术

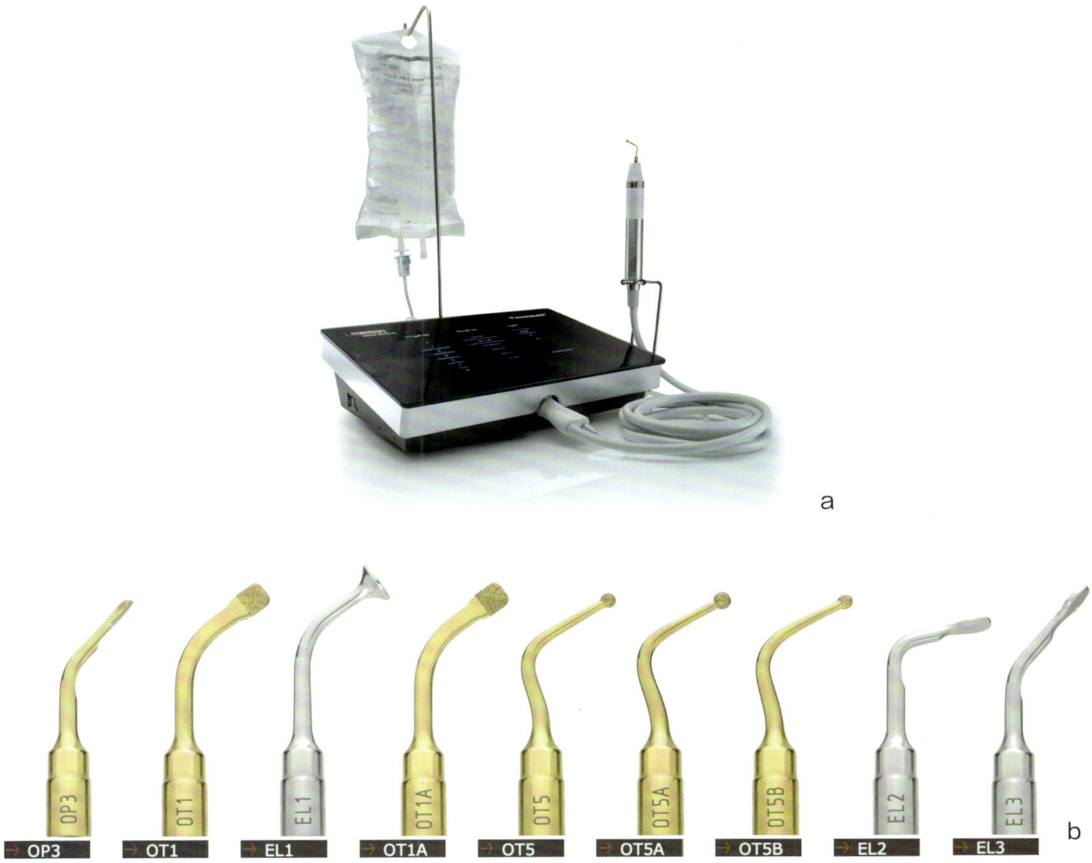

图10-2　超声骨刀及插件

a．起声骨刀主机（Piezosurgery®, Mectron, 意大利）；b．上颌骨外侧壁入路使用的超声骨刀插件

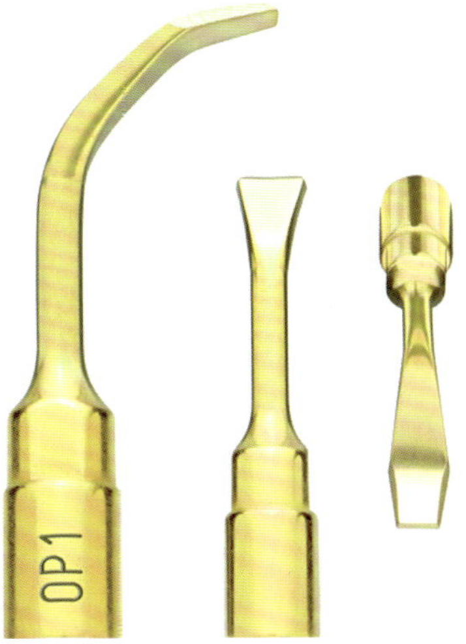

图10-3　切割插件（OP1，Piezosurgery®，Mectron，意大利）

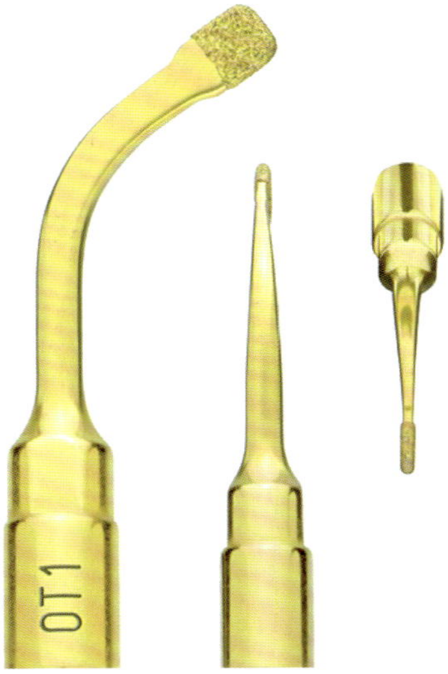

图10-4　平滑插件（OT1，Piezosurgery®，Mectron，意大利）

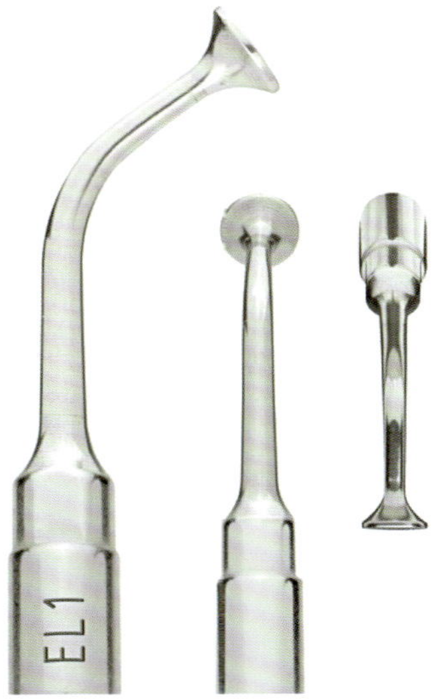

图10-5　非切割插件（EL1，Piezosurgery®，Mectron，意大利）

（图10-7），使用一种勺型的切割效率较高的超声骨刀手术插件（图10-3），逐渐去除骨组织使骨板变薄，接近上颌窦黏膜时，更换为平滑插件（图10-4）继续去骨，直到完全去除上颌骨外侧壁的骨板，显露上颌窦黏膜。Stacchi等[12]对不同的上颌骨外侧壁开窗术式的穿孔率，发现磨除式骨开窗术的上颌窦黏膜穿孔率更低。

在临床操作中，如果上颌骨外侧壁的骨板较厚，可以采用先使用传统旋转式的球钻磨除大部分上颌骨外侧壁骨板，在接近上颌窦黏膜的骨壁时使用超声骨刀。这也是笔者在临床工作中最常采用的手术方法，可以在保护上颌窦黏膜的同时，降低整体的操作时间。

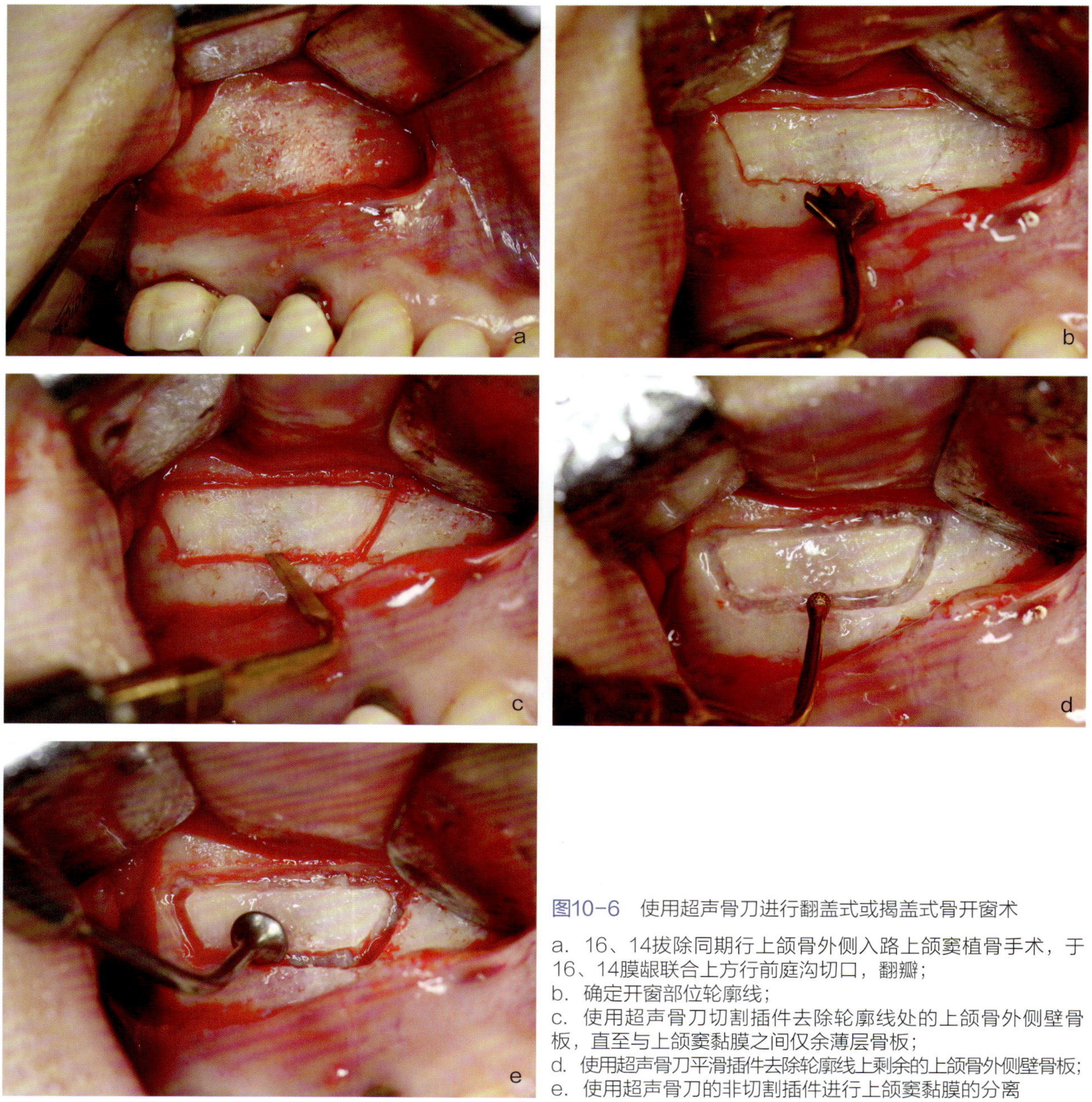

图10-6 使用超声骨刀进行翻盖式或揭盖式骨开窗术

a. 16、14拔除同期行上颌骨外侧入路上颌窦植骨手术，于16、14膜龈联合上方行前庭沟切口，翻瓣；
b. 确定开窗部位轮廓线；
c. 使用超声骨刀切割插件去除轮廓线处的上颌骨外侧壁骨板，直至与上颌窦黏膜之间仅余薄层骨板；
d. 使用超声骨刀平滑插件去除轮廓线上剩余的上颌骨外侧壁骨板；
e. 使用超声骨刀的非切割插件进行上颌窦黏膜的分离

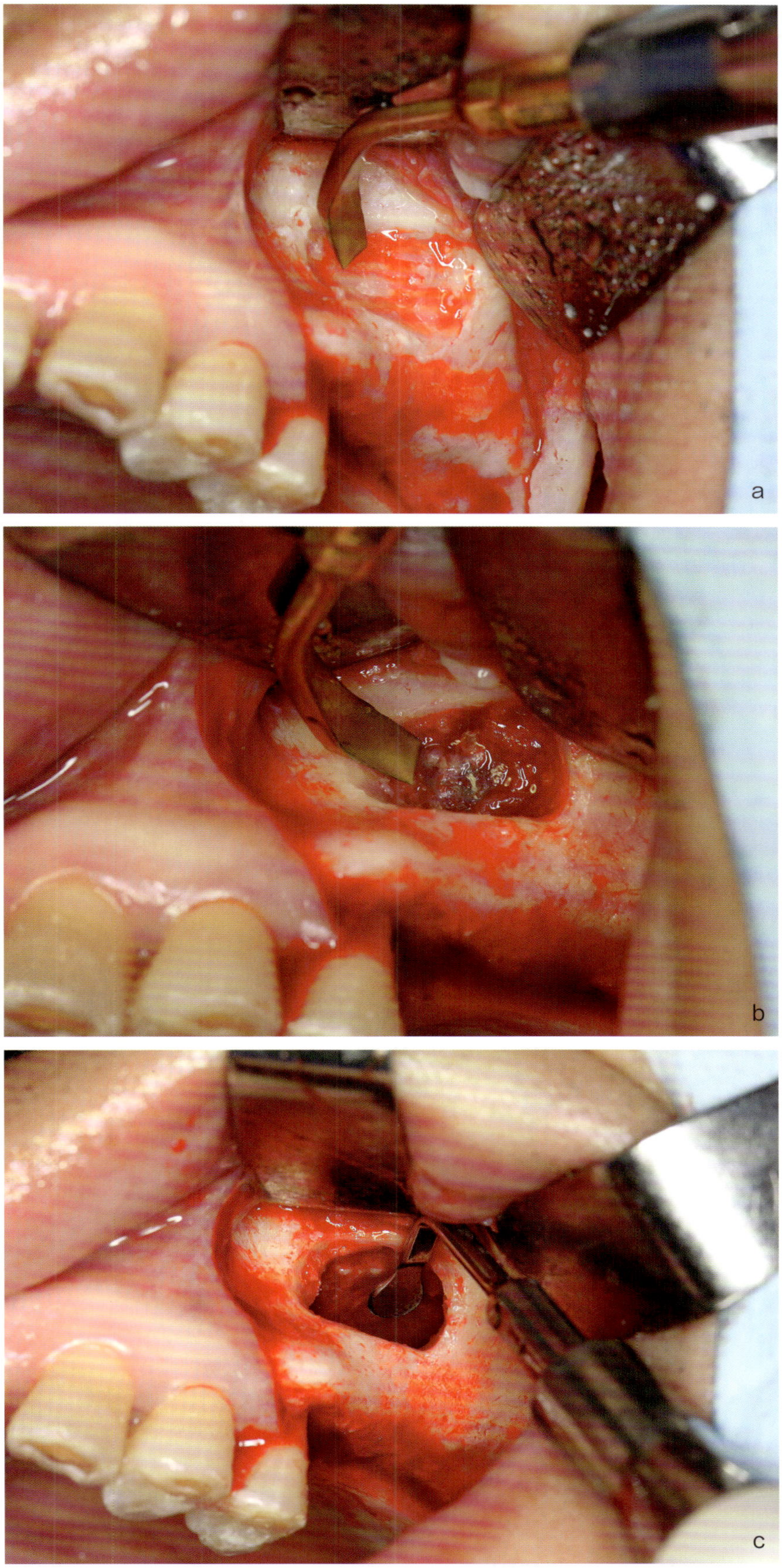

图10-7　使用超声骨刀进行磨除式骨开窗术

a. 使用勺型的超声骨刀插件去除开窗部位的上颌骨外侧壁骨板；b. 上颌骨外侧壁骨板完全去除后，显露上颌窦黏膜；c. 完成上颌窦黏膜的分离和提升

3. 上颌窦黏膜分离和提升

当暴露了上颌窦黏膜后，可以用一个特殊的无骨切割能力的倒锥形插件（图10-5）。这个形状可以方便插入骨壁与黏膜的间隙，通过低功率的快速推进，初步分离距离开窗部位2mm内的上颌窦黏膜（图10-8a），注意操作过程中不可以在某处停顿，避免局部过热。在完成初步上颌窦黏膜分离步骤之后，可以用超声器械或手动器械完成上颌窦黏膜的提升步骤（图10-8b、c）。

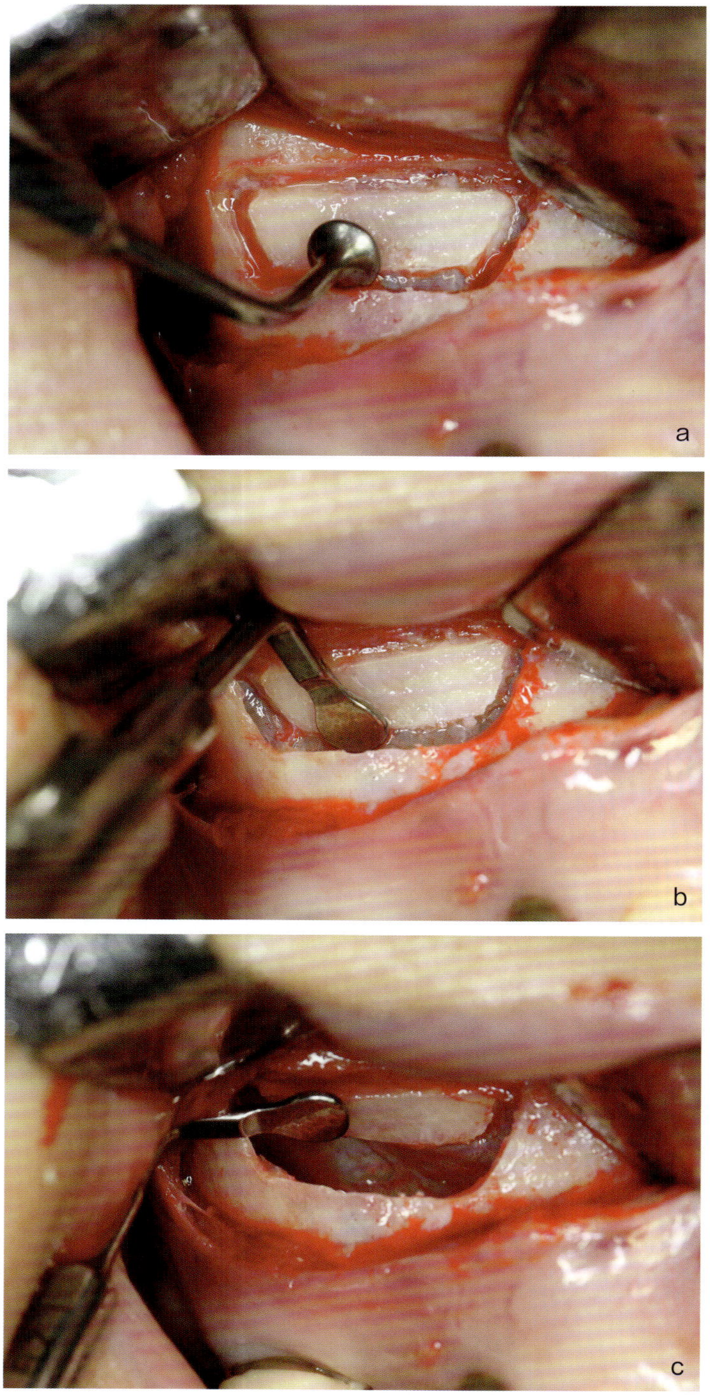

图10-8 使用超声骨刀器械进行上颌窦黏膜的分离和提升

a. 上颌骨外侧壁开窗后，使用倒锥形插件，插入骨壁与黏膜的间隙，初步分离距离开窗部位2mm内的上颌窦黏膜；b. 进一步使用超声骨刀插件进行上颌窦黏膜的分离；c. 提升上颌窦黏膜

4. 植骨及植入种植体

（1）牙槽嵴顶至上颌窦底的骨高度大于3mm，可考虑同期植入种植体。

完成上颌窦黏膜提升后，需要通过鼓气实验检查上颌窦黏膜完整性。然后经牙槽嵴入路，逐级备洞后，先经侧壁开窗入路在已经抬起的上颌窦黏膜与窦底空间内侧部分植入骨替代材料或骨替代材料与自体骨的混合物，然后植入相应长度的种植体（图10-9）。种植体必须有良好的初期稳定性。然后将植骨材料植入种植体周围，为防止植骨材料的移位，可以在窗口覆盖胶原膜，复位黏骨膜瓣，关闭伤口。

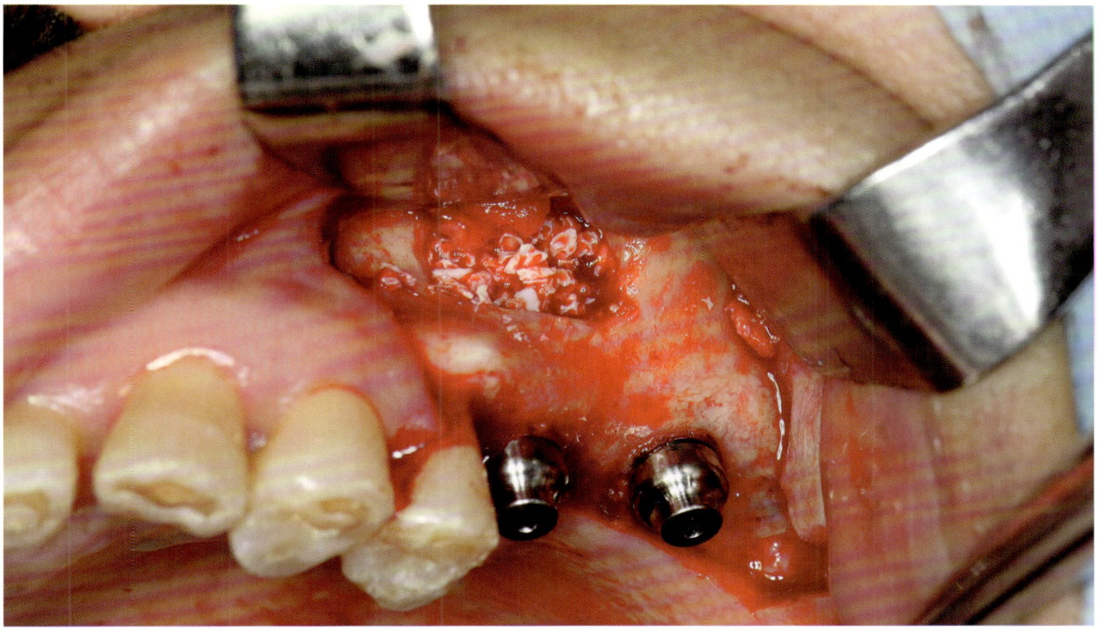

图10-9　植入骨替代材料及种植体

（2）牙槽嵴顶至上颌窦底的骨高度小于3mm，不同期植入种植体。

经侧壁开窗入路在已经抬起的上颌窦黏膜与窦底空间足量植入骨替代材料或骨替代材料与自体骨的混合物（图10-10），为防止植骨材料的移位，可以在窗口覆盖胶原膜（图10-11），复位黏骨膜瓣，关闭伤口。

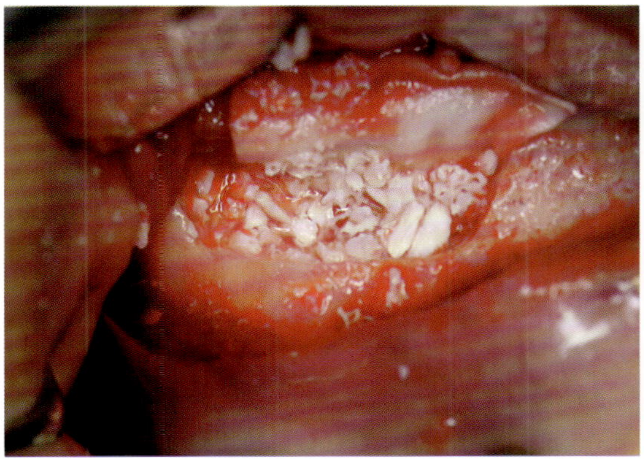

图10-10　植入植骨材料

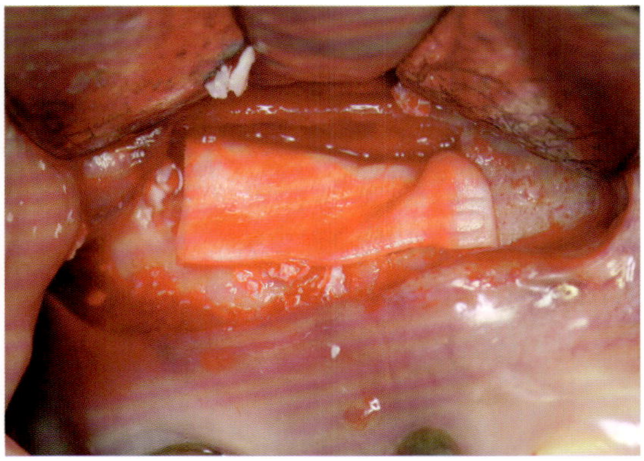

图10-11　植骨窗口覆盖胶原膜

第三节 超声骨刀在经牙槽嵴入路上颌窦底提升术中的应用

传统的经牙槽嵴入路上颌窦底提升术，操作原理是种植备洞到达距离上颌窦底1～2mm处，采用骨冲击器挤压冲击上颌窦底的骨壁，造成上颌窦底皮质骨的青枝骨折，从而经牙槽嵴顶入路提升上颌窦底黏膜。这种方法减少了上颌骨外侧壁入路的手术创伤，减少了患者术后的疼痛及面部肿胀，并且可以同期植入种植体，经过长期的临床观察，临床效果稳定可靠，系统性综述显示传统骨冲击法进行经牙槽嵴上颌窦底提升的上颌窦黏膜穿孔率在0%～26%[13]。传统的敲击法进行经牙槽嵴上颌窦底提升的主要缺点为盲视下操作，窦底黏膜如发现破裂，不易察觉，并且术中的骨冲击器敲击会造成患者头部的震动不适，某些患者还会因骨冲击器的敲击出现良性位置性阵发性眩晕（benign positional paroxysmal vertigo, BPPV）[14]等并发症。

超声骨刀在经牙槽嵴上颌窦底提升的应用最早见于2003年[15]，简称PISE（piezoelectric internal sinus elevation）技术，需使用配套的超声骨刀的插件（Piezo Lift Kit, Piezosurgery®，Mectron，意大利）（图10-12）。其具体的操作方式（图10-13），先经牙槽嵴进行逐级备洞，这一过程也可直接使用超声骨刀的插件进行，到达距离上颌窦底1～2mm的深度（图10-13a）。然后使用超声骨刀的特定插件，可以经牙槽嵴入路的方式进行上颌窦底最后1～2mm骨壁的去除。因为超声骨刀对软组织不具切割作用，可以减少上颌窦黏膜穿孔发生率，在超声骨刀插件逐渐接近上颌窦黏膜的过程中，一旦在某一部位穿透上颌窦底骨壁，其冷却冲洗系统可以在上颌窦黏膜下方局部形成一定水压，可以使上颌窦黏膜较容易与上颌窦底的骨壁分离（图10-13b）。然而这种水压不足以完全抬起上颌窦黏膜，仍需要经牙槽嵴植入植骨材料。推荐使用凝胶状的植骨材料，然后使用小直径的骨凿或者超声骨刀插件将植骨材料输送并进一步挤压植骨材料，使植骨材料分布到上颌窦黏膜与上颌窦底骨壁之间（图10-13c），然后经牙槽嵴植入种植体（图10-13d），并确保种植体具有良好的初期稳定性。现有文献表明，应用PISE技术可以减少上颌窦黏膜的穿孔率[16]，但目前尚缺乏大

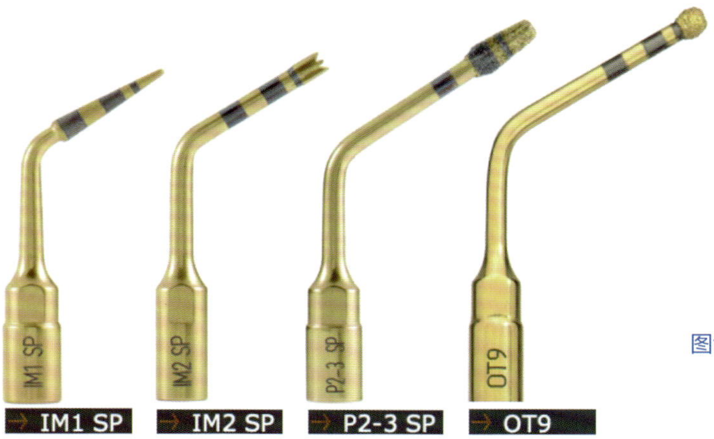

图10-12 经牙槽嵴上颌窦底提升的超声骨刀插件（Piezo Lift Kit, Piezosurgery®，Mectron，意大利）

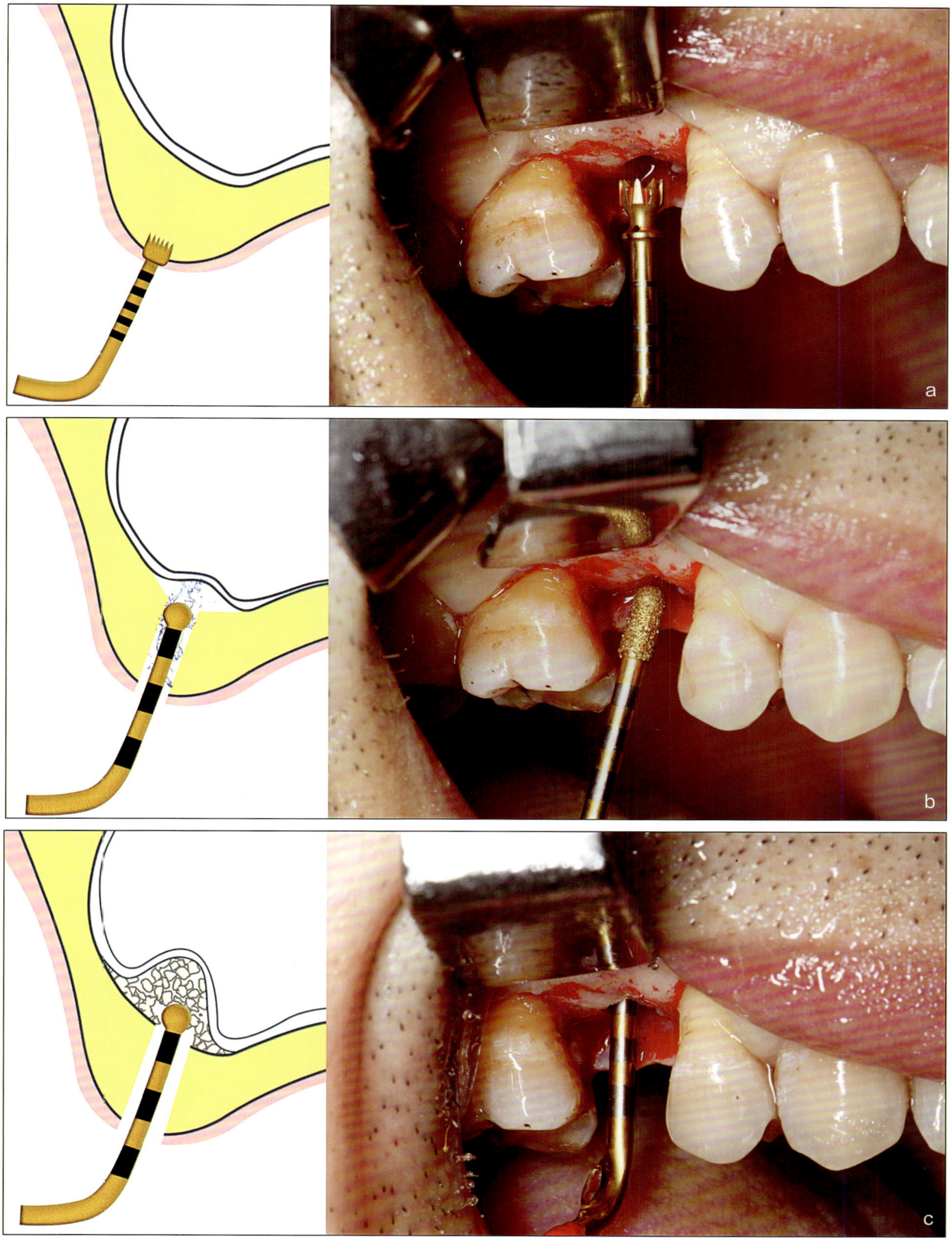
a
b
c

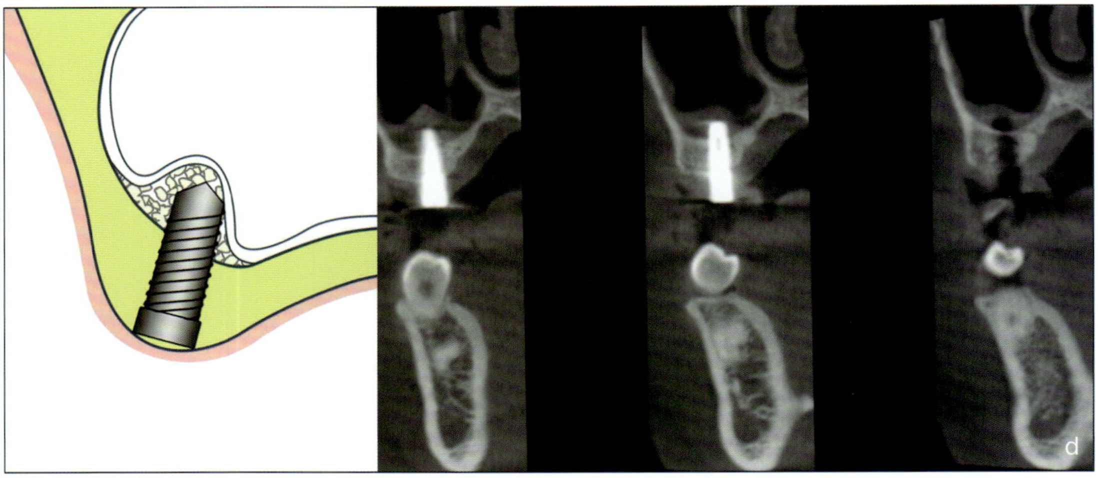

图10-13 使用超声骨刀进行经牙槽嵴入路上颌窦底提升术的操作过程

a. 经牙槽嵴进行逐级备洞，备洞深度到达距离上颌窦底1～2mm处；b. 超声骨刀插件继续备洞，在某一部位穿透上颌窦底骨壁，冷却冲洗系统在上颌窦黏膜下方局部形成一定水压，可以使上颌窦黏膜较容易与上颌窦底的骨壁分离；c. 经牙槽嵴植入植骨材料，然后将植骨材料分布到上颌窦黏膜与上颌窦底骨壁之间；d. 植入种植体，术后CT检查

样本量长期的临床观察。

HPISE（hydrodynamic PISE）技术是PISE技术的升级技术，最早报道于2008年[17]。其具体的操作步骤与PISE技术相近，与PISE技术最主要的区别，是应用HPISE技术并不需要依赖植骨材料，而是可以完全依靠内冷却系统形成的较强的水压完成上颌窦黏膜提升的步骤，因此可以进行不植骨的经牙槽嵴上颌窦底提升术[18]。在超声骨刀插件穿透上颌窦底骨壁后，可以使用超声骨刀插件持续在窝洞内加压冲洗10～20秒，通过这个步骤抬起上颌窦黏膜。然后可以继续完成种植备洞，并植入种植体。应用HPISE技术进行经牙槽嵴上颌窦底提升术，是否进行植骨可以依据术者的操作习惯，如果依靠水压无法完全上抬上颌窦黏膜或者种植体初期稳定性不佳无法同期进行种植体植入时，也可以植入植骨材料。Kim等[18]应用HPISE技术进行了250例经牙槽嵴上颌窦底提升术，共植入353颗种植体，上颌窦黏膜穿孔率为2.83%，种植体成功率为97.2%，取得了良好的临床效果。主要的技术优点为避免了传统冲击法进行经牙槽嵴上颌窦底提升的不适感，黏膜穿孔率低，也可以不放入植骨材料，患者术后反应轻。

参考文献

[1] Kasabah S, Krug J, Simunek A, et al. Can we predict maxillary sinus mucosa perforation? Acta medica (Hradec Kralove), 2003, 46(1): 19-23.

[2] van den Bergh JP, ten Bruggenkate CM, Krekeler G, et al. Sinusfloor elevation and grafting with autogenous iliac crest bone. Clin Oral Implants Res, 1998, 9(6): 429-435.

[3] Torrella F, Pitarch J, Cabanes G, et al. Ultrasonic ostectomy for the surgical approach of the maxillary sinus: a technical note. Int J Oral Maxillofac Implants, 1998, 13(5): 697-700.

[4] Vercellotti T, De Paoli S, Nevins M. The piezoelectric bony window osteotomy and sinus membrane elevation: introduction of a new technique for simplification of the sinus augmentation procedure. Int J Periodontics Restorative Dent, 2001, 21(6): 561-567.

[5] Schlee M, Steigmann M, Bratu E, et al. Piezosurgery: basics and possibilities. Implant Dent, 2006, 15(4): 334-340.

[6] Robiony M, Polini F, Costa F, et al. Piezoelectric bone cutting in multipiece maxillary osteotomies. J Oral Maxillofac Surg, 2004, 62(6): 759-761.

[7] Vercellotti T. Technological characteristics and clinical indications of piezoelectric bone surgery. Minerva stomatologica, 2004, 53(5): 207-214.

[8] Toscano NJ, Holtzclaw D, Rosen PS. The effect of piezoelectric use on open sinus lift perforation: a retrospective evaluation of 56 consecutively treated cases from private practices. Journal of periodontology, 2010, 81(1): 167-171.

[9] Barone A, Santini S, Marconcini S, et al. Osteotomy and membrane elevation during the maxillary sinus augmentation procedure. A comparative study: piezoelectric device vs. conventional rotative instruments. Clin Oral Implants Res, 2008, 19(5): 511-515.

[10] Stacchi C, Andolsek F, Berton F, et al. Intraoperative complications during sinus floor elevation with lateral approach: A systematic review. Int J Oral Maxillofac Implants, 2017, 32(3):e107-e108.

[11] Seoane J, Lopez-Nino J, Garcia-Caballero L, et al. Membrane perforation in sinus floor elevation - piezoelectric device versus conventional rotary instruments for osteotomy: an experimental study. Clin Implant Dent Relat Res, 2013, 15(6): 867-873.

[12] Stacchi C, Vercellotti T, Toschetti A, et al. Intraoperative complications during sinus floor elevation using two different ultrasonic approaches: a two-center, randomized, controlled clinical trial. Clin Implant Dent Relat Res, 2015, 17 Suppl 1:e117-125.

[13] Calin C, Petre A, Drafta S. Osteotome-mediated sinus floor elevation: a systematic review and meta-analysis. Int J Oral Maxillofac Implants, 2014, 29(3): 558-576.

[14] Penarrocha M, Garcia A. Benign paroxysmal positional vertigo as a complication of interventions with osteotome and mallet. J Oral Maxillofac Surg, 2006, 64(8): 1324; author reply.

[15] Sohn DS, Ahn MR, Jang BY. Sinus bone graft using piezoelectric surgery. J Korean Acad Oral Maxillofac Implantol, 2003, 9: 48-55.

[16] Li J, Lee K, Chen H, et al. Piezoelectric surgery in maxillary sinus floor elevation with hydraulic pressure for xenograft and simultaneous implant placement. J Prosthet Dent, 2013, 110(5): 344-348.

[17] Sohn DS. Minimal invasive sinus augmentation-hydrodynamic piezoelectric internal sinus elevation (HPISE) Korean Dent Assoc Newspaper, 2008, 1696: 18-19.

[18] Kim JM, Sohn DS, Heo JU, et al. Minimally invasive sinus augmentation using ultrasonic piezoelectric vibration and hydraulic pressure: a multicenter retrospective study. Implant Dent, 2012, 21(6): 536-542.

第十一章
微创上颌窦植骨技术

易纯　胡秀莲

第一节 微创上颌窦植骨技术及其专用工具

一、微创手术的定义和优势

微创手术指的是，在遵循医疗基本原则的情况下，在达到传统手术治疗效果的基础上，关注患者的心理和精神状态，关注患者的疼痛缓解及身心康复，减轻手术创伤，最大程度改善患者的医疗生活质量。微创指尽可能小而少的创伤或损伤，微创手术在大外科领域特指内镜或腔镜等现代医疗器械辅助下完成的手术。相对于传统手术，微创外科手术有其独到的优势，具体包括创伤小、出血少、疼痛轻、活动早、恢复快、瘢痕小、形态保持好、手术适应证的群体扩大、费用相对降低等[1]。

微创医疗在医学的各个领域均已得到重视，在口腔医学领域同样发展迅速且应用前景广阔，如牙槽外科的微创拔牙、修复领域的微创贴面、微创牙体预备、种植领域的微创不翻瓣种植等技术。在上颌窦植骨领域，微创操作是避免窦底黏膜破损的必要手段，牙槽嵴顶入路法相对于上颌骨外侧壁入路法是更微创的手术方式，但以往骨高度严重吸收的患者往往只能使用上颌骨外侧壁入路的上颌窦植骨。随着外科器械的不断改良及医师临床技术的不断提高，对于采用嵴顶入路法的上颌后牙区垂直骨高度不足的患者，植牙成功率将会越来越高，手术亦更加微创精确。

二、微创上颌窦底提升植骨的意义

因龋病、牙周病等原因导致的上颌后牙缺失通常伴有牙槽骨的缺失，而牙齿缺失后上颌窦腔的气化加重了牙槽骨的吸收，导致剩余骨量不足，是上颌后牙区行种植修复遇到的主要难题。为了解决这一问题，上颌窦植骨技术成为上颌后牙区口腔种植临床常用的技术之一。

临床上，上颌窦提升植骨术分为上颌骨外侧壁入路上颌窦植骨和牙槽嵴顶入路上颌窦植骨。上颌窦植骨术最早由Tatum于1976年应用于上颌骨骨量重建，但1980年由Boyne和James首先提出上颌骨外侧壁入路上颌窦植骨并发表于文献。经典的外提术式是改良Caldwell-Luc术式，即上颌骨颊侧壁开骨窗，向上翻转骨窗，剥离窦底黏骨膜，植入植骨材料，达到种植所需高度。1994年Summers提出在剩余牙槽嵴高度为 6～8 mm时采用骨凿冲顶挤压的方式进行上颌窦底提升和种植体同期植入，而不必如以往必须采用外侧壁入路的术式，同时，其主张应尽量控制抬高窦底黏膜的幅度。无论哪种上颌窦底提升，最常见的外科并发症都是上颌窦黏膜穿孔。对于低于6mm的剩余骨高度，多数学者认为还是应采用上颌骨外侧壁入路上颌窦植骨。

如今上颌窦植骨技术的两大主流方法，即外侧壁入路法和牙槽嵴顶入路法各自有着不同的适应证以及优缺点，但是不论哪种技术，追求上颌窦植骨种植过程中的微创、简单、快速、有效一直是临床上研究的方向。微创上颌窦植骨的意义是尽可能避免上颌窦植骨的术中及术后并发症、减小术中创伤、减轻术后反应、缩短手术时间。

上颌窦植骨术中黏膜意外穿孔是最容易出现的术中并发症，穿孔发生率报道不一，但最高达56%。上颌窦黏膜穿孔可导致细菌侵入、植骨材料丧失、新骨生成不良，甚至上颌窦急性炎症，其发生率为5%。传统的外侧壁入路法使用传统器械如普通球钻进行上颌骨外侧壁开窗，由于上颌窦黏膜很薄，在手术过程中很容易被器械或锐利的骨片刺破，出现不同类型的黏膜穿孔，导致手术失败；传统的牙槽嵴顶入路法是用骨凿对黏膜进行盲视提升，术中上颌窦底皮质骨壁突破那一刻的落空感，初学者力量很难控制，极易造成黏膜穿孔，分离骨壁和黏膜时不能直视操作，亦可造成黏膜损伤。近年来，随着上颌窦植骨技术相关专用手术器械的研发进展，使得微创上颌窦提升植骨成为可能，极大程度上可以帮助术者完整、安全、快速地分离上颌窦黏膜，避免了术中黏膜损伤等并发症，明显减小了手术创伤。

三、微创上颌窦底提升工具的应用优势

（一）微创上颌窦底提升工具的特点

由牙槽嵴萎缩和上颌窦气化导致的上颌后牙区垂直骨高度不足使得种植体植入困难，上颌骨外侧壁入路以及牙槽嵴顶入路的上颌窦植骨技术解决了部分难题，但也存在各自的局限性与缺点。随着新的专用手术器械和设备的引入，上颌窦植骨的术式也有了改进，已取得较为理想的效果。Trombelli等[2]设计了用于提升上颌窦底黏膜的一套手术器械，包括锥形定位钻、种植体引导钻、种植体引导骨凿、方向指示杆等系列器械。特点是所有的器械均配有相应的止动环，这样就可以防止钻针突入窦腔内，从而减少了黏膜穿孔的发生。这套器械运用于窦底剩余骨高度2～3mm的患者中，成骨效果良好。Ahn等[3]用尖端无侵入性的绞刀进行窦底皮质骨的突破，当绞刀突破窦底皮质骨后，可结合伞状或者匙状剥离器械缓慢抬升黏膜，由于绞刀切割刃之间的成角设计，避免了窦底黏膜与绞刀顶端直接接触，从而保护了黏膜完整性。他运用这套器械对98例剩余骨高度小于4mm的种植位点进行了牙槽嵴顶入路上颌窦植骨，随访2年后种植体存留率为92.7%[4]。

现今临床上有多种专门用于微创上颌窦底提升植骨术的专用工具盒，常见有：兼顾外侧壁入路及嵴顶入路的DASK工具盒（Dentium Advanced Sinus Kit，Dentium，韩国），以及专用于嵴顶入路的SCA Kit（Sinus Crestal Approach Kit，Neobiotech，韩国）或者专用于外侧壁入路的SLA Kit（Sinus Lateral Approach Kit，Neobiotech，韩国）。这些器械有以下共同特点：①具有止动系统，能够有效控制钻针的深度和提升的高度，减少黏膜损伤（图11-1）；②钻头进行了改进以增强手术的便利性和安全性。与传统旋转钻头相比，避免了尖锐切割刃的设计，作用于菲薄的窦底骨板或接触窦底黏膜时，不易穿孔。比如：DASK的窦底黏膜提升钻头均设计为专用的扁圆形的磨砂钻头，间断压力下磨除剩余骨质。报道显示，运用DASK工具盒，黏膜穿孔率为5%；SLA Kit设计了非侵入式的圆盘形铰刀用于

外侧壁入路开窗；SCA Kit设计了S-reamer钻用于嵴顶入路的窦底钻孔，S-reamer特殊的顶端S形设计可有效切割骨质，且使骨碎屑填充于顶端的间隙内，避免损伤上颌窦黏膜（图11-2）；③具有不同形状和角度的独特黏膜剥离提升器械可帮助术者更便捷地操作，保护上颌窦黏膜，如DASK提供分离黏膜的伞状或者匙状精细器械。临床医生可根据自身需要来选择，以达到简单、安全提升上颌窦黏膜的目的。

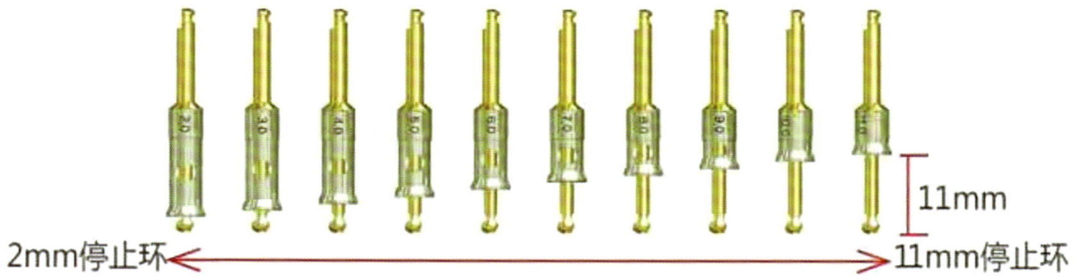

图11-1 SLA Kit的钻针止动系统

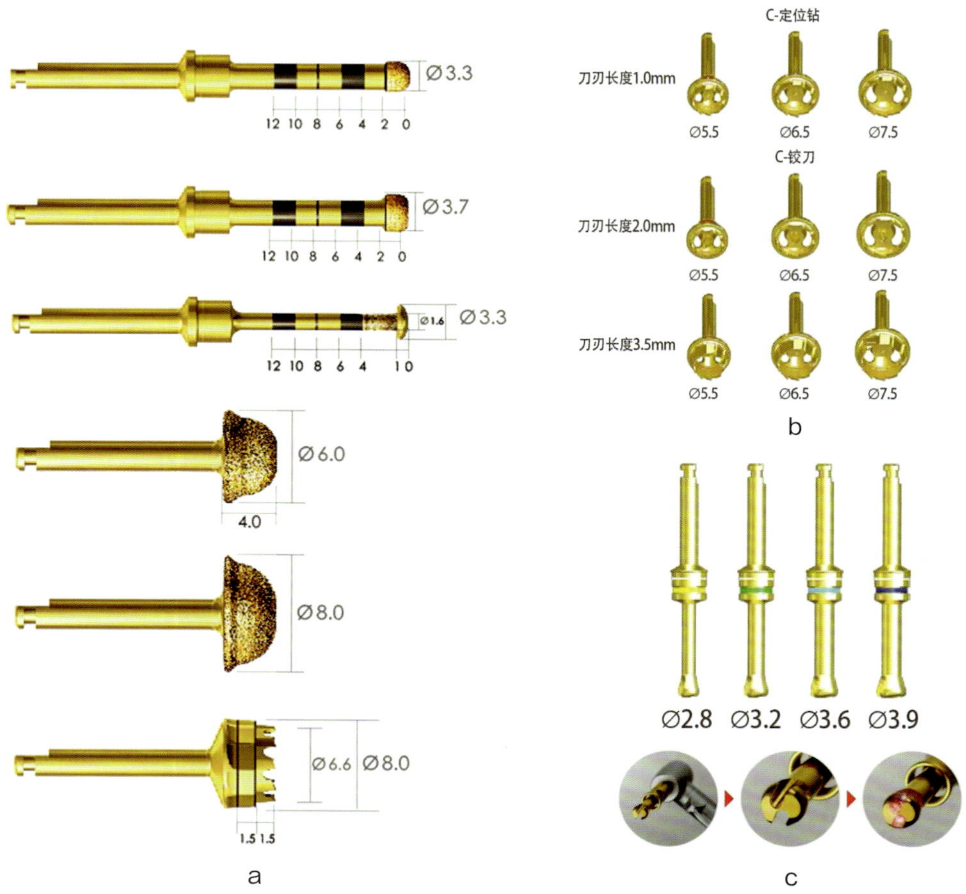

图11-2 微创上颌窦底提升工具钻头的改进设计

a. DASK的钻头设计为扁圆形的磨砂钻头（上面三个用于牙槽嵴顶入路上颌窦植骨，下面三个用于上颌骨外侧壁入路上颌窦植骨，最后一个为保留侧壁开窗皮质骨板的环状钻头）；b. SLA Kit设计了非侵入式的圆盘形铰刀用于外侧壁入路法；c. SCA Kit设计了S-reamer钻用于牙槽嵴顶入路法的窦底钻孔，顶端S形设计可有效切割骨质，且使骨碎屑填充于顶端的间隙内

（二）微创上颌窦植骨工具在上颌骨外侧壁入路上颌窦植骨中的应用优势

上颌骨外侧壁入路上颌窦植骨术优点是术者直视下完成操作，准确控制提升高度，有效保护窦底黏膜，植骨方便，可运用于骨高度严重不足的病例；缺点是手术创伤较大，对医生的外科技术要求高，手术步骤复杂、时间长，患者术后肿胀、疼痛反应明显，常需较长时间应用抗生素治疗，同时由于剥离、提高窦底黏膜的幅度大，造成移植人工骨的用量较大，也增加了患者的经济负担。

传统的上颌骨外侧壁入路上颌窦植骨使用传统器械如直径2mm普通球钻进行上颌骨外侧壁开窗，一般以卵圆形或长方形形状制备骨窗，球钻与骨壁接触面积小，用力不当则易突向黏膜导致穿孔。球钻磨骨方式是以点形成线，因此要求每点都磨至透出淡蓝色上颌窦黏膜，势必增加上颌窦黏膜的穿孔机会，并且增加操作时间。而微创上颌窦植骨器械，如DASK和SLA Kit，拥有直径较大的扁圆形磨砂钻头或者圆盘形铰刀，可以更短时间内高效制备出上颌骨外侧壁的骨窗形态，可简单、便捷地到达上颌窦腔，且磨除骨壁力量均匀，明显地降低手术难度和风险。研究结果显示，使用DASK进行上颌骨外侧壁开窗耗时与上颌窦黏膜穿孔率均小于普通球钻组，患者术中主观不适程度较普通球钻组更加轻微，术后3日后患者出现疼痛、肿胀的程度也轻于球钻开窗组。

（三）微创上颌窦底提升工具在牙槽嵴顶入路上颌窦植骨中的应用优势

牙槽嵴顶入路上颌窦植骨术优点是手术创伤小、操作简单、疗程短、术后肿胀反应轻；缺点是：①一般观念认为仅适用于骨高度大于6mm的病例，为避免窦底黏膜撕裂，提升幅度有限；②盲视下操作，增加了上颌窦黏膜穿孔的概率，存在术中微小的上颌窦黏膜穿孔很难发现的问题；③当上颌窦分隔存在及窦底平面过于倾斜时，由于X线片重叠及误差，术者无法精确定位窦底距离，致使窦底骨板预留过厚，无法冲击骨折，或使用过大力量造成窦底黏膜损伤，故牙槽嵴顶入路法不适用于窦底分隔和倾斜的病例；④在敲击冲顶的过程中，敲击震荡会让患者产生较为明显的不适和恐惧，甚至可能出现用骨凿敲击上颌窦底时，力量传导作用致使内耳椭圆囊中的耳石脱落，导致良性阵发性姿势性眩晕症；⑤黏膜提升时主要靠手感和听觉来判断是否挤压提升了窦底骨板及黏膜，需要一定的手术经验，初学者用钻时极易突破上颌窦底皮质骨壁造成黏膜穿孔。

传统的牙槽嵴顶入路上颌窦植骨需逐级使用各种骨挤压器向上敲击冲顶，使窦底骨板形成轻微骨折，从而小幅度提升窦底空间。微创上颌窦底提升器械，如DASK和SCA Kit，首先免除了敲击震荡，减轻了患者的恐惧心理，其次钻针或铰刀均为非侵入式，在钻针突破上颌窦底皮质骨的瞬间减少了黏膜穿孔的概率，同时避免了骨凿向上敲击提升幅度较大时的窦底黏膜撕裂风险。另外，由于张口度限制，在上颌第二磨牙区应用骨挤压器时往往较为困难，易造成植入位置和角度的偏差，而微创上颌窦底提升器械在此区域不受影响，具有独特优势。

研究结果显示，DASK器械用于牙槽嵴顶入路法进行上颌窦植骨，可完成所有传统牙槽嵴顶入路上颌窦植骨的工作和大部分既往外侧壁入路法才能解决的困难病例，同时由于对窦底黏膜的剥离提升幅度明显小于外侧壁入路法，不必植入大量的骨代用品，可显著减轻患者的经济负担。文献表明[5]剩余骨高度6～8mm时骨凿冲顶法和DASK微创法手术时间基本相同，剩余骨高度3～5mm时亦可使用DASK微创法，用时比剩余骨高度6～8mm的手术时间稍延长，但无统计学差异。总之DASK工具用于牙槽嵴顶入路上颌窦植骨时，作用于菲薄的窦底骨板或接触窦底黏膜时，不易穿孔，具有较高的工作效率，节省时间。术后不似传统上颌骨外侧壁入路上颌窦植骨出现面部明显肿胀，也无骨凿敲击震荡等对患者造成的副作用，值得临床推广。

第二节　微创上颌窦植骨技术的适应证与禁忌证

一、微创上颌窦底提升植骨技术的适应证

常规上颌窦底提升的适应证包括：上颌磨牙、前磨牙缺失，牙槽嵴重度萎缩，上颌窦气化严重，上颌窦底至牙槽嵴顶之间骨量不足而需要在该区植入种植体者。需满足上颌后牙区牙槽突有足够的宽度，牙槽骨质量较好，殆龈距离基本正常。

在1996年由骨结合学会（Academy of Osseointegration，AO）组织的上颌窦提升植骨共识性研讨会中提出，手术入路的选择根据剩余骨高度（residual bone height，RBH）主要分为4种情况：①Class A：RBH≥10mm，不需要植骨直接种植；②Class B：6mm＜RBH≤9mm，则采用牙槽嵴顶入路上颌窦植骨+种植术；③Class C：3mm＜RBH≤6mm，则采用上颌骨外侧壁入路上颌窦植骨同期种植术；④Class D：1mm＜RBH≤3mm，则先行外侧壁入路上颌窦植骨，待植骨愈合成熟后再植入种植体。

随着外科手术器械的不断改良和微创上颌窦底提升工具盒的出现，牙槽嵴顶入路上颌窦植骨术适应证慢慢扩大。部分研究支持将牙槽嵴顶入路上颌窦植骨术应用于剩余骨高度在4mm及以下的上颌后牙区之中。Winter等[6]在上颌后牙区平均剩余骨高度为2.87mm的患者中运用牙槽嵴顶入路上颌窦植骨术植入58枚种植体，负载22个月后种植体成功率为91.4%。Gonzalez等[7]在上颌后牙区剩余骨高度为2～4mm患者中，行牙槽嵴顶入路上颌窦植骨，随访29.7个月后种植体成功率为100%。Gu等[8]在剩余骨高度为2.81±0.74mm的病例中进行牙槽嵴顶入路上颌窦植骨，随访5年后种植体存活率达94.6%[4]。高巍等[5]在34例上颌后牙剩余骨高度为2～5mm的患者中采用DASK技术行牙槽嵴顶入路上颌窦植骨，平均观察3年后种植体成功率为97.5%。北京大学口腔医院种植科[9]应用SCA Kit行牙槽嵴顶入路上颌窦植骨，共植入16枚种植体，平均随访时间为49.4个月，种植体存留率93.8%。

关于微创上颌窦器械（DASK或SCA kit等）进行牙槽嵴顶入路上颌窦植骨所能适用的最低剩余骨高度，目前没有明确的共识性意见。术者需要对患者的口腔健康状况和上颌后牙区局部的解剖条件进行详细的临床和影像学检查，结合患者的骨密度、窦底解剖形态、黏膜厚度等一系列因素进行综合分析，制订出微创且安全可靠的种植计划。

二、微创上颌窦植骨技术的禁忌证

使用微创工具进行上颌窦植骨的禁忌证与常规外侧壁入路或嵴顶入路上颌窦植骨的禁忌证一致。患者存在禁忌证时，应首先控制并及时治疗相关疾病，暂缓进行上颌窦植骨术或行上颌后牙区常规修复。禁忌证包括：

1. 种植手术的全身或局部禁忌证 未控制的全身系统性疾病、严重过敏性鼻炎、近期因外伤发生的上颌骨骨折、重度口腔黏膜病和牙周病等。

2. 急性上颌窦炎或慢性上颌窦炎急性发作期 急性上颌窦炎应在急性炎症控制后再行种植手术。对于慢性上颌窦炎，上颌窦黏膜比较脆弱，应注意术中剥离时容易破裂穿孔，须在其无急性发作条件下择期手术。

3. 上颌窦根治术后 传统上颌窦根治术一般是将上颌窦膜彻底刮除，因此传统的上颌窦根治术是禁忌证。

4. 上颌窦肿瘤、囊肿或息肉 当上颌窦内可以看见息肉形成或囊肿等占位性病变时，最好先行清除病变组织，必要时请耳鼻喉科医师会诊，根据术后情况再行下一阶段的上颌窦底提升手术。当上颌窦囊肿为潴留囊肿或假性囊肿，且体积较小时，可根据情况保留囊肿直接提升窦底黏膜。

5. 吸烟 长期吸烟患者的上颌窦黏膜将会有不同程度的萎缩，伴有慢性炎症者，黏膜可能会增厚，均使得黏膜缺乏弹性和强度，手术剥离容易穿孔。未控制的重度吸烟者是上颌窦手术禁忌证。

第三节 微创上颌窦植骨工具的临床操作技术要点

一、牙槽嵴顶入路的微创上颌窦植骨工具临床操作技术要点

上颌后牙缺失伴骨量不足的患者术前须拍摄曲面断层片，如上颌窦影像或窦底剩余骨高度显示不清晰，必要时拍摄CBCT。术者需结合临床进行影像学测量，测量种植位点牙槽嵴顶到上颌窦底的剩余骨高度、牙槽骨的宽度，并检查和评估剩余骨的质量及上颌窦是否存在其他病变，计算预期提升高度，确定植入种植体的直径和长度。

目前，学者们从微创的角度已经报道了多种用于牙槽嵴顶入路上颌窦植骨的方法，包括水囊扩张法、液压法等[10-13]。相比骨凿冲击器法，水囊扩张法创伤较小，患者无敲击不适，但仍然存在操作较为繁琐的问题，技术敏感度高，学习周期长。而微创上颌窦底提升工具盒，如DASK或SCA Kit应用于牙槽嵴顶入路上颌窦植骨中，临床操作更加简便，用时短，明显减轻患者术中不适感和术后眩晕等并发症。DASK的磨砂钻头以及SCA Kit的S-reamer钻的特殊顶端设计均可有效切割骨质，而又能避免损伤上颌窦黏膜，两个工具盒均配有专用的止动环，也能够有效控制钻针的深度和提升的高度，减少黏膜损伤。牙槽嵴顶入

路上颌窦植骨工具盒可以用于多个后牙缺失病例，但提升高度一般控制在4～5mm较为安全。

微创上颌窦底提升工具用于牙槽嵴顶入路法的临床操作大致包括下列步骤：

1．局麻下采用牙槽嵴顶切口，在牙槽嵴顶范围内翻开黏骨膜瓣，如颊侧附着龈宽度＞3mm且牙槽嵴宽度＞5mm，可选择不翻瓣微创手术。

2．使用直径2mm的球钻定点，再分别用先锋钻和常规扩孔钻逐级备洞，深度到达距离上颌窦底1～2mm处。

3．采用SCA Kit的S-reamer钻或者DASK的扁圆形的磨砂钻头，配合止动环以1mm的深度逐级深入，间断压力下钻开上颌窦底骨皮质，当感觉骨质突然变软时，即已达窦底。此时使用SCA Kit的测深杆或者DASK的小圆伞状剥离器进行探查，往往窦底仍存有少部分骨质，但已较软，轻轻向上推起即可。使用黏膜剥离器盲视下操作提升窦底时，需要一定经验，操作不当可造成窦底黏膜穿孔。

4．进一步抬高窦底黏膜，DASK使用专门的匙状黏膜剥离器经所备窝洞探入，剥离动作应轻柔，向颊侧、腭侧、近中、远中充分剥离。术者应在剥离过程中感受窦底黏膜的阻力，若阻力消失，则可能出现窦底黏膜穿孔。一般剥离区域以超出窝洞直径外4mm，抬高幅度以达到预定植入长度的种植体根端以上2～3mm为限，伞状或者匙状剥离器械不能脱离骨面或者深入窦腔内超过1mm。SCA Kit则直接使用测深杆测量深度，确保上颌窦底黏膜达到了提升的预测高度[4]。

5．通过捏鼻鼓气试验检查上颌窦黏膜有无破裂。方法是捏住患者鼻翼，嘱其呼气，观察有无气泡从窝洞内溢出。

6．将Bio-Oss骨粉或者Bio-Oss Collagen（Geistlich，瑞士）经种植窝洞推入上颌窦底提升部位。

7．植入预定长度、直径的种植体，安放愈合基台/愈合帽。

8．龈瓣修整与复位，严密缝合伤口。

9．6个月后行Ⅱ期手术或直接修复牙冠。

详细步骤参见图11-3～11-5。

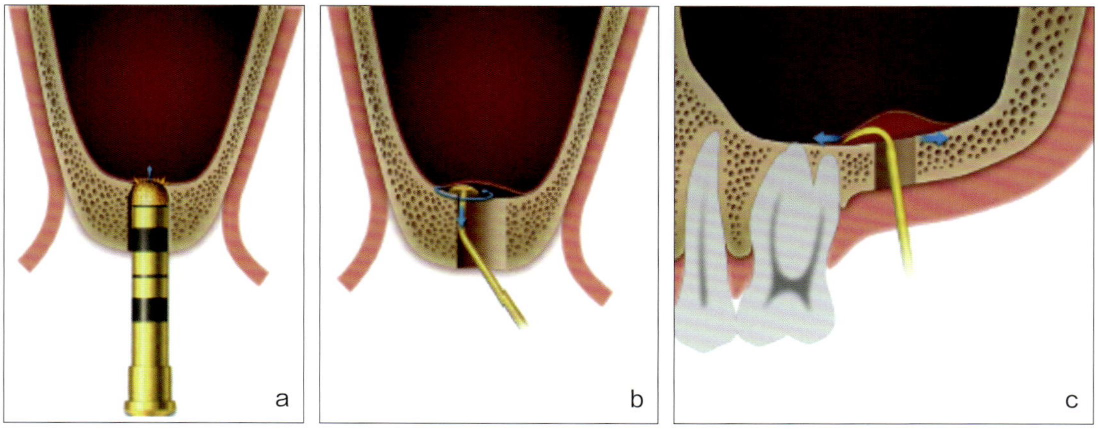

图11-3　DASK技术行牙槽嵴顶入路上颌窦植骨模式图

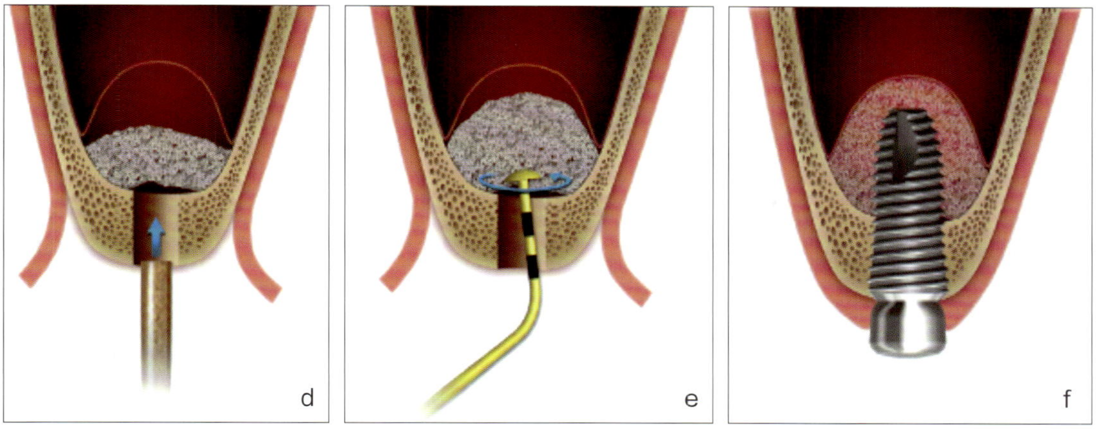

图11-3（续）

a. 常规扩孔钻使用完毕后（钻孔深度离上颌窦底1mm），使用DASK的扁圆形的磨砂钻头预备窦底皮质骨，直到有轻微的落空感（可根据备洞大小选用直径为3.3mm或3.7mm的磨砂钻头，该磨砂钻头冷却系统为内冷却，故同时起到了水压辅助抬起窦底黏膜的作用）；b. DASK专用的小伞状黏膜剥离器初步分离窦底黏膜；c. DASK专用的匙状黏膜剥离器进一步分离窦底黏膜，创造足够的植骨空间；d. 自嵴顶填入植骨材料；e. 使用上颌窦小伞状剥离器把人工骨分散填满窦底植骨空间；f. 植入种植体

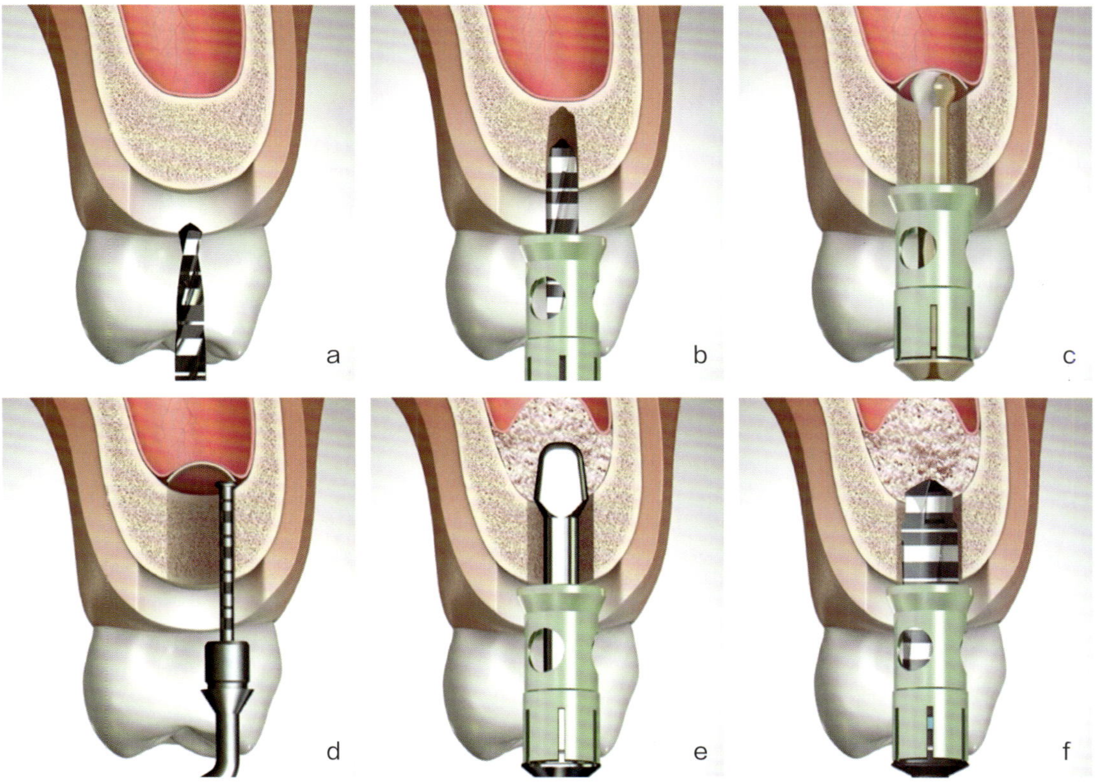

图11-4 SCA Kit行牙槽嵴顶入路上颌窦植骨模式图

a. 先锋钻确定位置和轴向；b. 使用带有止动环的扩孔钻备洞，备洞深度距离窦底黏膜1～2mm；c. 使用带有止动环S-reamer钻逐级均匀磨除窦底皮质骨，并少量抬起窦底黏膜；d. 测深杆测量嵴顶至窦底的高度；e. 使用骨粉平推器，将骨粉少量多次送至窦底；f. 根据骨质条件的不同选用攻丝钻或颈部成形钻，备洞结束后植入种植体

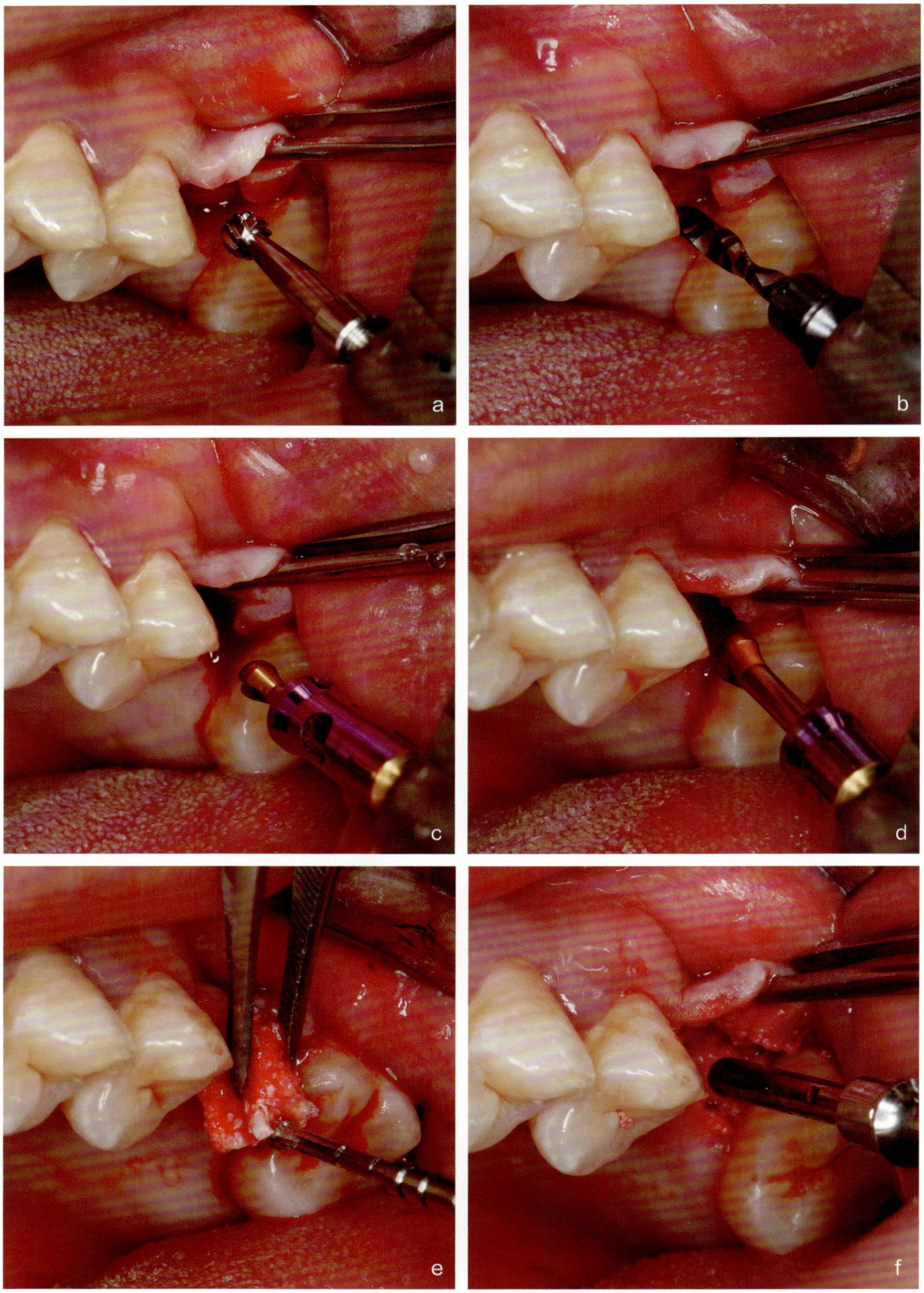
a
b
c
d
e
f

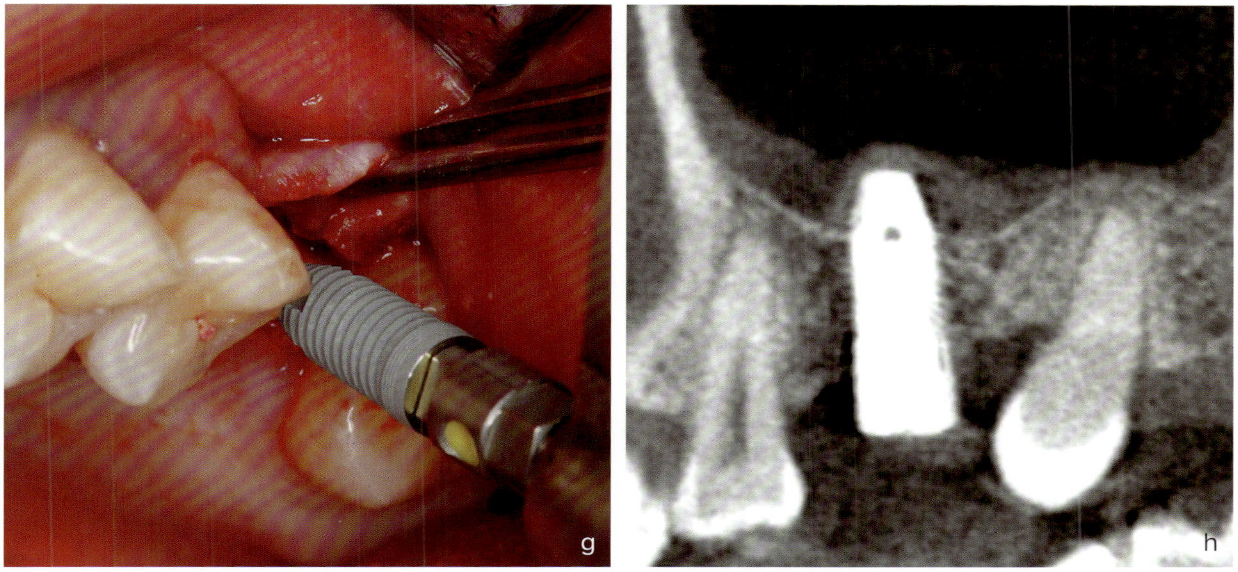

图11-5　SCA Kit行牙槽嵴顶入路上颌窦植骨种植手术

a. 左上第一磨牙缺失，球钻定点；b. 扩孔钻备洞，备洞深度距离窦底黏膜1～2mm；c. S-reamer钻配套较长的止动环，控制深度，均匀磨除窦底皮质骨；d. S-reamer钻配套较短的止动环，逐级深入，进一步磨除窦底皮质骨，并少量抬起窦底黏膜；e. 植入Bio-Oss骨粉；f. 使用骨粉平推器，将骨粉少量多次送至窦底；g. 植入相应长度的种植体；h. 术后即刻拍片显示窦底黏膜被抬起

二、上颌骨外侧壁入路的微创上颌窦植骨工具临床操作技术要点

术前根据影像学检查，测量种植区域可利用的牙槽骨的高度和宽度，确定拟种植的种植体型号及手术计划。与前文所述嵴顶入路法的术前准备一致。

微创上颌窦植骨工具用于外侧壁入路法的临床操作大致包括下列步骤：

1. 局麻下缺牙区牙槽嵴顶正中略偏腭侧作切口，依种植的范围，切口近中可至上颌尖牙，远中可延伸至上颌结节，颊侧近远中松弛切口可从嵴顶延伸至前庭沟。用骨膜分离器沿骨面向颊侧全层翻起黏骨膜瓣，显露上颌窦前外侧骨壁，充分暴露开窗术区，勿伤及眶下神经。

2. 开窗：开窗的位置和范围根据骨高度、缺牙数目、拟植入植体数目而定，通常开窗的下缘位于上颌窦底向上3mm处，上缘高度应参考拟提升高度。微创上颌窦工具盒的开窗工具一般为一系列圆形切盘，切盘的直径可根据开窗范围选择，一般为5～8mm；切盘的切割刃长度可根据上颌窦前外侧壁的骨板厚度选择，一般为1～3mm。SCA Kit的圆盘形铰刀以及DASK的环状钻头都是使用“揭盖法”进行开窗，即植骨完成后，将所揭下的骨盖覆盖于原骨窗处。DASK还提供了“磨除骨板法”的开窗工具，即穹顶状的磨砂盘钻，能渐进式地完整磨除开窗区的骨板，并能近远中向扩大开窗区域，钻头的磨砂设计使得开窗时黏膜穿孔的可能性降到最低。

3. 抬起上颌窦底黏膜：将骨壁磨薄至透出淡灰蓝色上颌窦黏膜后，采用伞状或匙状黏膜剥离器等（不同的微创工具盒提供不同形状和角度的专用剥离器械）进一步分离窦底黏膜，紧贴上颌窦各面骨壁仔细分离上抬黏膜，剥离范围应充分，提升至所需的植骨高度。鼓气试验检查上颌窦黏膜有无破裂。

4. 预备种植窝：当上颌窦底剩余骨量和骨质能够保证种植体的初期稳定性时，即可同期植入种植体。按照常规种植窝的制备方法，逐级备洞，为保证植体的初期稳定性必要时可采用级差备洞。

5. 上颌窦底充填植骨材料，通常采用人工骨或人工骨与自体骨混合植入。

6. 植入预定长度、直径的种植体，安放愈合帽。

7. 开窗区处理：“揭盖法”用原有的骨盖覆盖开窗区，“磨除骨板法”用可吸收性屏障膜或者富血小板纤维蛋白（platelet rich fibrin, PRF）完全覆盖开窗区。

8. 对位严密缝合伤口，必要时软组织瓣做充分减张处理，确保关闭伤口无张力。

9. 6～8个月后行Ⅱ期手术，上颌窦植骨同期未植入种植体者6～8个月后行种植手术[14]。

详细步骤请参见图11-6～11-8。

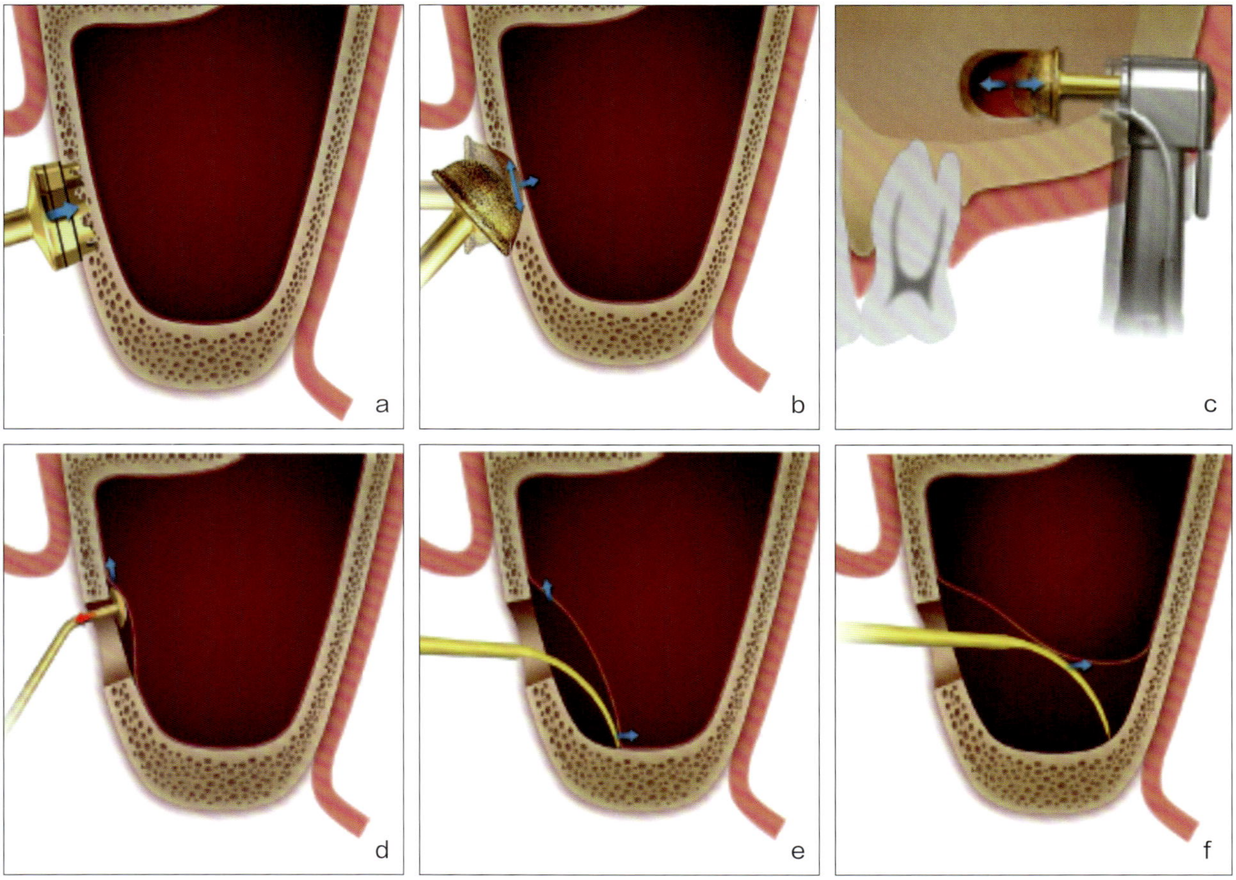

图11-6 DASK技术行上颌骨外侧壁入路上颌窦植骨模式图

注：DASK工具盒可提供两种不同侧壁开窗的方法：揭盖法（a）或骨板磨除法（b、c）

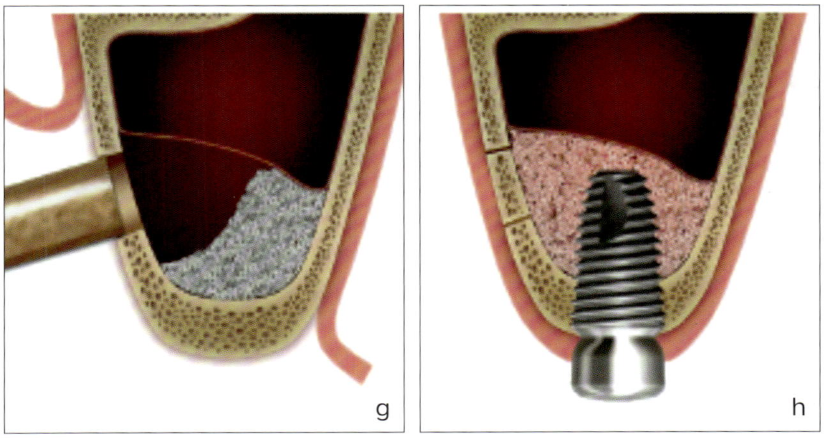

图11-6 （续）

a. 揭盖法进行开窗：使用环状钻头磨除骨壁，操作中须随时观察，当上颌窦黏膜局部呈现淡灰蓝色后，将骨块撬动、剥离并向外翻起，完成窦底黏膜提升以及植骨材料植入后，将所揭下的骨盖覆盖于原骨窗处。与磨砂盘钻相比，环状钻头造成开窗时黏膜穿孔的概率略高；b. 骨板磨除法进行开窗：使用穹顶状的磨砂盘钻，渐进式地完整磨除开窗区的骨板，盘钻可以与侧壁呈45° 角，以便更均匀地磨除骨板；c. 骨板磨除法进行开窗：在近远中向拉锯式使用盘钻，可以高效扩大开窗区域；d. DASK专用的小伞状黏膜剥离器初步分离窦底黏膜；e、f. DASK专用匙状黏膜剥离器进一步分离窦底黏膜，创造足够的植骨空间；g. 自侧壁开窗区填入植骨材料；h. 植入种植体

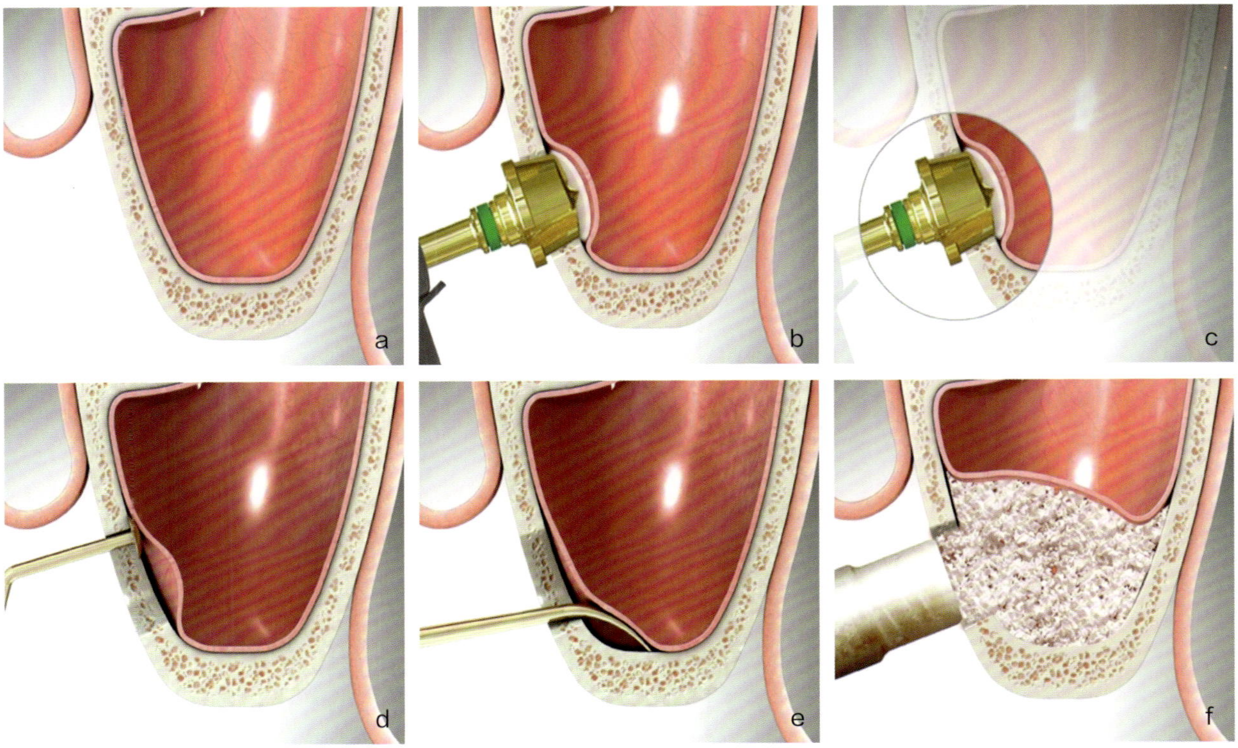

图11-7　SLA Kit行上颌骨外侧壁入路上颌窦植骨模式图

a. 翻瓣；b. 圆盘形铰刀进行上颌骨外侧壁开窗，可根据上颌骨外侧壁骨板厚度，选择不同切割刃长度的铰刀（1.0mm、2.0mm、3.5mm可选），术中不断确定钻孔深度；c. 上颌窦黏膜与铰刀之间形成的薄层骨片为残留骨盖，在上颌窦底完成提升以及植骨材料植入后，可将所揭下的骨盖覆盖于原骨窗处；d. 开窗完成后初步剥离近远中方向的上颌窦黏膜；e. 剥离窦底下方的黏膜；f. 植入骨粉

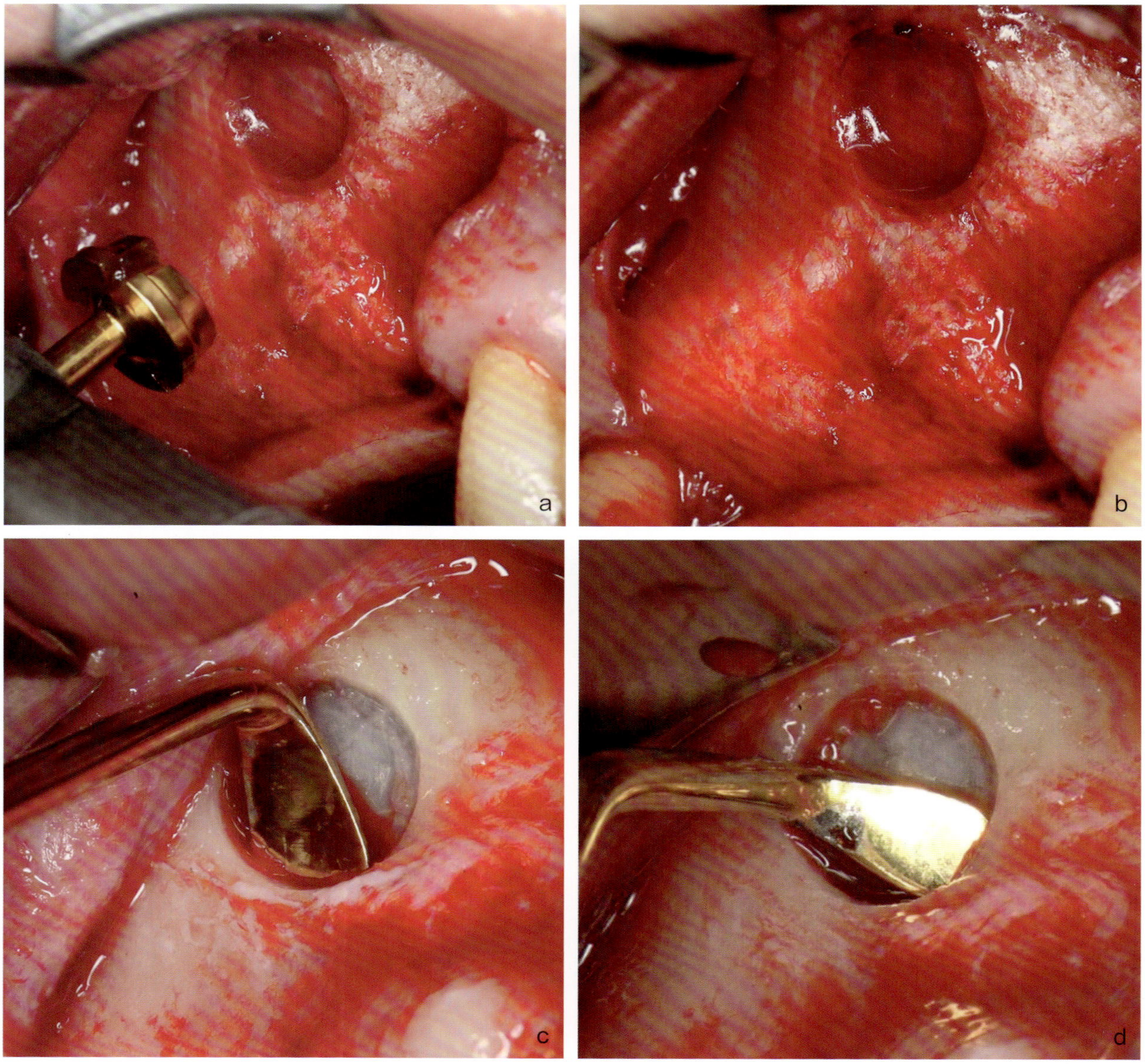

图11-8　SLA Kit行上颌骨外侧壁入路上颌窦植骨种植手术

a. 运用SLA Kit有特色的非侵入式圆盘型铰刀进行上颌骨外侧壁开窗，铰刀为微锥形，可以选择不同的切割刃长度，以控制钻孔深度，避免了开窗过程中的黏膜穿孔；b. 骨窗制备完毕后，可以看到开窗处的薄层骨片，保护黏膜避免撕裂；c. “直角型”黏膜剥离器用于分离侧壁骨窗下方的黏膜；d. “小弯型”黏膜剥离器用于分离侧壁骨窗近中的黏膜

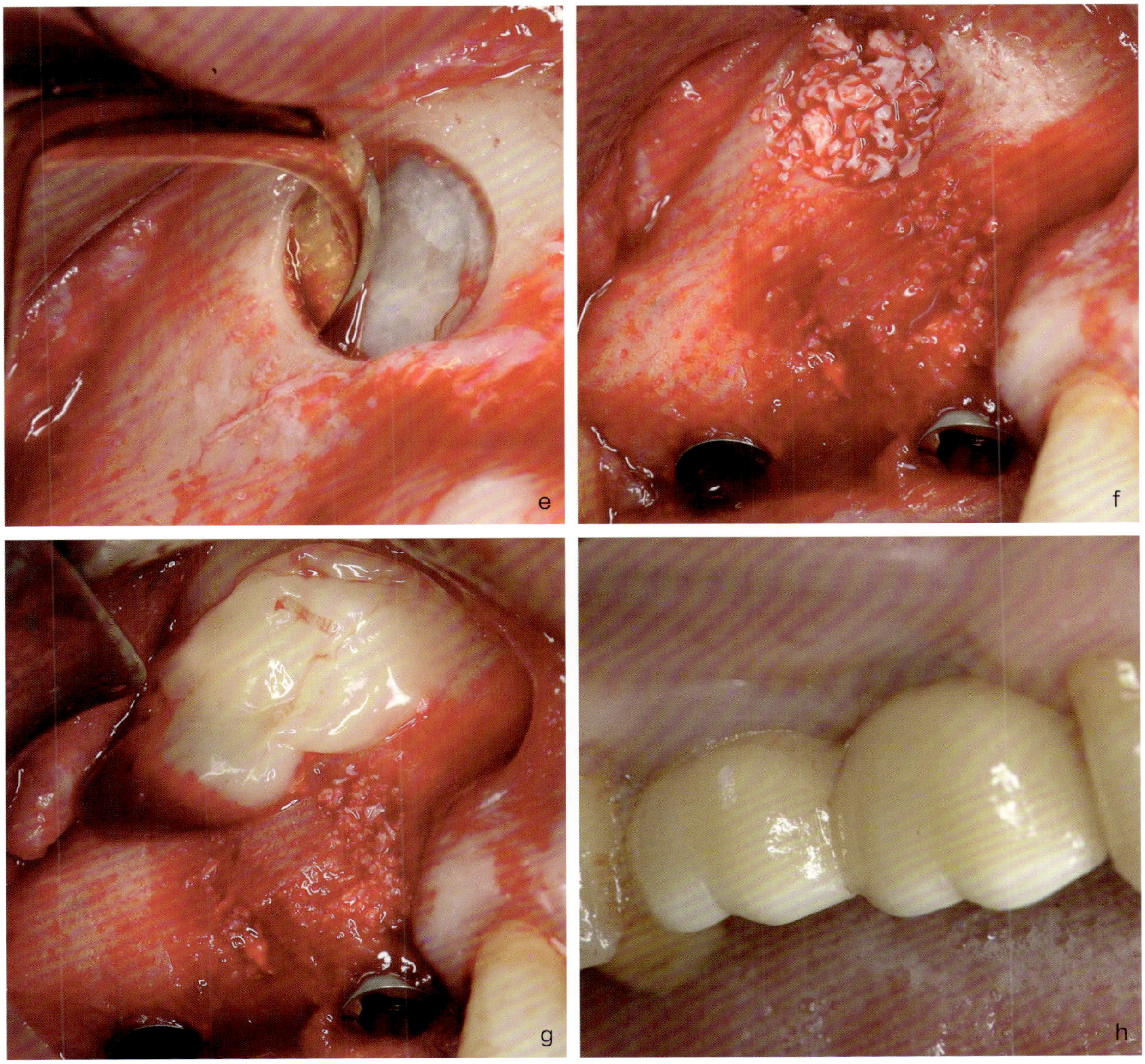

图11-8（续）

e.“大弯型”黏膜剥离器用于分离侧壁骨窗远中的黏膜以及窦底深处剩余黏膜；f. Bio-Oss和自体血液提取的PRF混合填入窦底，同期进行种植体植入，颊侧骨缺损区也进行了骨增量；g. PRF膜覆盖洞口保护黏膜和植骨材料；h. 全瓷冠修复后43个月复查，显示植体周围黏膜健康

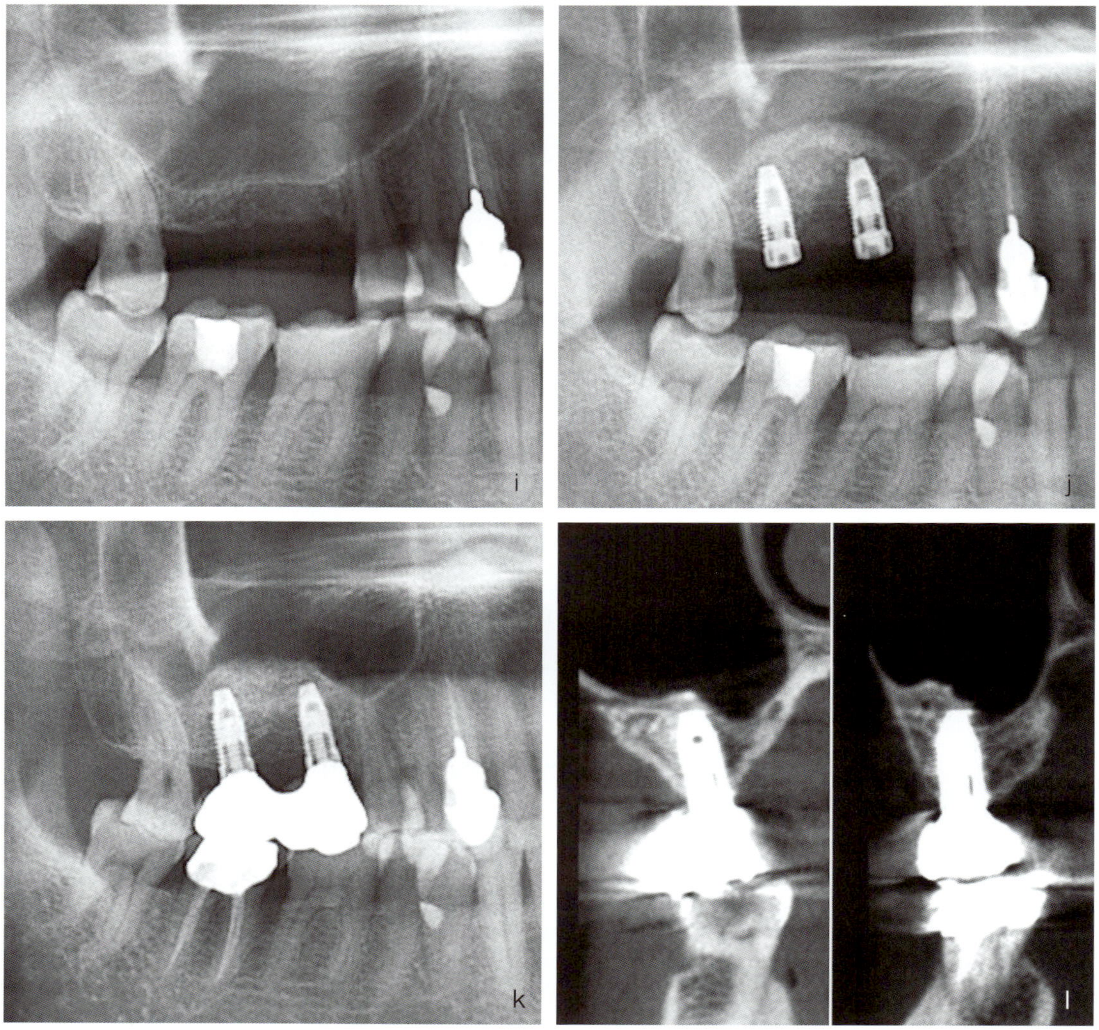

图11-8 （续）

i. 术前曲面断层片（局部）显示窦底骨高度为3.8mm；j. 术后即刻拍曲面断层片显示窦底黏膜被抬起，呈圆顶状，种植体根方完全被人工骨包绕；k. 戴牙后1年复查拍曲面断层片显示种植体边缘骨水平稳定，窦底植骨材料密实，愈合良好；l. 戴牙后43个月复查拍摄CBCT显示种植体边缘骨水平以及窦底植骨材料稳定

第四节　并发症预防及处理

一、并发症的种类

文献报道，上颌窦底提升植骨术的术中并发症主要是上颌窦黏膜穿孔，术后并发症主要有创口感染、上颌窦炎、植骨区暴露及吸收、骨结合失败导致种植体脱落等，为了减少诸类并发症的发生，手术操作应由有经验的术者完成[15]。另外，使用骨凿法进行牙槽嵴顶入路上颌窦植骨时，术中并发症主要有上颌窦黏膜穿孔和阵发性姿势性眩晕症，后者常因采用骨凿敲击震荡及患者体位过仰而导致，使用微创上颌窦底提升器械盒则不需要敲击，可以避免阵发性姿势性眩晕症的发生[9]。下面就最常见的术中并发症——黏膜穿孔进行简要阐述，其余内容详见第十六章“上颌窦植骨并发症预防及处理”。

二、最常见的术中并发症——上颌窦黏膜穿孔——的预防和处理

微创上颌窦植骨器械中的止动环和非侵入式钻头可以减小黏膜穿孔概率，但无法完全规避穿孔的发生。在上颌骨外侧壁入路上颌窦植骨时，引起的黏膜穿孔常出现在球钻点状磨除骨壁以及骨窗和黏膜的分离阶段。如果用超声骨刀或者DASK工具盒的磨砂钻头开窗，并使用DASK工具盒分离黏膜的精细器械操作，可以减少黏膜穿孔概率。在牙槽嵴顶入路上颌窦植骨时，由于手术视野小，微小的上颌窦黏膜穿孔很难被术者发现。使用DASK工具盒的磨砂钻头或者SCA Kit的S-reamer钻头，配合止动环，可以在突破窦底皮质骨的瞬间避免黏膜穿孔。

即使采用了微创器械，仍有穿孔的风险，因为黏膜穿孔的原因除了钻孔时不慎导致钻头尖端穿破窦底黏膜外，上颌窦底解剖上的变异也是重要原因，如窦底有上颌窦分隔、窦底不平整等情况存在，会引起提升的窦底骨块厚度不一致，造成提升困难，从而引起黏膜穿孔。黏膜厚薄不均，在提升时也容易裂开。为了预防穿孔，术前需评估上颌窦底走行方向，平坦还是陡峭，是否存在上颌窦分隔，根据临床情况，选择合适的提升术式与器械。

临床判断上颌窦黏膜的完整性常采用鼓气试验，即捏住患者的鼻孔，让其鼓气，如有气泡从备好的种植窝内排出，即鼓气试验阳性，可以肯定窦底黏膜穿孔。如果穿孔很小，鼓气试验不一定阳性。手术当天或次日，患侧鼻孔发现有血丝或带血的鼻涕，可以判断窦底黏膜已经穿孔。若上颌窦黏膜发生小的穿孔或怀疑穿孔可能性，可选择植入富血小板纤维蛋白（PRF）膜覆盖窦底或者植入短种植体。如穿孔较大，可在愈合3个月后改行外侧壁开窗入路重新植骨种植。

除了黏膜穿孔外，其他上颌窦植骨术的并发症如急性上颌窦炎、异物或种植体进入上颌窦、植骨区暴露等虽不多见，但是一旦发生，将影响创口愈合以及植骨种植的临床效果。明确并发症的病因有助于种植医生在术前做好预防，减少并发症的发生率，提高种植成功率。一旦发生，应采取积极的处理措施，减轻并发症对种植效果的不良影响。

参考文献

[1] 刘洪臣．微创医学与口腔微创医学．口腔颌面修复学杂志，2017, 18(2): 65-68.

[2] Trombelli L, Franceschetti G, Trisi P, et al. Incremental, transcrestal sinus floor elevation with a minimally invasive technique in the rehabilitation of severe maxillary atrophy. Clinical and histological findings from a proof-of-concept case series. J Oral MaxilloSur, 2015, 73(5): 861-888.

[3] Ahn SH, Park EJ, Kim ES. Reamer-mediated transalveolar sinus floor elevation without osteotome and simultaneous implant placement in the maxillary molar area: clinical outcomes of 391 implants in 380 patients. Clin Oral Implants Res, 2012, 23(7): 866-872.

[4] 满毅．经牙槽嵴顶上颌窦底提升术的应用研究进展．口腔疾病防治，2018, 26(8)：477-483.

[5] 高巍，李良玉，张峰．经牙槽嵴顶入路两种微创上颌窦提升方法的应用及 3 ~ 5 年临床观察．口腔医学研究，2016, 32(6): 643-647.

[6] Winter AA, Pollack AS, Odrich RB. Placement of implants in the severely atrophic posterior maxilla using localized management of the sinus floor: a preliminary study. Int J Oral Maxillofac Implants, 2002, 17(5): 687-695.

[7] Gonzalez S, Tuan MC, Aha KM, et al. Crestal approach for maxillary sinus augmentation in patients with≤4mm of residual alveolar bone. Clin Implant Dent Relat Res, 2014, 16(6): 827-835.

[8] Gu YX, Shi JY, Zhuang LF, et al. Transalveolar sinus floor elevation using osteotomes without grafting in severely atrophic maxilla: a 5-year prospective study. Clin Oral Implants Res, 2016, 27(1): 120-129.

[9] 周贤，胡秀莲．经牙槽嵴顶入路微创上颌窦内提升植骨同期种植技术．中国实用口腔科杂志，2018, 11(1): 5-11.

[10] Hu X, Lin Y, Metzmacher AR, et al. Sinus membrane lift using a water balloon followed by bone grafting and implant placement: a 28-case report. Int J Prosthodont, 2009, 22(3): 243-247.

[11] 胡秀莲，林野，李健慧，等．用水囊扩张法提升上颌窦底并植骨同期种植的临床研究．中华口腔医学杂志，2008, 43(4): 226-229.

[12] Kfir E, Kfir V, Eliav E, et al. Minimally invasive antral membrane balloon elevation: report of 36 procedures. J Periodontol, 2007, 78(10): 2032-2035.

[13] Draenert GF, Eisenmenger W. A new technique for the transcrestal sinus floor elevation and alveolar ridge augmentation with press-fit bone cylinders: a technical note. J Craniomaxillofac Surg, 2007, 35(4-5): 201-206.

[14] 林野，王兴．上颌窦提升植骨及同期种植体植入术．中华口腔医学杂志，1998, 33(6): 326-328.

[15] Moreno Vazquez JC, Gonzalez de Rivera AS, Gil HS, et al. Complication rate in 200 consecutive sinus lift procedures: guidelines for prevention and treatment. J Oral Maxillofac Surg, 2014, 72(5): 892-901.

第十二章
上颌窦植骨的替代方法——颧骨种植体

蒋析　林野

引言

上颌无牙颌种植修复一般需要在上后牙区植入种植体方能修复到磨牙，而对于后牙区域垂直骨量不足的情况，上颌窦植骨手术常常不能避免。该方法技术成熟，远期效果可靠，但是创伤较大，且更显著的缺点是上颌窦植骨同期植入的种植体无法进行即刻负重，这对于无牙颌患者来说意味着漫长的等待期和佩戴常规过渡义齿的不适。倾斜种植体和颧骨种植体作为上颌窦植骨的替代方法，解决了无牙颌种植即刻修复的临床难题，成为现代口腔种植学的重要组成部分。现本章就颧骨种植体的基本理念和技术作简要介绍。

现代口腔种植学之父——PI Brånemark教授在20世纪80年代首先提出了颧骨种植体的理念[1]。1987年，Brånemark和他的团队：外科医生Eugene Keller，修复医生Jordi Olive和Carlos Aparicio共同完成了第一例颧骨种植体的病例：为一位颌面部肿瘤术后，并进行部分上颌骨切除的患者完成了颌骨修复重建和种植修复。术中首次采用了倾斜的长种植体，种植体根方固定在双侧颧骨中，在上颌前部穿出并支持修复体[2]。Brånemark团队在1993年对该病例进行文献报道，这例世界首例颧骨种植体已经成功行使功能超过二十年。

设计颧骨种植体的初衷是为了对重度缺损的上颌骨进行种植修复重建，尽量将种植体植入到自体骨组织当中，避免上颌窦植骨术，希望能达到简化手术操作，缩短治疗时间，降低治疗费用，提高种植修复的可预期性的目的。但是20世纪90年代初，倾斜种植体还是一个“新生事物”，人们对其可靠性还存在质疑。直到90年代末，越来越多的临床证据显示倾斜种植体和常规种植的效果相同，且倾斜种植体有其特殊的优势：①可以实现双层或者多层皮质骨固位，方便获得良好的初期稳定性；②可以植入更长的种植体，增加了骨组织-种植体结合面积，同时也增加了初期稳定性；③减小了悬臂梁的长度，使得咬合力在种植体之间更加均匀分布；④种植体直接植入到天然的自身骨组织当中，避免了复杂的骨增量手术。颧骨种植体继承了倾斜种植体的循证医学证据以及以上优点，因此也具备了临床大规模应用的基础。1998年Brånemark发布了颧骨种植体的临床程序，NobelBiocare公司也启动了颧骨种植体的项目[3]。至此，重度萎缩上颌骨的重建修复理念也发生了明显变化（图12-1）。

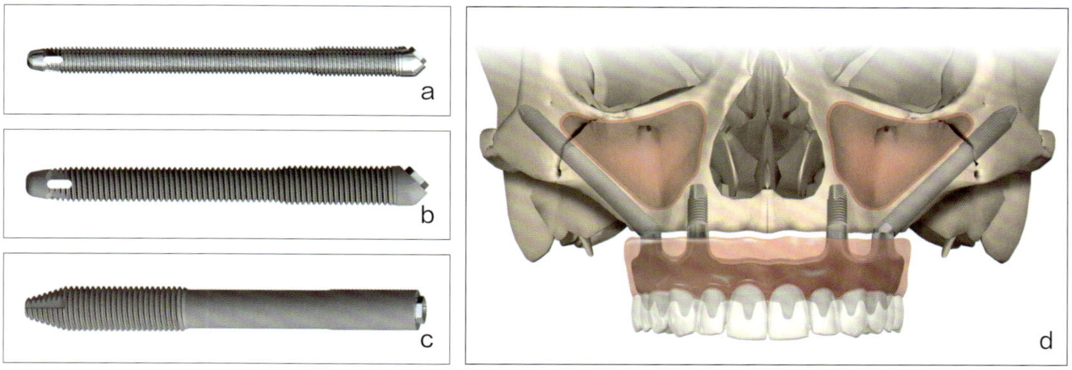

12-1 颧骨种植体

a. 经典的光滑颧骨种植体；b. 粗糙表面颧骨种植体；c. 最新改良设计的颧骨种植体；d. 颧骨种植体治疗萎缩上颌骨模式图

第一节　颧骨种植体术前准备

一、颧骨的应用解剖基础

颧骨为面颅骨之一，成对位于眶外下方，形似菱形，由颧骨体和三个突起构成。三个突起分别是：上颌突，向内下方，经颧上颌缝与上颌骨的颧突相连；额蝶突，向上，邻接额骨颧突和蝶骨大翼，经过颧额骨缝与额骨的颧突相连；颞突，向后，与颞骨颧突经颧颞缝相连构成颧弓。颧骨体的内侧毗邻蝶骨大翼，形成蝶颧裂。颧骨还有四个边缘。眶缘：位于颧骨的上前部，构成眼眶的外侧，表面光滑，形态凹陷。上颌缘：位于颧骨的前下部，表面不平整，连接上颌骨。颞缘：颧骨的后上缘，弯曲成孤形，其上部于蝶骨大翼相连。下部直接和颧弓的上缘相延续。颧缘：位于颧骨的后下缘，咬肌附着位置。

颧骨从颧上颌连接向下延伸为一骨性隆起——颧牙槽嵴，是重要的解剖标志点，位于第一磨牙的根方。颧牙槽突几乎由致密的皮质骨构成，可以为颧骨种植体提供良好的固位，尤其是在牙槽突重度吸收的临床情况。颧牙槽嵴往前的骨面凹陷为尖牙窝，一般位于前磨牙的根尖的根方，与上颌窦仅由薄层骨板相隔。尖牙窝向上有眶下孔，内有眶下神经、血管通过，手术时需要予以保护。眶下孔也是手术时重要的解剖标志。颧牙槽嵴向后为上颌结节，骨质较为疏松，后方紧邻翼突，形成翼上颌连接[4]。

值得一提的是部分肌肉附着于颧骨种植体相关的手术区域。表情肌当中的提上唇肌（levator labii superioris）起自上颌骨眶下缘稍下方，其深层的提口角肌（levator anguli oris）起自于眶下孔下方的尖牙窝。颧颞缝前方的颧骨体有颧大肌和颧小肌发出。上颌骨颧突、颧弓下缘、深面为咬肌的起始。上颌磨牙的牙槽嵴有颊肌的纤维发出。

二、颧骨种植体的适应证和禁忌证

颧骨种植手术和上颌窦密切相关，急性上颌窦炎症是颧骨种植手术的禁忌证，此外颧骨和术区上颌骨的病理改变也是该手术的禁忌证。当然，全身系统性疾病而不能进行种植手术的也包括在颧骨种植手术的绝对禁忌证当中。慢性上颌窦炎、服用双磷酸盐类药物、抽烟等是手术的相对禁忌证。

为了更好地根据颌骨骨量进行上无牙颌的种植修复设计，Bedrossian将上颌分成三个区域。1区（zone1）：上前牙区域；2区（zone2）：前磨牙区域；3区（zone3）：磨牙区域（图12-2）。如果1区和2区有良好的骨量，可以通过常规或者倾斜种植体避开上颌窦，植入4枚或者6枚种植体，则无需采用颧骨种植体。如果1区和（或）2区骨量不足，上颌窦前壁靠近中，种植体穿出位置距离修复体远中过长（悬臂过长），则可以考虑植入颧骨种植体来实现更加偏远中的种植体植入（图12-3）。

总的来说是否采用颧骨种植体需要考量：①三个区域的骨量和上颌窦前臂的倾斜程度；②修复体的远中延伸位置；③是否考虑进行即刻负重；④进行骨增量的意愿；⑤患者全身和局部组织的健康情况（图12-4）。

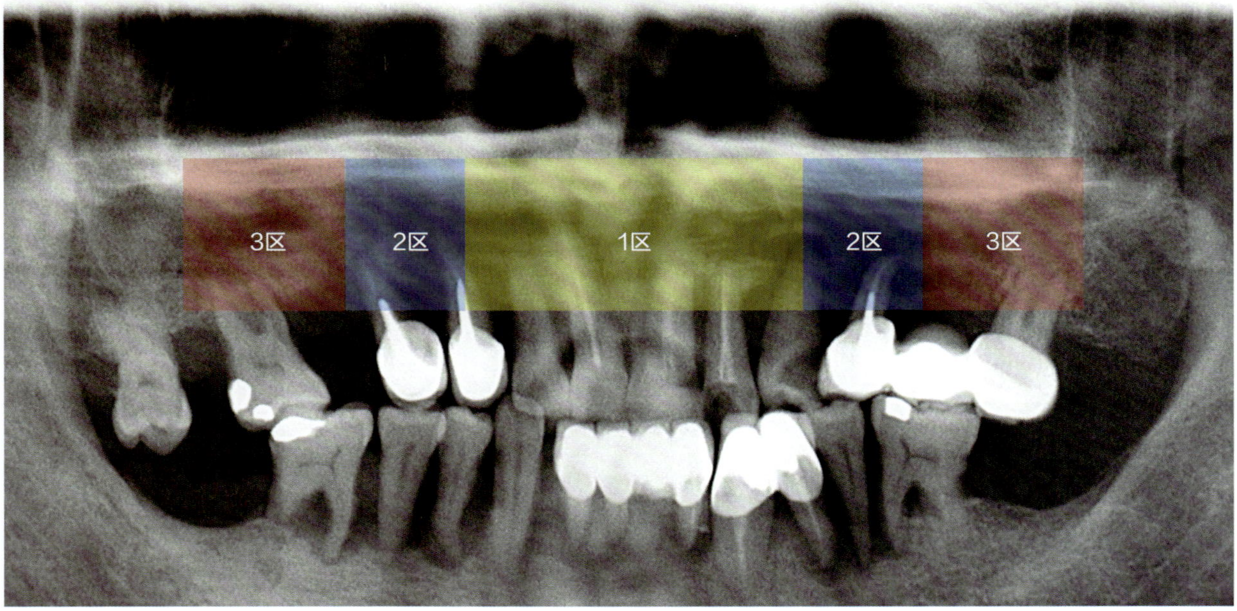

图12-2　Bedrossian上颌骨量分区

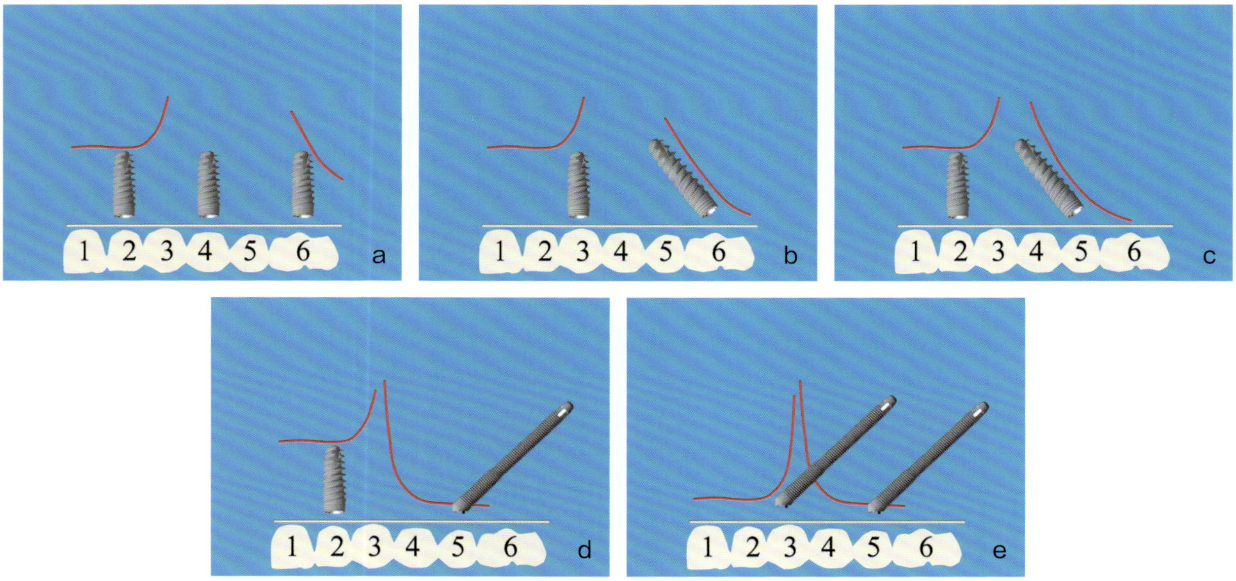

图12-3　重度吸收上颌骨的种植修复设计

a. 前牙区、后牙区骨量均足够；b. 前牙区和第二前磨牙区骨量足够；c. 前牙区和第一前磨牙区骨量足够；d. 仅仅前牙区骨量足够；e. 前牙区、后牙区骨量均不够

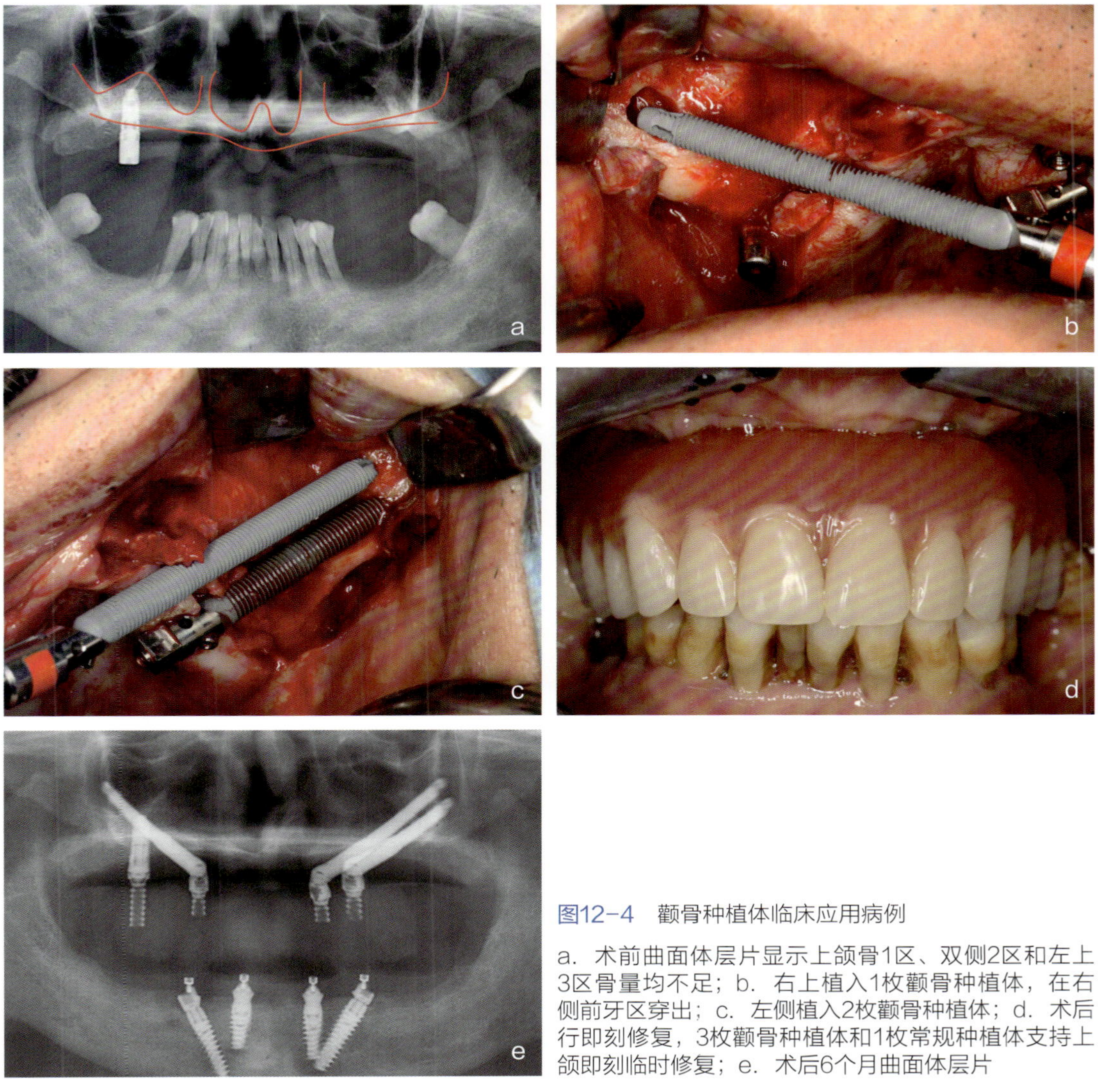

图12-4　颧骨种植体临床应用病例

a. 术前曲面体层片显示上颌骨1区、双侧2区和左上3区骨量均不足；b. 右上植入1枚颧骨种植体，在右侧前牙区穿出；c. 左侧植入2枚颧骨种植体；d. 术后行即刻修复，3枚颧骨种植体和1枚常规种植体支持上颌即刻临时修复；e. 术后6个月曲面体层片

三、颧骨种植体的影像学检查

三维影像学检查是颧骨种植体制订方案和实施手术不可或缺的部分。常规的螺旋CT和锥形束CT（cone beam computed tomography, CBCT）都可以实现术前诊断和术后的影像学评估。颅面部螺旋CT是经典的三维诊断方法，可以同时获得颧面部硬组织和软组织重建影像，但放射剂量较大。低剂量的投照条件足以获得颧骨硬组织图像，虽然软组织显示不清，但是常规的颧骨手术并不需要颧面部软组织信息，因此，低放射剂量投照是螺旋CT检查的首选方案。

锥形束CT是目前牙科领域最为常用的三维影像诊断方法。现如今已经可以完全取代螺旋CT，常规应用在颧骨种植体的术前诊断和术后评估当中。通常来说，锥形束CT的放射剂量要远低于螺旋CT。控制合适的扫描范围——颧骨种植体只需要从上颌牙槽骨到眶下缘之间的颌骨影像——也能够进一步减少放射剂量。

大多数CBCT软件都带有配套的种植体设计模块，或者通过专业的第三方软件来交互式设计种植的位置和轴向。通过术前的虚拟设计能够指导颧骨手术的实施，但是如何将术前设计转移到手术实施当中确是具有挑战性的问题。常规的种植手术导板并不能很好地完成颧骨种植体的引导手术。基于CT或者CBCT数据的实时导航系统可能更有利于精确地手术实施和定位，增加手术的安全性。

同样，基于CT数据来制作快速成型三维模型，能够完全精确复制颧骨上颌窦的骨性解剖结构，能够进行真正的术前手术模拟以及指导颧骨种植体的植入（图12-5）。

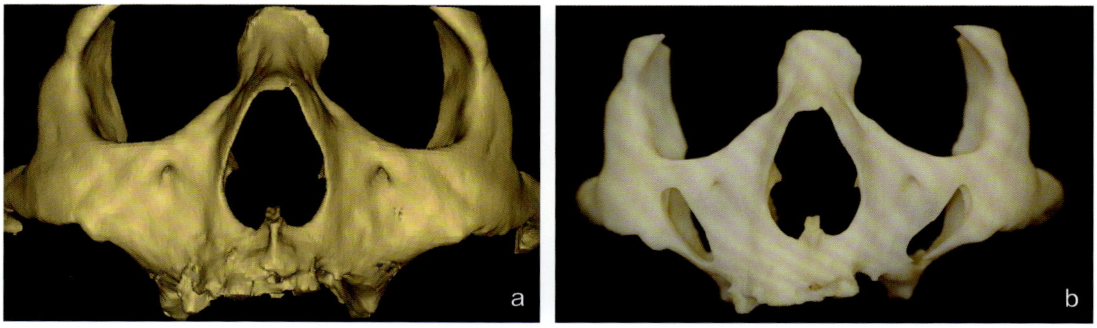

图12-5 颧骨CT影像的三维重建

a. 三维重建的颧骨CT图像；b. 基于CT数据进行3D打印以及模拟上颌窦开窗的颧骨模型

术前CT检查内容主要包括：

1. **颧骨体的骨量** 主要包括颧骨体的宽度和高度（沿种植体植入方向）。颧骨的骨量因人而异，变化较大，每个患者都需要进行个性化的评估和术前设计，避免种植体穿破骨质进入周围组织，例如进入颞窝、颞下窝、穿破眶壁、穿通颧骨颊面进入皮下。

2. **上颌骨前侧壁弧度及与颧骨体之间的关系** 以修复为导向设计颧骨种植体的轴向和位置，要求颧骨种植体的口内位置更靠近牙槽嵴顶。上颌骨前侧壁的弧度以及和颧骨体之间的相对关系决定了颧骨种植体的走行是否在上颌骨内，将在下文中进行详细讲解。

3. **上颌窦内的状态** 施行颧骨种植体术前需要明确上颌窦内没有急性炎症或处于病理状态，确定上颌窦中鼻道开口引流通畅。

4. **剩余牙槽骨骨量** 上颌骨前部骨量决定是否能够植入常规种植体，或者需要选择在一侧植入两枚颧种植体。上颌后部的剩余牙槽骨能够提供颧骨种植的冠方支持和初期稳定性。

第二节 颧骨种植体的术式

一、颧骨种植体的经典术式

经典的Brånemark颧骨种植体是从萎缩上颌骨的第二前磨牙位置的腭侧植入，穿过上颌窦进入颧骨体[1]。颧骨种植体设计与常规种植体类似，仅仅改变了长度和直径，为具有一定自攻性的机械加工表面种植体。种植体长度从30mm到52.5mm。种植体根尖直径4mm，颈部直径4.5mm。

颧骨种植手术需要由有经验的颌面外科医生施行，且经过良好的培训。手术既需要良好充分的术区暴露，又要保护周围重要的解剖结构。在种植窝洞预备过程当中，眶壁和眼球需要百分之百地确保安全。因此，手术要充分暴露颧骨体的颊面部，手术无菌巾需要覆盖鼻被部和眼周，但是眶外侧壁皮肤需要显露，方便手术时触诊和视诊。

经典的Brånemark手术入路采用类似于LeFort Ⅰ手术的切口设计，从第一磨牙到对侧第一磨牙作前庭沟切口，向腭侧翻开软组织瓣显露牙槽嵴。上颌前部剥离软组织达梨状孔并少量剥离鼻腔黏膜，来充分暴露术区的解剖结构。接着向上方剥离达眶下孔，注意保护眶下神经。向外上方接着剥离骨膜达颧骨体以及颧骨切迹位置。上颌骨前壁完全剥离后，采用带有弧度的骨膜分离器越过颧牙槽嵴，剥离上颌骨后壁骨膜，进一步显露颧弓以及松弛组织张力。

充分显露颧骨体后，在上颌窦的前后壁交界处及上颌窦尖位置，球钻磨出一个骨窗。尽可能保证上颌窦黏膜的完整性，剥离推开上颌窦黏膜，使得术者能够在直视下进行窝洞预备，确定颧骨的进入点。进一步翻开腭侧黏膜，在第二前磨牙和第一磨牙位置作为颧骨种植体的穿出点。为了保护眶壁，必须进行必要的软组织剥离和松弛。剥离和松弛软组织至能够探及颧骨切迹。可以使用颧骨拉钩放置在颧骨切迹位置，既能保护颊侧软组织，同时也能指示颧骨种植体窝洞预备方向。

接下来开始种植窝洞的预备。首先在牙槽嵴的腭侧穿通骨质进入上颌窦内，因此经典的Brånemark颧骨种植术又被称之为“上颌窦内”技术。通过骨窗能够直视下控制钻的方向，在上颌窦尖位置进入颧骨体，直到穿通颧骨体的皮质骨。接下来逐级预备阔开窝洞，完成预备。使用专用的深度探测器测量窝洞的深度，来决定选用颧骨种植体的长度，尽可能将种植体植入到颧骨颊侧面的皮质骨当中，以获得良好的稳定性，但也应避免种植体根尖穿出颧骨表面，进入颊侧软组织内。接下来采用机动或手动器械植入种植体，通常来说种植体植入的最后阶段都需要使用手动器械。种植体就位后，拧松输送器上的螺丝，取下输送器头，安装愈合帽，复位软组织瓣。

经典的“上颌窦内”颧骨种植技术有其局限性。首先，种植体的口内穿出位置太偏腭侧。这是因为手术设计理念是尽可能地将种植体植入上颌骨内部。由此制作的修复体腭侧较为膨隆，患者腭侧异物感明显，发音、清洁维护都有影响。其次，颧骨种植体为埋入式愈合，需要二期手术后再完成修复，这增加了手术次数和过渡期的义齿佩戴不适，延长了整个治疗周期和患者的无牙状态，和上颌窦植骨手术相比没有明显优势。最后，经典的颧骨种植手术要求在全麻下进行，需要住院治疗，这也增加了手术风险和成本（图12-6）。为了克服以上缺点，人们对经典的颧骨种植技术进行了不断地改良。

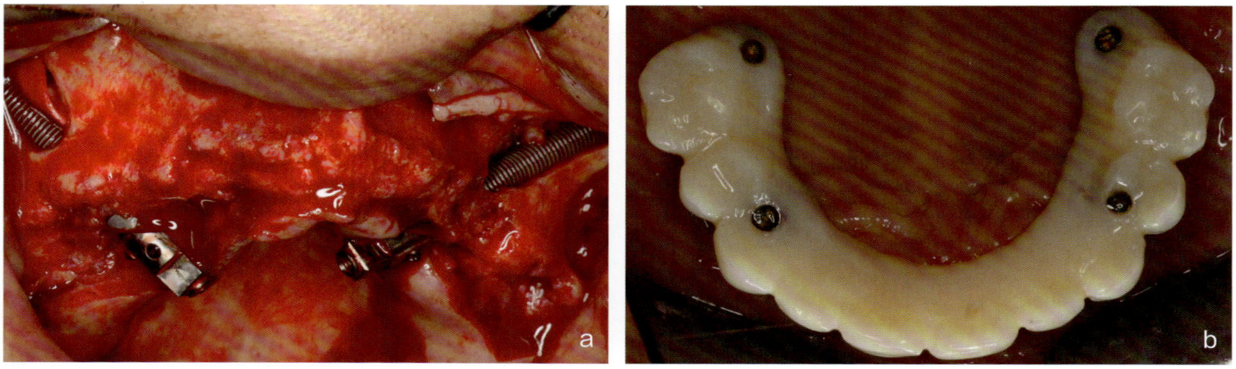

图12-6 经典的Brånemark术式

a. 颧骨种植从牙槽嵴的腭侧进入上颌窦内；b. 颧骨种植体支持临时修复体，可见种植体从修复体的腭侧穿出，修复体的腭侧也较为膨大

二、改良的颧骨种植体术式

2000年Stella等首次提出了颧骨种植体的“沟槽”技术[5]，即在颧牙槽嵴位置制备一个沟槽形的开窗，用来引导钻针和种植体位置位于眶外侧壁和颧弓之间。同时，Stella采用了牙槽嵴顶切口，整个手术也在局部麻醉下进行。这也意味着颧骨种植体可以在牙科诊所而不一定是医院内才能完成。此外，Stella也首次讨论了将颧骨种植体的口内穿出点置于牙槽嵴顶正中而非偏腭侧，这样颧骨种植体将直接贴合于上颌骨的外侧壁，避免了开窗和剥离上颌窦黏膜。但是“沟槽”技术也有一些缺点，首先它并非适用于所有的临床情况，当上颌骨外侧壁十分凹陷时，则根本不需要制备“沟槽”。其次，由于需要提前制备凹槽，种植体备洞方向可能和沟槽方向并不一致。最后，部分学者也认为沟槽的视野十分有限，术中常常不能在直视下看到颧骨的穿入点，有可能导致错误的备洞方向。

Malo等提出了完全在上颌骨外的颧骨种植体设计[6]。根据他提出的手术方法，颧骨种植体直接植入到颧骨当中，根本不接触上颌骨，完全避开了上颌窦。由于冠方没有与骨组织接触，种植体的冠方1/3设计成没有螺纹的形态。据Malo报道，该方法适合于所有严重萎缩的上颌骨临床情况，但是在他的临床报告中，仍然有14%的病例出现了上颌窦的感染。此外，从机械力学考虑，种植体仅仅在颧骨部位有骨结合，提供支持力，形成一个较大的悬臂梁，大大增加了颧骨种植体受力时的力臂。

周国辉等提出尽量保证上颌窦黏膜完整性的方法来规避术后上颌窦炎症的风险。他提出制备一个较大的骨窗，从上颌窦底壁一直延申到上颌窦尖。骨窗可以为手术提供清晰的术区视野，从牙槽嵴顶穿出点到颧骨的进入点都可以在直视下进行操作。同时，开窗的骨壁可以保留在上颌窦黏膜上，并同上颌窦黏膜一起抬起，保护了黏膜的完整性。采用该方法还观察到了上颌窦内有新骨生成（图12-7）。

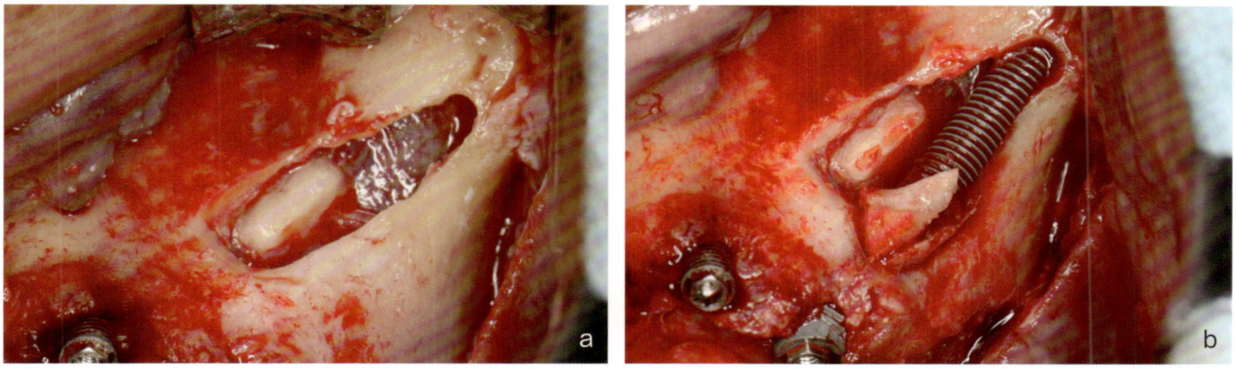

图12-7　颧骨种植改良术式

a. 颧牙槽嵴制备骨窗，保留上颌窦黏膜完整性；b. 在骨窗直视下完成窝洞预备，植入种植体

Aparicio提出了颧骨解剖引导（zygoma anatomy-guided approach，ZAGA）的手术理念。该方法的主要目的是为了让颧骨种植体的口内穿出位置更符合修复设计，避免Brånemark经典术式的偏腭位置。以下将简要介绍ZAGA方法的手术步骤和分类[7]。

手术切口采用常规的牙槽嵴顶切口及双侧远中及中线处的垂直松弛切口。翻开全厚软组织瓣，充分暴露牙槽骨、颧牙槽嵴、眶下孔、梨状孔、颧骨体及颧弓上缘。为了减小手术创伤可以先翻开一侧软组织瓣，手术完成后再翻开另一侧软组织。

首先，确定牙槽嵴顶的穿出点。颧骨种植体的冠方穿出点以将来修复体的位置为导向，颊舌向通常为牙槽嵴顶的中央，而并非是牙槽突的腭侧。近远向一般位于第一磨牙和第二前磨牙的位置，双颧种植体的近中穿出位置为尖牙附近。从机械力学考量，颧骨种植体尽量靠近第一磨牙位置能够减少远中悬臂梁的长度，更有利于负载咬合力。但是，过分追求穿出点偏向远中位置（第一磨牙远中或者第二磨牙），操作空间受限，加大手术的难度，同时也会增加种植体根尖靠近眶下壁和眶外侧壁的风险。

其次，确定颧牙槽嵴位置的进入点。该点通常位于颧骨上颌突和上颌骨颧突交界位置，上颌窦尖的外下侧。同时该点的位置还取决于上颌骨的吸收程度，以及上颌骨前壁的凹陷弧度大小。颧骨种植体由此点进入颧骨体。

再次，确定颧骨种植体的根尖点。颧骨种植体的根尖点位于颧骨体当中，根尖点的位置要使得颧骨种植体能够获得足够的骨内固位，同时要尽可能让种植体的穿行路径远离重要的解剖结构——颞下窝、颞窝、眶下壁和眶侧壁。影像学研究显示颧骨体的正中及后上位置具有最佳的骨量，最有利于获得最大的种植体-骨结合面积。但是，颧骨体后上位置距离眶底和眶侧壁均较近，风险较高。一侧植入单枚颧骨种植体时，颧骨正中位置是最为理想的颧骨种植体根尖点。

最后，确定颧骨种植体的穿行路径。确定了冠方的牙槽嵴顶点以及颧骨体的根尖穿出点，即是确定了颧骨的穿行路径。由此，种植体相对于上颌骨的位置可以有多可能，可以与经典的Brånemark方法一样，种植体完全在上颌窦内，也可能种植体位于上颌骨外侧。Aparicio将颧骨种植体的穿行路径及其与上颌骨颧骨之间的关系分成了5型。

0型，上颌窦内型：上颌骨前壁较为平坦，种植体颈部位于牙槽嵴顶，种植体穿过上颌窦内或者上颌窦壁，大部分位于上颌骨体内部。种植体和牙槽嵴以及颧骨接触，有时也和上颌窦壁接触（图12-8）。

1型，窦内-窦外联合型：上颌骨前壁轻度凹陷，种植体颈部位于牙槽嵴顶，沿骨壁进行窝洞预备。种植体植入后，虽然直视下能够看到种植体螺纹和上颌窦壁的骨开窗，大部分种植体位于上颌窦内。种植体和牙槽嵴、上颌窦壁以及颧骨接触（图12-9）。

2型，窦外-窦内联合型：上颌骨前壁凹陷，种植体颈部位于牙槽嵴顶，沿骨壁进行窝洞预备，大部分种植体部位于上颌窦骨壁以外。种植体和牙槽嵴、上颌窦壁以及颧骨接触（图12-10）。

3型，窦外型：上颌骨前壁非常凹陷，种植体颈部位于牙槽嵴顶，种植体穿过牙槽嵴直接抵达上颌骨颧突基地部，不接触凹陷的上颌骨前壁，直接进入颧骨。种植体和冠方的牙槽嵴以及根方的颧骨接触（图12-11）。

4型，上颌骨外型：牙槽骨和上颌骨都严重萎缩，种植体颈部位于牙槽骨的颊侧。嵴顶和上颌骨位置几乎不需要进行窝洞预备，种植体直接从颧突根部进入颧骨，不接触上颌骨前壁。大部分种植体都位于上颌骨外。种植体和颧骨及少量上颌骨前壁接触（图12-12）。

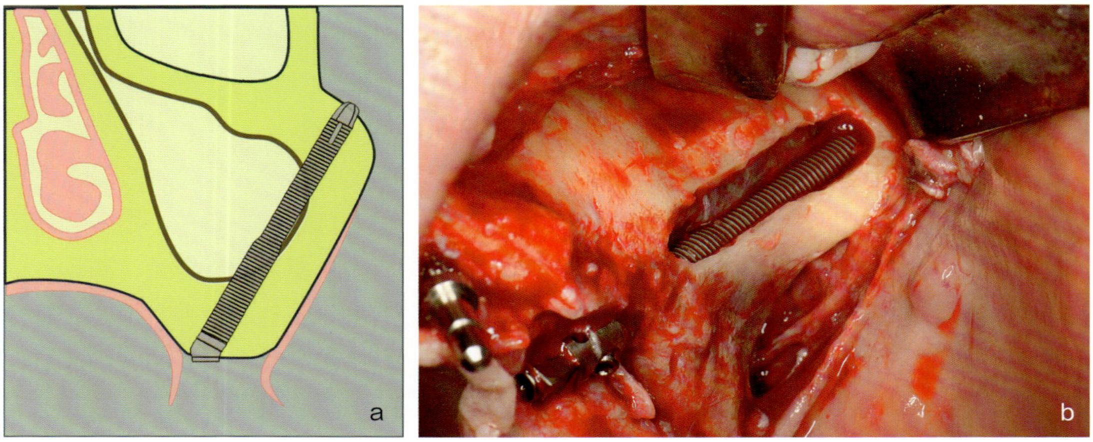

图12-8　ZAGA分型0型，上颌窦内型

a. 模式图；b. 临床病例，种植体完全穿行于上颌窦内

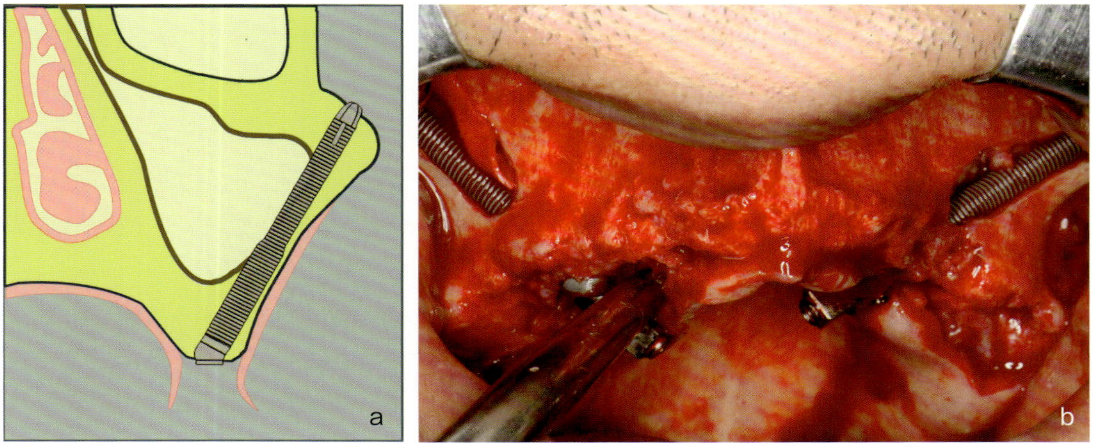

图12-9　ZAGA分型1型，窦内-窦外联合型

a. 模式图；b. 临床病例，种植体大部分位于上颌窦内

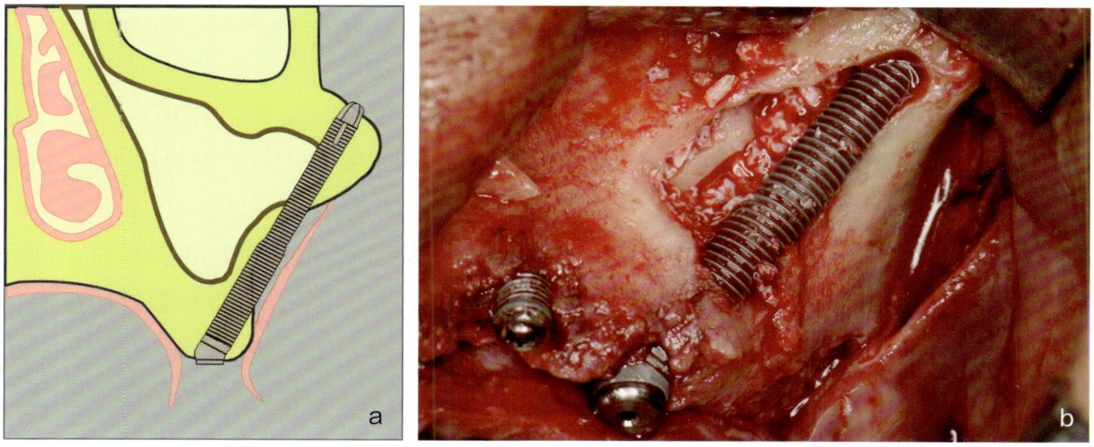

图12-10　ZAGA分型2型，窦外-窦内联合型

a．模式图；b．临床病例，种植体大部分位于上颌窦外

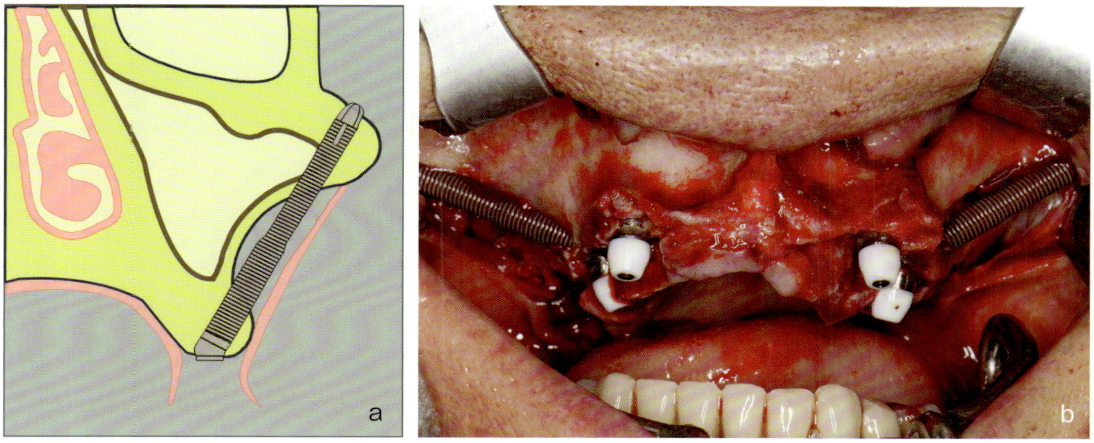

图12-11　ZAGA分型3型，窦外型

a．模式图；b．临床病例，种植体完全为位于上颌窦外

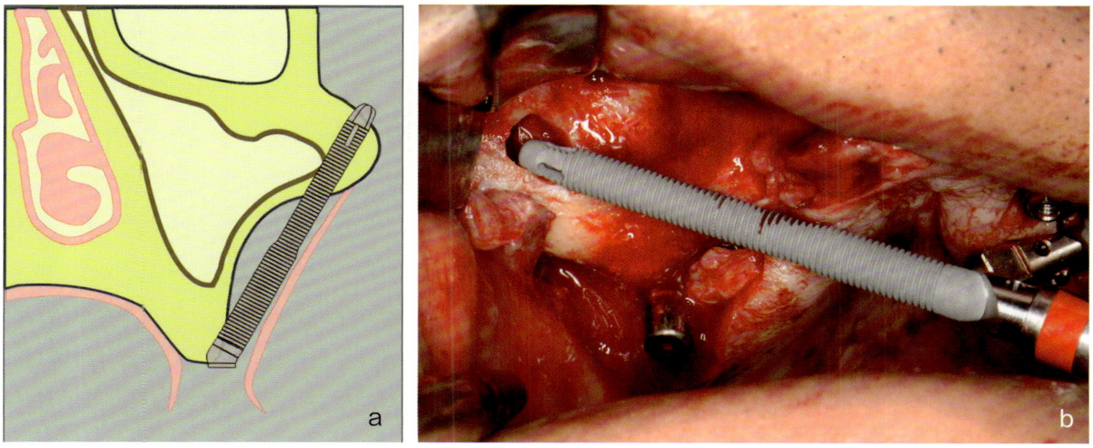

图12-12　ZAGA分型4型，上颌骨外型

a．模式图；b．临床病例，种植体位于上颌骨外

以上分型主要描述了颧牙槽嵴-上颌骨形态与颧骨种植体之间的可能相对位置关系，是对经典的Brånemark手术方法的补充，使得临床医生能够根据不同的局部解剖结构制订个性化的种植体植入路径。同时，为了评估手术的难易程度以及结合患者的上颌骨解剖条件，Aparicio根据100例颧骨种植体的系列病例，又提出了5类上颌骨骨量的分类，与经典的Lekholm和Zarb分类对应。

A类：上颌前部到尖牙区的远中骨量足够，前磨牙和磨牙区骨量的高度和宽度均小于4mm。手术设计：前牙区常规植入4枚常规直径种植体，双侧各植入1枚颧骨种植体。A类骨吸收类型占总患者比例12%。

B类：上颌前部到尖牙区的远中骨量轻度吸收，前磨牙和磨牙区骨量的高度和宽度均小于4mm。手术设计：前牙区常规植入4枚常规直径种植体或者窄直径种植体，有可能需要倾斜植入种植来充分利用前部剩余骨量。双侧各植入1枚颧骨种植体。B类骨吸收类型占总患者比例36%。

C类：上颌前部骨量中度吸收，前磨牙和磨牙区仅余颌骨基底骨，高度和宽度均小于4mm，骨缺损一直达到尖牙位置。手术设计：前牙区植入4枚常规种植体，常使用窄直径种植体，需要倾斜植入种植来充分利用上颌前部剩余骨量，可能采用短种植体，以及可能需要鼻底提升。双侧各植入1枚颧骨种植体。C类骨吸收类型占总患者比例28%。

D类：上颌前部骨量重度吸收，前磨牙和磨牙区仅余颌骨基底骨，高度和宽度均小于4mm，骨缺损一直达到尖牙位置。手术设计：前牙区植入4枚常种植体，常使用窄种植体、倾斜种植体和短种植体。考虑鼻底提升术，考虑植入4枚颧骨种植体，考虑在前鼻嵴位置植入种植体。D类骨吸收类型占总患者比例18%。

E类：上颌前部严重骨吸收，几乎无骨量。前磨牙和磨牙区仅余颌骨基底骨，高度和宽度均小于4mm。手术设计：4枚颧骨种植体，前鼻嵴位置植入种植体。E类骨吸收类型占总患者比例6%。

三、颧骨种植体与上颌窦的关系

上颌窦与颧骨种植体息息相关。经典的Brånemark方法种植体从牙槽嵴突破上颌窦底壁和黏膜进入上颌窦腔，再通过上颌窦尖或者后壁进入颧骨，一部分种植体将暴露于上颌窦腔中。虽然颧骨种植体破坏了正常的上颌窦壁和黏膜的解剖结构，但是颧骨种植术后上颌窦炎仅有少量报道。Malevez报道了55例颧骨种植体，上颌窦炎的发生率为9%[8]。Hirsch同样追踪了76例颧骨种植体患者，其发生率仅为4%[9]。其他相关研究的结果也类似，颧骨种植术后上颌窦炎症发生率从0%到27%不等。系统综述显示，对于经典的两步法颧骨种植手术，上颌窦炎的出现率约为6.6%。颧骨种植即刻修复的情况，上颌窦炎症的发生率为2.2%。综合考虑，发生的比率约为5.5%。

在西方人群当中约有10%～25%患有过敏性鼻炎。在美国，上颌窦炎可能累及超过三千万人。在每年患2～3次病毒性上呼吸道感染的成人中，90%有上颌窦受累的影像学证据，1%会进展为急性上颌窦炎[10]。因此，现阶段临床上并没有明确的证据能够证明颧骨种植体引起了上颌窦内的炎症反应，也不能说明颧骨种植修复的患者，发生上颌窦炎的风险高于普通人群。如何评估、诊断及避免颧骨种植体术后的上颌窦炎症，目前也没有共识性的结论。笔者仅概述自己临床经验和手术方法。

上颌窦黏膜纤毛具有运动功能，能够将有害细菌向上颌窦的中鼻道开口方向搬运清除，维持上颌窦内的菌群平衡。健康的上颌窦应该具有通畅的上颌窦开口（可以通过CT图像进行确认）和正常的上颌窦黏膜纤毛功能。上呼吸道感染、黏膜的病理改变或者重度抽烟患者可能出现纤毛功能的缺失。术前发现有上颌窦内的病理性改变，或者上颌窦的中鼻道开口阻塞，需要提前进行干预，请耳鼻喉科医生进行会诊，必要时在内镜辅助下清除感染，通畅上颌窦开口。

传统的手术方法并不要求保留上颌窦黏膜的完整性。但是，笔者推荐在进行颧骨种植手术时尽量小心上抬上颌窦黏膜，维持黏膜的完整性，可采用超声骨刀进行开窗和骨面的预备以尽量减小黏膜穿孔的风险。这主要基于以下考量：

1. 避免术后血液和组织液进入上颌窦腔。黏膜破裂后，血液和组织液不可避免地进入上颌窦腔内，为有害细菌滋生提供了微环境。同时，剥离的上颌窦黏膜清除功能受损，不能很快地清除血凝块，也有利于细菌的繁殖。

2. 避免种植体进入上颌窦腔内。虽然位于上颌窦腔内的种植体是否增加上颌窦炎还没有定论。但是终归种植体为金属异物，有潜在的风险。现在的颧骨种植体多为粗糙表面，也有利于细菌的定植。

3. 避免口腔-上颌窦瘘。颧骨种植体术后口腔-上颌窦瘘（口腔-上颌窦交通）也是常见的并发症，容易引起继发的上颌窦感染和患者的长期不适。而保证黏膜的完整性能够很好地预防口腔-上颌窦瘘的发生。

4. 有利于上颌窦内的新骨形成。完整抬起上颌窦黏膜后（或者是黏膜破裂后进行适当的修补），可以进行植骨，获得更多的上颌后牙区骨量，同时也不影响颧骨种植体的即刻负重。既能避免种植体颈部发生边缘骨吸收后继发的口腔-上颌窦瘘，又能在将来可能需要的情况下直接在后牙区植入常规种植体。

四、颧骨种植体与数字化设计

临床检查仅能够提供较为有限的颧骨骨量信息，而三维CT则是非常重要的影像诊断方法，可提供较为全面的硬组织信息。配合数字化软件和设备能够实现交互式的手术设计以及把术前设计准确转移到手术实施当中。

制订颧骨种植体的手术方案时，采用交互式的软件（如NobleClinician，NobelBiocare公司）来进行术前设计是较为常用和推荐的方法。首先将DICOM（Digital Imaging and Communications in Medicine）数据导入到软件当中，进行颌骨的三维重建，再根据重建的颌骨解剖结构以及修复体位置，设计颧骨种植体的位置。术前的交互式手术模拟，能够帮助医生掌握每个患者个性化的解剖结构，制订修复为向导的手术方案，且能够方便病例讨论以及教学使用。

DICOM数据可以通过软件转变成STL（Standard Tessellation Language）文件格式数据，再通过3D打印技术获得颌骨的三维模型。与交互式软件的虚拟设计相比，3D打印获得颌骨模型实物，更能全面体现患者的骨性解剖结构。实物模型与临床手术的实际情况更接近，更有利于临床医生做出准确的设计和判断。临床医生还可以在模型上备洞，植入模型颧骨种植体，逐步模拟手术的实施。

数字化方法还可以进一步把术前设计转移到手术实施当中。静态的CAD/CAM导板可以应用到颧骨种植手术当中。Vrielinck就采用手术导板完成了68枚颧骨种植体的植入[11]。但是，由于颧骨种植体邻近重要的解剖结构、种植体长度远高于常规种植体、无牙颌手术导板不方便固定等因素，手术导板的微小位置差异，都有可能导致种植体位置较大的偏差。因此，CAD/CAM导板并不能在颧骨种植体手术当中常规采用。NobelBiocare公司也不提供颧骨种植体的手术导板。

实时导航技术更适合于颧骨种植体手术。实时导航技术采用GPS原理，能够在手术当中捕捉、显示钻针与颌骨、颧骨之间的相对位置关系，指示钻针的前行方向；并与术前设计进行对比，动态地显示偏移方向和偏倚量，以便术者及时纠正。这种动态的手术导航可以减小软组织剥离范围，减小手术创伤，缩短手术时间。术者可以“对着屏幕做手术”。但是，实时导航需要一整套导航设备，设备的精确性、顺应性对于手术的实施至关重要，此外，术前设计以及影像注册匹配增加了操作步骤（图12-13）。

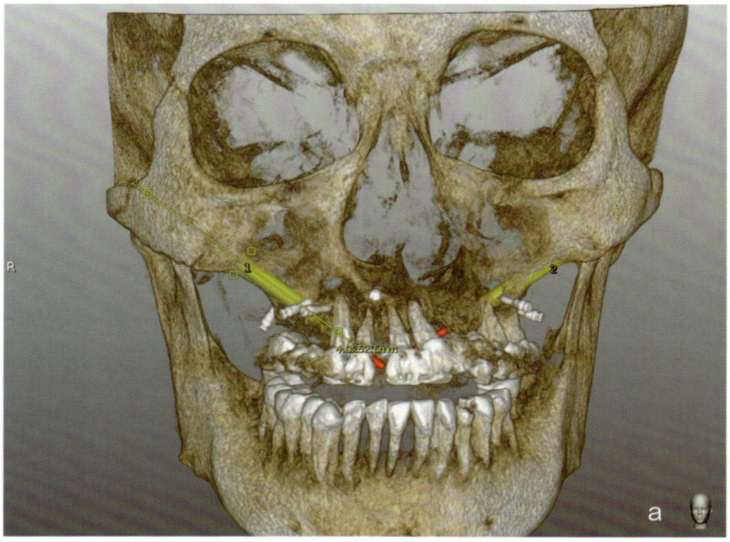

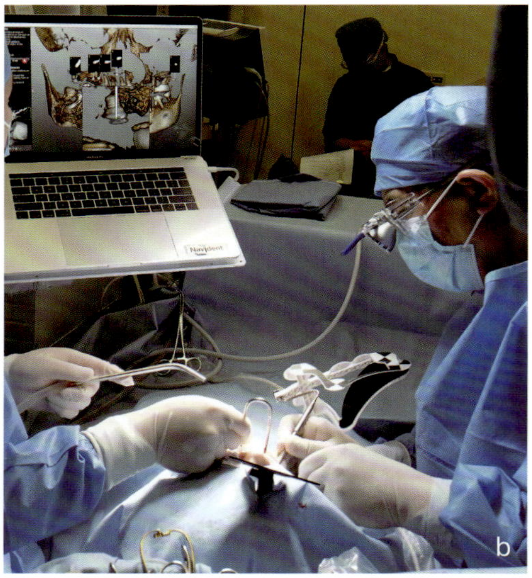

图12-13　实时导航下颧骨手术

a. 颧骨三维重建和种植体设计；b. 实时导航下手术

第三节　颧骨种植体修复设计及并发症

一、颧骨种植体的修复考量

由于颧骨种植体较长（常规种植体的3～5倍），且有可能出现牙槽嵴顶没有骨组织支撑的情况，因此颧骨种植体在承担咬合力时更容易发生弯曲形变。从机械力学出发，颧骨种植体进行上颌无牙颌修复，种植体之间需要通过支架进行刚性连接，上颌前部也尽可能植入常规种植体联合支持上部修复结构。

颧骨种植手术的优势在于避免了上颌窦植骨术，可以进行即刻修复[12]。对于大部分常规病例来说（严重外伤、肿瘤颌骨切除患者除外），进行颧骨种植手术的主要目的也是为了即刻修复。如果不考虑即刻修复，常规的上颌窦植骨手术也有非常可靠的远期效果。目前，也没有明确的循证医学证据表面颧骨种植在手术创伤和并发症风险上低于上颌窦植骨术。因此，颧骨种植和即刻修复可以看做是一个整体的治疗设计。仅仅施行了颧骨种植手术，而未行即刻修复有违现阶段颧骨种植理念的初衷（图12-14）。

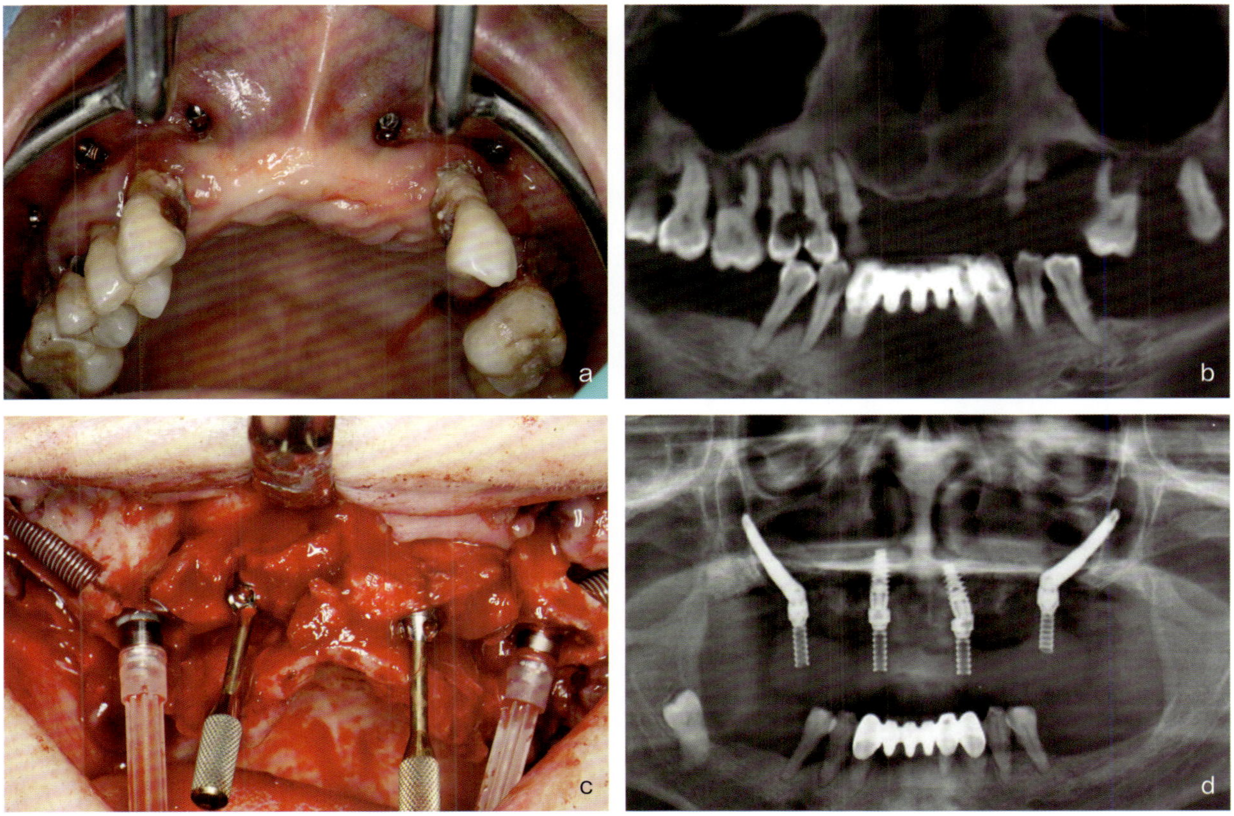

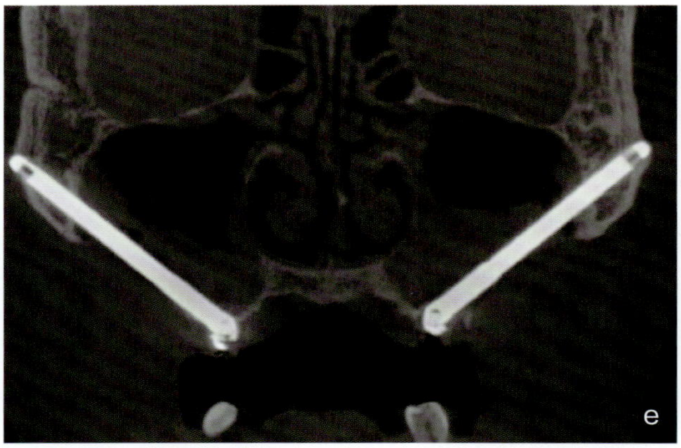

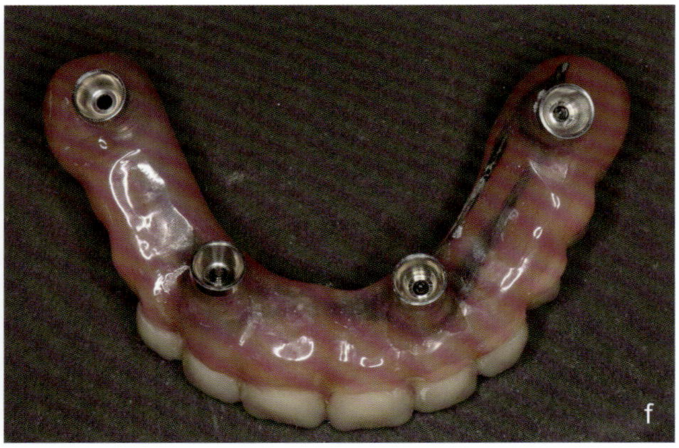

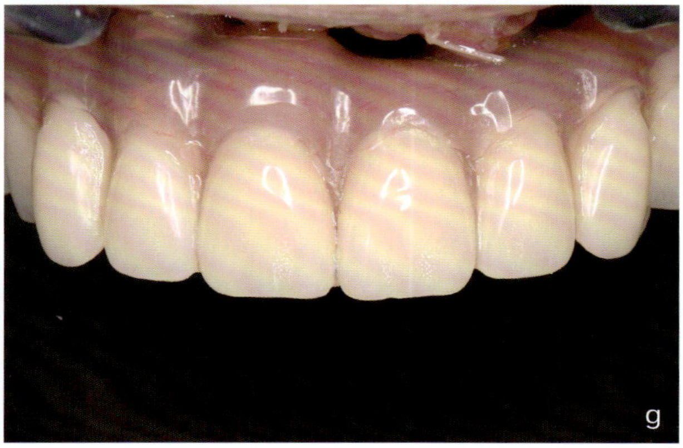

图12-14 颧骨种植体即刻修复病例

a. 术前口内像，余留牙均不能保留（前庭沟处置入了实时导航用定位钉）；b. 术前CT影像，可见上颌骨重度骨缺损；c. 后牙区植入两枚颧骨种植体，前牙区植入两枚常规种植体；d. 术后即刻曲面体层片；e. 术后即刻颧骨种植体CT影像；f. 术后即刻修复体；g. 术后即刻修复体戴入

颧骨种植体的终末修复和传统无牙颌种植修复无明显差异，常规采用螺丝固位修复体，支架设计和制作建议采用CAD/CAM技术加工的金属支架。如前所述，分段式固定桥不能应用于颧骨种植体的修复。

二、颧骨种植体并发症

1. 种植体进入眼眶 颧骨种植体有可能穿通眶壁，进入眼眶，损伤眶内容物以及眼周肌肉。颧骨高度小于2cm或是单侧颧骨需要植入两枚种植体时风险增加，种植体口内穿出位置靠远中，种植体过于直立也会增加风险[7]。施行颧骨种植体必须经过训练和具备必要的经验。术前制订精确的治疗方案，术中合适的术区暴露，对局部解剖结构的熟悉是安全实施颧骨手术的保障。术前采用3D打印技术复制颌骨模型能够模拟手术实施，或者采用实时导航手术，能够大大降低损伤眶壁的风险。

2. 种植体周围炎以及软组织退缩 颧骨种植体可能发生种植周围软组织炎症以及颊侧软组织退缩。特别是颧骨种植体牙槽嵴顶位置没有足够的骨组织包绕时。手术时采用一定的软组织处理技术，增厚颊侧软组织，有利于颧骨种植体颊侧牙龈的长期稳定。同时，施行颧骨手术时，虽然颧骨种植体中部可能位于上颌骨体外，但是种植体颈部要尽量位于正常的牙槽嵴顶位置，不能太偏颊侧。

3. 种植体根尖感染 颧骨种植体根尖位于颧骨体内，根尖部感染可以伴有骨破坏以及面部瘘管形成。这可能是由于选择了过长的颧骨种植，种植体根尖突出颧骨体，进入了软组织。如果出现了此类并发症，可以通过全身应用抗生素，局部清创，去除种植体根尖部位等方法进行处理。此外，术中注意无菌操作，窝洞预备时充分的水冷却也很重要。颧骨种植体根尖感染和瘘管形成可能出现在种植体植入数年以后，需要引起医生的重视。

4. 上颌窦炎 上颌窦炎是颧骨种植体发展史上最为常见的并发症，但是上颌窦炎的发生率仍然存在争议。术前进行仔细评估，去除导致上颌窦炎的风险因素（上颌窦内囊肿、上颌窦开口堵塞，引流不畅、上颌窦内感染）能够降低术后上颌窦炎的发生率。手术采用上颌骨外的手术方式，或者术中完整上抬上颌窦黏膜，避免黏膜穿孔，也是有效预防上颌窦炎的方法。如果术后存在持续性上颌窦炎症，服用抗生素不能缓解，则需要耳鼻喉科施行内镜下的功能性上颌窦手术，彻底清除感染，保证上颌窦引流通畅。通常来说，上颌窦炎症并不需要移除颧骨种植体。

5. 口腔-上颌窦瘘 上颌剩余牙槽骨高度严重不足时，手术当中窝洞预备或者种植体负重后发生的边缘骨吸收，都有可能导致口腔-上颌窦瘘。术中对该区域的处理应十分小心。一旦出现口腔-上颌窦瘘，处理起来十分棘手。曾有报道采用颊脂垫来关闭瘘口，另也有使用骨形成蛋白（BMP）来进行处理，但是目前还没有公认的最佳方法来处理此类并发症，重点还是在于预防此类情况的出现。手术当中在牙槽嵴顶位置完整剥离上颌窦黏膜，局部植骨增加牙槽嵴高度是较为有效的方法。

6. 面部麻木 患者可能出现因为眶下神经损伤导致的一过性或者永久性面部麻木或感觉异常。手术中应该仔细解剖、确认和保护该神经血管束。此外，颧面神经损伤也有可能导致面颊部的感觉丧失。

7. 机械并发症 包括基台松动、螺丝松动、修复体折断、人工牙折断等常见修复体并发症，而种植体折断属少见并发症。

参考文献

[1] Brånemark P-I, Svensson B, van Steenberghe D. Ten-year survival rates of fixed prostheses on four or six implants admodum Brånemark in full edentulism. Clin Oral ImplantsRes, 1995, 6: 227-231.

[2] Aparicio C, Brånemark P-I, Keller EE, Olive J. Reconstruction ofthe premaxilla with autogenous iliac bone in combinationwith osseointegrated implants. Int J Oral Maxillofac Implants, 1993, 8: 61-67.

[3] The Zygomaticus Fixture: Clinical Procedures. Göteborg, Sweden: Nobel Biocare, 1998.

[4] Rossi M, Duarte LR, Mendonça R, Fernandes A.Anatomical bases for the insertion of zygomatic

implants.Clin Implant Dent Relat Res, 2008, 10(4): 271-275.

[5] Stella JP, Warner M. Sinus slot technique for simplification and improved orientation of zygomaticus dental implants: A technical note. Int J Oral Maxillofac Implants, 2000, 15: 889-893.

[6] Maló P, Nobre Md, Lopes A, et al. Three-year outcome of a retrospective cohort study on the rehabilitation of completely edentulous atrophic maxillae with immediately loaded extra-maxillary zygomatic implants.Eur J Oral Implantol, 2012, 5(1): 37-46.

[7] Aparicio C, Manresa C, Francisco K, et al. Zygomatic implants: indications, techniques and outcomes, and the zygomatic success code.Periodontol, 2000, 2014, 66(1): 41-58.

[8] Davó R, Malevez C, López-Orellana C, et al. Sinus reactions to immediately loaded zygoma implants: a clinical and radiological study. Eur JOral Implantol, 2008, 1: 53-60.

[9] Hirsch JM, Ohrnell LO, Henry PJ, et al. A clinical evaluation of the zygoma fixture: one year of follow-up at 16 clinics. J Oral Maxillofac Surg, 2004, 62(suppl 9): 22-29.

[10] Baroody FM. Mucociliary transport in chronic rhinosinusitis. Clin Allergy Immunol, 2007, 20: 103-119.

[11] Vrielinck L, Politis C, Schepers S, et al. Image-based planning and clinical validation of zygoma and pterygoid implant placement in patients with severe bone atrophy using customized drill guides. Preliminary results from a prospective clinical follow-up study.Int J Oral Maxillofac Surg, 2003, 32(1): 7-14.

[12] Davó R, David L.Quad Zygoma: Technique and Realities.Oral Maxillofac Surg Clin North Am, 2019, 31(2): 285-297.

第十三章
上颌窦囊肿处理及再次入路上颌窦植骨技术

王馨玉　林野

尽管上颌窦植骨种植术被认为是一个可预测的骨增量方法，可有效地纠正上颌后牙区垂直骨量不足，但上颌窦囊肿的存在与处理一直是困扰口腔医生的临床难题，其对于上颌窦植骨的影响也一直存在争议。本章结合笔者临床工作就上颌窦囊肿的影像表现、病理诊断及临床处理进行讨论。

第一节　上颌窦解剖及上颌窦囊肿

一、上颌窦解剖

上颌窦为颌面部一对呈不规则三角锥体的骨性空腔，是人体最大的副鼻窦，与上颌后牙根部密切相关。其窦腔容积个体差异大，可为4.5～35ml，平均为15ml左右。其平均大小前后径34mm，横径25mm，高度33mm。上颌窦开口（Ostium Maxillae）为上颌窦自然出口，其作用是连通上颌窦腔和鼻腔，位于上颌窦内侧壁前上部，多呈圆形，也有呈肾形或横裂状者；其口径小者仅15mm，大者达58mm。上颌窦自然口开口于中鼻道，距离上颌窦底25～35mm，平均30mm左右，有时下鼻甲的位置较低时，上颌窦开口的位置也相应降低。在行上颌窦植骨术时，黏膜上抬或植骨材料过多接近上颌窦开口时，易造成其阻塞，妨碍上颌窦通气引流，导致炎症发生。

上颌窦内覆呼吸黏膜，即Schneiderian膜，也被称作上颌窦黏骨膜、上颌窦膜等，其正常厚度一般为0.13～0.8mm[1-2]，呈苍白色或淡蓝色。上颌窦黏膜可分为三层：一层薄的骨膜，其缺乏弹性纤维，松散地附着在窦壁，较易和骨壁分离；一层呼吸道假复层纤毛柱状上皮，面向窦腔，由纤毛柱状细胞、立方形和矮柱状细胞、杯状细胞以及基底细胞组成，其表面的纤毛结构可将黏膜分泌的液体运送至上颌窦开口处排出；一层介于骨膜和上皮之间的固有层，即相对疏松的结缔组织层，内含相对丰富的血管及小黏液腺。吸烟可使上颌窦黏膜变薄，呼吸道感染可导致其处于轻度炎症及反应性水肿状态。上颌窦黏膜最常见的病理性改变为黏膜的肿胀增厚，其他改变还有液平面形成、出现囊性病变、息肉状肿物生长等。黏膜增厚通常表明上颌窦的慢性炎症，液平面通常是急性和过敏性上颌窦炎的指征[3]，上颌窦囊肿囊液较多时或破裂后内容物外溢也可形成相应表现。上颌窦植骨术中微小的黏膜穿孔不会影响纤毛的运动和分泌物的排出，但较大的穿孔或上颌窦内病变会改变黏膜的生理引流状态，导致分泌物积聚。

二、上颌窦囊肿

（一）发病率

上颌窦囊肿（maxillary sinus cyst）是上颌窦内常见病变之一，文献报道其发病率在

21%～35.6%[2, 4-5]，仅次于上颌窦炎症。它可以发生在上颌窦的任何壁上，约66%见于窦底部。其生长缓慢，多数无症状，因此实际发病率比临床所见要高很多，且不同的影像学诊断方法可以得出不同的患病率。若上颌窦囊肿逐渐长大或并发感染时，可出现如头痛，面部症状如颊部压迫感、面部隆起，上列牙疼痛，鼻部症状如鼻塞、嗅觉减退以及流淡黄色清亮鼻涕等症状，严重时可侵入眼眶，出现眼球移位、复视、溢泪等[6]。一篇上颌窦提升伴囊肿摘除的文献报道上颌窦囊肿发生的男女比例为3∶2～2∶1，患者平均年龄52.1±11.4岁，其中以50～59岁年龄段最多，其次为40～49岁和60岁以上的患者，提示上颌窦囊肿更常见于男性[7]。

（二）影像学表现

目前，用于上颌窦区域的影像学检查方法有曲面体层（panoramic radiography）、华特位片（Waters' position）、锥形束CT（Cone Beam Computed Tomography，CBCT）、CT、磁共振成像（Magnetic Resonance Imaging，MRI）、超声检测（ultrasonic Testing，UT）等。

拍摄曲面体层时，由于X线并不总是与颌骨弧度垂直，因而不可避免地产生影像失真、模糊，垂直方向上的放大率约为10%，水平方向上的放大率可达20%。数字化曲面体层摄影技术是将常规全景X线机与数字化成像系统相结合，能够更加清晰地显示骨小梁等细微结构，可通过按相同比例放大，调整放射线片的灰度、亮度和对比度等进行对比分析。但曲面体层仅仅提供了类似冠状面的影像，有的上颌窦囊肿在冠状面显示不明显，在矢状面或横断面可能有更好的体现。而华特位片和曲面体层均属于二维影像，颊舌向软硬组织的重叠较多，并受体位、伪影等影响，检测上颌窦病变的准确率较低，当上颌窦囊肿直径小于5mm时，二维影像易遗漏。高达75%的华特位片不能准确地评估上颌窦黏膜的病理状态。

20世纪90年代CBCT影像设备面世，之后其设备及影像技术不断成熟，广泛地应用于口腔种植临床诊疗过程中。CBCT的基本原理是：采用锥形束X射线和面积探测器，围绕受检查者旋转250°～360°，获取容积重建所需数据，即可重建出各向三个维度上的断层图像。三维诊断是非常有价值的临床诊断工具，CBCT可以对上颌窦内容物及其骨性结构进行三维评估，能更好地显示和测量囊肿的范围、大小、高度、位置等细节。CBCT还有很多优势：成像质量好，空间分辨率和清晰度均很高；几乎没有放大失真、没有重叠[8]；曝光时间短，一般在5～20秒之间，较少发生患者移位导致影像受损的情况；能够通过数字化手段减轻金属伪影的影响；其放射剂量稍大于曲面体层但远小于CT。甚至有研究认为，上颌窦病变使用CBCT与使用内镜检查具有相同的准确性[9]。

CT这里通常指螺旋CT，虽然也能提供较好的三维影像，但相比CBCT，其因拍摄范围更大故空间分辨率有所降低，对精细、关键解剖结构定位不够准确。而且CT价格较高、辐射剂量较大、拍摄不便、重建费时等缺点，限制了其在口腔治疗领域的广泛应用，多常用于口腔颌面外科及头颈外科等手术领域。CT和MRI相比，前者在骨的成像上更好，MRI在显示软组织细节如上颌窦黏膜的增厚上更为敏感。研究报道上颌窦囊肿或类似病变，在曲面体层上的检出率为1.4%～9.6%，在CBCT上的检出率为12.4%，在MRI上的检出率为21%[10]。超声检测的优点是无创、对软组织分辨率高，可以动态观察，且操作简便、费用低廉；其局限性是超声波难以穿透含气器官及骨组织，所以相对较少用于上颌窦区域。超声检测的特点与X线检查互为补充，用于上颌窦黏膜急性炎症的诊断较为准确，尤其适用于儿童和孕妇患者。

上颌窦囊肿常在影像学检查中被偶然发现，在行上颌窦植骨种植术前行曲面体层和（或）CBCT检查时，一般可以作出初步的定位或定性诊断（图13-1），若配合内镜使用，术中视野更加清晰（图13-2）。在影像学资料中，上颌窦囊肿通常为类似球状的密度增高影，边界清晰；但术后病理证实为上颌窦囊肿的病变也可有其他表现，如有较明显的气液交界面即液平面，考虑可能并发上颌窦炎或囊肿破裂内容物外溢形成，有时囊肿壁张力较大，囊液在局部积聚也可以形成类似表现（图13-2-b）；也有上颌窦囊肿呈多发或不规则形态，则可能并发上颌窦息肉或伴感染。这些病变在一定程度上均可影响上颌窦植骨种植术的远期效果。

不同类型的上颌窦囊肿，其影像学表现略有不同。通常认为潴留囊肿在影像学资料中体积较小较难被发现，其表现为具有明显边缘的透射丘状结构，位置常接近上颌窦口；假性上颌窦囊肿体积变异大，常为较大的球形或椭圆形，甚至充满整个窦腔，密度均匀增高，在曲面体层和CBCT中都有较好的显现，研究报道其常发生于上颌窦底[11]；黏液囊肿在影像学资料中表现为具有较厚壁的囊性结构，呈球状，位置常位于上颌窦侧壁上，较大的黏液囊肿可突入邻近结构中，随着囊肿的增大在影像上可出现周围骨组织轻度硬化或压迫性吸收。但王虎[12]等认为，实际上CBCT很难将潴留囊肿和假性囊肿区分开，有的潴留囊肿的体积仍然很大，单纯从囊肿体积上很难鉴别二者，且有时上颌窦内其他的病变如良性肿瘤、炎症、息肉、真菌感染，病源牙导致的角化囊肿、根尖囊肿、上颌窦脓肿等也有相似的影像。由此可见，行上颌窦植骨术前仅通过影像学检查不能明确诊断，存在误诊风险，病理检查可能才是最终确诊的“金标准”。

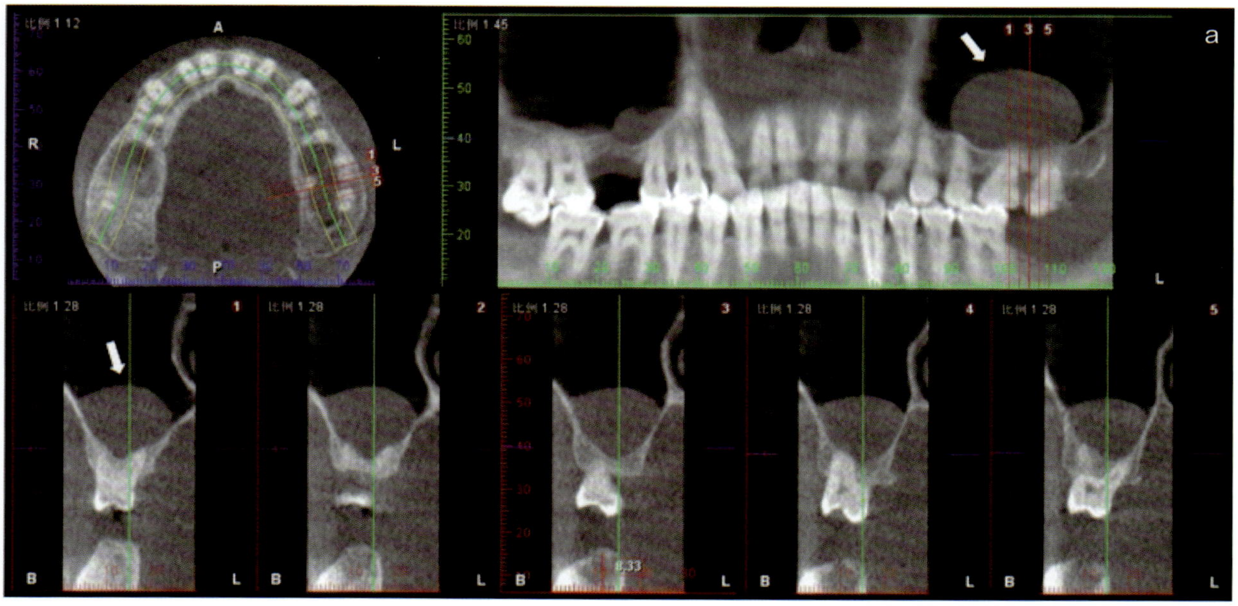

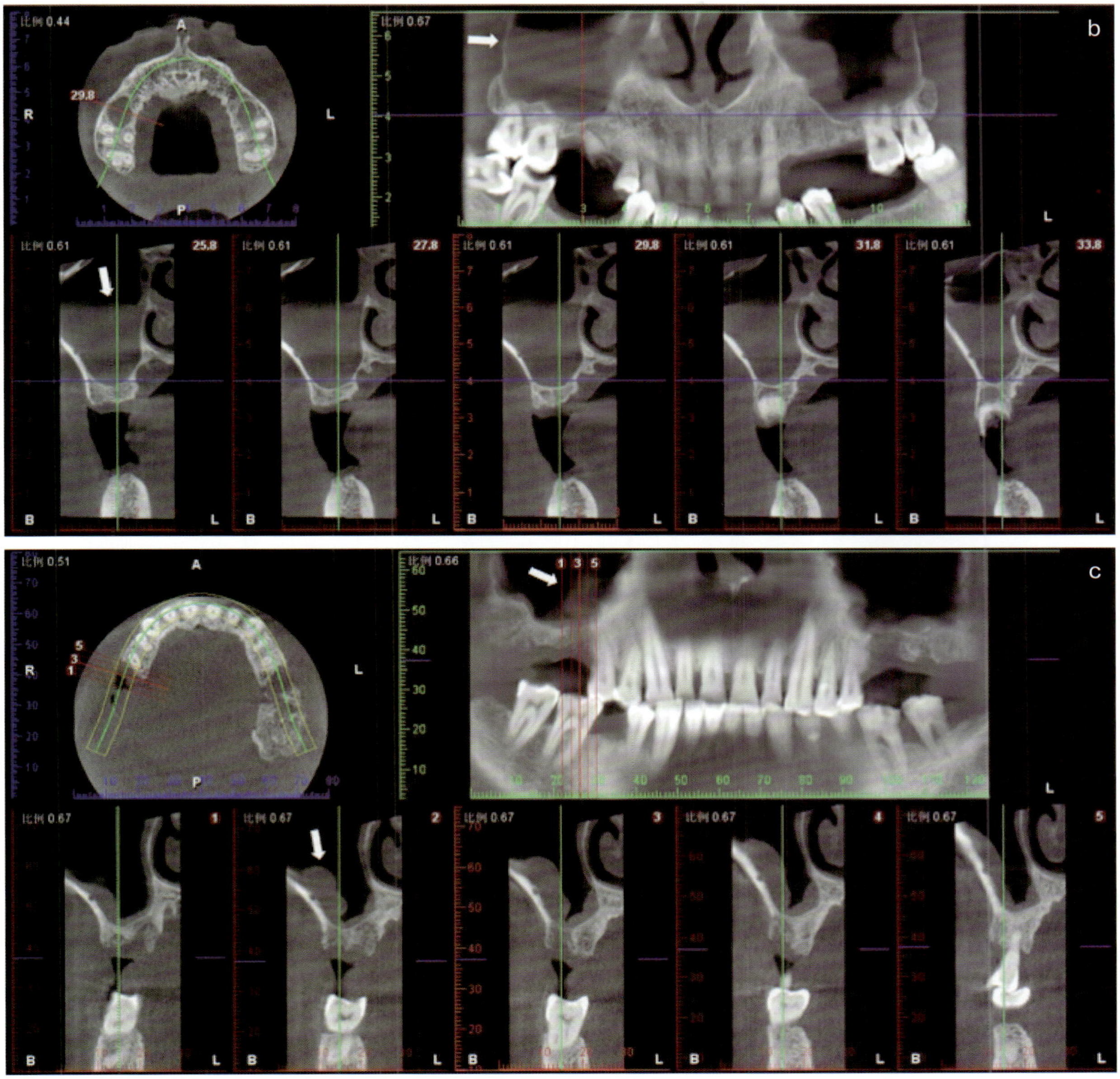

图13-1　上颌窦囊肿在CBCT中的不同表现

a．球状；b．液平型；c．不规则型（白色箭头所示）

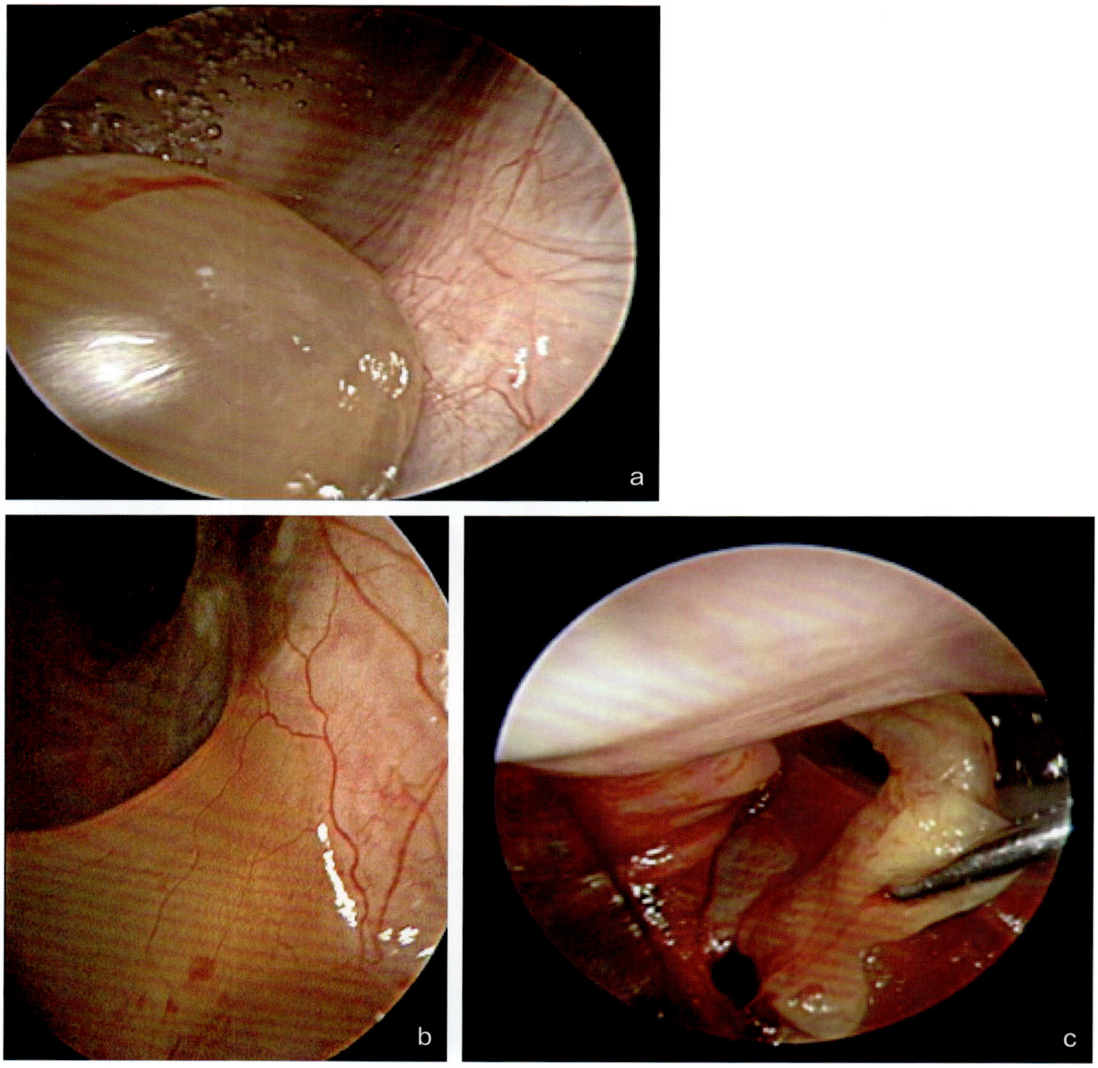

图13-2 上颌窦囊肿在内镜下的不同表现

a. 球状；b. 液平型；c. 不规则型

（三）病理分类

上颌窦囊肿的病理分类一直未完全统一，不同发生机制的囊肿有不同的生物学行为，行上颌窦植骨术前，应充分考虑到不同类型上颌窦囊肿的危害，以及可能造成的术中术后并发症。有研究仅将上颌窦囊肿分为黏膜囊肿和黏液囊肿。黏膜囊肿的囊壁上皮为腺上皮，被覆柱状上皮或立方上皮，上皮下为纤维组织及小涎腺组织，黏膜囊肿多因黏膜中的浆液腺体导管阻塞，分泌物潴留，导致管腔上皮的囊性扩张形成（潴留囊肿），也可能由于毛细血管的渗出液积聚于固有层结缔组织内引起（假性囊肿）。黏膜囊肿多为单侧单发，通常无症状、不破坏窦壁，其可发生自行破裂，破裂后鼻腔可间歇性地流出黄色分泌物。黏膜囊肿穿刺的囊液不含黏液，性质属于血浆，不含胆固醇结晶，抽出静置片刻后，易凝结成胶冻状。而黏液囊肿囊壁上皮为鼻窦黏膜，镜下衬以大量杯状细胞化生的呼吸上皮细胞层，即上皮衬里，上皮下为疏松纤维组织及涎腺组织，有散在淋巴细胞、浆细胞和少许嗜酸性粒细胞浸润。有研究表明，黏液囊肿囊壁组织有前列腺素E（PGE）、白介素-1（IL-1）及肿瘤坏死因子（TNF）等骨吸收因子高表达，所以具有破坏骨组织和膨胀性生长的潜能，可导致邻近组织损伤；囊内液体呈黄色或黄绿色，常含有胆固醇结晶；其形成原因目前有以下几种学说：①鼻窦自然开口堵塞学说。鼻中隔偏曲、鼻息肉、变态反应、解剖异常、外伤及术后粘连等使鼻窦开口堵塞，导致鼻窦内氧分压降低，二氧化碳分压升高，炎症的长期刺激及囊内压力不断增大使黏膜上皮发生质的改变如纤毛脱落、上皮变性、鳞状上皮化甚至纤维化。②内分泌失调学说。近年来也有研究认为是由于窦内分泌物蛋白含量过高，使之渗透压增高，吸收水分，导致窦内压力随之增高，进而压迫骨壁；同时骨髓中破骨细胞被前列腺素、甲状旁腺素和淋巴细胞的破骨激活因子所作用，致使骨壁破坏。③真性肿瘤学说。有学者认为黏液囊肿是鼻窦的一种良性肿瘤。

也有学者将上颌窦囊肿分为三种类型：潴留囊肿（retention cyst）、黏液囊肿（mucocele）和假性囊肿（pseudocyst）。前两者为分泌囊肿，后者为非分泌囊肿。黏液囊肿与潴留囊肿均有上皮衬里（图13-3），是真性囊肿，而假性上颌窦囊肿则无上皮衬里。有人认为假性上颌窦囊肿是牙源性感染，导致局部黏膜充血外渗膨胀，由疏松结缔组织包裹炎性渗出物形成，因为通常发现囊肿所在部位牙槽突骨壁极薄，能明显看到因牙周病根尖周病导致牙槽突破坏。相比之下，假性囊肿的发生率高于潴留囊肿和黏液囊肿。三种囊肿的比较总结于表13-1。

还有研究将上颌窦囊肿分为四种类型，除以上三种类型外，还有术后上颌窦囊肿（postoperative maxillary cyst，PMC）。该类囊肿最常见于传统Caldwell-Luc上颌窦根治手术后，被认为是黏膜反应形成，发生率为1：150左右。有研究报道PMC在亚洲人中患病率明显高于白种人，性质通常为黏液囊肿，晚期可能侵蚀骨壁以及周围结构的改变；也有学者认为上颌窦植骨术后出现上颌窦囊肿，通常认为不是手术直接引发上颌窦囊肿，而多是临床漏诊，即术前已有小的病变，而手术刺激可能促进了病变进展；也有学者发现上颌窦植骨种植术的手术损伤可导致非感染性炎症反应，或形成上颌窦黏膜下血肿，其机化可形成囊肿[12]。

表13-1　上颌窦黏液囊肿、假性囊肿、潴留囊肿的比较[13]

	黏液囊肿	假性囊肿	潴留囊肿
病理	充满黏蛋白并含上皮衬里的囊性结构	在结缔组织内的形成的“黏液池”，被骨膜包绕，无上皮衬里	有假复层柱状上皮衬里的囊性结构
形成原因	上颌窦口堵塞	牙源性感染、过敏、恶性疾病	黏液栓、涎石、上皮内陷导致黏液腺导管堵塞
临床表现	疼痛，肿胀，鼻塞，流涕	症状不明显，影像学检查偶然发现	无症状或仅有轻微疼痛
生物学行为	破坏性	无破坏性	无破坏性
外观	较厚的囊肿壁，内含黏液、脓性或凝胶状分泌物	非完整的囊肿或仅有薄层易碎的囊壁，常含草绿色囊液	含有黏稠或干酪样物质的囊肿，体积较小
内容物	含有高浓度的黏液素及中性粒细胞、出血和钙化灶的呼吸上皮	炎性渗出液累积形成，窦黏膜与骨易分离，不含黏蛋白	内含少量黏液细胞及轻微炎症
预后	建议外科摘除或刮除	不可能完整摘除，易破裂	建议观察随诊

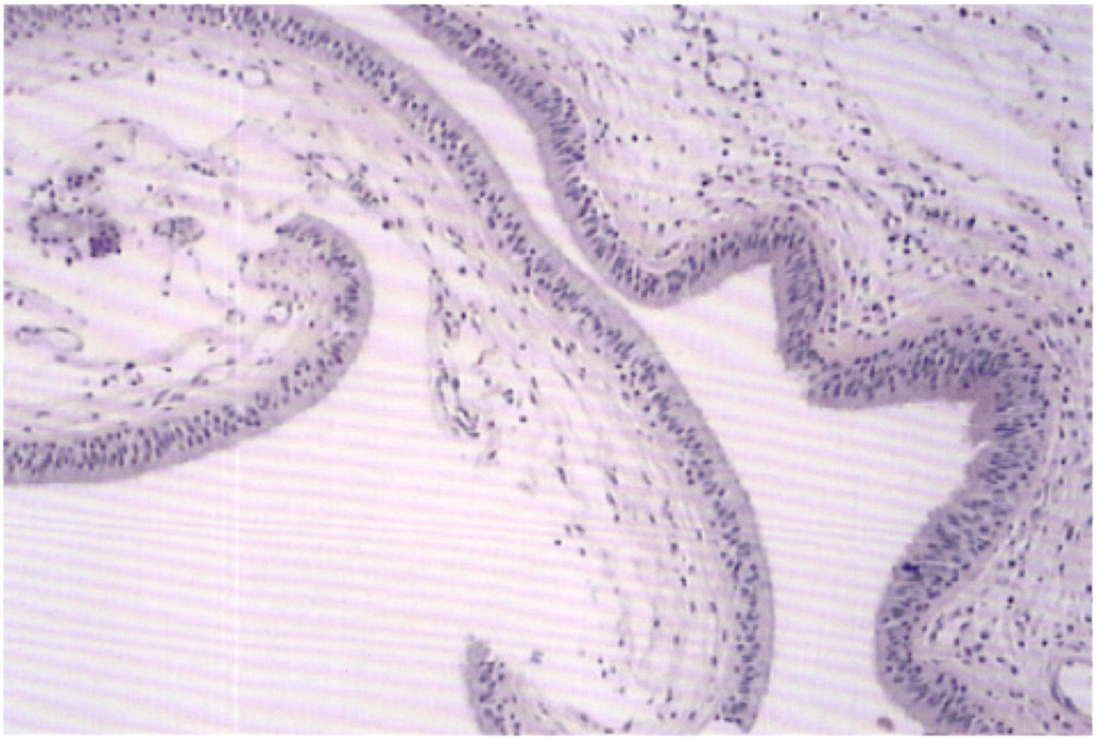

图13-3　上颌窦囊肿病理切片，可见纤毛柱状上皮衬里（HE，x100）

第二节　上颌窦囊肿的处理方法和临床争议

一、耳鼻喉科治疗上颌窦囊肿的方法

大多无症状的上颌窦囊肿，能与人共存是不需要摘除的。研究[14]发现，鼻窦的症状（如鼻塞、打喷嚏等）与上颌窦囊肿有关的病例只有2.6%，气道症状与上颌窦囊肿相关的仅占1.6%，因此耳鼻喉科摘除上颌窦囊肿一般常见于囊肿过大时恢复受影响的上颌窦的通气和引流，以缓解患者的不适症状，或囊肿并发了感染有相关症状。目前认为鼻腔鼻窦及其黏膜还有重要生理功能，故术中应当尽量保留、减少损伤。近年来，功能性和微创性摘除上颌窦囊肿是耳鼻喉科发展的趋势，鼻内镜手术（endoscopic sinus surgery，ESS）逐渐成为热门选择。鼻内镜手术是利用高分辨、可变换视角的Hopkins内镜开展鼻窦手术，使鼻腔、鼻窦，尤其是深部的手术能在直视下进行。直视下手术视野清晰，能准确找到病变位置，避免损伤重要组织，耳鼻喉科使用内镜行鼻窦手术基本可以完全摘除上颌窦囊肿。虽然鼻内镜的治疗日渐精益和微创，但这种方式仍不是无创的，大多数需要全麻操作，局麻操作时患者仍有不适，并可出现鼻出血或血管神经迷走性症状，手术需要去除上颌窦口的钩突和扩张窦口，损伤了鼻腔正常结构，尤其是鼻道窦口复合体（ostiomeatal complex，OMC）区域，可能引起术后上颌窦引流不理想等并发症[15]；其入路非常规牙科治疗入路，对于牙科医师来说较难以掌握，与上颌窦植骨种植术不在同一入路则需另增术区，增加了患者的痛苦和经济负担。手术既要摘除囊肿，防止复发，又要减少组织损伤及并发症，手术径路的选择是重要因素，下面简要介绍近年来耳鼻喉科常用的手术方式（图13-4）。

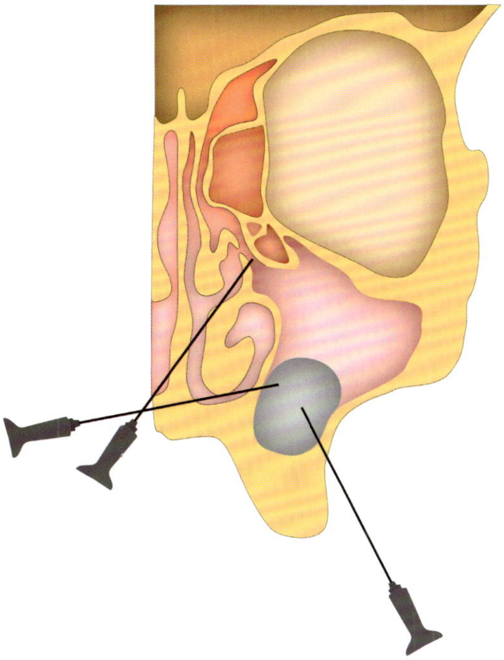

图13-4　从左至右——鼻内镜经下鼻道、上颌窦自然窦口、尖牙窝手术入路摘除上颌窦囊肿

（一）中鼻道切开术

即经中鼻道上颌窦自然窦口径路的Messerklinger术，或称中鼻道上颌窦开窗术（middle meatus antrostomy，MMA）。手术要点是以1%丁卡因混合肾上腺素浸润棉片表面麻醉患侧鼻腔黏膜后，1%利多卡因行蝶腭神经阻滞麻醉及钩突浸润麻醉，用0°或30°内镜插入中鼻道内，切开钩突，切除筛泡，以钩突和筛泡前下为标志寻找上颌窦的自然窦口，暴露并扩大窦口，将中鼻道外侧壁打开进入上颌窦，多角度鼻内镜下观察囊肿情况，选用不同角度和长度的鼻窦组织钳，明视下钳取囊肿或大部分囊肿壁，吸净囊液，窦口、中鼻道创面以凡士林油纱压迫填塞；48小时后取出油纱，术后第7天经自然窦口冲洗窦腔，术后定时随访清理鼻腔。采用此手术路径，可解决大部分上颌窦问题，但因解剖的特征和现有器械限制，并非可处理上颌窦任意区域，较难观察和处理的是上颌窦内壁、前壁、牙槽隐窝和泪前隐窝，因此，部分患者宜采用联合开窗或其他手术入路。

（二）下鼻道开窗径路

即下鼻道上颌窦开窗术（inferior meatus antrostomy，IMA）。手术的要点是以1%丁卡因混合肾上腺素浸润棉片表面麻醉患侧鼻腔黏膜，1%利多卡因行下鼻甲下鼻道外侧壁黏膜浸润麻醉，骨折内移下鼻甲前中份，暴露下鼻道，鼻内镜观察鼻泪管开口部位，并结合病灶部位选择开窗位置，咬骨钳扩大开窗口至可用角度适宜的鼻内镜及组织钳，在明视下钳取囊肿，吸净囊液，开窗口及下鼻道以凡士林油纱填塞；术后48小时取出油纱，术后5～7天自下鼻道开窗口冲洗窦腔。此路径保全中鼻道的正常生理功能，不损伤上颌窦自然窦口功能，而且对完整摘除上颌窦下部的上颌窦囊肿更直接、方便。

（三）中、下鼻道联合径路

对从中鼻道上颌窦开口处钳取囊肿困难者，联合下鼻道开窗径路明视下钳取囊肿，适用于上颌窦内、下部的上颌窦囊肿。

（四）改良柯-陆径路

即鼻内镜下经上颌窦前壁锁孔径路，或称经尖牙窝径路。应用鼻内镜技术之前，上颌窦囊肿主要依靠经典上颌窦根治手术，1893年George Caldwell于美国纽约和1897年Henry Luc于法国巴黎分别报告该手术方式，即Caldwell-Luc术式（柯-陆径路）。对于上颌窦某些部位特别是上颌窦底壁、颧骨隐窝、腭隐窝、牙槽突隐窝等处病变处理的准确性和彻底性上，传统柯-陆径路有其不可替代的优势。经过长期不断的改进与完善，该术式已成为以治疗慢性化脓性上颌窦炎为主要适应证的一个成熟的经典手术。但对于治疗上颌窦囊肿，传统柯-陆径路破坏较多上颌窦黏膜，并发症多，不利于术后恢复及预后。改良柯-陆径路术式配合鼻内镜，既可弥补经鼻腔鼻内镜手术的局限性，两者的结合又可使治疗更加微创、彻底。不需要损伤下鼻甲、中鼻道、上颌窦自然窦口等鼻腔正常结构而完成手术，同时避免了术后鼻腔、鼻窦内填塞，减少了患者的痛苦，是上颌窦囊肿摘除的理想术式，也是跟上颌窦植骨术关系最密切的术式。手术要点：2%利多卡因局部阻滞麻醉患侧上牙槽后神经、上牙槽中神经、眶下神经、腭大神经，唇龈切口处浸润麻醉，唇龈反折处作切口，暴露尖牙窝，凿开上颌窦前壁骨质并扩大骨窗，自骨窗伸入适当角度鼻内镜，观察囊肿位置，如果囊肿较大充满窦腔，可先用注射器抽出部分囊液后于囊肿根部将囊肿摘除，术中尽量不损伤窦腔内正常黏膜；术后对位缝合软组织，压迫止血即可。

（五）鼻腔外侧壁切开术

本术式创伤大，并发症多，除非是位置特殊且伴感染的上颌窦囊肿，一般情况较少使用。其常用于处理广泛侵及上颌窦及鼻腔外侧壁的恶性肿瘤；或较大的良性肿瘤，经鼻内途径不能彻底切除；或病变位于泪前隐窝区域，上颌窦前壁、前内下壁时，即使运用多角度内镜、借助各种角度弯曲器械，仍有一定局限性时。手术要点：沿下鼻甲前缘上方鼻腔外侧壁、自上而下至鼻底弧形切开，从黏骨膜下剥离至下鼻甲，将下鼻甲附着根部剪断后，剥离暴露上颌窦，用钻或骨凿去除上颌窦内壁，开放鼻泪管并游离，形成膜性鼻泪管-下鼻甲瓣，将其内移显露上颌窦腔。在鼻内镜直视下切除上颌窦内病灶，上颌窦前壁或前内下壁可借助带角度鼻内镜。复位鼻泪管-下鼻甲瓣，黏膜切口对位缝合固定；术后以凡士林油纱填塞窦腔，术后48小时取出油纱，术后5～7天自下鼻道开窗口冲洗窦腔。

二、上颌窦植骨种植术前是否摘除上颌窦囊肿的临床争议

上颌后牙区牙齿缺失患者中，约40%需行上颌窦底植骨术后方可完成种植修复，上颌窦植骨术增加了上颌骨后部垂直骨高度，又不会减少龈𬌗距离，为上颌后牙区种植体的植入及修复创造了条件，且临床证实长期效果可靠，在国际上已被广泛接受为上颌后牙区骨量不足的常规骨增量方法。但上颌窦内病变，如上颌窦囊肿的存在，一直被认为是上颌窦植骨的难题，使此类患者难以进行种植修复。Manji等[17]通过分析、统计275例需行上颌窦底黏膜提升患者的上颌窦各类黏膜病变情况，发现有45.1%的患者应当在上颌窦植骨种植术前于耳鼻喉科评估或干预上颌窦病变。

患者就诊的主诉一般为要求行上颌后牙区种植修复，而上颌窦囊肿发病率高、生长缓慢，且多数无症状，所以绝大多数患者就诊时并不知情患有上颌窦囊肿。若无上颌窦植骨需求时，上颌窦囊肿一般可在体内长期共存而不需要处理，或被建议至耳鼻喉科手术摘除。但对于上颌后牙区需要行上颌窦植骨种植术的病例，上颌窦囊肿的位置往往毗邻甚至直接位于植骨术区，增加了植骨与种植的风险，是牙科医师不得不面对的难题，各国学者对于囊肿是否处理一直具有较大争议，下面讨论上颌窦植骨种植术前对于囊肿处理的各方观点。

（一）上颌窦囊肿是上颌窦植骨种植术的绝对禁忌证

上颌窦囊肿，尤其是直径大且恰好位于植骨区域的囊肿曾被主流研究和教科书视为是上颌窦植骨种植术的绝对禁忌证[18]，一个重要原因则是尚没有简单易行，效果可靠

的上颌窦囊肿处理方法，这样会导致较大一部分缺牙患者失去种植修复的机会。上颌窦植骨术的关键在于完整地剥离并抬高上颌窦底黏膜，术中上颌窦黏膜穿孔的发生率为7%～56%，是最常见的术中并发症之一。有文献报道，上颌窦黏膜可以拉伸扩展至124.7%～132.6%，但当张力超过7.3 N/mm^{2}时易穿孔[19]。常见的穿孔的原因有：开窗时损伤窦黏膜；剥离时骨窗边缘和器械损伤窦黏膜；上颌窦分隔的存在；吸烟和上颌窦内病变导致黏膜改变；窦底骨质破坏或缺如时窦黏膜与口腔软组织粘连等等。而在上颌窦植骨前处理囊肿，必然会导致上颌窦黏膜穿孔或损伤。2006年Ardekian等[20]研究发现术中上颌窦黏膜穿孔与否并不影响种植体的成功率；2008年Becker等[21]也认为只要术中术后正确处理，黏膜破裂并不会增加种植体失败、感染等。但是相反，2010年Cho-Lee等[22]研究发现，当黏膜破裂发生时，种植体的成功率仅为81%，黏膜没有破裂时，种植体的成功率达97.6%；Hernandez-Alfaro等[23]认为，上颌窦植骨术的成功率与上颌窦黏膜穿孔的大小呈反比；Proussaefs等[24]证实无上颌窦穿孔的部位明显有更多的骨形成，而有上颌窦穿孔的部位有更多的软组织形成，这可能影响种植体的远期效果。所以，尽管目前上颌窦黏膜破裂是否导致更高的种植体失败率或更多的术后并发症尚存争议，但绝对能加大手术难度并延长手术时间，且黏膜破裂骨移植材料易散落至上颌窦内，和上颌窦腔直接接触，容易发生感染和上颌窦炎，引起植骨失败。

（二）保留上颌窦囊肿行上颌窦植骨种植术

近期也有一些学者认为，上颌窦囊肿尤其是假性囊肿是上颌窦植骨种植术的相对禁忌证而非绝对禁忌证。他们认为应根据其位置、大小、性质决定处理方法，较小的或位于上颌窦内偏上方位置的囊肿一般不影响上颌窦底黏膜提升。国内外有一些学者报道保留上颌窦囊肿行上颌窦植骨的手术治疗，在有限的病例和短期随访中，取得较好的效果，远期效果还在进一步观察中。

2007年Mardinger[25]首次报道保留上颌窦假性囊肿行上颌窦植骨术，在报道的8个病例中，有1例术中囊肿破裂囊液污染了植骨材料，术后1个月出现急性上颌窦炎，种植术被推迟至4个月后进行；1例术中出现穿孔，但作者认为和囊肿无关。在术后平均20个月的随访期中，种植义齿使用良好。Mardinger认为，假性上颌窦囊肿有较厚的黏膜壁，术中发生上颌窦黏膜穿孔和术后患上颌窦炎的概率很低，手术是比较安全的，如果患者无任何症状且囊肿体积不大，在上颌窦植骨术前或术中可以不必去除；但对于过大的假性上颌窦囊肿，上颌窦植骨术后可能导致囊肿上移，堵塞上颌窦开口引发上颌窦炎，需慎重考虑；对于上颌窦黏液囊肿，Mardinger认为可能侵及上颌窦骨壁，应避免行上颌窦植骨术。

2010年Kara等[26]报道了2例患假性上颌窦囊肿的患者，均计划不摘除囊肿行上颌窦外侧壁入路上颌窦植骨。其中一例术中顺利，术后两周出现切口线附近液体渗出，为清亮液体，并在局部形成脓肿，给予引流并抗炎治疗后患者症状好转，6个月后的影像学资料显示在囊肿所在区域移植物有小部分吸收，囊肿体积较前减小。另一例在上颌窦植骨术中翻瓣后，发现囊肿已经导致骨破坏和上颌窦黏膜穿孔，术中予以注射针吸取囊液，并用可吸收胶原膜修复上颌窦黏膜穿孔处，继续完成上颌窦植骨术，术后随访10个月未见特殊。

Kara认为保留上颌窦囊肿的主要风险在于囊肿破裂继发感染，并且术前应仔细鉴别假性上颌窦囊肿与黏液囊肿，两者的处理方式应有不同。

2011年Tang等[27]报道了1例上颌窦内含16.7mm×27.6mm假性囊肿的患者，计划先摘除上颌窦囊肿后同期行上颌窦植骨种植术。开窗后术中未找到囊肿具体位置，予以继续行上颌窦底黏膜提升，术中顺利。3个月后复诊显示囊肿仍存在，骨结合良好，患者无明显症状；1年后复诊显示囊肿体积减小。Tang认为如果适应证把握得当，可以考虑保留囊肿。

2011年Celebi等[28]报道了4例患上颌窦囊肿的患者，术中不予处理囊肿，2例行牙槽嵴顶入路上颌窦植骨，2例行上颌窦外侧壁入路上颌窦植骨，术中顺利，术后随访6个月显示囊肿稳定，种植体及修复体行使功能正常。作者认为假性上颌窦囊肿患者行两种上颌窦植骨术均安全。

2014年Feng等[5]报道了21例患者不摘除上颌窦囊肿，行牙槽嵴顶入路上颌窦植骨，种植体平均深入上颌窦2.96mm（最多6.41mm）。Feng认为假性囊肿位于上颌窦黏膜内，可能改变上颌窦黏膜的厚度和生物力学特性。通过随访平均27个月发现种植体成骨良好，由此推断有上颌窦囊肿存在的上颌窦黏膜和正常上颌窦黏膜一样能承受提升力。

2014年Baykul等[29]报道1例患者因垂直骨量不足需行上颌窦外侧壁入路上颌窦植骨，术前曲面体层片显示患上颌窦囊肿。术前计划不摘除囊肿，上颌窦植骨术中出现上颌窦底黏膜较大穿孔，予以摘除囊肿并用PRF膜覆盖穿孔部位，改择期行种植术，患者术后恢复良好，随访无并发症发生。

2015年杨磊等[30]报道1例伴上颌窦囊肿的上颌窦外侧壁入路上颌窦植骨术，术中未干预囊肿，术前术后对比囊肿体积未见明显变化，但形态变得不规则，短期随访未对骨移植材料形成不良影响。

2017年李娜等[31]报道了1例保留上颌窦囊肿下行上颌窦外侧壁入路上颌窦植骨，10个月后种植时发现囊肿致术区颊侧骨缺损，骨宽度不足，且囊壁暴露。术者遂抽出囊液，完整摘除囊肿，骨缺损处放置PRF膜2片，胶原膜1片，并同期行种植术。术后随访示骨量稳定，骨结合良好，囊肿无复发。本病例原治疗计划保留上颌窦囊肿，但发现囊肿的生物学行为对成骨产生了影响，导致骨吸收，远期效果还有待观察。

由上可见，一方面，上颌窦囊肿形成的病因不明，无法判断其对窦黏膜的影响。正常上颌窦黏膜有一定弹性，行上颌窦底黏膜提升时仔细分离一般不易穿孔或撕裂，但当上颌窦底存在囊肿时，黏膜性质可发生改变。林野等[32]提到上颌窦真性囊肿因其囊液滞留，导致黏膜膨胀而菲薄，极易在上颌骨外侧壁开窗时或行上颌窦植骨术中破裂，囊液外溢，感染植骨材料导致种植失败；Yu等[33]研究认为上颌窦假性囊肿存在时，通常导致黏膜反应性增厚，在这种情况下，窦膜更容易被分离和抬高。笔者认为，无论黏膜变薄还是变厚，可见囊肿的存在对上颌窦黏膜的影响确实存在，黏膜增厚，穿孔风险未必下降，这些都提示在囊肿存在情况下进行上颌窦植骨术有较高的技术敏感性，手术难易也取决于具体情况如囊肿的性质、是否粘连、有无合并感染等，对术者的临床技术和经验提出了更高的要求。另外，囊肿通常伴发其他病症，尹兆富等[6]认为上颌窦囊肿可为多发，常伴有上颌窦黏膜慢性炎症、息肉或息肉样增生。

另一方面，上颌窦囊肿的存在是相对不稳定因素。多数学者认为假性上颌窦囊肿存在于疏松的结缔组织内，不是完整的囊肿或仅有薄层的囊肿壁，一般无法完整摘除，并且术中术后容易破裂。Meer等[13]在归纳总结和比较上颌窦黏液囊肿、假性上颌窦囊肿和潴留囊肿各方面后，认为炎性渗出液累积于骨膜下使窦黏膜与骨分离形成假性囊肿。若不加以干预，此时行上颌窦底黏膜提升将与其正面相遇。笔者以为保留上颌窦囊肿行上颌窦植骨，一旦囊肿围术期穿破，是否终止手术，是否更改术式，是否导致植骨材料污染，是否可能影响远期植骨效果等问题容易让医生陷入两难境地，如何处理、如何向患者解释后续治疗计划等少有研究报道，该术式有一定不确定因素，术后有潜在风险，需要进一步的临床随访来确定远期效果。即使围术期未破裂，上颌窦囊肿的体积变化不可预知，研究报道8%～29.4%的上颌窦囊肿体积会进行性增大[34]。2011年Moon等[35]研究133例上颌窦囊肿患者，随访平均40.4个月发现17%囊肿完全消失，12%体积减小，62%体积保持不变，11%体积增加，Moon还发现患有大的潴留囊肿（20mm）或双侧潴留囊肿的患者，囊肿有进展风险。另一方面，良好的引流和通气是上颌窦术后愈合的生理前提，有学者认为上颌窦植骨术后窦腔黏膜本身会存在反应性水肿，引起的窦口缩小可导致上颌窦的引流能力减退。即使术中没有发生黏膜穿孔，在囊肿下方抬起上颌窦底黏膜，会进一步加重对上颌窦腔自然形态及生理性引流的干扰。上颌窦腔开口位于窦底上方30mm左右的内壁，没有囊肿时的上颌窦底黏膜提升高度建议控制于20mm以内，存在囊肿时，其体积增大或因植骨致其位置上移，导致上颌窦占位超过75%左右时，堵塞上颌窦口的概率将大大增加，此时极易发生上颌窦炎。

（三）摘除上颌窦囊肿后同期行上颌窦植骨种植术

近来越来越多的研究者也开始发现，上颌窦囊肿的存在对于手术是潜在的危险因素，保留上颌窦囊肿比完全不干预和处理有更高的风险，一些学者开始探索新的治疗方案。

2015年Chiapasco[36]等报道了一种双开窗入路摘除上颌窦囊肿，并同期行上颌窦植骨术。该术式在常规上颌窦外侧壁入路上颌窦植骨术开窗口以上约10mm处，做一个小的圆形额外开窗（直径2～4mm），开窗大小和形状可根据病变位置和手术需要变化，通过额外开窗口穿孔上颌窦黏膜，用23或25号细针对囊液进行抽吸后摘除囊肿。平均随访50个月，12例患者无手术并发症及囊肿复发，19枚种植体存活率100%，行使功能良好。作者认为该术式避开了窦底处黏膜，保证上颌窦植骨术中剥离的黏膜完整，植骨材料被污染或弥散到上颌窦内的风险显著降低。但笔者认为与常规上颌窦植骨术相比，该术式需要更大更宽的翻瓣范围，以获得额外的开窗处摘除囊肿；另外上颌窦囊肿尤其是假性囊肿常位于上颌窦底，开窗处远离病变位置将增加手术难度，且如伴感染时易与上颌窦黏膜粘连，仍旧不能完全避免窦底黏膜穿孔。

2016年张玺等[37]报道了1例病例，术中开常规大小骨窗后，完成上颌窦底黏膜提升和种植窝预备后，用25ml注射器于上颌窦假性囊肿底部积液区刺入，抽出约5ml清亮的淡黄色囊液；抽吸囊液后用11号尖刀片扩大上颌窦黏膜的抽吸针孔，用直径3.5mm的吸引管以

0.4pa的负压吸出囊肿壁，再用有齿镊夹住被吸出并翻转的囊肿囊壁，用组织剪或手术刀沿囊肿蒂部尽可能多地去除囊壁；缝合上颌窦黏膜破裂孔后，覆盖可吸收胶原屏障膜，再同期行植骨种植术。

2018年郭琦等[38]纳入了11例患者，术中打开骨窗显露上颌窦黏膜后，先处理囊肿，用5ml注射器穿刺囊肿，抽出囊液，从黏膜破口处以吸引器小心吸出并完整摘除囊壁；以5-0可吸收线缝合破口，再常规行上颌窦植骨种植术。经过6～9个月的随访，无囊肿复发，所有植体的稳定性均达到骨结合标准，使用CBCT检查，成骨区的HU值测量也显示成骨良好。

2019年王清联等[39]纳入了17例上颌窦患假性囊肿患者，术中未摘除囊肿，仅用5ml注射器抽吸上颌窦囊肿黏液，同期行上颌窦植骨种植术，术后随访4～24个月（平均11.4个月），发现囊肿减小或消失，种植体周围成骨效果良好。

2019年Yu等[33]提出的手术方法为，于上颌窦侧壁上先制备较小的骨窗，当穿孔上颌窦后，用细针抽吸囊液使假性囊肿体积减小，再用组织钳通过小骨窗摘除囊肿；再将骨窗扩大，在小骨窗外围建立一个上颌窦外侧壁入路植骨术的标准骨窗，小心提升上颌窦底黏膜，避免穿孔扩大，以可吸收胶原屏障膜覆盖黏膜穿孔处后，同期行上颌窦植骨术。6个月后行种植术时用取骨钻取样，评估植骨区的组织学结果，认为摘除囊肿同期植骨，上颌窦内骨的成熟度及种植体短期存留率和常规上颌窦植骨种植术相当，短期临床预后好，未见囊肿复发。

由上可见，摘除上颌窦囊肿后同期行上颌窦植骨种植术的方法大同小异，基本上是仅抽吸囊液或抽吸减压后摘除，同期植骨希望进一步缩短疗程。由于黏液囊肿具有骨破坏性，术前摘除已无争议，潴留囊肿通常体积较小，目前各学者对假性囊肿是否处理讨论最多。但对囊肿不做处理直接行上颌窦植骨术，或抽吸减压后同期植骨，均没有组织病理学结果循证，其做法是建立在假设都为假性囊肿的前提下。正如前面提到的，其他上颌窦病变可能具有与假性囊肿相似的影像学表现，缺乏病理诊断“金标准”，这就对上面两种相对激进的做法提出了质疑；另一方面，囊肿分型不同其发生机制、生物学行为不同，囊肿形成的根本原因没有解决甚至未知，没有经过一段观察期以确定病情相对稳定，仅抽吸囊液的上颌窦囊肿不排除再次复发，而穿孔过大的上颌窦黏膜同期植骨，骨粉可能弥散至窦内，远期效果有一定不确定性。

（四）摘除上颌窦囊肿后择期行上颌窦植骨种植术

2008年林野等[32]首次报道了上颌窦囊肿摘除术后二次入路植骨种植术，手术纳入11例患上颌窦囊肿的患者，局麻下上颌窦外侧壁入路，开窗骨组织、上颌窦黏膜后摘除部分上颌窦囊壁，使其自然萎缩，关闭口腔黏膜，3～6个月后二次入路行上颌窦植骨和种植体植入。种植术后1个月、3个月、6个月和1年行X线片复查，平均随访20.3个月，至最后一次复查，未见种植体脱落，X线片未见囊肿复发。2010年Lin等[40]进一步讨论了该手术模式的技术细节和预后，认为该手术模式创伤小、近期效果可靠，对于牙科医师易于掌握。2015年王馨玉等[7]系统、完整地回顾32例上颌窦囊肿患者，摘除共33侧上颌窦囊肿后，再次入路行上颌窦植骨术，平均随访29.9±12.4月（12～56月），种植体存留率达95.2%

（59/62），与常规上颌窦植骨术种植体存留率（86%～100%）相当，取得了理想的临床效果；病理结果显示有侵袭性和骨破坏性的黏液囊肿占15.2%（5/33），该研究结合具体病例分析术中术后并发症，讨论上颌窦囊肿的分型、病理、影像表现，建议摘除上颌窦囊肿后择期行上颌窦植骨种植术。下节内容将详细介绍。

第三节　上颌窦囊肿摘除及再次入路上颌窦植骨技术

一、纳入标准

1. 患者上后牙区缺失牙，垂直骨量不足需行上颌窦外侧壁入路上颌窦植骨种植术；
2. 曲面体层或CBCT诊断缺牙区有上颌窦囊肿且直径＞10mm者；
3. 患者同意治疗囊肿以进一步接受种植修复者。

二、技术步骤

1. 术前准备　术前半小时给予患者口服头孢呋辛酯片250mg×2，布洛芬缓释胶囊0.3g×1，西吡氯铵含漱液15ml含漱半分钟一次×3。

2. 外科过程

（1）上颌窦囊肿摘除术（图13-5～13-13）：盐酸阿替卡因肾上腺素注射液浸润麻醉下，行前庭沟切口一字切口，翻全厚瓣，行上颌窦外侧壁开窗入路（Caldwell-Luc入路）；球钻及超声骨刀在上颌窦外侧壁去骨、形成方圆形骨窗，窗口直径在5mm左右；根据术前影像学诊断定位，于内镜（KARL STORZ，德国）辅助下，视情况使用不同角度专用组织活检钳（No.6662等，KOHLER，德国）钳夹囊壁顶部，摘除部分或大部分上颌窦囊肿壁，使其开放，以上颌窦吸引管（KARL STORZ，德国）小心吸引，引流囊液，生理盐水反复冲洗净后，内镜确认囊肿摘除情况；复位软组织瓣，4-0强生Vicryl可吸收线对位缝合，关闭口腔黏膜入路；取出的囊壁组织送病理活检。

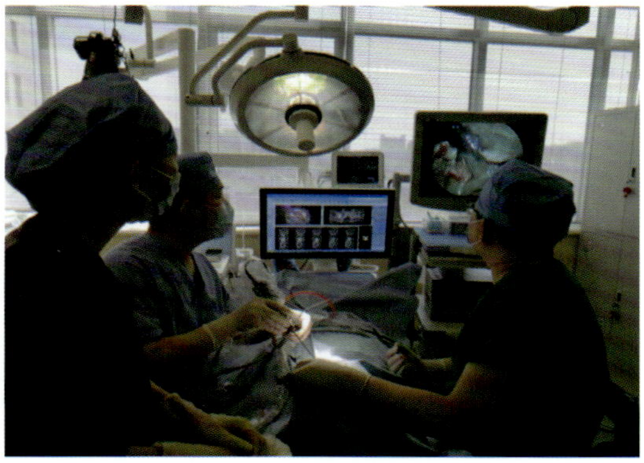

图13-5　内镜辅助下摘除上颌窦囊肿

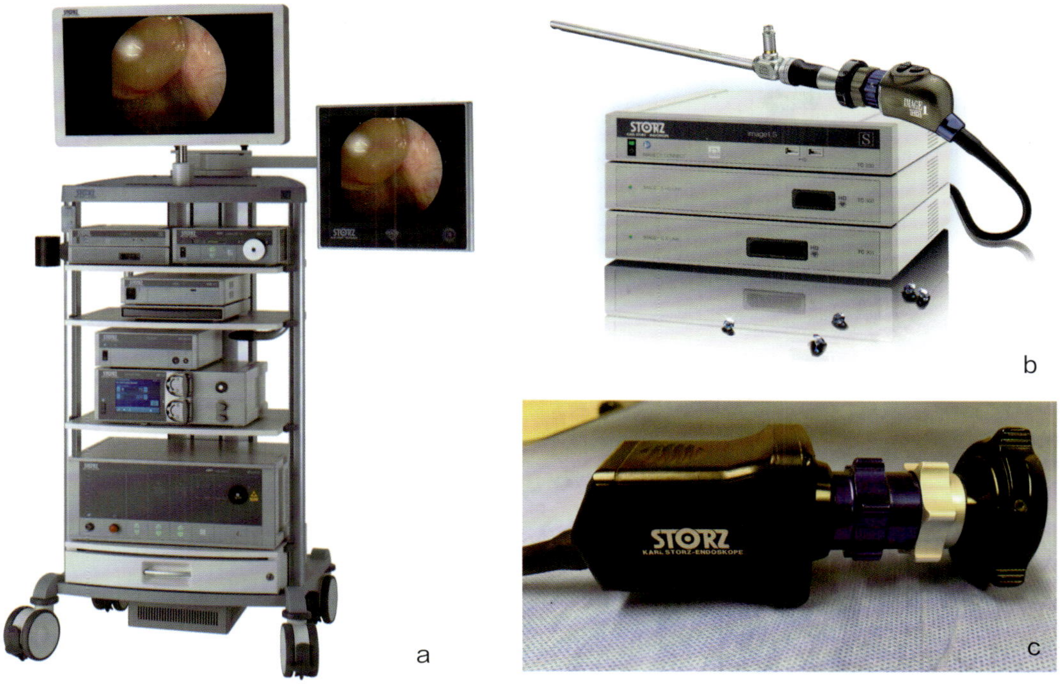

图13-6　内镜系统

a. 内镜系统及显示器；b. 内镜及冷光源；c. 摄像头

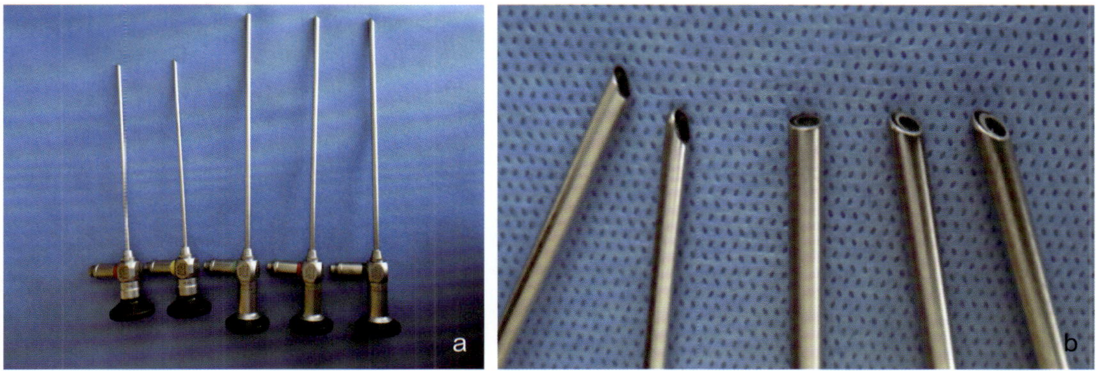

图13-7　不同长度、直径及角度的内镜镜头

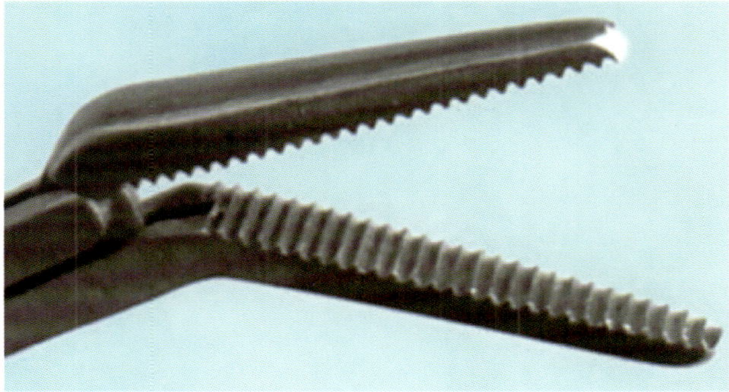

图13-8　组织活检钳的钳喙

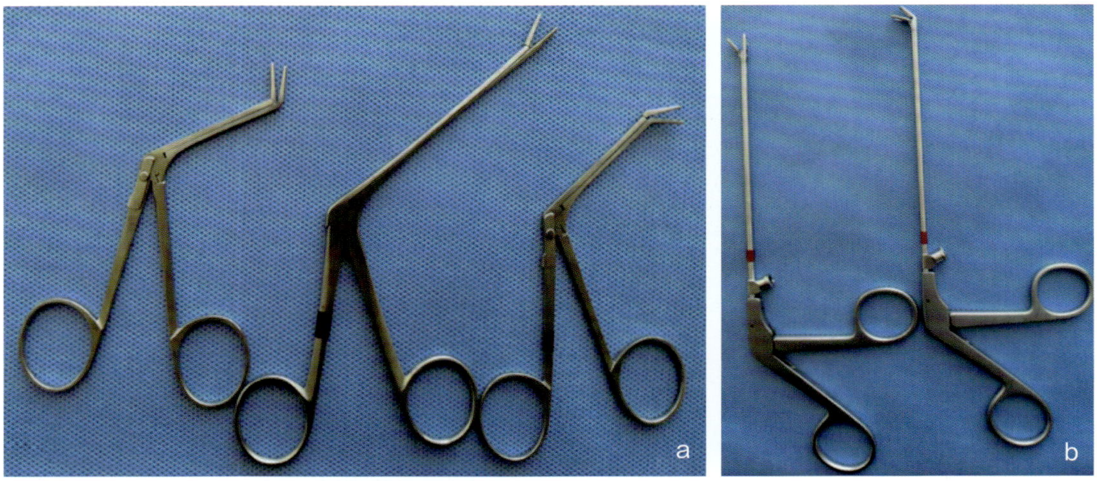

图13-9　不同角度的组织活检钳

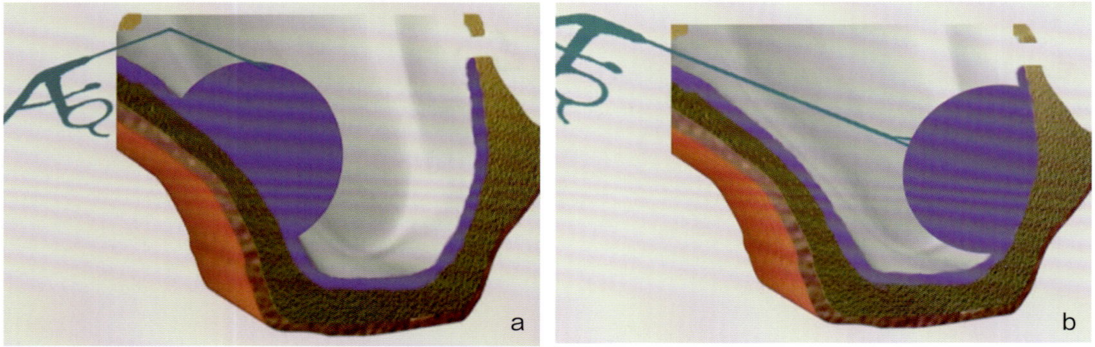

图13-10　选用合适的组织活检钳摘除不同位置上颌窦囊肿示意图

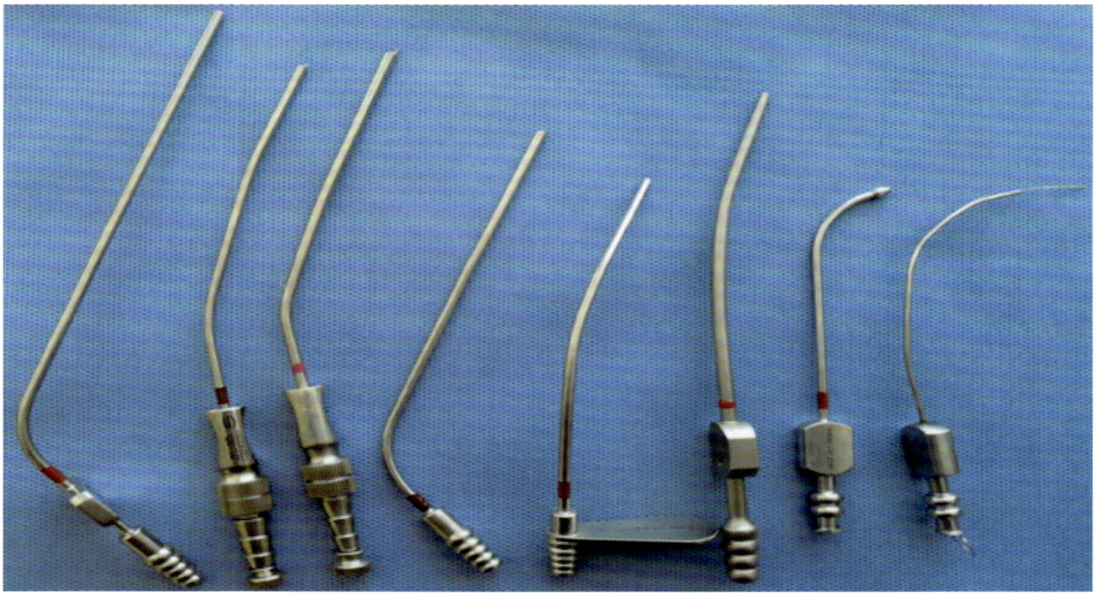

图13-11　不同规格上颌窦吸引管，外径0.7～4mm

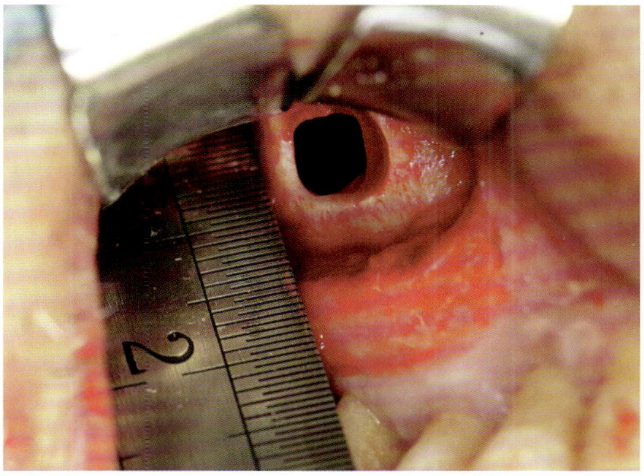

图13-12 于上颌窦外侧壁去骨形成约5mm直径骨窗

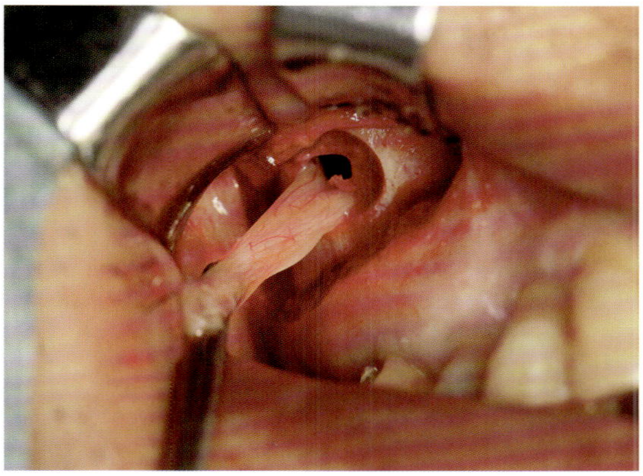

图13-13 钳夹囊壁顶部，摘除部分或大部分上颌窦囊肿壁

（2）再次入路行上颌窦植骨种植术（图13-14～13-17）：3～6个月后二次手术，盐酸阿替卡因肾上腺素注射液浸润麻醉下，行牙槽嵴顶水平切口及颊侧垂直松弛切口，翻瓣及分离原开窗处形成的瘢痕组织，显露上颌骨前外侧壁，球钻及超声骨刀依次在第一次开窗外围的1.5mm外环绕第一次入路窗口重新开窗；用上颌窦底黏膜提升器械剥离窦底黏膜连同骨窗上的骨板，向上颌窦顶的方向上抬黏膜，形成植骨空间，Bio-oss大颗粒骨替代材料混合PRF后植于抬起的上颌窦黏膜下腔隙，增加后牙区的牙槽骨高度。根据患者的局部条件，若牙槽嵴剩余垂直骨量≥3mm或骨质条件好可达到良好初期稳定性则同期行种植术，反之则择期植入种植体。复位软组织瓣，4-0强生Vicryl可吸收线对位缝合软组织，冲洗干净术区，咬纱卷，压迫止血。

3. 术后管理 术后给予患者头孢呋辛酯片250mg×1、替硝唑200mg×1，一天两次口服一周，布洛芬缓释胶囊0.3g×1必要时口服；西吡氯铵含漱液一天三次含漱2周。

4. 修复过程 种植体植入后视具体情况经6～12个月愈合期后，开始上部修复或行二期种植体暴露手术放置愈合基台，经4～6周愈合期后行上部修复。

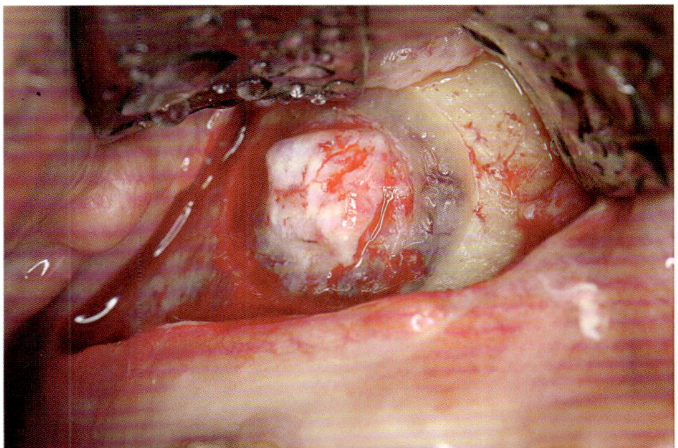

图13-14 见原开窗处形成的瘢痕组织，在第一次开窗外围的1.5mm外重新开窗

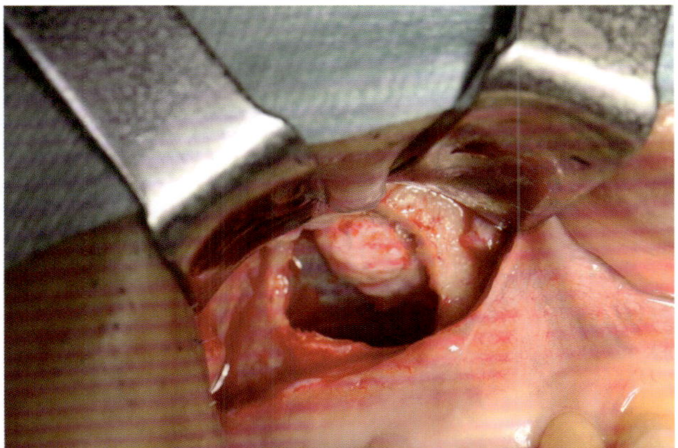

图13-15 完整抬起上颌窦底黏膜

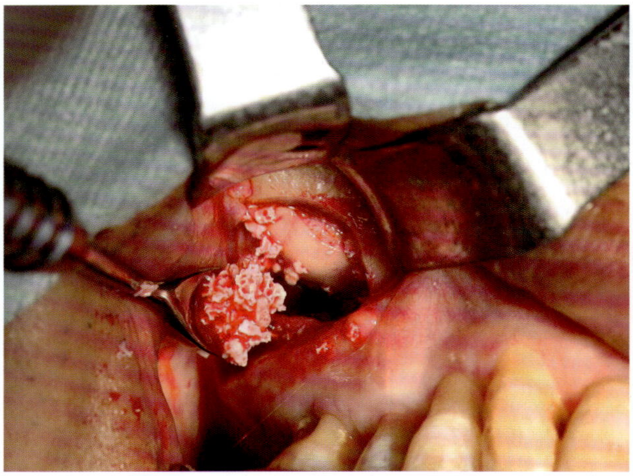

图13-16 Bio-oss大颗粒骨混合PRF后植于抬起的上颌窦黏膜下腔隙

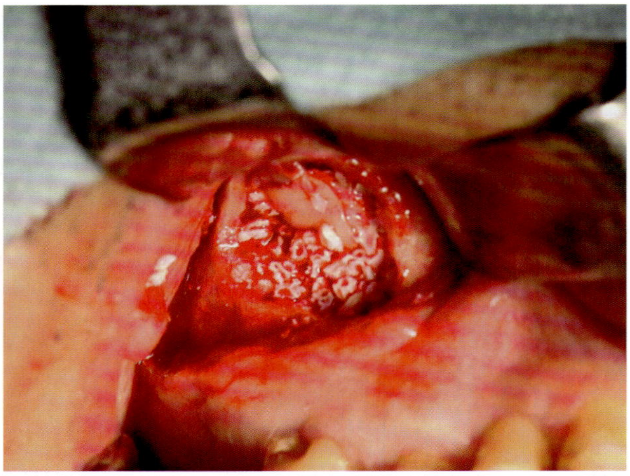

图13-17 完成植骨以增加后牙区的牙槽骨高度

三、讨论

上颌窦囊肿摘除的必要性如下：①存在囊肿的上颌窦底黏膜较正常黏膜有改变，植骨种植术中容易被穿破，若不摘除上颌窦囊肿，一旦在术中破裂，植骨感染的风险增加，倘若术中因囊肿破裂而中止手术则很难给患者一个满意的解释；②囊肿的存在改变了上颌窦的生理性自然引流状态，加之上颌窦植骨术进一步抬高上颌窦底，若不摘除囊肿，会加重对上颌窦腔自然形态的干扰，引发自然引流的障碍，易导致术后上颌窦炎等并发症；③不同性质的上颌窦囊肿在影像学表现上有一定规律，但仅通过影像学资料尚不能准确地判断囊肿的分型，若不摘除囊肿就无法知晓其病理结果，可能遗留具有侵袭性的黏液囊肿，或误诊其他上颌窦病变，且手术可能刺激其生长或形态、体积的改变。本手术模式纳入的上颌窦囊肿都予以干预，所以无论囊肿为哪种性质，都能得到可靠有效的处理；④内镜直视下可见部分囊肿伴有明显感染，若不摘除则会极大地增加这些患者上颌窦植骨种植感染和失败的风险。

上颌窦囊肿摘除术一般持续15～20分钟，因手术入路需要，上颌窦黏膜破损不可避免，但范围较小，直径控制于5mm左右（见图13-18），术中一般不用特殊处理，可待其自然愈合形成瘢痕或覆盖胶原屏障膜。再次入路时若原上颌窦黏膜瘢痕与软组织黏骨膜瓣粘连，经小心钝、锐性分离，一般不会出现上颌窦黏膜再次穿孔。本术式纳入的上颌窦囊肿直径均＞10mm，结合影像学资料定位，内镜辅助下摘取囊肿一般无困难。术中见囊肿多为球状，摘除部分囊肿壁后常引流出较清亮的绿色或黄绿色囊液，伴感染时可有白色脓性渗出物或含豆腐渣样物质（图13-19、13-20），术中应给予充分引流，大量生理盐水冲洗；引流缩小囊肿体积后，可在直视下夹出囊壁样组织，但各病例囊壁厚度差异大，可能与病理分型及有无感染有关。不建议强行全部摘除囊肿，其一可能导致上颌窦底黏膜大范围破裂，影响再次入路行上颌窦植骨种植术；其二在上颌骨外侧壁较小的骨开窗范围下，视野和操作空间都有限，囊肿可因囊壁菲薄、质脆，反复感染与上颌窦黏膜粘连等因素，通常难以被完全摘除干净，摘除部分或大部分上颌窦囊肿壁，可使其完全开放，则有效引流已建立，囊液不易再积聚形成囊肿复发，剩余囊壁组织可待其自然萎缩，逐渐上皮化。仅有部分患者因其囊壁较厚，在囊壁夹破引流后可将整个囊肿夹住牵出窦腔（见图13-23）。

值得注意的是，本术式建议处理的为直径＞10mm的上颌窦囊肿，对于直径或体积较小者，或囊肿相对不影响术区者，可以考虑予以保留囊肿行上颌窦植骨种植，但要做好囊肿穿破处理预案及患者的风险告知，应保留进行植骨种植的术前术后CBCT（图13-21a，13-21b），定期随访，密切观察病情变化。

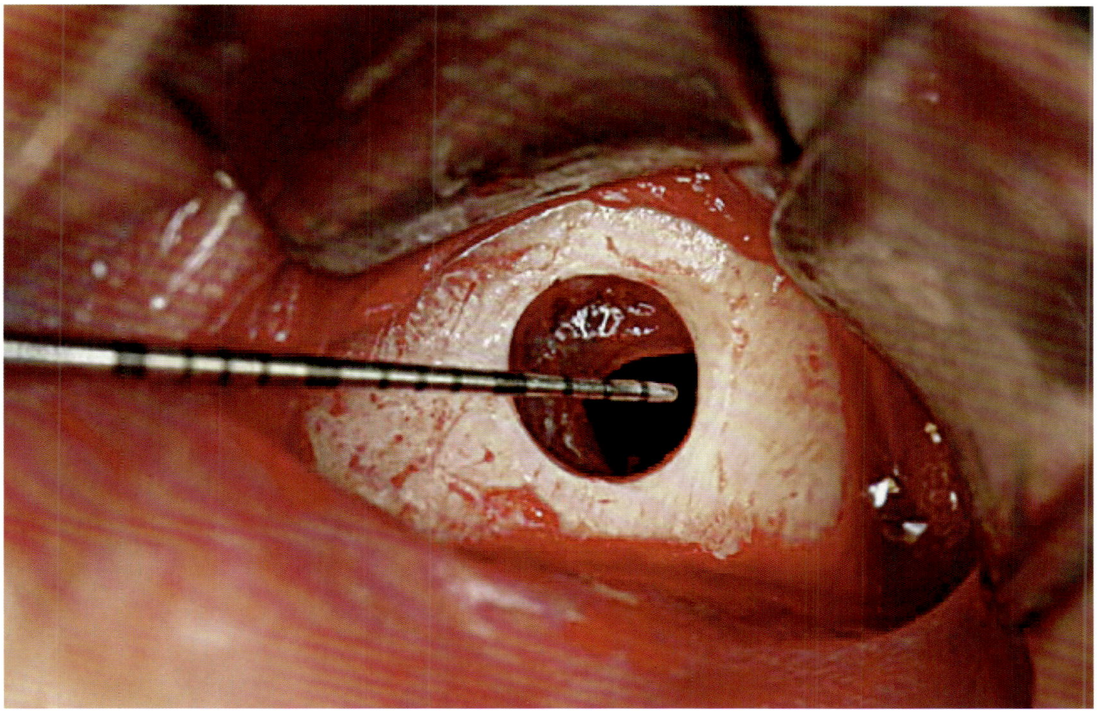

图13-18　摘除囊肿开窗5mm左右

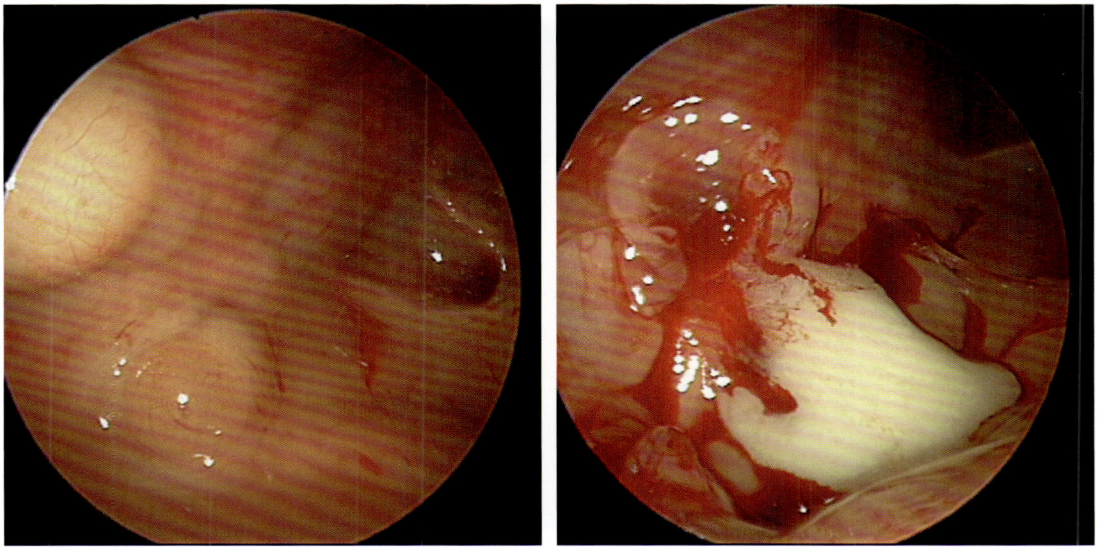

图13-19　伴感染的上颌窦囊肿流出白色脓性渗出液

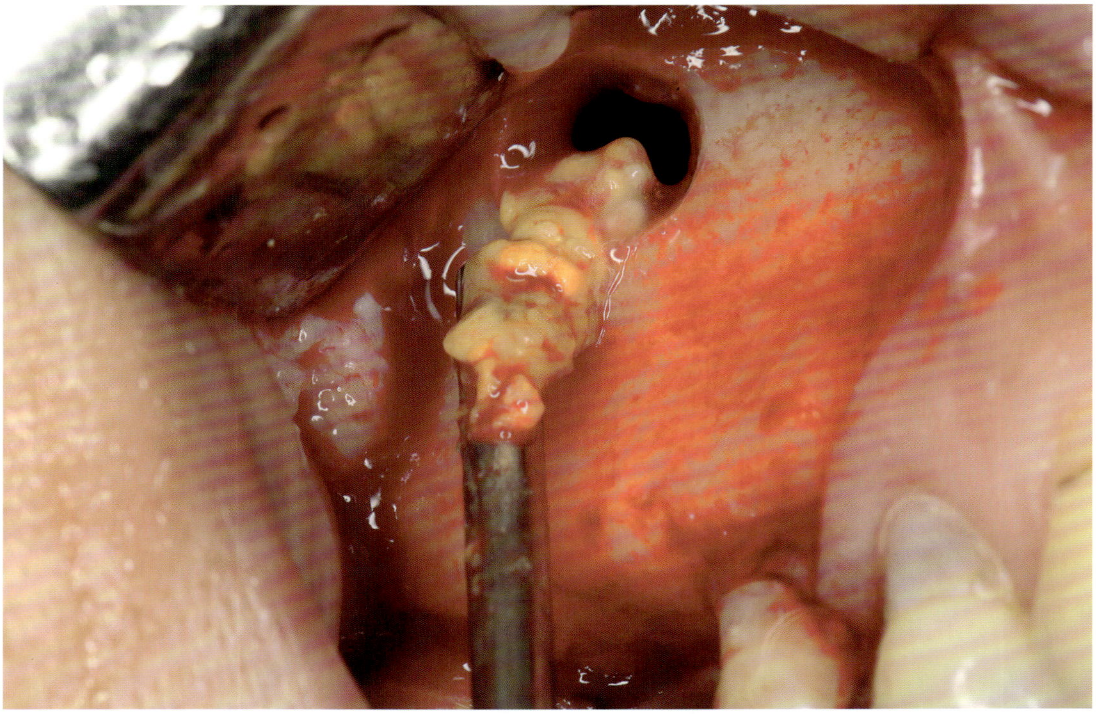

图13-20　伴感染的上颌窦囊肿含白色豆腐渣样内容物，在影像学中可表现为不规则型

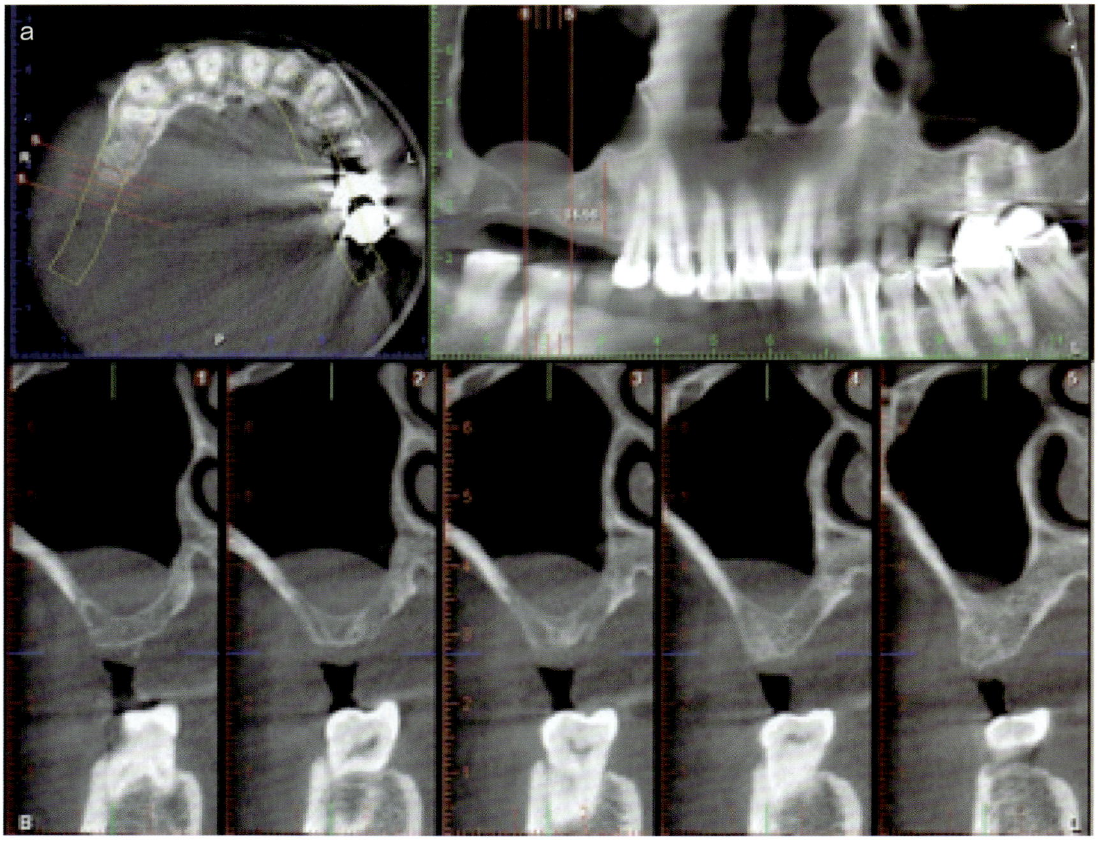

图13-21　保留囊肿上颌窦植骨

a．CBCT可见右侧上颌窦腔有直径10mm左右球状低密度影。诊断：右上颌窦囊肿待排

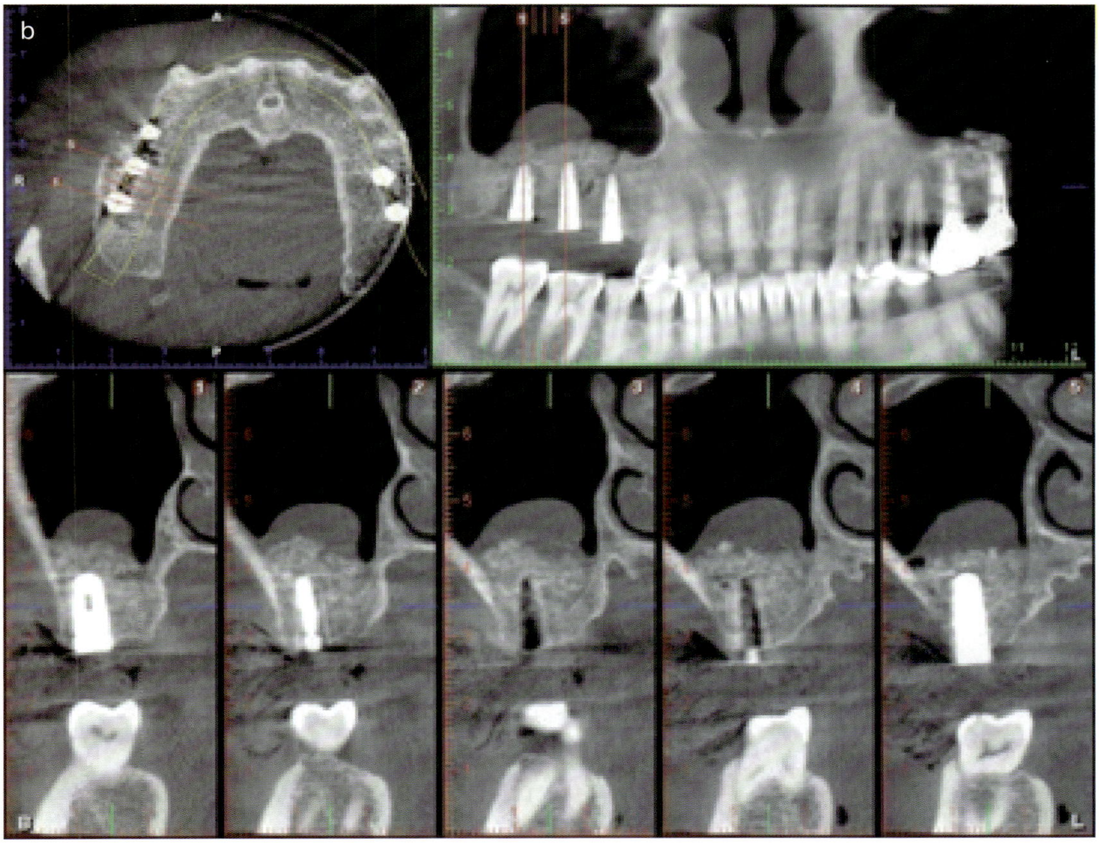

图13-21（续） b. 保留较小的上颌窦囊肿（约10m×7mm）行上颌窦植骨种植术，术后CBCT检查可见被抬起的囊肿形态无明显变化，植骨材料和种植体位于囊肿下方

而摘除囊肿后择期进行上颌窦植骨种植术的必要性，除了等待病理结果的反馈，让穿孔的上颌窦黏膜自然愈合、恢复到相对正常生理状态后再次手术，有更可靠的远期效果。王虎等[12]认为，与上颌窦囊肿影像学类似的根尖囊肿、角化囊肿，较大及有临床症状潴留囊肿，也不建议直接种植修复，应在治疗完成并保证不会复发且骨质修复稳定后再考虑上颌窦植骨；研究发现，尽管Caldwell-Luc手术和内镜鼻窦手术基本可以完全摘除囊肿并避免复发，但6～12个月后新的呼吸纤毛上皮再生才能完成[41]。另一方面，摘除上颌窦囊肿必然伴随着上颌窦黏膜的穿孔或破裂，上颌窦黏膜菲薄 、脆性大，术中一旦发生破裂，缝合往往适得其反。Kotsakis等[42]的研究指出囊壁结缔组织残留时，上颌窦囊肿有潜在复发的风险。因此应当尽量减少囊液再次积聚的形成条件，若仅抽吸治疗，针孔愈合后囊肿的复发概率高，而在视野允许的情况下，想要尽可能多地摘除囊肿壁并把上颌窦黏膜穿孔控制在5mm左右，术中较难控制，对术者提出了较高的技术要求；而穿孔过大，同期提升窦底黏膜植骨，则植骨材料易进入上颌窦腔引起感染，一般建议采用显微外科技术缝合，转移邻近软组织瓣或终止手术，否则可能影响上颌窦植骨种植术的远期效果，各方面综合考量，择期继续手术更加安全可靠。

上颌窦囊肿摘除术后再次入路植骨种植术相对微创、安全、有效，为解决上颌窦囊肿制约上后牙区种植修复提供了可能性和新的临床治疗模式，更利于牙科医师自行解决临床过程中遇到的难题。摘除囊肿有助于确诊上颌窦囊肿的性质，术中、术后并发症少，所有患者修复后追踪至最后一次复查未见囊肿复发或种植体异常。本临床模式可预测性好，近期临床效果可靠，需再次入路手术是该方法的不足，延长了修复时间，降低了患者的舒适度。

四、病例报告

患者：马X　**性别：**男　**年龄：**68岁

主诉：上、下多牙缺失数年，要求种植修复

现病史：上、下多牙因牙周炎拔除、松动脱落缺失数年，未做任何修复治疗，要求种植修复

检查：

87654	4568	缺失
865	678	

7654| 缺牙间隙颊舌侧、近远中向足，龈平整，附着龈宽度足，牙槽嵴低平、重度垂直骨吸收；对颌牙无伸长，邻牙无倾斜；CBCT示：右侧上后牙区垂直骨高度约2.2mm，约Ⅲ类骨，右侧上颌窦内圆形低密度影像（图13-22），大小约18mm×16mm×27mm。（余牙检查及治疗略）

全口牙周卫生差，牙石（++～+++），菌斑软垢大量，色素（++）；

普遍PD 3～6mm，个别位点5～7mm，BI 2～3，可及AL；

牙龈色红、质松软、普遍水肿，全口龈退缩约2～4mm。

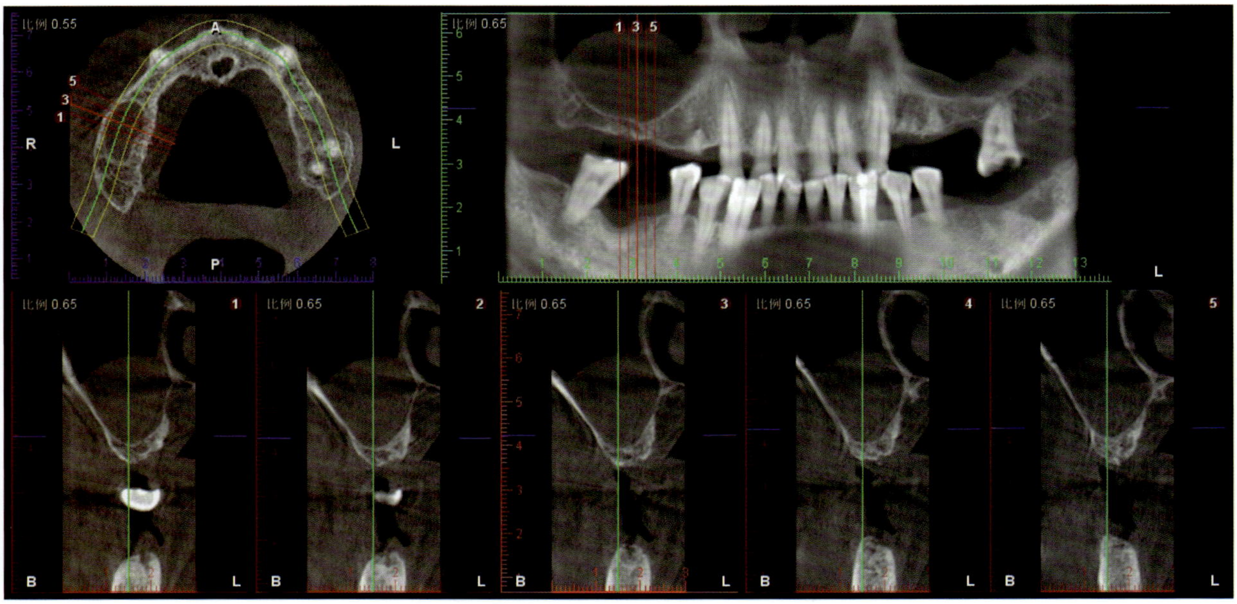

图13-22　CBCT示右侧上颌窦内球状低密度影像（L为左侧）

既往史：松动牙拔除史。

全身：糖尿病，规律服药控制良好；余无特殊。否认吸烟、嗜酒史。

初诊印象：上、下牙列缺损，右侧上颌窦囊肿。

治疗计划：1．全口牙周基础治疗，2．右上颌窦囊肿摘除术，3．右上颌骨外侧壁入路上颌窦植骨术，4．7654| 种植修复。

复诊1：2012.6.4 ~ 2012.7.7牙周基础治疗（略）

复诊2：2012.12.20右上颌窦囊肿摘除术（图13-23 ~ 13-25）。术前复习病历及X线片（图13-22），常规消毒铺巾，右侧上颌后牙区必兰局麻下，显效后沿前庭沟“一字”切口切开，翻瓣，球钻及超声骨刀于上颌骨外侧壁去骨、开窗，窗口直径约6mm；内镜下见囊肿位于上颌窦底，用组织活检钳摘除部分囊肿壁，吸引出淡黄色清亮囊液后，顺利完整取出“蚕豆”大小上颌窦囊肿，离体标本见囊壁较厚，大小约16mm × 8mm（引流萎缩后）；生理盐水反复冲洗窦腔，覆盖Bio-oss Gide胶原膜，复位软组织瓣，4-0强生Vicryl可吸收线对位缝合；冲洗干净术区，咬纱卷，压迫止血；标本送病理检查。

病理结果：右上颌窦符合上颌窦（黏膜）囊肿。

复诊3：2013.5.9再次入路行右上颌骨外侧壁入路上颌窦植骨术（图13-26 ~ 13-28）。术前复习病历及X线片（图13-29），常规消毒铺巾，7654| 必兰局麻下，显效后牙槽嵴顶水平切口+近中附加切口切开，翻瓣并小心分离原开窗处形成的瘢痕组织，显露上颌骨前外侧壁，球钻和超声骨刀依次在第一次开窗外围约1.5mm外，环绕第一次入路窗口重新开

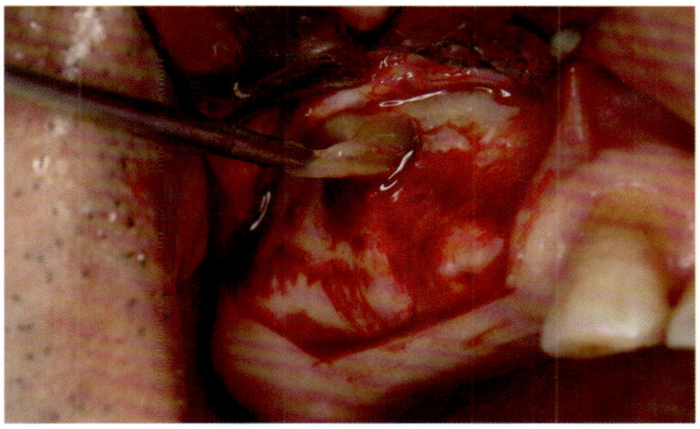

图13-23　引流减小上颌窦囊肿体积后，从开窗处夹持囊肿壁

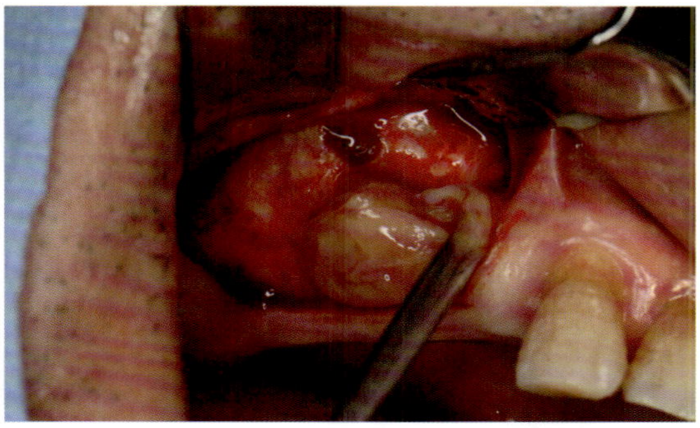

图13-24　完整摘除上颌窦囊肿

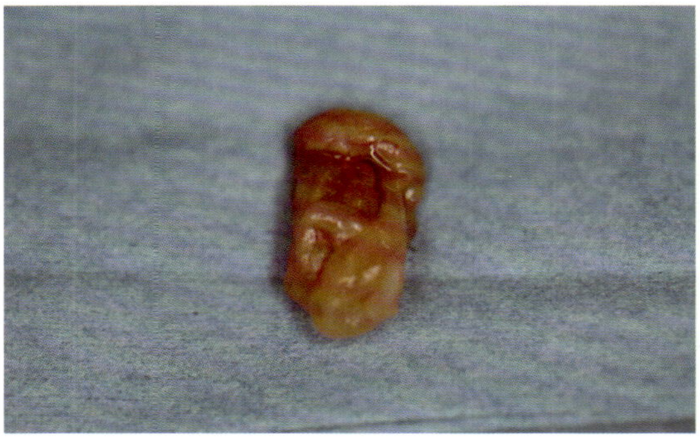

图13-25　上颌窦囊肿离体标本

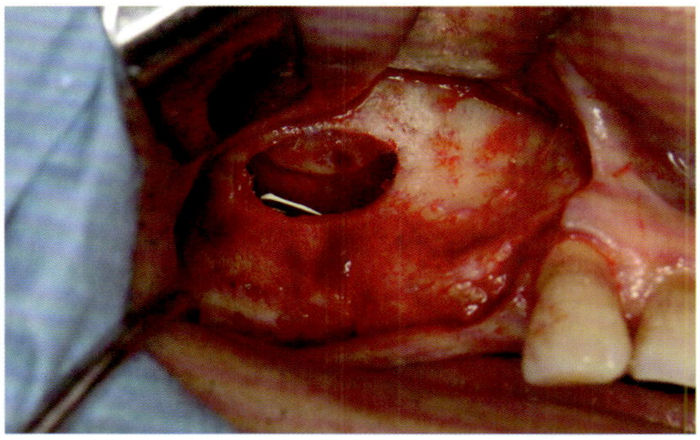

图13-26　再次入路在第一次入路窗口外围重新开窗

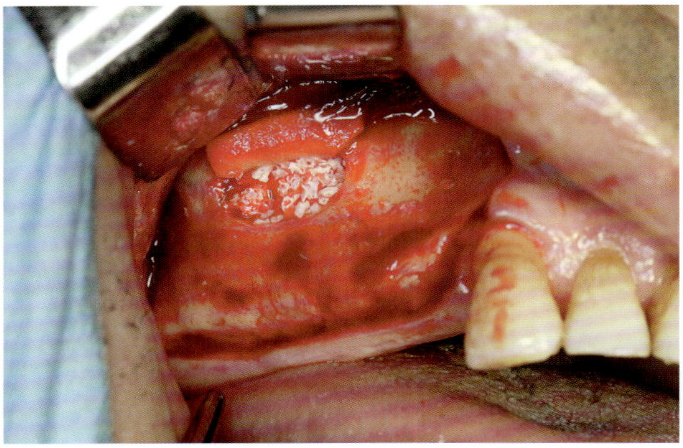

图13-27 使用Bio-oss骨粉植骨

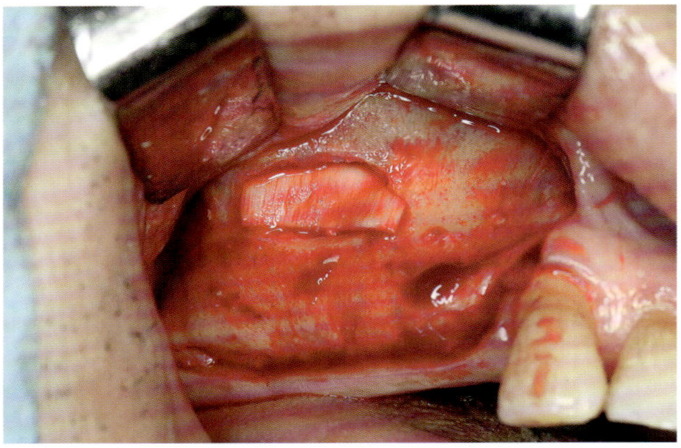

图13-28 翻转Bio-oss Gide胶原膜覆盖骨窗

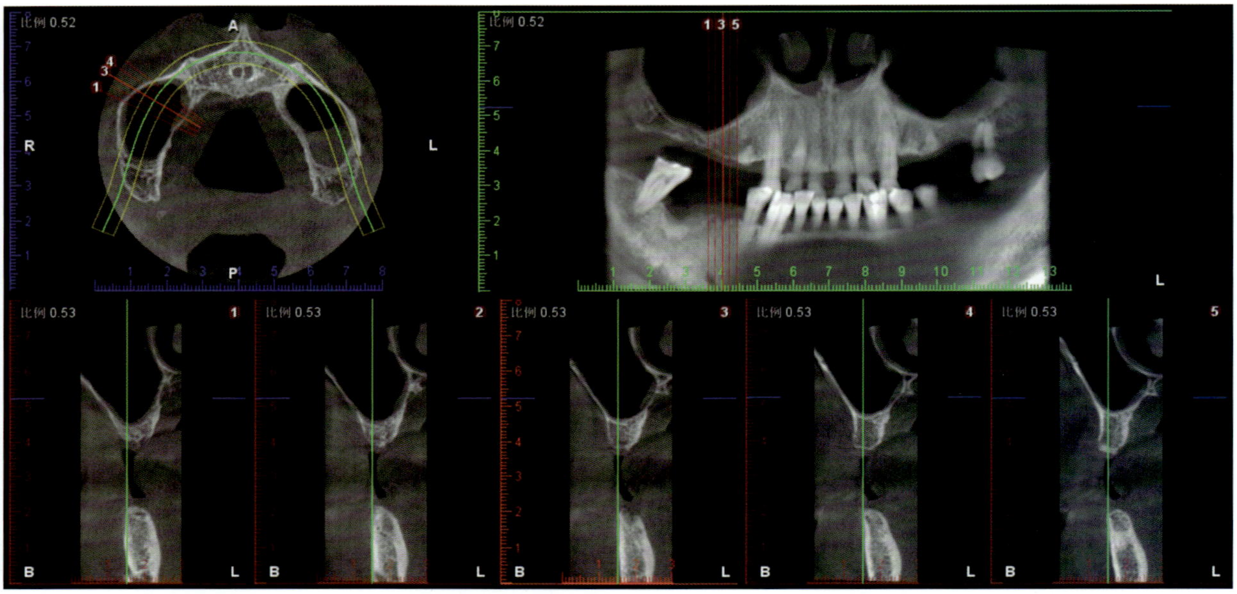

图13-29 CBCT示摘除右上颌窦囊肿术后4个月恢复良好（L为左侧）

窗；逐号器械小心剥离上颌窦底黏膜连同骨窗上的骨板，上抬窦底黏膜约10mm形成植骨床，未见黏膜穿孔；取Bio-oss Gide膜修整形状后，覆于游离的窦底黏膜面，取适量Bio-oss大颗粒骨粉植于抬起的上颌窦黏膜下腔隙，压实，翻转Bio-oss Gide膜覆盖开窗洞口；复位软组织瓣，4-0强生Vicryl可吸收线对位缝合；冲洗干净术区，咬纱卷，压迫止血。

复诊4：2013.9.17 7654| 种植术。术前复习病历及X线片（图13-30），常规消毒铺巾，7654| 必兰局麻下，显效后牙槽嵴顶“H”型切口切开，翻瓣，球钻定点，逐级备洞，骨质Ⅲ类，分别植入Nobel Active种植体4.3mm×11.5mm共4枚，平齐骨面，扭矩>35N·cm，初期稳定性良好，分别置愈合帽；修整、复位软组织瓣，4-0强生Vicryl可吸收线对位缝合软组织；冲洗干净术区，咬纱卷，压迫止血。

复诊5：2014.2.13 7654| 种植二期手术。术前复习病历及X线片（图13-31），常规消毒铺巾，7654| 必兰局麻下，显效后牙槽嵴顶水平切口，翻瓣，显露种植体，见骨结合良好，取下4枚愈合帽，更换5mm愈合基台；修整、复位软组织瓣，4-0强生Vicryl可吸收线

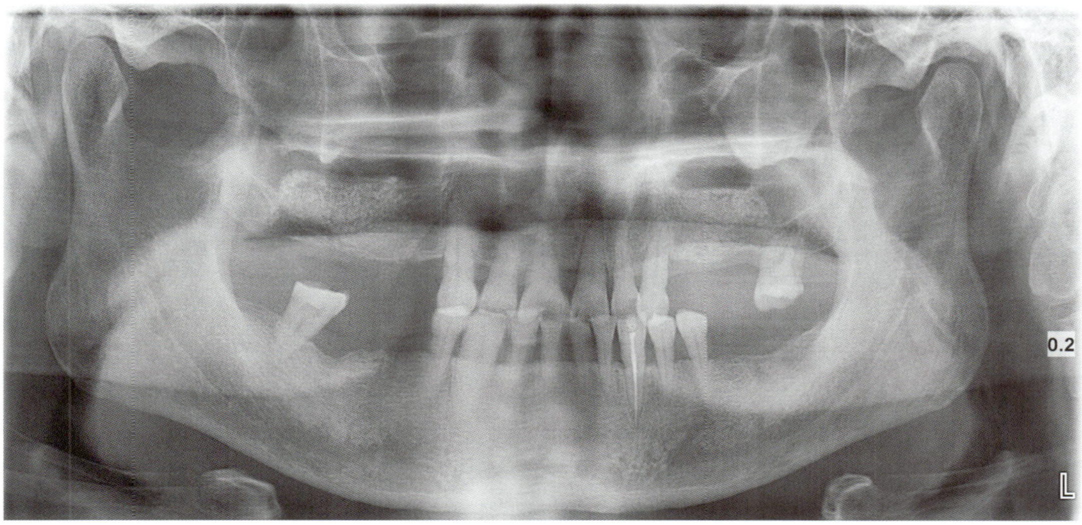

图13-30　双侧上颌窦植骨术后（L为左侧）

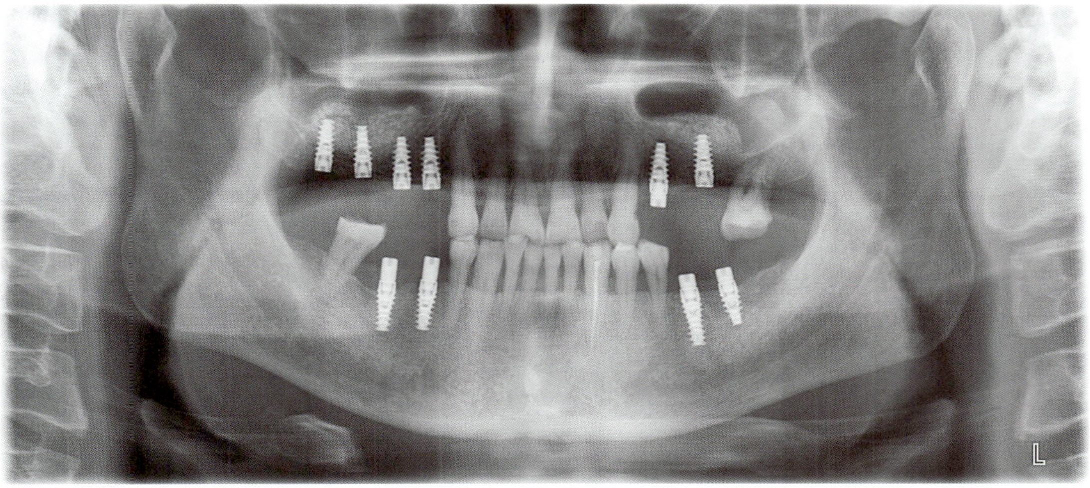

图13-31　双侧上、下后牙区种植术后（L为左侧）

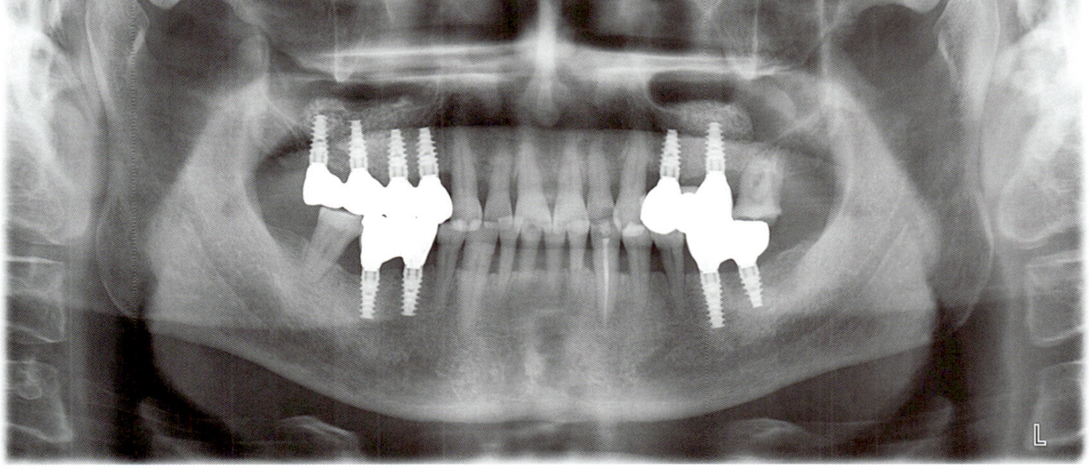

图13-32　双侧上、下后牙区种植体上部结构修复后（L为左侧）

对位缝合；冲洗干净术区，咬纱卷，压迫止血。

复诊6： 2014.6.26 7654| 试牙、调殆。(修复部分略)

复诊7： 2014.8.7 7654| 戴临时修复体。

复诊8： 2015.1.13 7654| 更换永久修复体（图13-32）。

参考文献

[1] 朱卓立. 上颌窦提升术与上颌窦炎相关性研究现状. 国外医学口腔医学分册，2004，31(6): 467-469.

[2] Dragan E, Rusa O, Nemtoi A, et al. Maxillary sinus anatomic and pathologic ct findings in edentulous patients scheduled for sinus augmentation. Rev Med Chir Soc Med Nat Iasi, 2014, 118, 4: 1114-1121.

[3] 汪文涛. 上颌窦提升术中有关上颌窦黏膜的研究进展. 国际口腔医学杂志，2013, 40(3): 391-394.

[4] Mathew AL, Pai KM, Sholapurkar AA. Maxillary sinus findings in the elderly: A panoramic radiographic study. J Contemp Dent Pract, 2009, 10 (6):E041-048.

[5] Feng Y, Tang Y, Liu Y, et al. Maxillary sinus floor elevation using the osteotome technique in the presence of antral pseudocysts: A retrospective study with an average follow-up of 27 months. Int J Oral Maxillofac Implants, 2014, 29 (2): 408-413.

[6] 尹兆富，王新美，穆大年. 上颌窦囊肿的临床及病理分析. 河南诊断与治疗杂志，1997, 01: 38.

[7] 王馨玉，邸萍，李健慧，等. 上颌窦囊肿摘除术后二次入路植骨种植术的临床研究. 中华口腔医学杂志，2015, 50 (9): 515-521.

[8] Shiki K, Tanaka T, Kito S, et al. The significance of cone beam computed tomography for the visualization of anatomical variations and lesions in the maxillary sinus for patients hoping to have dental implant-supported maxillary restorations in a private dental office in japan. Head Face Med, 2014, 10: 20.

[9] Shahbazian M, Vandewoude C, Wyatt J, et al. Comparative assessment of panoramic radiography and cbct imaging for radiodiagnostics in the posterior maxilla. Clin Oral Investig, 2014, 18(1): 293-300.

[10] Zojaji R, Naghibzadeh M, Mazloum Farsi Baf M, et al. Diagnostic accuracy of cone-beam computed tomography in the evaluation of chronic rhinosinusitis. ORL J Otorhinolaryngol Relat Spec, 2015, 77 (1): 55-60.

[11] Maestre-Ferrin L, Galan-Gil S, Carrillo-Garcia C, et al. Radiographic findings in the maxillary sinus: Comparison of panoramic radiography with computed tomography. Int J Oral Maxillofac Implants, 2011, 26 (2): 341-346.

[12] 王虎，谭震，游梦，等. 上颌窦囊性改变的影像分类诊断及上颌窦提升术的探讨. 华西口腔医

学杂志，2019, 37(05): 457-462.

[13] Meer S, Altini M. Cysts and pseudocysts of the maxillary antrum revisited. Sadj, 2006, 61 (1): 10-13.

[14] 李治，董强．与口腔种植相关的上颌窦囊肿诊疗研究进展．中国口腔种植学杂志，2017, 22 (03): 146-150.

[15] Xiao J, Chen J, Wang Y. Balloon catheter dilation technology combined with a fibrolaryngoscope to treat a maxillary sinus cyst. Eur Arch Otorhinolaryngol, 2016, 273 (2): 407-411.

[16] Hadar T, Shvero J, Nageris BI, et al. Mucus retention cyst of the maxillary sinus: The endoscopic approach [J]. British Journal of Oral and Maxillofacial Surgery, 2000, 38(3):227-229.

[17] Manji A, Faucher J, Resnik RR, et al. Prevalence of maxillary sinus pathology in patients considered for sinus augmentation procedures for dental implants. Implant Dent, 2013, 22(4): 428-435.

[18] Ziccardi VB BN. Complications of maxillary sinus augmentation, in jensen ot (ed): The sinus bone graft. Carol Stream, IL, Quintessence Publishing, 1999: 201-208.

[19] Pommer B, Unger E, Suto D, et al. Mechanical properties of the schneiderian membrane in vitro. Clin Oral Implants Res, 2009, 20(6): 633-637.

[20] Ardekian L, Oved-Peleg E, Mactei EE, et al. The clinical significance of sinus membrane perforation during augmentation of the maxillary sinus. J Oral Maxillofac Surg, 2006, 64(2): 277-282.

[21] Becker ST, Terheyden H, Steinriede A, et al. Prospective observation of 41 perforations of the schneiderian membrane during sinus floor elevation. Clin Oral Implants Res, 2008, 19(12): 1285-1289.

[22] Cho-Lee GY, Naval-Gias L, Castrejon-Castrejon S, et al. A 12-year retrospective analytic study of the implant survival rate in 177 consecutive maxillary sinus augmentation procedures. Int J Oral Maxillofac Implants, 2010, 25(5): 1019-1027.

[23] Hernandez-Alfaro F, Torradeflot MM, Marti C. Prevalence and management of schneiderian membrane perforations during sinus-lift procedures. Clin Oral Implants Res, 2008, 19(1): 91-98.

[24] Proussaefs P, Lozada J, Kim J, et al. Repair of the perforated sinus membrane with a resorbable collagen membrane: A human study. Int J Oral Maxillofac Implants, 2004, 19(3): 413-420.

[25] Mardinger O, Manor I, Mijiritsky E, et al. Maxillary sinus augmentation in the presence of antral pseudocyst: A clinical approach. Oral Surg Oral Med Oral Pathol Oral Radiol Endod, 2007, 103(2): 180-184.

[26] Kara IM, Kucuk D, Polat S. Experience of maxillary sinus floor augmentation in the presence of antral pseudocysts. J Oral Maxillofac Surg, 2010, 68(7): 1646-1650.

[27] Tang ZH, Wu MJ, Xu WH. Implants placed simultaneously with maxillary sinus floor augmentations in the presence of antral pseudocysts: A case report. Int J Oral Maxillofac Surg, 2011, 40(9): 998-1001.

[28] Celebi N, Gonen ZB, Kilic E, et al. Maxillary sinus floor augmentation in patients with maxillary sinus pseudocyst: Case report. Oral Surg Oral Med Oral Pathol Oral Radiol Endod, 2011, 112(6):e97-102.

[29] Baykul T, Findik Y. Maxillary sinus perforation with presence of an antral pseudocyst, repaired with platelet rich fibrin. Ann Maxillofac Surg, 2014, 4(2): 205-207.

[30] 杨磊, 王阿娴．伴上颌窦囊肿的上颌窦底外提升种植术1例．口腔颌面外科杂志，2015, 25(06):

459-463.

[31] 李娜，陈灼庚，徐普. 伴上颌窦囊肿的上颌窦外提升术后牙种植1例. J中华口腔医学研究杂志(电子版)，2017, 11(04): 252-255.

[32] 林野，胡秀莲，Metzmacher AR，等. 上颌窦囊肿摘除及上颌窦植骨种植术. 中国口腔种植学杂志，2008, 13(3): 137-138.

[33] Yu H, Qiu L. Histological and clinical outcomes of lateral sinus floor elevation with simultaneous removal of a maxillary sinus pseudocyst. Clin Implant Dent Relat Res, 2019, 21(1): 94-100.

[34] Wang JH, Jang YJ, Lee BJ. Natural course of retention cysts of the maxillary sinus: Long-term follow-up results. Laryngoscope, 2007, 117(2): 341-344.

[35] Moon IJ, Kim SW, Han DH, et al. Mucosal cysts in the paranasal sinuses: Long-term follow-up and clinical implications. Am J Rhinol Allergy, 2011, 25(2): 98-102.

[36] Chiapasco M, Palombo D. Sinus grafting and simultaneous removal of large antral pseudocysts of the maxillary sinus with a micro-invasive intraoral access. Int J Oral Maxillofac Surg, 2015, 44(12): 1499-1505.

[37] 张玺. 上颌窦假性囊肿摘除同期窦底提升及种植体植入的临床研究. 北京：北京协和医学院，2016.

[38] 郭琦，高功杰. 伴上颌窦囊肿的上颌窦底外提升术11例临床总结. 中国口腔种植学杂志，2018, 23(04): 190-192.

[39] 王清联，余优成. 伴假性囊肿上颌窦外提升同期牙种植的临床研究. 实用口腔医学杂志，2019, 35(01): 148-150.

[40] Lin Y, Hu X, Metzmacher AR, et al. Maxillary sinus augmentation following removal of a maxillary sinus pseudocyst after a shortened healing period. J Oral Maxillofac Surg, 2010, 68(11): 2856-2860.

[41] Atighechi S, Baradaranfar MH, Karimi G, et al. Antrochoanal polyp: A comparative study of endoscopic endonasal surgery alone and endoscopic endonasal plus mini-caldwell technique. Eur Arch Otorhinolaryngol, 2009, 266(8): 1245-1248.

[42] Kotsakis GA, Ioannou AL, Hinrichs JE, et al. A systematic review of observational studies evaluating implant placement in the maxillary jaws of medically compromised patients. Clin Implant Dent Relat Res, 2015, 17(3): 598-609.

第十四章
上颌窦植骨种植的长期效果

孟兆理　常晓峰

引言

垂直骨量不足是上颌后牙区种植的常见问题，拔牙后牙槽骨吸收、上颌后牙缺失后由于缺乏咀嚼刺激以及呼吸产生的负压导致上颌窦气化、牙槽嵴萎缩，导致上颌后牙区骨高度不足，无法植入理想长度的种植体。针对这种情况，1980年Boyne和James两位学者根据Caldwell-Luc术式提出了上颌窦植骨技术，之后许多学者对该技术进行改进并形成侧壁开窗式上颌窦植骨技术；1986年Tatum提出了经牙槽嵴顶入路的上颌窦底提升技术，手术创伤较小；1994年，Summers报道了骨凿技术（经牙槽嵴顶上颌窦底提升技术），这是一种微创的上颌窦底提升术。侧壁开窗式上颌窦植骨术和经牙槽嵴顶上颌窦底提升术逐渐发展成为上颌窦植骨的两大主流技术。目前，上颌窦植骨术已经成为一种公认的成熟的骨增量技术。

上颌窦植骨技术的长期临床效果观察通常采用种植体存留率（survival rate）作为评价标准，但对于种植体存留定义的标准并不统一[1]。其中临床上较为简单、实用的定义是采用1996年Wheeler提出的标准："凡是由有经验的临床医生判断需要取出的种植体被界定为失败以外，其他仍然继续行使功能、无不适主诉的种植体即算作存留。"目前有关上颌窦植骨区种植体十年存留率报道一般在81%～87%之间，不同学者研究报道有所差异，但总体保持在较高的水平上。

目前有关种植体存留率文献报道多集中在5年左右，10年存留率文献报道相对较少，单因素或者双因素大样本分析研究更少，我们对2003年11月至2016年5月期间在我科室（西安交通大学口腔医院种植科）行上颌窦植骨（经牙槽嵴顶上颌窦底提升、经侧壁开窗式上颌窦底提升）同期或择期种植体植入术的所有患者临床信息进行系统性回顾，所有手术由四位外科医生完成。共纳入393名上颌后牙区牙列缺损需行上颌窦底提升的患者，一共植入种植体822颗，男性患者246人，女性患者147人，年龄18～77岁，中位年龄55岁，最长随访时间累计达12年。用寿命表法统计累积存留率，统计结果显示种植体1、3、5、10年的累积存留率分别为99.39%、98.60%、97.76%、97.14%。

Del Fabbro等人[2]通过系统性回顾研究发现，在进行上颌窦植骨种植后，80%的种植体失败发生第一年，93.1%的失败发生在三年内，三年后种植体失败的风险仅为0.43%。全身因素、局部解剖条件、术式选择、种植体设计及植骨材料等因素均会对种植体存留率产生影响。

第一节　全身因素

患者的健康状态和同时患有的系统性疾病会影响口腔种植治疗，对于需要接受上颌窦植骨的患者，患者的全身及口腔健康状况是影响种植治疗效果的重要因素。

一、糖尿病

糖尿病对上颌窦植骨长期效果的影响方面主要体现在对种植体骨结合的影响，高血糖抑制了成骨细胞的分化，减少骨基质的合成，并且改变甲状旁腺激素对钙、磷代谢的调节，引起钙的吸收障碍，使骨钙含量降低。普遍认为，糖尿病会导致种植体周围骨组织形成减少，种植体植入后骨结合形成不完全，愈合时间长，新生骨不成熟，缺乏有机物。糖尿病患者与无糖尿病患者新生骨差别较大。术前及术后严格控制血糖、合理使用抗生素及控制感染，有利于提高种植体的远期存留率。

二、牙周病

2016年Uribarri等人[3]的一项前瞻性临床研究，分别对有无牙周病史的患者行上颌窦骨增量手术，术后对种植体周围边缘骨水平（marginal bone level，MBL）和根尖骨水平（apical bone level，ABL）的丢失进行测量分析，平均随访53个月，结果显示有牙周炎病史组比无牙周炎病史组的MBL丢失要高，有牙周炎病史组出现2mm以上MBL丢失的可能性是无牙周炎病史组的8.43倍。ABL丢失的测量结果两组无显著性差异，然而，有牙周炎病史组种植体的根尖骨丢失率较高。关于种植体存留率和成功率，有牙周炎病史组的种植体存留率和成功率分别为98.5%和92.2%，无牙周炎病史组分别为100%和98.3%。2019年Krennmair等人[4]的研究发现，上颌窦底提升植骨术后分阶段植入种植体，种植体MBL丢失5年随访结果显示，无牙周病史组为−1.34 ± 0.46mm，有牙周病史组为−1.55 ± 0.37mm，两组有显著性差异；影响种植体MBL改变的多因素分析结果显示，牙周炎病史是MBL改变的危险因素，这与2016年Uribarri等人[3]的研究结果是一致的。

牙周病是上颌窦植骨后种植体长期存留率的危险因素，这与我们中心研究结果是一致的。牙周炎病史对上颌窦植骨术后种植修复的长期效果有负面影响，尤其体现在MBL丧失方面。对于有牙周炎病史患者，我们认为术前需要进行系统的牙周治疗，待牙周状况稳定后方可进行上颌窦植骨及种植体植入术，且术后及修复后也需要进行系统的牙周维护，才能保证种植修复的长期临床效果。

三、吸烟

2016年Uribarri等人[3]的一项前瞻性临床研究，分别对是否吸烟的患者进行了上颌窦底骨增量手术，术后对种植体MBL及ABL的丢失进行为期53个月的随访，结果显示吸烟组比不吸烟组的MBL丢失要高，吸烟组出现2mm以上MBL丢失的可能性是不吸烟组的4.97倍。2019年Krennmair[4]等人的研究发现，进行上颌窦植骨分阶段植入种植体后，种植体MBL改变的5年随访结果显示两组有显著性差异，不吸烟为−1.41 ± 0.37mm，吸烟组为−1.66 ± 0.57mm；影响种植体MBL改变的多因素分析结果显示，吸烟是MBL改变的危险因素，这与Uribarri[3]等人的研究结果也是一致的。

吸烟会导致种植体周围和健康天然牙的龈沟液中白细胞介素-1β升高，提示吸烟是牙周炎和种植体周围炎发生、发展的重要危险因素。吸烟患者男性居多，且吸烟习惯不易戒除。为了保证种植体长期成功率，吸烟患者应该积极定期进行牙周维护，尽早戒烟。

第二节　局部解剖条件

一、上颌窦局部解剖条件

2010年，Chao等[5]发表的一项meta分析显示上颌后牙区剩余牙槽骨高度与上颌窦植骨术后种植体的存留率呈正相关，上颌窦底剩余牙槽骨高度较高时，种植体存留率也较高。2016年，Corbella等[6]发表的另外一项meta分析评价了上颌窦底提升术后的组织形态测量结果（如新骨形成），推测上颌窦底剩余骨高度和新骨形成之间直接相关。然而，这个观点还未得到公认。上颌窦壁是骨原细胞的主要来源[7-8]，有研究提示较大的上颌窦可能成骨潜力较低，这是由于较大的上颌窦其上颌窦壁和植骨区之间的距离较远[9-10]。上颌窦宽度指颊侧骨壁至鼻腔壁的距离，该距离因个体差异或上颌窦提升部位而不同。也有学者认为移植物新骨形成是先从与既存骨接触的部位开始，如上颌窦宽度过宽，则中心部位的新骨形成需要时间较长[11]。

2010年，Gustavo等发表的一项临床研究[12]对25个患者进行了外侧壁入路上颌窦植骨术，测量距牙槽嵴顶8mm、10mm、12mm三处的上颌窦腔的颊腭向距离（bucco-palatal distance, BPD）。该研究中上颌窦植骨术用的植骨材料为颗粒状同种异体骨，术后6个月种植体植入时收集骨核样本，对骨核样本切片进行组织形态测量学分析，该研究结果显示上颌窦植骨术的新骨形成体积分数和上颌窦BPD呈负相关。

因此，我们推测，较高的剩余牙槽骨高度是上颌窦植骨术后种植体长期存留率的有利因素；同时，狭窄的上颌窦底形态更有利于新骨的形成，平坦而宽大的上颌窦底形态不利于新骨的形成，在一定程度上会影响上颌窦底提升术后种植体的长期存留率。

二、上颌窦囊肿

上颌窦囊肿主要分为三种：①上颌窦真性囊肿，多为黏液性囊肿，具有侵袭性生长特点，可逐渐膨大并导致骨吸收；②潴留囊肿；③上颌窦假性囊肿。上颌窦囊肿的发病率为7%，除真性囊肿外，其余均无明显症状，多为行影像学检查时意外发现。随着随访时间延长，自然状态下，30%的囊肿体积缩小，50%～60%囊肿大小不变，8%～20%体积增加。

随着种植修复的普及，上颌窦囊肿的检出率为11.43%[13]，主要位于窦底，放射检查常显示为窦底有典型的“穹顶状”病变。上颌窦囊肿并不能完全反映鼻腔疾病，因此只需对有症状的患者进行治疗。对于需行上颌窦植骨以及种植手术的患者来说，小的假性囊肿引起术中并发症（上颌窦黏膜穿孔）及术后并发症（上颌窦开口堵塞）的概率较低，但对医生的外科操作技术要求较高。大的假性上颌窦囊肿（占上颌窦体积的三分之一以上）会影响上颌窦黏膜的提升，并有可能在提升后影响上颌窦-鼻腔通气的通畅性。因此，此类囊肿应该在上颌窦植骨术前去除。

在上颌窦植骨术前，经上颌骨侧壁开窗去除此类假性囊肿，保持上颌窦黏膜的完整性，同期行上颌窦植骨并植入种植体，或囊肿摘除术后3个月行上颌窦植骨并植入种植体，平均随访50个月（12～96个月），种植体及修复体存留率均为100%。因此摘除上颌窦内假性囊肿并保持上颌窦黏膜的完整，同期或者择期行上颌窦植骨是进行此类手术的有效方法[14-15]。也有个别病例报道，患者单侧上颌窦腔内有假性囊肿（16.7mm×27.6mm），术中分离上颌窦黏膜时未见黏膜穿孔，在不摘除囊肿的情况下成功地完成了上颌窦植骨术，同期植入种植体。3个月后，囊肿仍然存在，种植体的骨结合良好。种植体植入1年后，CT扫描显示囊肿缩小，患者未诉任何不适，但这种研究仅为个案报道[16]。

我们建议如果患者没有任何症状，且囊肿不大，在上颌窦植骨前或上颌窦手术中可不摘除囊肿，术中确认上颌窦底黏膜完整，可同期进行植骨及种植体植入。对于病变较大或诊断不清的病例，在手术前需要进一步评估，必要时请耳鼻喉科医生会诊摘除囊肿，择期行上颌窦植骨手术。

第三节　外科因素

一、手术方式选择

上颌窦植骨技术主要分为侧壁开窗上颌窦植骨技术和经牙槽嵴顶上颌窦植骨技术，侧壁开窗上颌窦植骨技术较为成熟，术者视野清晰，提升幅度大，但手术创伤及患者术后反应大；目前临床研究主要集中于通过改良经牙槽嵴顶上颌窦植骨工具及技术（图14-1）来完成更高难度的上颌窦植骨，扩大经牙槽嵴顶上颌窦植骨技术的适应证，这种手术方式更易于为患者所接受。

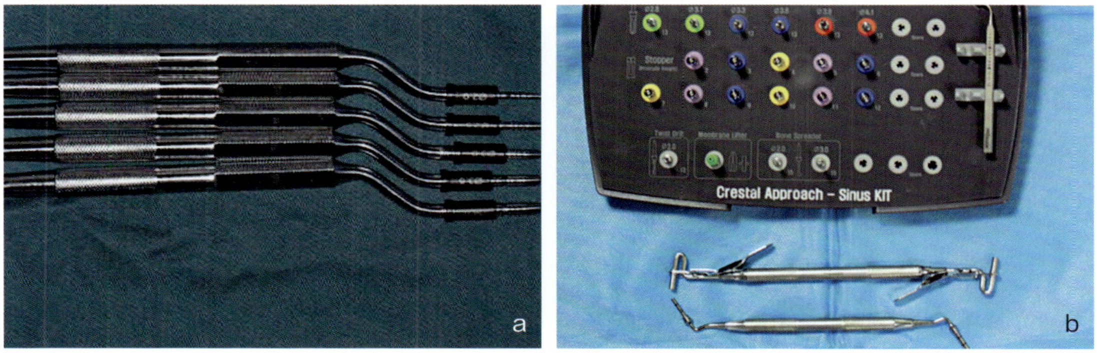

图14-1　上颌窦内提升工具

a. Summers骨凿；b. CAS工具盒

经牙槽嵴顶上颌窦底提升术最早于1986年由Tatum提出，1998年Summers提出使用一系列特殊设计的骨凿通过锤击的方法折断上颌窦底骨板，将上颌窦底黏膜与窦底骨板同时抬升[17]。中文文献中多简称之为上颌窦底“内提升技术”。许多人认为该技术相对于侧壁开窗上颌窦植骨术具有创伤更小、更保守的优点，自发明以来在临床上被广泛使用。2005年Emmerich等人[18]的一项针对该技术的meta分析发现，使用Summers技术进行上颌窦底提升后种植体3年存留率为96%，与常规植入的种植体存留率结果相似。2008年Tan等人[19]另一项研究发现使用该技术进行上颌窦底提升后种植体3年存留率为92.8%，术中上颌窦黏膜穿孔率为2.8%。然而Summers技术的缺点是术中骨凿的不断敲击会引起患者不同程度的不适，甚至一些罕见的因敲击引起的眩晕症也有记载。

2000年，Cosci提出一种改良的上颌窦底提升技术[20]，即运用特殊结构的环钻经牙槽嵴顶穿透上颌窦底骨板，而这种钻头只切割骨组织而不会对软组织造成损害。该研究在上颌窦底剩余骨高度为4～10mm的区域植入265枚长度为13～15mm的种植体，进行了6年的随访，只有8例失败。2014年Esposito等人[21]一项对Cosci和Summers技术进行对比的meta分析中发现，两种技术3年的种植体存留率没有差异，但Cosci技术需要的手术时间更短，术中及术后并发症更少，更容易被患者接受。目前已经有多种针对该技术的改良方法，例如在2012年的一项研究中[22]，使用一种类似的切刃角度为85° 的改良型钻头进行种植窝的制备同时抬起上颌窦底黏膜，同期植入种植体，术后CBCT显示上颌窦底平均提升了6.2±0.4mm，在上颌窦底剩余骨高度小于5mm的病例中，上颌窦底黏膜的穿孔率仅为2.8%。相对于传统的敲击法，患者术中不适感更轻微。2005年Chen及Cha[23]提出一项新型经牙槽嵴顶上颌窦底提升技术，研究者使用一种特殊结构的外科手机，首先使用特制球钻经牙槽嵴顶磨除上颌窦底骨板，通过水压分离并抬起上颌窦底黏膜，从而为后续植骨创造空间；研究者通过一项8年的回顾性研究，称该技术成功率达到了99.99%，甚至有上颌窦底剩余牙槽骨高度不足1mm的病例运用该技术也获得成功。2013年Jesch等人[24]的研究发现，使用该技术能够实现上颌窦底9.2±1.7mm的提升（图14-2）。

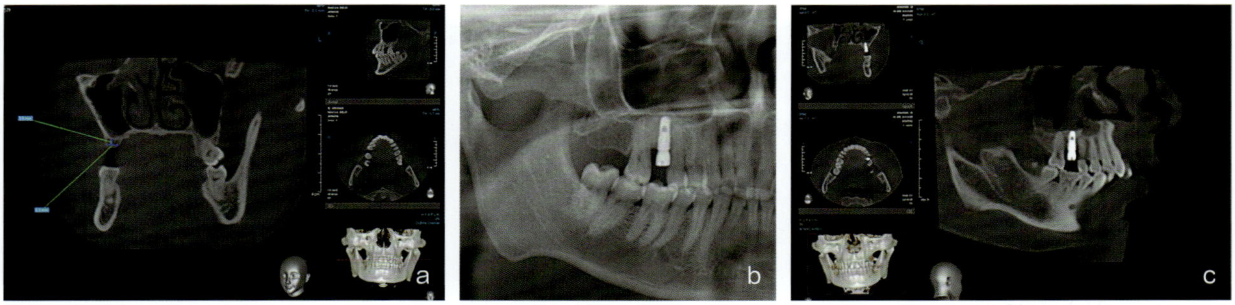

图14-2 水压法提升上颌窦底临床病例

a. 剩余牙槽骨高度3.9mm；b. 术后当天X线片，提升6.1mm；c. 修复前CBCT影像虽然这种改良的经牙槽嵴顶上颌窦底提升技术手术创伤小，提升幅度大，报道取得了不错的成功率，更容易为外科技术相对不足的临床医生所接受，但我们认为，这种技术对上颌窦底形态及剩余骨质要求相对苛刻，只适用于一部分上颌窦底骨高度极端的病例，且缺乏大样本长期临床研究证实，大部分临床病例仍需通过侧壁开窗上颌窦植骨技术来完成。

二、植骨与不植骨

部分学者认为，不管采用哪种上颌窦植骨术式，植入骨填充材料是维持提升空间和诱导骨再生的必要程序。由于种植体设计的改进、外科技术的提高，以及基础研究证明，上颌窦底提升不植骨也可获得良好的成功率，同时创伤小，费用低。但是，对于萎缩严重的上颌后牙区，是否仅靠上颌窦底提升而不植骨就足以保证种植体成功植入，目前仍存在争议。

（一）上颌窦底提升不植骨的组织学基础

目前认为，上颌窦底提升后窦腔内成骨主要有以下三部分：

1. 上颌窦底提升不植骨时，不管是使用种植体或其他支架材料支撑黏膜，均需在窦底黏膜与上颌窦底之间维持一个相对稳定并且封闭的空间。此空间内充满新鲜血液，并凝固成血凝块。之后新骨的形成和改建类似于拔牙创口的愈合过程，血凝块被认为是自体成骨材料，血液中的骨祖细胞可以迁移、分化并再生为骨。因此，在提升窦腔内稳定血凝块的形成对于骨的形成非常重要。

2. 上颌窦黏膜又被称为施耐德膜，含有间充质干细胞，具有潜在的成骨能力。同时施耐德膜的深层具有骨膜样结构和微血管细胞，可能是新骨形成的来源。体内体外实验均证明施耐德膜可以诱导成骨细胞相关蛋白（碱性磷酸酶、骨形成蛋白-2、骨桥蛋白、骨粘连蛋白和骨钙素）的表达，并矿化为细胞外基质，需要骨传导性支架进行传导。间充质干细胞很可能是利用纤维蛋白网络作为天然支架，从牙槽骨和上颌窦底提升后窦腔中的组织碎片开始骨样组织的沉积。在晚期，骨样组织和皮质骨通过成骨细胞输入进行矿化，随后发生骨重塑[25]。

3. 在成骨的过程中，大量的成骨细胞来源于窦腔骨膜下层骨组织及钻孔组织碎片。在良好的成骨环境下，随着窦底黏膜的稳定抬高形成新的上颌窦底[26]。

可以通过临床病例反映窦腔内成骨机制。此病例术前检查发现上颌窦囊肿，术中只摘除囊肿分离窦底黏膜，并未植入骨支架材料，半年后植入种植体前发现囊肿消失、窦底位置改变及窦底有新骨形成（图14-3）。

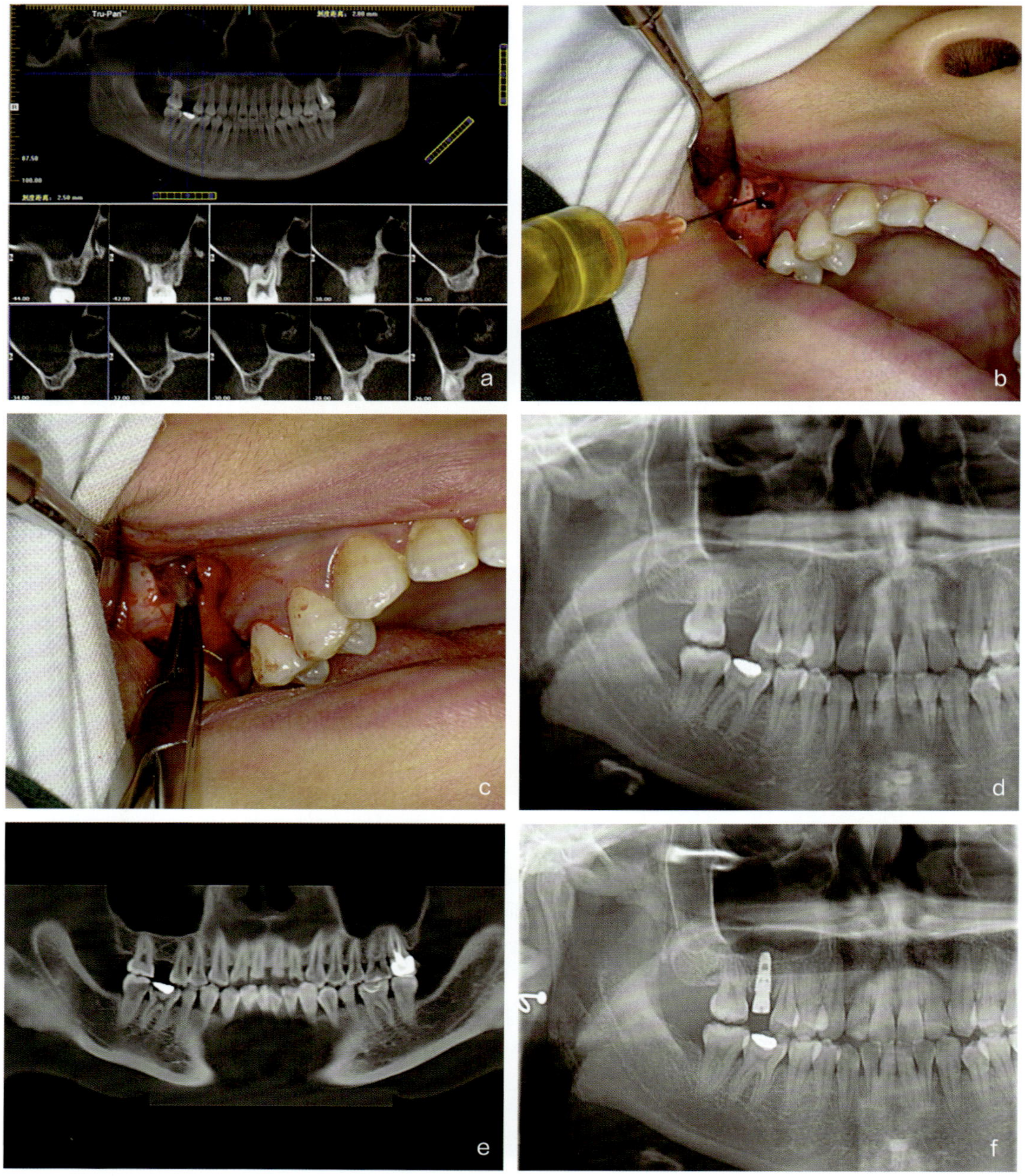

图14-3 上颌窦底成骨

a. 右侧上颌窦囊肿；b、c. 摘除囊肿；d. 摘除囊肿术后影像；e. 窦底新生骨；f. 植入种植体

（二）经牙槽嵴顶上颌窦底提升技术不植骨的远期效果

经牙槽嵴顶上颌窦底提升，不植骨同期植入常规种植体，3年种植体存留率98.53%。提升前平均剩余牙槽嵴高度6.7mm，平均提升高度6.4mm；第1年边缘骨吸收在0.33 ~ 0.36mm，随访3年时，边缘骨吸收在0.51 ~ 0.29mm之间，且所有的患者均表现出较低水平的疼痛[27]。Caban等人[28]进行了此类术式长达10年的随访研究，研究结果示牙列缺损患者采用此种不植骨方式，10年种植体存留率为100%，术前剩余牙槽嵴平均高度

4.3mm，10年平均窦腔内骨获得量约2.6 ± 1.2mm（图14-4）。

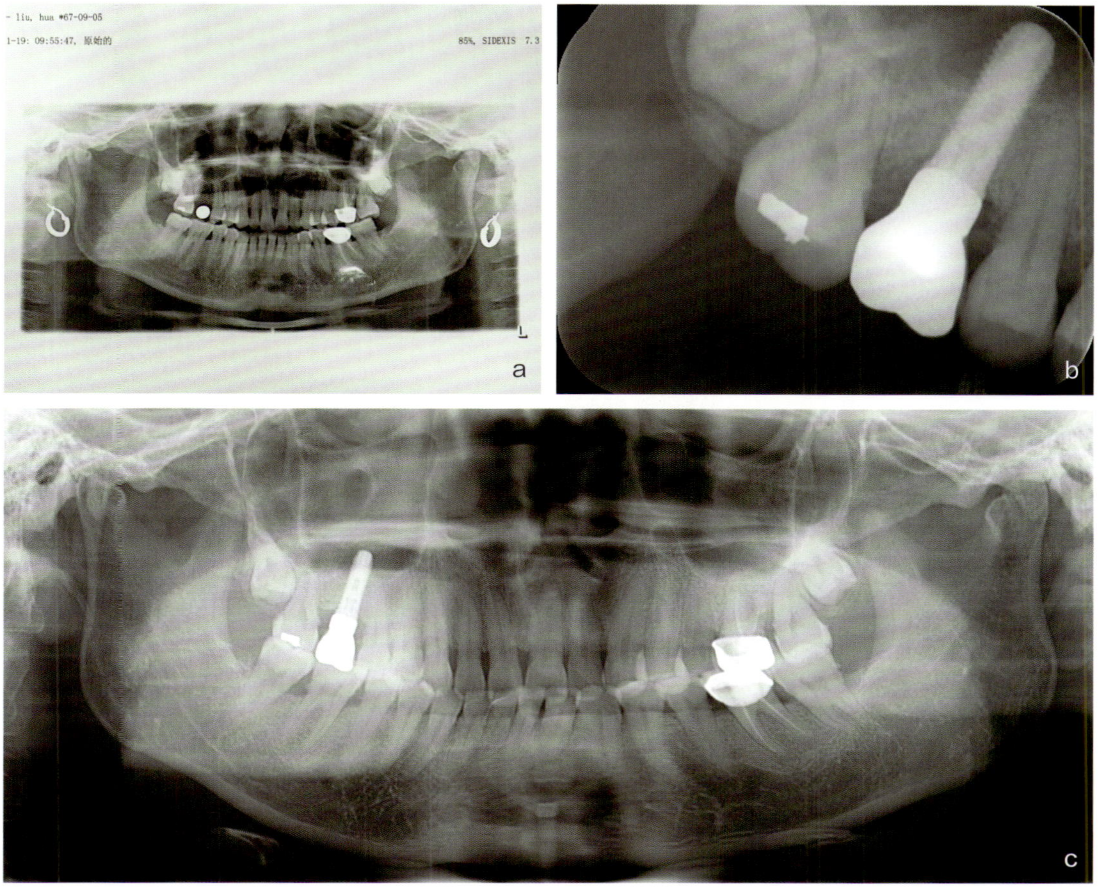

图14-4　经牙槽嵴顶上颌窦底提升病例

a. 术前曲面断层片；b. 修复后4年；c. 修复后10年

面对重度萎缩的上颌牙槽骨，有些学者为了避免侧壁开窗上颌窦植骨术，选择采用上颌窦植骨术同期植入短种植体。Nedir等人[29]对剩余牙槽骨高度（RBH）≤4mm的患者进行牙槽嵴顶入路上颌窦底提升术，且不植骨，平均提升高度约4mm，同期植入短种植体（种植体长度≤6mm），5年随访种植体存留率为94.1%，与上颌窦底内提升术同期植入种植体且植骨组无明显差异，但是窦腔内骨高度的获得比植骨组低，有统计学差异。

在短期和中期随访中，经牙槽嵴顶上颌窦底提升术同期植入种植体不植骨以增加窦底的高度可能是一种成功的微创技术，上颌窦底提升时不使用骨替代材料并不会影响种植体存留率。但是在提升高度大于4mm时，我们建议可以考虑植入骨替代材料以帮助维持上颌窦提升空间及缓冲上颌窦底黏膜的波动。

（三）侧壁开窗上颌窦底提升术不植骨同期植入种植体的远期效果

Dongo等人[30]对2007年到2017年十年间有关侧壁开窗上颌窦底提升同期植入种植体不植骨的研究进行分析，涉及文献主要使用的种植体为TiUnite、Astra、Straumann、MIS等。平均剩余牙槽骨高度4.5mm，术后平均骨高度增加为5.7mm；1年随访时存留率

97.5%，5年随访存留率93.1%，2年随访时边缘骨水平较基线吸收了1.2mm；上颌窦穿孔和鼻窦感染的概率分别为20.0%和3.0%。meta分析表明，侧壁开窗上颌窦底提升不植骨，同期植入种植体，是一种安全有效的方法，生存率高。

2006年Renouard等人[31]对侧壁开窗上颌窦底提升不植骨病例进行meta分析显示，长种植体（≥13mm）比短种植体（≤10mm）的5年生存率高，这可能是因为在不植骨时，种植体在上颌窦腔内的长度和新骨形成量之间有一定的关系。另外研究表明，短种植体的失败率增加，似乎与常规外科预备、机械表面种植体的使用、种植位点骨密度较差等有关。

（四）上颌窦底提升后植骨与否的展望

上颌窦底部的新生骨形成可以通过抬高窦底黏膜和血凝块充盈实现，而不使用骨、基质或骨替代材料。人为撑起的上颌窦窦腔其骨形成始于缺损周围的骨壁。一开始，可以看到自发的骨形成，随后会有血管化的新骨生成。在没有负载之前的支撑空间中，周围骨的形成量会达到一个稳定的状态。由于缺乏骨替代材料，骨诱导不能被完全预测，因此边缘骨单向成骨的骨生成量有限。因此在产生一定量的新骨后，由于骨再生中的距离问题，新骨的生成就停止了。当提升窦腔内植入骨替代材料时，新形成的骨小梁附着在骨粉颗粒表面继续成骨，表明骨粉在新骨形成中具有引导作用（也被称为“成骨跳跃”）。但是由于骨替代材料的特性和缺乏功能负荷，此部分新形成的骨尚未进行骨改建。

施斌等人[32]对有关上颌窦底提升植骨与不植骨随机对照实验分析发现，不管是经牙槽嵴顶还是侧壁开窗提升上颌窦底黏膜，植入种植体，5年种植体成功率均在95%以上，且边缘骨吸收、新骨密度与植骨与否并无关系。但是，植骨较不植骨可获得更多的窦腔骨。同时对此进行证据等级评价：种植体成功率和边缘骨吸收证据等级为中等，进一步随访观察会增加此部分结果的可信度。然而植骨与否窦腔骨的获得量及骨密度无明显差异证据等级很低，仍需更多的研究来佐证，且有可能得到相反的结论。因此，证据等级未达到较高的程度，在临床中我们应该谨慎选择。

目前，大多数学者认为上颌窦底提升不植骨时新骨形成量是有限的，适用于小的或者中等量的提升。虽然也有学者研究发现上颌窦底提升不植骨在极端条件（剩余牙槽骨≤4mm）也可提供足够的新骨形成来维持种植体的稳定性，但随访时间短，样本量小。即使植骨材料对种植体存留率并无太大的影响，但是这并不意味着，植骨材料并无其他益处。植骨材料可以很好地支撑上颌窦黏膜，维持成骨空间的稳定性，尤其是在种植体尖端直径较细时；植骨材料可以很好地分散上颌窦黏膜的压力，避免上颌窦穿孔引起的继发感染，或上颌窦黏膜塌陷导致成骨空间减少。

考虑到手术安全性及成骨效果，在进行上颌窦底提升时，不管是侧壁开窗入路还是牙槽嵴顶入路，当提升高度≥4mm，我们建议植入部分骨替代材料来保证种植修复的长远效果。

三、种植时机

（一）同期或择期

传统观点认为，剩余牙槽骨高度≥5mm时建议上颌窦植骨同期植入种植体，以确保种植体获得良好的初期稳定性；当剩余牙槽骨高度<5mm时，推荐先行上颌窦植骨择期植入种植体[33]。Soydan等人研究认为当谨慎选择患者及技术、获得理想的初期稳定性时，即使剩余牙槽骨高度<5mm，上颌窦植骨同期植入种植体也是可行的[34]。Michael Peleg等人发表了一篇随访9年的队列研究临床实验，731个患者上颌窦植骨后同期植入2132颗种植体，其中20.4%的种植位点剩余牙槽骨高度为1~2mm，种植体累积生存率达97.9%。表明剩余牙槽骨高度大于1mm时，通过谨慎周密的治疗计划，获得良好的初期稳定性时，可以考虑上颌窦植骨同期植入种植体[35]。2017年Raghoebar等人[36]对至少随访5年的有关上颌窦植骨的文献进行meta分析，结果显示种植体5年存留率在为88.6%~100%，上颌窦植骨后同期或者择期植入种植体其存留率未见明显统计学差异。

上颌窦植骨后同期植入种植体的前提是获得理想的初期稳定性，以上文献中所有的上颌窦植骨同期植入程序都获得了良好的初期稳定性。而对于重度骨吸收的上颌后牙区，窦底与牙槽嵴顶皮质骨的连续完整性是种植体成功的关键。种植体与双层皮质骨之间的挤压卡抱是提供初期稳定性的主要来源，另外，极差备洞、选择颈部较粗且有光滑颈圈的锥形种植体也有利于增加种植体的初期稳定性，位于嵴顶冠方的颈部光滑颈圈有利于充分利用嵴顶皮质骨[37]。Nedir R等人的一项前瞻性研究中，对照组经牙槽嵴上颌窦植骨后植入20颗种植体，其中2颗早期失败，失败种植体均发生于剩余牙槽骨高度≤1.5mm、嵴顶皮质骨与窦底皮质骨融合时，此时初期稳定性获得困难，研究者认为皮质骨融合是种植体失败的危险因素；当根尖片上双层皮质骨清晰可辨时，则有利于种植体获得良好的初期稳定性[29]。

上颌窦植骨术是一项技术敏感性较高的临床操作，操作不当会增加上颌窦黏膜穿孔、上颌窦炎症以及植骨失败等并发症发生的概率，尤其在剩余牙槽骨高度较低时[38]。临床病例选择、医生的临床经验、牙槽骨局部解剖条件都会影响严重萎缩的上颌后牙区种植体同期植入，因此，不同文献对于上颌窦植骨后同期或者择期植入可能会得出不同的结论。Yamamichi等的一篇回顾性研究，纳入257位患者，共植入625颗种植体，对剩余牙槽骨高度≥5mm的位点行上颌窦植骨同期植入种植体，剩余牙槽骨高度≤4mm的位点行上颌窦植骨及延期植入种植体，结果显示同期植入的种植体失败率明显高于延期，作者建议延期进行种植体植入。作者认为同期植入种植体时高失败率的发生可能与种植体植入时初期稳定性较差、咀嚼过程中过早的非功能负荷、骨质较差有关[39]。

尽管有学者认为上颌窦植骨同期植入程序其结果难以预料，但是在上颌窦植骨后同期植入种植体可以减少种植修复时间，减少创伤，减少花费。此外，种植体的“帐篷”作用可能更有利于植骨空间的维持，从而获得更多的再生骨来支持种植体长期稳定地行使功能[40]。

因此我们建议在上颌窦底提升时结合患者全身及局部条件、植体的选择以及医生的临床经验、术中具体情况制订同期或者择期植入计划。

（二）即刻

牙齿缺失后上颌窦的气化及拔牙而导致的上颌窦底薄层密质骨的破坏或者缺损，上颌窦底向空的拔牙窝扩散[41]。为了防止上颌窦底的扩散，保存拔牙窝骨量，Schwartz-Arad D提出了即刻种植和即刻上颌窦骨增量程序[42]。Crespi R等收集2008—2009年32个采用即刻上颌窦底内提升同期植入种植体的病例，共植入70颗植体，负荷2年种植体存留率为98.57%[43]。Bruschi, G.B等收集1992—2005年53个采用即刻上颌窦底提升同期植入种植体的病例，共植入68颗种植体，随访4～13年后种植体存留率为100%，可用骨高度增加了7～9mm，同时实现了上颌后牙区垂直及水平骨增量[44]。这种微创的手术方式缩短了治疗时间，实现了上颌后牙区垂直及水平骨增量。但是其适应证比较严格，技术敏感性也较强。

当拔牙窝骨缺损过大或者剩余牙槽骨骨壁破坏时，不能行即刻上颌窦植骨同期植入种植体，为了保存骨量则在拔牙窝内植入骨移植材料行位点保存，择期行经牙槽嵴上颌窦底提升及种植体植入术。Roberto Crespi等在没有条件行即刻经牙槽嵴上颌窦底提升及种植体植入术的拔牙窝内植入骨替代材料，3个月后再行经牙槽嵴上颌窦底提升及种植体植入术，共收集20个病例，随访3年，种植体存留率为100%[45]。

目前关于即刻上颌窦植骨同期植入种植体的文献较少，现有文献基本得到了一致的令人满意的效果，但是其长期效果如何仍然缺乏大样本长期随访的临床研究支撑，因此，我们建议选择即刻上颌窦植骨同期植入种植体时应该慎重。

四、植骨材料

目前有很多种植骨材料用于上颌窦植骨，包括自体骨（autogenous bone，AB），同种异体骨（allogeneic bone/allograft），异种骨（xenografts），人工合成材料（alloplast），各种植骨材料的混合物及各种血液衍生物如富血小板血浆（PRP）、富血小板纤维蛋白（PRF）、浓缩生长因子（CGF）等。

（一）自体骨（AB）

由于具有良好的骨引导、骨诱导及骨再生的生物学性能，并且在使用过程中不必担心免疫排斥反应和疾病传播的风险，自体骨被认为是骨移植材料的金标准。

许多文献证实，使用自体骨进行上颌窦底提升植入种植体具有很高的成功率。Johansson[46]等人通过术区及周围收集自体骨行侧壁开窗上颌窦植骨术，同期植入种植体，愈合3～6个月后行种植修复，随访5年时发现种植体存留率为98.8%；负荷后1年与5年比较，种植体近远中边缘骨吸收没有显著差异，但种植体根端远中的移植骨高度明显下降。

也有学者将自体骨（AB）与去蛋白牛骨基质（deproteinized bovine bone, DPBB）进

行比较，发现2种骨移植材料在上颌窦底提升术中均获得良好的临床效果。Rainer Lutz[47]等人使用100% AB（颏部取骨）与100% DPBB分别进行上颌窦底外提升植骨，比较两组种植体存留率及骨移植材料高度变化，负荷5年后发现种植体总存留率为95.8%（AB组存留率，97.1%；DPBB组存留率，94.9%），AB组中43.5%患者的植骨材料高度没有降低，DPBB组为50%，两组负荷5年后种植体存留率和骨移植材料高度降低量没有统计学差异。Starch-Jensen[48]等人也得出类似结论，分别使用AB和DPBB行上颌窦底外提升术，术后5年种植体存留率分别为97%和95%，两种骨移植材料高度降低量及种植体存留率无明显统计学差异。

不同形态的自体骨对上颌窦植骨术长期效果也有影响。Sbordone[49]等人使用颗粒状或块状自体骨（颏部取骨或髂骨）进行上颌窦底提升，块状自体骨愈合3个月、颗粒状自体骨愈合5个月后植入种植体，6～9个月后行种植修复，随访6年发现，颗粒状自体骨吸收率为39.2%，块状自体骨吸收率为21.5%。根据这项研究，块状自体骨较颗粒状自体骨在上颌窦底提升术的使用中具有更小的吸收率及相对优异的体积稳定性。

不同部位的自体骨也有不同的临床效果，Klijn[50]等通过meta分析认为在上颌窦底植骨术时，软骨成骨的髂骨相对于骨膜成骨的下颌颏部自体骨的吸收率更高，骨膜成骨的自体骨矿化程度更高，具有更好的体积稳定性。

虽然自体骨可以获得良好的长期效果，但是如果单纯使用自体骨行上颌窦植骨术，口内取骨时可获得的骨量较少，口外取骨时通常需要在全麻下进行，同时开辟了第二术区，增加术后反应、并发症等。我们建议上颌窦植骨选择骨移植材料时，可以减少自体骨的用量，尽可能多使用临床效果相当的骨替代材料。

（二）同种异体骨

同种异体骨来源于人的尸体，根据生产加工可分为脱矿冻干同种异体骨（demineralized freeze-dried bone allograft）与矿化冻干同种异体骨（mineralized freeze-dried bone allograft），两种骨移植材料被用于上颌窦植骨术时均显示出优异的骨引导性能。相比之下[51-52]，脱矿同种异体骨的吸收速率更高、体积稳定性较低[51-53]。

Danesh-Sani[54]等人发现，同种异体骨是唯一一种在较长愈合时间后骨形成量还会显著增加的生物材料。通过比较同种异体骨行上颌窦植骨术后平均6.1个月与9.7个月愈合时期的组织学形态，观察到大约会减少10%的骨移植材料以及增加7.5%的新生骨，显示出同种异体骨较其他骨移植材料更加优异的重塑能力。因此使用同种异体骨作为骨移植材料时，建议延长愈合时间以获得更加成熟的骨质。

Jensen[55]等人使用自体髂骨块和冷冻干燥同种异体骨块分别对7名患者行上颌窦底提升及延期种植体植入，研究发现两种来源的骨移植材料在种植体植入前的体积随时间发生显著变化（自体骨23%，同种异体骨18%），自体骨体积变化更大，随访1.5年后，两组骨移植材料体积减少量无明显统计学差异，可以证明至少短期内同种异体骨可获得与自体骨相当的临床效果。

通过文献回顾发现，同种异体骨的使用远不及自体骨、DPBB等材料。笔者分析，首先该材料获得的途径、伦理问题、患者的知情同意与选择等方面存在一定争议；其次，自体骨与去蛋白牛骨基质的使用更具优势，并且已被证实可获得优异的临床效果及较高的种植体存留率，这些原因造成了同种异体骨目前的使用并不广泛。

目前关于使用同种异体骨进行上颌窦植骨术的研究，主要集中在短期的临床及组织学观察上，缺乏关于种植体存留率及骨移植材料高度或体积变化的长期临床研究。现有的临床研究存在混杂因素较多、结果差异较大、样本量小、随访时间短等缺点，使用同种异体骨行上颌窦底提升术的远期效果有待进一步研究。

（三）异种骨

目前临床上异种骨替代材料，如去蛋白牛骨基质（deproteinized bovine bone，DPBB），在上颌窦底提升中使用比较广泛。Traini等人[56]报道使用DPBB进行侧壁开窗上颌窦底提升及种植体植入术，术后9年活检组织学分析发现新骨周围残余DPBB颗粒，目前DPBB被认为是一种缓慢吸收甚至不可吸收的骨替代材料，具有可预测的骨引导性能和长期的体积保存特点，能取得很好的临床效果；Valentini等人在[57-58]单独使用DPBB进行上颌窦底提升植骨术后，经过长达5年随访后发现种植体存留率在91%～100%之间；Ferreira等人[59]发现单独使用DPBB作为移植材料进行上颌窦植骨术后，同样取得98.1%的种植体存留率。我科早期使用一种猪骨制成的异种骨替代材料用于上颌窦植骨，也获得了较好的长期临床效果（图14-5）。

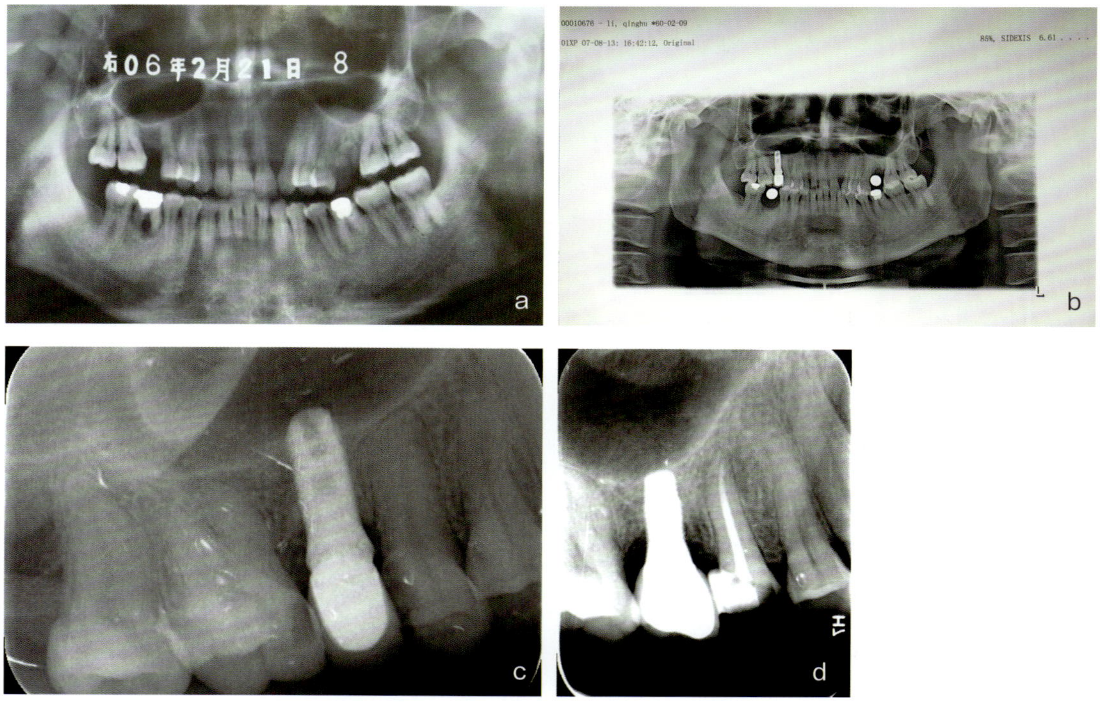

图14-5 使用异种骨替代材料进行上颌窦植骨临床病例

a. 术前曲面断层片（2006-2-21），16牙缺失，拟行侧壁开窗上颌窦植骨＋同期种植体植入；b. 使用猪骨制成的异种骨替代材料进行上颌骨外侧壁入路上颌窦植骨同期种植体植入修复后10个月曲面断层片（2007-8-13）；c. 修复后9年X线片（2015-11-5）；d. 修复后10年6个月X线片（2017-4-13）

基于目前的研究，与AB相比，单独使用异种骨替代材料进行上颌窦植骨及种植手术同样取得很高的种植体存留率。由于AB具有良好骨引导及骨再生性能，DPBB具有良好的体积保存和骨引导性能，两者按照一定比例混合后进行上颌窦底提升术，是否较单独使用DPBB能取得更好的临床效果？Krennmair[60]等人通过一项随访5年的前瞻性研究，比较AB与DPBB不同混合比例对侧壁开窗上颌窦植骨及延期种植后种植体存留率和种植体边缘骨吸收的影响，分别是（局部开窗部分获得）AB：DPBB=1：10，（口内下颌外斜线或颏部获得）AB：DPBB=1：4，（口外髂骨或胫骨获得）AB：DPBB=1：1，三组5年种植体存留率及成功率分别是100%及98.6%、98.3%及96.6%、99.3%及95.7%，三组5年种植体边缘骨吸收量分别约1.40 ± 0.29mm、1.41 ± 0.22mm、1.46 ± 0.46mm。该研究认为AB与DPBB按照10%、25%或50%比例混合后进行侧壁开窗上颌窦植骨术及延期种植，5年种植体存留率及种植体边缘骨吸收无明显统计学差异，该研究认为使用开窗部位局部少量的AB与DPBB混合就能获得同样高的远期种植体存留率。

Schmitt等人[61]比较单独使用DPBB与使用DPBB及AB混合物（混合比例1：1）进行上颌窦植骨及种植体植入的临床效果，发现两组5年种植体存留率分别为DPBB组93.75%、DPBB+AB组92.86%，且上颌窦底提升术5个月后的活检组织学分析发现两组新骨形成量及剩余骨替代材料量无统计学差异，该研究认为DPBB中添加AB对新骨形成及种植体存留率没有贡献。尽管自体骨作为骨增量金标准，但是基于目前很多研究的meta分析认为单独使用骨替代材料或联合自体骨进行上颌窦植骨术都能获得很高的远期种植体存留率。

然而，AB与DPBB混合进行上颌窦植骨是否影响植骨材料的长期体积稳定性？Mordenfeld等人[62]进行一项10年随访研究，将DPBB和AB以4：1混合后行侧壁开窗上颌窦植骨术及延期种植体植入后，随访观察骨移植材料高度变化，通过放射学研究发现10年间骨移植材料高度降低10%～15%，且主要发生在种植体植入后的2年内，随后2～10年之间骨移植材料高度的变化很小。Hatano等人[63]以1：2比例混合DPBB和自体骨进行侧壁开窗上颌窦植骨术及同期种植体植入术，10年随访研究发现上颌窦植骨后上颌窦气化持续存在，而且骨移植材料高度降低及种植体失败主要发生在术后3年内。Jensen等人[64]在动物模型上研究AB及DPBB以不同比例混合进行上颌窦植骨后的骨移植材料的体积变化，发现DPBB比例越大，骨移植材料体积降低越少。基于现有研究，在使用DPBB进行上颌窦植骨术中，AB的加入似乎对种植体远期存留率并无益处，并有可能损害骨移植材料的体积稳定性。

（四）合成材料

当前使用的人工合成植骨材料包括β-磷酸三钙（β-TCP）、羟基磷灰石（HA）、双相磷酸钙（BCP）等；其中，我科在将生物玻璃材料用于上颌窦植骨中也获得了较好的长期临床效果（图14-6）。

β-TCP是一种具有高生物相容性、高孔隙率、快速吸收和骨引导性的骨替代材料。它由200～500μm的大孔和1～5μm的微孔组成。大孔相互连接使得骨组织能够穿透生物材料的核心，通过骨传导实现骨整合，微孔位于陶瓷化后融合的TCP颗粒之间。这种材料具

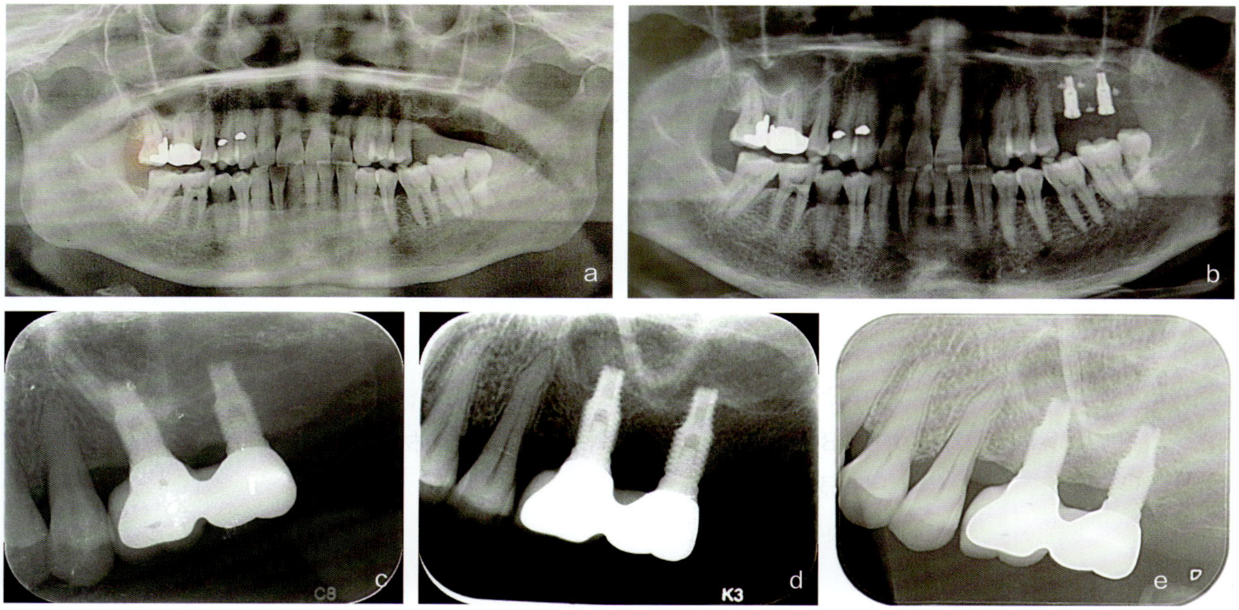

图14-6 使用合成材料进行上颌窦底提升临床病例

a. 术前曲面断层片，26、27缺失（2008-11-18）；b. 使用生物玻璃材料进行上颌骨外侧壁入路上颌窦植骨同期种植体植入术后7个月（2009-6-22）曲面断层片；c. 修复后1年9个月X线片（2011-5-24）；d. 修复后5年X线片（2014-12-9）；e. 修复后9年6个月X线片（2019-2-28）

有高度的亲水性，很容易浸透血液。由于这种孔隙度及其化学成分，β-TCP为新生血管生成、细胞增殖和组织生长提供了理想的环境，可促进成骨细胞形成和巨噬细胞及破骨细胞吸收，并在6至7个月内被新形成的骨组织所取代[54]。

Ozyuvaci[65]等使用β-TCP进行侧壁开窗上颌窦植骨术，术后6～8个月进行活检组织学分析，发现大多数骨替代材料已经被新骨替代。然而，Artzi[66]等人通过动物实验发现在经历24个月愈合期后，β-TCP颗粒才完全被新骨吸收替代。目前关于β-TCP在骨增量手术后的吸收改建情况尚无定论。在一项使用β-TCP或自体骨进行侧壁开窗上颌窦植骨术及延期种植的长期临床实验中，Zijderveld[67]等人使用100%自体骨屑（颏部）或100%β-TCP作为骨移植材料，平均随访4.5年，放射学研究发现骨移植材料高度降低主要发生在最初的1.5年，尤其发生在侧壁开窗上颌窦植骨术后与种植体植入术期间，随后骨移植材料的高度变化较小，平均降低约25%，上颌窦植骨区各个部分高度变化无明显统计学差异，且两种骨移植材料高度变化无统计学意义；根据该实验，单独使用β-TCP进行上颌窦植骨及种植手术，同样能得到较高的远期种植体存留率及骨移植材料高度的长期稳定性。

羟基磷灰石（HA）是一种磷酸钙化合物[$Ca_{10}(PO_4)_6(OH)_2$]，是骨骼的主要矿物成分，可作为上颌窦植骨术的骨替代材料，具有良好的骨引导性。Luo ZB等人[68]使用珊瑚羟基磷灰石（coralline hydroxyapatite, CHA）对118人行侧壁开窗上颌窦植骨术，剩余骨高度大于3mm时同期植入种植体（78人、174颗种植体），剩余骨高度小于3mm时植骨后平均6个月植入种植体（40人、82颗种植体），术中环钻取骨进行活检，愈合6个月后行种植上部修复，同期植入的174颗种植体均获得成功；在82颗延期植入的种植体中，有3颗负荷前失败，其他79颗种植体完成功能性负荷，随访1～5年后均获得成功。组织学上，所有标本均显示出活跃性重塑的迹象，并且所有组织在上颌窦植骨术后6个月均检测出大量骨细胞。影像学上观察CHA的密度从第3个月开始逐渐减少，并且大约在第5年完全消退。然而CHA的使用并不广泛，原因可能是缺乏相关骨增量的长期研究和数据支持。

双相磷酸钙（BCP）（Straumann Bone Ceramic，Institut Straumann AG，Basel，Switzerland）是一种新的纯合成骨移植材料，由60%羟基磷灰石（HA）和40%β-磷酸三钙（β-TCP）组成，具有良好的生物相容性和骨引导性。Mordenfeld等人[62]对11名患者进行双侧上颌窦底提升植骨，一侧使用100%BCP，对侧使用100%DPBB。愈合8个月后植入62颗种植体，功能性负荷5年后种植体存留率分别为：BCP 91.7%、DPBB 91.3%；负荷5年后平均边缘骨吸收：BCP 1.4±1.2mm、DPBB 1.0±0.7mm；植骨6年后骨移植材料高度降低分别为：BCP 6.6%、DPBB 5.8%，均无明显统计学差异。

经文献回顾发现，合成材料在骨再生领域具有很好的发展前景，现阶段最大的问题是合成材料表面接触角度比天然材料平坦、湿润性低、与新生骨的整合少。虽然在上颌窦底提升术、位点保存方面已经获得了不错的临床效果，但仍存在研究的随访时间较短、病例数量较少等问题，目前只能证明：使用合成材料行上颌窦植骨术时，短期内可以获得可观的临床效果。

（五）血液衍生物的使用

富血小板血浆（PRP）、富血小板纤维蛋白（PRF）和浓缩生长因子（CGF）是自体血液来源富含生长因子的血液衍生产品，具有促进血管生成、止血、新骨再生及抗感染作用，可以促进软、硬组织的愈合。然而Lemos[69]等人的一项meta分析认为当PRP联合其他骨代替材料用于上颌窦提升术时，PRP的加入对新骨形成量及种植体存留率无显著影响。Sherif[70]等人研究发现在上颌窦植骨时，同种异体骨（DFDBA）中添加PRF可加速新骨形成并缩短种植体植入的时间，相反，使用DPBB进行上颌窦植骨时，PRF对DPBB的新骨形成没有促进作用；但是PRF膜可作为侧壁开窗部位的屏障膜及有效修补上颌窦底黏膜穿孔，同时有利于骨粉充填操作。目前血液衍生物对上颌窦植骨效果的相关研究局限于组织学分析及短期临床研究，尚缺乏大样本、随机对照的长期临床效果研究。

基于现有的上颌窦植骨术中骨移植材料的文献，我们认为，单纯使用DPBB进行上颌窦植骨可避免自体骨的使用，手术创伤小，可获得良好的种植体存留率及骨移植材料体积的长期稳定性。

五、开窗大小、开窗工具及屏障膜使用

在侧壁开窗上颌窦底提升术中，开窗大小、开窗工具及屏障膜的使用也会在一定程度上影响上颌窦植骨的成骨效果及种植体的存留率。

（一）开窗大小及开窗工具

在常规侧壁开窗上颌窦植骨术中，侧壁开窗下缘通常位于上颌窦底上方3～5mm处，以便于上颌窦黏膜的分离，开窗上缘通常位于下缘上方10.0mm处左右，而开窗面积是否对上颌窦植骨后成骨效果及种植体远期存留率有影响？Avila-Ortiz G等对21例患者共计24个上颌窦进行侧壁开窗上颌植骨术，同期使用同种异体骨作为骨移植材料，通过6个月的随访，分析不同的侧壁开窗孔面积与剩余骨量、移植物残留量以及非矿化组织量的相关性，结果显示开窗孔面积与剩余骨量呈强烈的负相关，而与移植物残留量呈强烈的正相关[71]。所以在进行侧壁开窗上颌窦植骨术中，侧壁开窗的大小应当根据实际情况需要，在能达到目标的前提下，采取较小的开窗面积，减小患者痛苦的同时达到手术效果，保证种植体远期存留率。

在上颌多个后牙缺失，需进行多牙位上颌窦植骨的病例中，侧壁开窗的面积理论上大于上颌单个后牙缺失的病例，以保证获得充足的上颌窦底提升空间来恢复多牙位的垂直骨高度，而开窗面积的增加将影响成骨的效果，且上颌窦内骨性分隔的存在也在一定程度上限制了侧壁开窗的设计，对此引入上颌窦侧壁双开窗设计。Yu H等学者通过比较两种开窗方式对上颌窦植骨术后矿化骨、骨替代材料及非矿化组织的量的影响，结果显示在采用双开窗设计组中，矿化骨量显著高于采用传统单开窗组，而骨替代材料剩余量显著低于传统单开窗组[72-73]。在上颌后牙多牙位缺失需行侧壁开窗上颌窦植骨术的病例中，双开窗设计较传统单开窗设计具有明显的优越性，可有效提高矿化骨量及骨移植材料矿化率，且双开窗设计保留了更多的上颌窦侧壁，降低咀嚼过程中上颌骨骨折风险。

侧壁开窗上颌窦植骨术中，侧壁开窗工具可能伤及上颌窦黏膜，如黏膜穿孔、撕裂，因此，选择合适的侧壁开窗工具对上颌窦底提升效果具有重要意义。目前的侧壁开窗工具主要有超声骨刀及球钻。Penarrocha-Diago M等学者通过比较使用球钻开窗及超声骨刀开窗中黏膜穿孔、撕裂的发生率及种植体植入1年后失败率，发现球钻开窗黏膜穿孔发生率及1年种植体失败率高于超声骨刀开窗，且使用超声骨刀开窗技术可获得更多的垂直骨增量[74-75]。也有学者研究表明，采用球钻开窗方式也能达到类似超声骨刀开窗的垂直骨增量效果[76]，发生黏膜穿孔、撕裂与术者的操作水平也有很大关系。综合上述多种观点，我们认为在选择开窗工具时，可结合两种方法，同时考虑患者及术者具体情况，选择更适合的开窗工具，以达到更好的上颌窦植骨效果，提高种植体远期存留率。

（二）屏障膜使用

侧壁开窗上颌窦植骨术中对于是否使用屏障膜覆盖侧壁开窗孔有多种不同观点。有研究表明，使用可吸收或不可吸收的屏障膜来覆盖侧壁开窗孔可防止软组织长入，起到引导骨再生和增加成骨的作用[77-79]。Barone A等学者通过比较6个月后开窗孔覆盖胶原膜组与不覆盖胶原膜组新生骨、结缔组织及骨移植材料剩余量，结果显示两组在新生骨方面无明显差异，不覆盖胶原膜组结缔组织及骨移植材料剩余量明显高于覆盖胶原膜组，膜的使用减少了结缔组织的增殖和骨移植材料的再吸收速率[80]。Duttenhoefer F及Wallace

SS等学者通过meta分析表明，屏障膜的使用是上颌窦植骨中保证种植体长期存留的重要因素[81-82]。也有学者研究使用游离的侧壁骨窗作为屏障膜，经过6个月的观察，可在提升空间内获得理想的成骨效果，说明游离骨窗复位在侧壁开窗上颌窦植骨术中起到良好的屏障作用[83-84]。在实际临床的操作中，“屏障膜”的使用与否往往存在较大的差异，且术者个人经验也有很大的倾向性，我们建议在磨除上颌骨侧壁开窗时使用屏障膜，揭盖骨窗可以完全复位时可以考虑不使用胶原膜。

六、种植体选择

随着口腔种植专业的快速发展，临床医生对种植体的了解也越来越深刻。Albrektsson T等认为材料的生物相容性、种植体宏观结构（形状）、种植体微观结构（表面）、种植床（骨质）、外科技术、修复体负荷状态是影响种植体的长期骨结合的六大因素[85]。那么这些因素对骨质密度较低、剩余牙槽骨高度不足的上颌后牙区上颌窦底提升种植效果有何影响？

功能表面积理论：种植体的总体理论表面积包括种植体表面积中的无用区域和功能表面积。无用区域指不参与作用力传递或者与其接触的骨质过小而不能适应外力的传递，由于骨组织对压缩力有较好的耐受，在拉伸作用下其强度下降35%，在剪切力作用下其强度下降65%。Baltag等学者将功能表面积定义为能将压缩力传递到种植体-骨界面的实际面积[86]，它与骨密度、种植体尺寸、种植体设计等有关系。

（一）短种植体

近年来随着种植体设计的成熟，短种植体的临床应用也越来越多。上颌后牙区常常由于上颌窦的气化等导致剩余牙槽骨高度不足，植入标准长度的种植体常常需要结合上颌窦底提升植骨技术。短种植体的使用可以使手术更简单、减小手术创伤，缩短手术时间、降低手术并发症及花费。目前关于短种植体的定义多种多样，尚无统一标准，有学者认为种植体长度≤6mm时为短种植体[11]，由于种植体长度≤7mm时具较高的失败率，一部分文献将其定义为短种植体[87]。还有一些学者认为种植体长度≤8.5mm或者10mm时为短种植体。

现有的综述显示植入短种植体或者上颌窦植骨后植入标准长度的种植体在种植体存留率方面未见明显统计学差异[88-90]。2018年H. B. Nielsen对现有的文献进行分析，纳入3篇随访3年的随机对照试验（RCT），结果显示短种植体（≤8mm）及标准长度种植体（长度>8mm）结合上颌窦植骨在种植体存留率方面未见明显统计学差异，但是随访3年时后者边缘骨丧失明显高于短种植体[90]。2018年Cruz R.S.放宽随访时间（9~36个月），纳入11篇RCT进行meta分析，结果显示：短种植体（长度≤8.5mm）与上颌窦不同入路植骨后植入长种植体（长度>8.5mm）在种植体存留率、种植体边缘骨吸收方面未见明显统计学差异，其中8篇RCT报道了生物学并发症，如术后短期并发症（疼痛、肿胀、急性上颌窦感染）和术后长期并发症（慢性上颌窦感染、上颌窦植骨全部或者部分失败），结果表明：上颌窦植骨后植入长种植体其生物学并发症明显高于短种植体。5篇RCT对修复并发症进行了分析，结果显示短种植的修复并发症明显高于长种植体[89]。尽管最新发表的几篇综述分析显示两者存留率并无明显统计学差异，但是这些综述纳入的文献混杂因素多、随访时间最长为3年，因此我们需谨慎对待这些综述及meta分析的结果。其中关于上颌窦植骨后植入长或者标准长度种植体其生物学并发症高，以及单独植入短种植体其修复并发症较高等结论值得我们借鉴。

2003年，Weng在一项长达6年的多中心前瞻性研究中发现短种植体（长度≤10mm）的6年累积存留率为88.7%，（其中7mm的种植体失败率达26%），明显低于长种植体的5年累积生存率93.1%。而上颌后牙区的短种植体的累积生存率是所有区域中失败率最高的，只有80.6%[91]。但是值得注意的是这篇文献中涉及的1179颗种植体全部是机械处理表面，现有文献已经证实目前主流的粗糙表面种植体其长期成功率高于机械或者光滑表面种植体，不同设计的短种植体可能得出不同的结论，其结论是否适用于目前主流的粗糙种植体表面设计仍需要验证。2015年French D[92]在一篇长达10年的多中心回顾性研究中发现6mm的短种植体在下颌后牙区的生存率为100%，在上颌后牙区的生存率为87%。上颌后牙区短种植体高失败率可能与上颌后牙区的骨质差、负荷重等有关系。另外不同的修复方式、咬合设计也会影响种植体长期存留率。

（二）直径

种植体的直径影响功能表面积，在上颌后牙区剩余骨高度不足情况下，其影响可能要大于种植体长度。Bechara S等在剩余牙槽骨高度不足的上颌后牙区研究发现，负荷后随访3年时窄直径（4mm）种植体边缘骨丧失量较常规直径（≥4.5mm）种植体多，而植体长度影响很小或者无影响[93]。

我们建议对待短种植体植入上颌后牙区，尤其是长度短于7mm的种植体，要保持谨慎的态度，权衡上颌窦植骨术的风险及短种植体的远期的并发症，将植入短种植体视为一种妥协的治疗方法，当必须植入短种植时，可以采用植入较宽直径种植体、增加种植体数目、采用联冠修复等方式进行来弥补。

（三）种植体的设计

种植体的设计分为宏观设计及微观设计，宏观体部设计在早期负荷和种植体骨成熟期负荷期间至关重要，微观设计特征在种植体骨愈合和最初负荷阶段至关重要。

前者如种植体的形状、表面螺纹设计等，后者指用机械或者化学方法形成的种植体的表面性能，分机械光滑与粗糙两种表面形态，均以微粗糙表面形态为主。种植体的表面处理方法多种多样，目前比较流行的有大颗粒喷砂酸蚀表面（SLA）、钛浆涂层（TPS）、羟基磷灰石涂层（HA）、亲水性大颗粒喷砂酸蚀表面（SLActive）、电化学氧化表面，其中SLA表面是目前使用较多的。

1．宏观设计

相比于种植体的尺寸，种植体设计对功能表面积的影响更大[94-95]。种植体的宏观设计相比微观设计更重要。Bolind等[96]进行了一项种植体回收的临床研究纳入了117名患者的

170颗种植体，85颗粗糙表面圆柱型种植体和85颗机械加工表面螺纹型种植体，结果显示螺纹形种植体的骨-种植体接触（bone-implant contact, BIC）较大，种植体周围边缘骨吸收较少。大量研究已经证实粗糙的表面比光滑的表面可以早期出现更多的BIC。因此猜测种植体的体部设计可能比表面处理更为重要。Bechara等[93]通过在剩余骨高度不足的上颌后牙区植入短植体或者行上颌窦植骨后植入标准直径种植体得出了类似的结论，认为种植体的初期稳定性主要取决于其宏观设计如种植体的直径、锥形种植体、改良的螺纹设计等，其次取决于其微观设计。与柱形种植体相比，锥形种植体更易获得良好的初期稳定性，尤其适用于骨质质量较差的区域。Eik Schiegnitz等[97]将锥形种植体应用于上颌窦植骨种植时，其5年存留率为97.9%，16～60个月随访时其种植体边缘骨吸收在0.4～0.93mm，显示出良好的存留率及种植体周围骨稳定性。

2．微观设计

目前，大多数文献都已经证实粗糙表面种植体在骨-种植体接触（BIC）方面优于光滑表面种植体。Del Fabbro等[98]在一篇综述中指出在上颌窦植骨后植入粗糙表面的种植体优于机械处理或者光滑表面种植体，随访12～75个月时前者存留率为95.98%，后者植体的存留率为85.64%。

Yamamichi等[44]在上颌窦植骨后植入不同表面处理的种植体，一期实验于1993年至2000年期间在188个上颌窦通过侧壁开窗上颌窦植骨植入466颗植体，总体存留率为96.4%，失败率分析排序为光滑表面种植体21.8%，TPS为2.9%，HAC表面0.7%。二期实验中于2000—2002年期间收集69个患者，共植入159颗植体，总体存留率为92.5%。失败率分析显示：机械抛光（MP）占41.7%，SLA为7.1%，TPS为5.9%，HAC3.4%。

总体来说，经过改进的粗糙表面种植体在剩余牙槽嵴不足的上颌后牙区都取得了相对不错的存留率，其表现同全口其他位点的种植体植入相似。

第四节　其他因素

（一）内镜

在上颌窦植骨过程中，术中运用内镜检测窦底黏膜的完整性，提高对穿孔的判断，有利于提高上颌窦植骨的成功率。内镜技术作为上颌窦植骨的重要辅助技术，具有较好的临床使用前景[99]。

（二）医生熟练程度

文献表明[100]，上颌窦提升的效果及并发症发生似乎受临床医生经验影响，因此，对于种植医生来讲，应该经过系统的上颌窦植骨理论学习及技术培训，规范自己的手术操作，才能获得较好的远期临床效果。

参考文献

[1] 林野．口腔种植学．北京：北京大学医学出版社，2014.

[2] Del Fabbro M, Wallace S.S, Testori, T. Long-term implant survival in the grafted maxillary sinus: a systematic review. Int J Periodontics Restorative Dent, 2013, 33: 773-783.

[3] Uribarri A, Bilbao E, Marichalar-Mendia X, et al. Bone Remodeling around Implants Placed in Augmented Sinuses in Patients with and without History of Periodontitis. Clinical Implant Dentistry and Related Research, 2016, 19: 268-279.

[4] Krennmair S, Hunger S, Forstner T, et al. Implant health and factors affecting peri-implant marginal bone alteration for implants placed in staged maxillary sinus augmentation: A 5-year prospective study. Clinical Implant Dentistry and Related Research, 2019, 21: 32-41.

[5] Chao Y.L, Chen H.H, Mei C.C, et al. Meta-regression analysis of the initial bone height for predicting implant survival rates of two sinus elevation procedures. J Clin Periodontol, 2010, 37: 456-465.

[6] Corbella S, Taschieri S, Weinstein R, et al. Histomorphometric outcomes after lateral sinus floor elevation procedure: a systematic review of the literature and meta-analysis. Clinical Oral Implants Research, 2016, 27: 1106-1122.

[7] Rong Q, Li X, Chen S.L, et al. Effect of the Schneiderian membrane on the formation of bone after lifting the floor of the maxillary sinus: an experimental study in dogs. Br J Oral Maxillofac Surg, 2015, 53: 607-612.

[8] Scala A, Botticelli D, Faeda R.S, et al. Lack of influence of the Schneiderian membrane in forming new bone apical to implants simultaneously installed with sinus floor elevation: an experimental study in monkeys. Clin Oral Implants Res, 2012, 23: 175-181.

[9] Avila G, Wang H.L, Galindo-Moreno P, et al. The influence of the bucco-palatal distance on sinus augmentation outcomes. J Periodontol, 2010, 81: 1041-1050.

[10] Kolerman R, Tal H, Moses O., Histomorphometric analysis of newly formed bone after maxillary sinus floor augmentation using ground cortical bone allograft and internal collagen membrane. J Periodontol, 2008, 79: 2104-2111.

[11] 宿玉成．口腔种植学．2版．北京：人民卫生出版社，2014.

[12] Avila G, Wang HL, Galino-Moreno P, et al. The influence of the bucco-palatal distance on sinus augmentation outcomes. Journal of Periodontology, 2010, 81: 1041-1050.

[13] 王旭冉，张宇，邸萍，等．589例患者666个上颌窦底提升术前上颌窦解剖变异及病变的CBCT观测研究．实用口腔医学杂志，2019, 35: 100-104.

[14] Chiapasco M. Palombo D, Sinus grafting and simultaneous removal of large antral pseudocysts of the maxillary sinus with a micro-invasive intraoral access. Int J Oral Maxillofac Surg, 2015, 44: 1499-1505.

[15] Feng Y, Tang Y.L, Liu Y, et al. Maxillary sinus floor elevation using the osteotome technique in the presence of antral pseudocysts: a retrospective study with an average follow-up of 27 months.

International Journal of Oral & Maxillofacial Implants, 2014, 29: 408-413.

[16] Tang Z.H, Wu M.J, Xu W.H. Implants placed simultaneously with maxillary sinus floor augmentations in the presence of antral pseudocysts: a case report. Int J Oral Maxillofac Surg, 2011, 40: 998-1001.

[17] Summers, R.B. The osteotome technique: Part 3--Less invasive methods of elevating the sinus floor. Compendium, 1994, 15: 698, 700, 702-694 passim; quiz 710.

[18] Emmerich D, Att W, Stappert C. Sinus floor elevation using osteotomes: a systematic review and meta-analysis. J Periodontol, 2005, 76: 1237-1251.

[19] Tan W.C, Lang N.P, Zwahlen M, et al. A systematic review of the success of sinus floor elevation and survival of implants inserted in combination with sinus floor elevation. Part II: transalveolar technique. J Clin Periodontol, 2008, 35: 241-254.

[20] Cosci F, Luccioli M. A new sinus lift technique in conjunction with placement of 265 implants: a 6-year retrospective study. Implant Dent, 2000, 9: 363-368.

[21] Esposito M, Cannizzaro G, Barausse C. et al. Cosci versus Summers technique for crestal sinus lift: 3-year results from a randomised controlled trial. Eur J Oral Implantol, 2014, 7: 129-137.

[22] Ahn S.H, Park, E.J, Kim E.S. Reamer-mediated transalveolar sinus floor elevation without osteotome and simultaneous implant placement in the maxillary molar area: clinical outcomes of 391 implants in 380 patients. Clin Oral Implants Res, 2012, 23: 866-872.

[23] Chen L, Cha J. An 8-year retrospective study: 1, 100 patients receiving 1, 557 implants using the minimally invasive hydraulic sinus condensing technique. J Periodontol, 2005, 76: 482-491.

[24] Jesch P, Bruckmoser E, Bayerle A, et al. A pilot-study of a minimally invasive technique to elevate the sinus floor membrane and place graft for augmentation using high hydraulic pressure: 18-month follow-up of 20 cases. Oral Surg Oral Med Oral Pathol Oral Radiol, 2013, 116: 293-300.

[25] Srouji S, Kizhner T, Ben David D, et al. The Schneiderian membrane contains osteoprogenitor cells: in vivo and in vitro study. Calcif Tissue Int, 2009, 84: 138-145.

[26] Pjetursson B.E, Ignjatovic D, Matuliene G, et al. Transalveolar maxillary sinus floor elevation using osteotomes with or without grafting material. Part II: radiographic tissue remodeling. Clinical Oral Implants Research, 2009, 20: 677-683.

[27] Spinelli D, De V.G, Condò R, et al. Transcrestal guided sinus lift without grafting materials: a 36 months clinical prospective study. Oral Implantol, 2015, 8: 74-86.

[28] Caban J, Fermergård R, Abtahi J. Long-term evaluation of osteotome sinus floor elevation and simultaneous placement of implants without bone grafts: 10-Year radiographic and clinical follow-up. Clin Implant Dent Relat Res, 2017, 19: 1023-1033.

[29] Nedir R, Nurdin N, Khoury P, et al. Osteotome sinus floor elevation with and without grafting material in the severely atrophic maxilla. A 1-year prospective randomized controlled study. Clin Oral Implants Res, 2013, 24: 1257-1264.

[30] Dongo V, von Krockow N, Martins P.R.S, et al. Lateral sinus floor elevation without grafting materials. Individual- and aggregate-data meta-analysis. Journal of Cranio-Maxillofacial Surgery, 2018, 46: 1616-1624.

[31] Renouard F, Nisand D. Impact of implant length and diameter on survival rates. Clin Oral Implants Res, 2006, 17 Suppl 2: 35-51.

[32] Yang J, Xia T, Wang H, et al, Outcomes of maxillary sinus floor augmentation without grafts in atrophic maxilla: A systematic review and meta-analysis based on randomised controlled trials. Journal of Oral Rehabilitation, 2019, 46: 282-290.

[33] Zitzmann NU, S.P. Sinus elevation procedures In the resorbed posterior maxilla. Comparison of the crestal and lateral approaches. Oral Surg Oral Med Oral Pathol Oral Radiol Endod, 1998, 85: 8-17.

[34] Soydan S.S, Cubuk S, Bayrak B, et al. Comparative evaluation of simultaneous maxillary sinus floor elevation and implant placement with residual bone heights greater or less than 5 mm. Clin Oral Implants Res, 2015, 30: 179-183.

[35] Peleg M, Garg A.K, Mazor Z. Predictability of simultaneous implant placement in the severely atrophic posterior maxilla: A 9-year longitudinal experience study of 2, 132 implants placed into 731 human sinus grafts. The Journal of Prosthetic Dentistry, 2007, 97: 94-102.

[36] Raghoebar G.M, Onclin P, Boven G.C, et al. Long-term effectiveness of maxillary sinus floor augmentation A systematic review and meta-analysis. J Clin Periodontol, 2019. Suppl 21: 307-318.

[37] 满毅. 经牙槽嵴顶上颌窦底提升术的应用研究进展. 口腔疾病防治，2018, 8(26): 477-482.

[38] Tukel H.C, Tatli U. Risk factors and clinical outcomes of sinus membrane perforation during lateral window sinus lifting: analysis of 120 patients. Int J Oral Maxillofac Surg, 2018, 47: 1189-1194.

[39] Yamamichi N, Itose T, Neiva R, et al. Long-term evaluation of implant survival in augmented sinuses: a case series. Int J Periodontics Restorative Dent, 2008, 28: 163-169.

[40] Verdugo F, Uribarri A, Laksmana T, et al. Long-term stable vertical bone regeneration after sinus floor elevation and simultaneous implant placement with and without grafting. Clin Implant Dent Relat Res, 2017, 19: 1054-1060.

[41] Wehrbein H, Diedrich P. Progressive pneumatization of the basal maxillary sinus after extraction and space closure. Fortschr Kieferorthop, 1992, 53: 77-83.

[42] Schwartz-Arad D G.Y, Chaushu G. The clinical effectiveness of implants placed immediately into fresh extraction sites of molar teeth. J Periodontol, 2000, 71: 839-844.

[43] Crespi R, Cappare P, Gherlone E.F. Electrical mallet in implants placed in fresh extraction sockets with simultaneous osteotome sinus floor elevation. Int J Oral Maxillofac Implants, 2013, 28: 869-874.

[44] Bruschi G.B, Crespi R, Cappare, P, et al. Localized management of sinus floor technique for implant placement in fresh molar sockets. Clin Implant Dent Relat Res, 2013, 15: 243-250.

[45] Crespi R, Cappare P, Gherlone E. Osteotome sinus floor elevation and simultaneous implant placement in grafted biomaterial sockets: 3 years of follow-up. J Periodontol, 2010, 81: 344-349.

[46] Johansson L.A, Isaksson S, Lindh C, et al. Maxillary sinus floor augmentation and simultaneous implant placement using locally harvested autogenous bone chips and bone debris: a prospective clinical study. J Oral Maxillofac Surg, 2010, 68: 837-844.

[47] Lutz R, Berger-Fink S, Stockmann P, et al. Sinus floor augmentation with autogenous bone vs. a bovine-derived xenograft - a 5-year retrospective study. Clin Oral Implants Res, 2015, 26: 644-648.

[48] Starch-Jensen T, Aludden H, Hallman M, et al. A systematic review and meta-analysis of long-term studies (five or more years) assessing maxillary sinus floor augmentation. Int J Oral Maxillofac Surg, 2018, 47: 103-116.

[49] Sbordone C, Toti P, Guidetti F, et al. Volume changes of autogenous bone after sinus lifting and

grafting procedures: a 6-year computerized tomographic follow-up. J Craniomaxillofac Surg, 2013, 41: 235-241.

[50] Klijn R.J, Meijer G.J, Bronkhorst E.M, et al. Sinus floor augmentation surgery using autologous bone grafts from various donor sites: a meta-analysis of the total bone volume. Tissue Eng Part B Rev, 2010, 16: 295-303.

[51] Nd C.G, Nevins M, Rd C.D, et al. Histologic evaluation of mineralized and demineralized freeze-dried bone allograft for ridge and sinus augmentations. Int J Periodontics Restorative Dent, 2005, 25: 231-237.

[52] Valentini P, Abensur D.J. Dentistry R. Maxillary sinus floor elevation for implant placement with demineralized freeze-dried bone and bovine bone (Bio-Oss): a clinical study of 20 patients. Int J Periodontics Restorative Dent, 1997, 17: 232.

[53] Rummelhart J.M, Mellonig J.T, Gray J.L, et al. A comparison of freeze-dried bone allograft and demineralized freeze-dried bone allograft in human periodontal osseous defects. J Periodontol, 1989, 60: 655-663.

[54] Danesh-Sani S.A, Engebretson S.P, Janal M.N Histomorphometric results of different grafting materials and effect of healing time on bone maturation after sinus floor augmentation: a systematic review and meta-analysis. J Periodontal Res, 2017, 52: 301.

[55] Jensen T, Schou S, Stavropoulos A, et al. Maxillary sinus floor augmentation with Bio-Oss or Bio-Oss mixed with autogenous bone as graft: a systematic review. Clin Oral Implants Res, 2012, 41: 114-120.

[56] Tonino T, Pascal V, Giovanna I, et al. A histologic and histomorphometric evaluation of anorganic bovine bone retrieved 9 years after a sinus augmentation procedure. J Periodontol, 2007,78: 955-961.

[57] Valentini P, Abensur D, Wenz B, et al. Sinus grafting with porous bone mineral (Bio-Oss) for implant placement: a 5-year study on 15 patients. Int J Periodontics Restorative Dent, 2000,20:245-253.

[58] Valentini P, Abensur, DJ Maxillary sinus grafting with anorganic bovine bone: a clinical report of long-term results. Int J Oral Maxillofac Implants, 2003, 18: 556-560.

[59] Ferreira C.E, Novaes A.B, Haraszthy V.I, et al. A clinical study of 406 sinus augmentations with 100% anorganic bovine bone. J Periodontol, 2009, 80: 1920-1927.

[60] Krennmair S, Weinlander M, Malek M, et al. Clinical outcome of implants placed in staged maxillary sinus augmentation using bovine bone mineral mixed with autogenous bone at three different ratios: A 5-year prospective follow-up study. Int J Oral Maxillofac Implants, 2018, 33: 1351-1361.

[61] Schmitt C.M, Moest T, Lutz R, et al. Anorganic bovine bone (ABB) vs. autologous bone (AB) plus ABB in maxillary sinus grafting. A prospective non-randomized clinical and histomorphometrical trial, 2015, 26: 1043-1050.

[62] Mordenfeld A, Albrektsson T, Hallman M. et al. A 10-year clinical and radiographic study of implants placed after maxillary sinus floor augmentation with an 80: 20 mixture of deproteinized bovine bone and autogenous bone. Clin Implant Dent Relat Res, 2014, 16: 435-446.

[63] Hatano N, Shimizu Y. A clinical long-term radiographic evaluation of graft height changes after maxillary sinus floor augmentation with a 2: 1 autogenous bone/xenograft mixture and simultaneous placement of dental implants. Clin Oral Implants Res, 2010,15:339-345.

[64] Jensen T, Schou S, Svendsen P.A, et al. Volumetric changes of the graft after maxillary sinus floor augmentation with Bio-Oss and autogenous bone in different ratios: a radiographic study in minipigs.

Clin Oral Implants Res, 2012, 23: 902-910.

[65] Ozyuvaci H, Bilgic B, Firatli E. Radiologic and histomorphometric evaluation of maxillary sinus grafting with alloplastic graft materials. Journal of Periodontology, 2003, 74: 909-915.

[66] Artzi Z, N W.M, MD R, et al. Biomaterial resorption rate and healing site morphology of inorganic bovine bone and beta-tricalcium phosphate in the canine: a 24-month longitudinal histologic study and morphometric analysis. Int J Oral Maxillofac Implants, 2004,19:357-368.

[67] Zijderveld S.A, Schulten E.A, Aartman I.H, et al. Long-term changes in graft height after maxillary sinus floor elevation with different grafting materials: radiographic evaluation with a minimum follow-up of 4.5 years. Clin Oral Implants Res, 2010, 20: 691-700.

[68] Luo Z.B, Zhang Q.B, Zhang Z.Q, et al. Performance of coralline hydroxyapatite in sinus floor augmentation: a retrospective study. Clin Oral Investig, 2013, 17: 2003-2010.

[69] Lemos C.A.A, Mello C.C, Santos D.M.D, et al. Effects of platelet-rich plasma in association with bone grafts in maxillary sinus augmentation: a systematic review and meta-analysis. Int J Oral Maxillofac Surg, 2016, 45: 517-525.

[70] Ali S, Bakry S.A, Abd-ElhakamH. Platelet-rich fibrin in maxillary sinus augmentation: A systematic review. J Oral Implantol, 2014, 41:746-753.

[71] Avila-Ortiz G, Wang H.L, Galindo-Moreno P, et al. Influence of lateral window dimensions on vital bone formation following maxillary sinus augmentation. Int J Oral Maxillofac Implants, 2012, 27: 1230-1238.

[72] Yu H, Qiu L. A prospective randomized controlled trial of two-window versus solo-window technique by lateral sinus floor elevation in atrophic posterior maxilla: Results from a 1-year observational phase. Clin Implant Dent Relat Res, 2017, 19: 783-792.

[73] Yu H, He D, Qiu, L. A prospective randomized controlled trial of the two-window technique without membrane versus the solo-window technique with membrane over the osteotomy window for maxillary sinus augmentation. Clin Implant Dent Relat Res, 2017, 19: 1099-1105.

[74] Penarrocha-Diago M, Penarrocha-Diago M, Sanchez-Recio C, et al. Osteotomy in direct sinus lift. A comparative study of the rotary technique and ultrasound. Med Oral Patol Oral Cir Bucal, 2012, 17： e457-461.

[75] Vercellotti T, De Paoli S, Nevins M. The piezoelectric bony window osteotomy and sinus membrane elevation: introduction of a new technique for simplification of the sinus augmentation procedure. Int J Periodontics Restorative Dent, 2001, 21: 561-567.

[76] Thor A, Sennerby L, Hirsch J.M, et al. Bone formation at the maxillary sinus floor following simultaneous elevation of the mucosal lining and implant installation without graft material: an evaluation of 20 patients treated with 44 Astra Tech implants. J Oral Maxillofac Surg, 2007, 65: 64-72.

[77] Del Fabbro M, Testori T, Francetti L, et al. Systematic review of survival rates for implants placed in the grafted maxillary sinus. Int J Periodontics Restorative Dent, 2004, 24: 565-577.

[78] Tarnow D.P, Wallace S.S, Froum S.J, et al. Histologic and clinical comparison of bilateral sinus floor elevations with and without barrier membrane placement in 12 patients: Part 3 of an ongoing prospective study. Int J Periodontics Restorative Dent, 2000, 20: 117-125.

[79] Wallace S.S, Froum S.J, Cho S.C, et al. Sinus augmentation utilizing anorganic bovine bone (Bio-Oss) with absorbable and nonabsorbable membranes placed over the lateral window: histomorphometric

and clinical analyses. Int J Periodontics Restorative Dent, 2005, 25: 551-559.

[80] Barone A, Ricci M, Grassi R.F, et al. A 6-month histological analysis on maxillary sinus augmentation with and without use of collagen membranes over the osteotomy window: randomized clinical trial. Clin Oral Implants Res, 2013, 24: 1-6.

[81] Duttenhoefer F, Souren C, Menne D, et al. Long-term survival of dental implants placed in the grafted maxillary sinus: systematic review and meta-analysis of treatment modalities. PLoS One, 2013, 8:e753-757.

[82] Wallace S.S, Froum S.J. Effect of maxillary sinus augmentation on the survival of endosseous dental implants. A systematic review. Ann Periodontol, 2003, 8: 328-343.

[83] Cho Y.S, Park H.K, Park C.J. Bony window repositioning without using a barrier membrane in the lateral approach for maxillary sinus bone grafts: clinical and radiologic results at 6 months. Int J Oral Maxillofac Implants, 2012, 27: 211-217.

[84] Tawil G, Tawil P, Khairallah A. Sinus floor elevation using the lateral approach and bone window repositioning I: Clinical and radiographic results in 102 consecutively treated patients followed from 1 to 5 years. Int J Oral Maxillofac Implants, 2016, 31: 827-834.

[85] Albrektsson T, Brånemark P.I, Hansson H.A, et al. Osseointegrated titanium implants. American Journal of Otology, 1981, 2: 304.

[86] Baltag I, Watanabe K, Kusakari H, et al. Long-term changes of hydroxyapatite-coated dental implants. Journal of Biomedical Materials Research Part A, 2015, 53: 76-85.

[87] Uehara P.N, Matsubara V.H, Igai F, et al. Short dental implants (≤7mm)versus longer implants in augmented bone area: A meta-analysis of randomized controlled trials. Open Dentistry Journal, 2018, 12: 354-365.

[88] Jokstad A, Sanz P.M, Ogawa P.T, et al. A Systematic review of the role of implant design in the rehabilitation of the edentulous maxilla. International Journal of Oral & Maxillofacial Implants, 2016, 31 Suppl:s43-99.

[89] Cruz R.S, Lemos C.A.D.A, Batista V.E.D.S, et al. Short implants versus longer implants with maxillary sinus lift. A systematic review and meta-analysis. Brazilian Oral Research, 2018, 32: e86.

[90] Nielsen H.B, Schou S, Isidor F, et al. Short implants (≤8mm) compared to standard length implants (>8mm) in conjunction with maxillary sinus floor augmentation: a systematic review and meta-analysis. International Journal of Oral & Maxillofacial Surgery, 2019, 48:239-249.

[91] Weng D, Jacobson Z, Tarnow D, et al. A prospective multicenter clinical trial of 3i machined-surface implants: results after 6 years of follow-up. International Journal of Oral & Maxillofacial Implants, 2015, 18: 417-423.

[92] French D, Larjava H, Ofec R. Retrospective cohort study of 4591 Straumann implants in private practice setting, with up to 10-year follow-up. Part 1: multivariate survival analysis. Clin Oral Implants Res, 2015, 26: 1345-1354.

[93] Bechara S, Nimčenko T, Kubilius R. The efficacy of short (6 mm) dental implants with a novel thread design. Stomatologija, 2017, 19:55-63.

[94] Misch C.E, Steignga J, Barboza E, et al. Short dental implants in posterior partial edentulism: a multicenter retrospective 6-year case series study. Journal of Periodontology, 2006, 77: 1340-1347.

[95] Steigenga J.T, Al-Shammari K.F, Nociti F.H, et al. Dental implant design and its relationship to long-

term implant success. Implant Dentistry, 2002, 12: 306-317.

[96] Bolind P.K, Johansson C.B, William B, et al. A descriptive study on retrieved non-threaded and threaded implant designs. Clinical Oral Implants Research, 2010, 16: 447-455.

[97] Schiegnitz E, Al - Nawas B, Tegner A, et al. Clinical and radiological long - term outcome of a tapered implant system with special emphasis on the influence of augmentation procedures. Clinical Implant Dentistry & Related Research, 2016, 18: 810-820.

[98] Del Fabbro M, Testori T, Francetti L. et al. Systematic review of survival rates for implants placed in the grafted maxillary sinus. The Journal of Prosthetic Dentistry, 2004, 24:565-577.

[99] Falco A, Amoroso C, Berardini M, et al. A retrospective study of clinical and radiologic outcomes of 69 consecutive maxillary sinus augmentations associated with functional endoscopic sinus surgery. Int J Oral Maxillofac Implants, 2015, 30: 633-638.

[100]Franceschetti G, Trombelli L, Minenna L, et al. Learning curve of a minimally invasive technique for transcrestal sinus floor elevation: A split-group analysis in a prospective case series with multiple clinicians. Implant Dent, 2015, 24: 517-526.

第十五章
上颌窦植骨种植的修复设计

罗佳　邸萍

第一节　上颌窦植骨种植的修复设计原则

上颌后牙缺失，尤其是多个上颌磨牙缺失不仅直接影响患者的咀嚼功能、生活质量，并且对口颌系统的稳定性也会产生明显的不良影响。由于缺乏后牙对咬合关系和垂直距离的支撑和稳定作用，导致口颌系统平衡被打破，剩余天然牙因负担过重、受力不良而加速其松动以致最终丧失，导致或进一步加重咬合关系紊乱以及颞下颌关节问题。而上颌后牙区涉及上颌窦的位置、患牙的病变、拔牙后骨改建、上颌窦气化等情况均有可能且经常导致上颌后牙缺牙区垂直和水平方向骨量不足。几十年前，上颌后牙缺失伴垂直骨量不足曾经是种植修复的禁区。对于上颌后牙缺失的牙列缺损患者只能采用传统方法修复；而对于上颌全牙列缺失的患者，如果上颌窦底位置较低或重度骨吸收导致垂直骨量不足，则只能将种植体植于上颌前部，种植体仅对修复体提供固位和支持作用，无法实现种植固定修复，严重限制了种植修复方式的选择以及对口颌系统功能的全面恢复。

自从20世纪70年代 Tatum提出上颌窦植骨技术以后，上颌后牙区的种植修复得以实现。随着上颌窦植骨技术的不断改进和完善，目前上颌窦植骨已经成为解决上颌后牙缺失伴垂直骨量不足的成熟的骨增量技术。但是，影响种植修复长期效果的因素错综复杂，它不仅和上颌窦植骨技术有关，还和种植修复设计制作方面的诸多因素密切相关。上颌窦植骨技术通过对缺牙区的骨增量，增加了垂直骨量，使种植体植入时不仅可以满足植入常规直径和长度的种植体，并且有望使种植体植入到理想的位置，获得良好的轴向，使得种植体的上部结构可以较好地恢复缺失牙齿的外形和咀嚼功能，为获得良好的临床效果奠定了基础。但是，只有对上颌骨后部的解剖特点、上颌后牙区天然牙的受力情况及局部的骨吸收模式充分认识，通过术前的种植外科和修复的合理设计、规范的种植修复实施过程等才能获得较好的种植修复临床效果，达到种植体的长期成功存留的目的。

一、上颌后牙区局部条件及上颌窦植骨术后种植修复设计需考虑的几个因素

1. 上颌后牙区的解剖条件及特殊性

上颌骨后部的骨质是上下颌骨各部位分区中骨质相对最疏松的区域，由于有上颌窦的存在，以及患牙病变，拔牙窝愈合等诸多因素影响，上颌窦底剩余骨量不足的情况很常见。并且，由于上颌牙齿拔除后骨改建的特点，经常表现为颊侧的骨吸收明显，从后牙区上下颌骨水平位置关系观察，上颌后牙区颊侧向内吸收至下颌后牙的舌尖，导致上下颌骨局部位置关系失调。在修复设计时需特别注意到这一特点。局部颌骨关系不协调、骨质松软、上颌窦病变等均被认为是导致种植体失败的高风险因素。

2. 上颌窦植骨、种植手术的相关因素

由于上颌窦的形态、大小、病情各异，外科医生会根据条件选择不同的术式。不同术式的采用一方面反映了患者种植修复的病情复杂程度和患者局部条件优劣，另外一方面也提示不同术式可能会带来外科部分的临床效果差异。因此，在修复设计时应了解上颌窦底黏膜提升的术式，外侧壁开窗提升窦底黏膜或经牙槽嵴顶入路上颌窦植骨；植骨量多少、上颌窦底黏膜提升同期种植还是二期种植，是否发生过术中术后并发症等等。一般认为，上颌窦底剩余骨量5mm及以上可考虑采用经牙槽嵴顶入路上颌窦植骨技术，骨量严重不足时则建议上颌窦侧壁开窗植骨技术。如剩余骨量不足3mm，植骨量大、曾经发生手术并发症等均属于高风险因素。对于上颌窦局部条件、手术相关评估为高风险因素的患者，应适当延长愈合时间，可以于术后10个月甚至更长时间的愈合期后再开始修复流程。

3. 对上颌后牙功能和受力的认识

上颌后牙区是口腔内咬合负担最重、骨组织支持最弱的区域。由于上颌骨质密度不及下颌骨、上颌骨为固定不动的骨块、咬合咀嚼的受力规律等各种因素共同导致上颌后牙是全口牙齿中承担𬌗力最大而骨组织支持最弱的牙齿[1-2]。在种植修复设计时必须充分认识到上颌后牙的这一特殊性，充分考虑该区域的受力规律、做出合理的修复设计，才能使种植修复达到长期稳定。

4. 患者个人因素

患者个人特点和属性，例如：性别、年龄、体型、全身健康或疾病状况、牙齿缺失的牙位和数量、缺牙原因、咀嚼肌力量大小、咬合情况、剩余天然牙的健康状况、饮食习惯、口腔清洁习惯、有无夜磨牙、是否吸烟等个人因素等均与种植修复长期成功密切相关，需给予充分了解和关注[3]。

对以上各方面因素的认知和考虑，目的在于客观全面地了解和认识局部及全身高风险因素，为做出合理种植外科及修复设计提供客观指标和参考依据。一般来说，骨质不佳、骨量严重不足、咬合力量过大、夜磨牙紧咬牙习惯、特殊饮食偏好、口腔卫生习惯不良、全身健康状况不良，曾经上颌窦的病变或并发症等均为高风险因素。而老年女性患者因性别和激素原因常常表现为骨质更为疏松，需给予特别关注，而因牙齿劈裂而失牙的患者，则提示患者有咬合力过大或夜磨牙紧咬牙可能，也应在治疗设计时一并考虑。

二、上颌窦植骨种植修复设计原则

在进行种植修复时，需要对各方面的因素综合评估，根据患者实际情况，设计开始修复的时机、修复方案，对于中老年女性患者、咬合力过大的患者等高风险因素等要给予充分考虑[4]。

首先应遵循种植修复设计的原则：①明确并去除咀嚼系统的健康隐患；②在缺牙区建立形态自然、结构稳定、固位功能良好的种植义齿；③不损伤口内余留牙；④有利于软

硬组织健康；⑤恢复重建口颌系统功能。此外，由于上颌后牙区骨质较颌骨其他区域密度低，尤其见于中老年女性，受性别、年龄、激素水平的影响，骨质、骨量均不理想，虽然经过上颌窦植骨手术增量较好地改善了骨量不足的问题，但是尚无法改变患者的全身健康状态和骨的质量密度。同时，为了保持整个口颌系统的稳定，维持正常的垂直距离，后牙区的修复体必须能够提供足够的咬合支撑。基于对以上各因素风险的认知，考虑种植体远期效果及长期稳定性，在上颌窦植骨种植修复设计时建议遵循以下原则：

1. **种植体数目** 缺牙区近远中间隙正常的牙列缺损，缺失的牙齿一般均应有种植体支持。

2. **修复方式** 条件允许时，相邻多牙缺失时首选种植联冠修复设计。

3. **清洁考虑** 修复体设计适宜的轴面突度、外展隙，留有适当的清洁间隙，以利患者清洁。

4. **通常不建议采用悬臂梁修复。**

5. **建立上下后牙间适当的覆𬌗覆盖关系** 当后牙区颌骨位置严重不协调，为避免颊侧过大悬臂可采用后牙反𬌗修复设计。

6. **复查随诊** 种植修复完成后应定期复查随诊，以便调整义齿咬合并根据修复体清洁情况进行有效口腔卫生指导或调整修复设计。

第二节 牙列缺损的上颌窦植骨种植修复设计

一、非游离缺失的牙列缺损

当仍有健康的天然牙后牙可支持稳定的咬合和垂直距离时，种植修复的目的是恢复缺牙区咀嚼功能，提高咀嚼效率。

根据缺牙数量，牙齿缺失原因，患者咬合情况的不同，修复设计亦有区别：

1. 仅缺失上颌前磨牙，而上、下颌磨牙健康并有稳定的咬合，或仅缺失上颌第一磨牙，而上、下颌前磨牙及第二磨牙健康并有稳定的咬合时，上颌窦植骨种植的上部结构基本可以按照解剖形态恢复牙冠外形。

2. 已知患者咬合力较大，可适当减小牙冠的颊舌径；如该天然牙因劈裂而缺失，可适当降低非功能尖牙尖斜度以减少侧向力（图15-1）。

3. 后牙连续缺失，首选设计为联冠修复体[5]，并根据所用种植体选择螺丝固定或粘接固定联冠；与对颌牙的咬合接触应调整为多点式轻接触，尽量咬合于接近种植体轴心处，离轴心处越远，咬合应越轻[6]。

上颌窦植骨后种植的愈合期普遍较长，愈合期内需确保种植体的骨结合过程不被干扰，如患者术前戴用可摘局部义齿，手术后须停用，如必须戴用则应待术区软组织完全愈合后，义齿经缓冲、软衬后按医嘱使用，勿咬硬物，如义齿损坏或压迫术区组织，须及时复诊。待种植体成功获得骨结合之后，方可开始进入种植修复的程序。

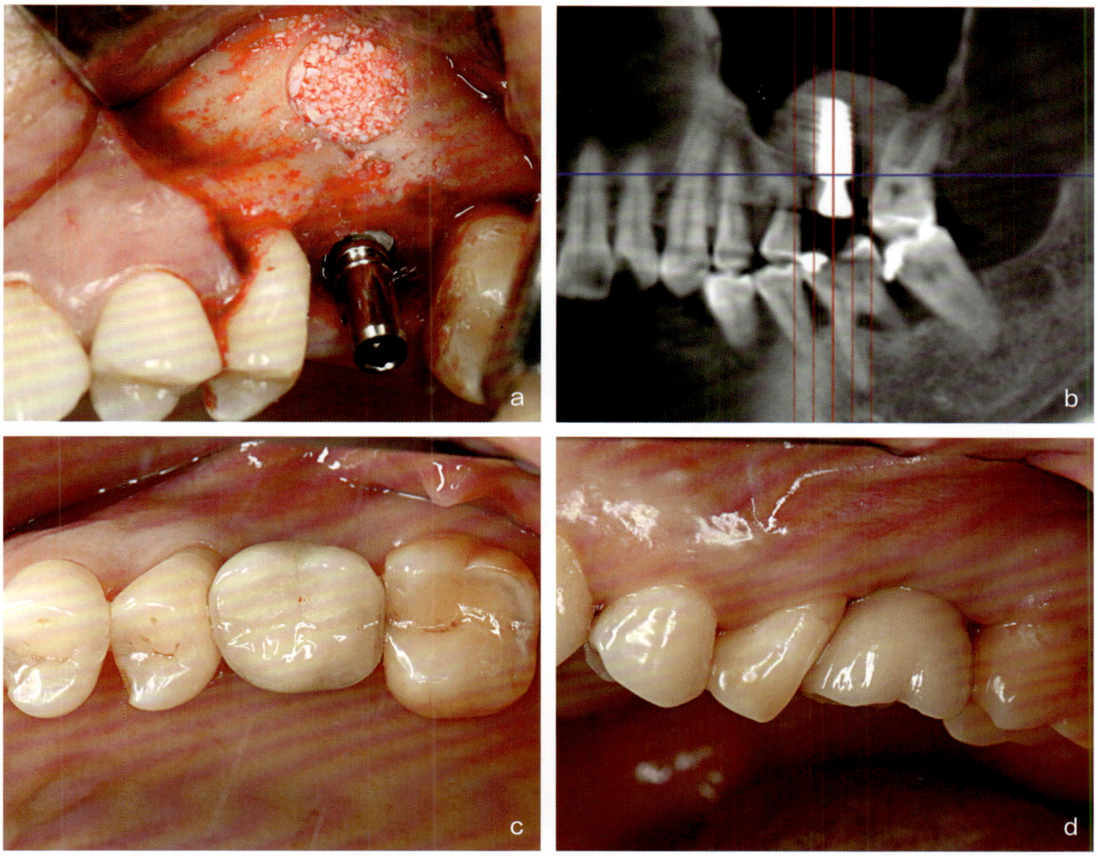

图15-1　左上第一磨牙上颌窦植骨术后种植修复

a. 上颌骨外侧壁入路上颌窦植骨后植入种植体；b. 种植术后3D CT；c. 牙冠减小颊舌径；d. 牙冠降低非功能尖高度

二、游离缺失的牙列缺损

上后牙游离端缺失的牙列缺损修复设计主要从以下方面进行考虑：

1. 龈㓗距离

后牙游离缺失同时伴有垂直向骨缺损时常常形成较大的龈㓗距离，上颌窦底植骨仅能增加牙槽嵴顶向根方的垂直骨量，而不能减小龈㓗间距，需通过上部结构来恢复重建咬合，此种情况下种植修复体往往具有较大的冠根比（1.5：1甚至2：1）。种植体颈部为应力集中点，冠根比越大，应力越大，容易发生基台折断，螺丝松动、折断，甚至种植体折断等机械并发症，或种植体颈部骨组织非生理性吸收等生物并发症。此时应考虑增加种植体数量并采取联冠修复以减少每个种植体的应力，上部结构适当减径、降低非功能尖牙尖斜度，以减小种植修复体所受的侧向力。

2. 局部骨质骨量

长期多牙缺失往往造成剩余骨量严重不足，植骨床条件较差，仅牙槽嵴顶有少量原有牙槽骨支持，上颌窦植骨术后，植入的种植体周围大部分为骨替代品。此时应进一步延长种植体愈合期，以保证种植体周围全面、稳定的骨结合。

3. 种植体规格及数量

受局部骨质、骨量的限制，植入种植体长度较短或为短种植体和（或）种植体直径较小时，亦应考虑增加种植数量并设计联冠修复。

4. 种植修复体上部结构设计

上颌窦植骨的多牙种植修复首选联冠，并避免悬臂桥体，如因特殊原因必须设计悬臂桥体，该桥体应尽量脱离咬合接触[7]；所有咬合接触应尽量接近种植体轴心位置，离种植体轴心位置越远，咬合力应越轻[8]；种植体基台或螺丝固位一体牙冠的颈部连接结构应尽量使用抗折性能更好的材料，如钛金属，或增加颈部连接结构的材料厚度[9]；联冠修复体的穿龈形态应设计为凹型曲面，并高度抛光，连接体部分应在保证强度的情况下，设计清洁间隙，恢复外展隙形态，以便患者使用间隙刷清洁（图15-2）。

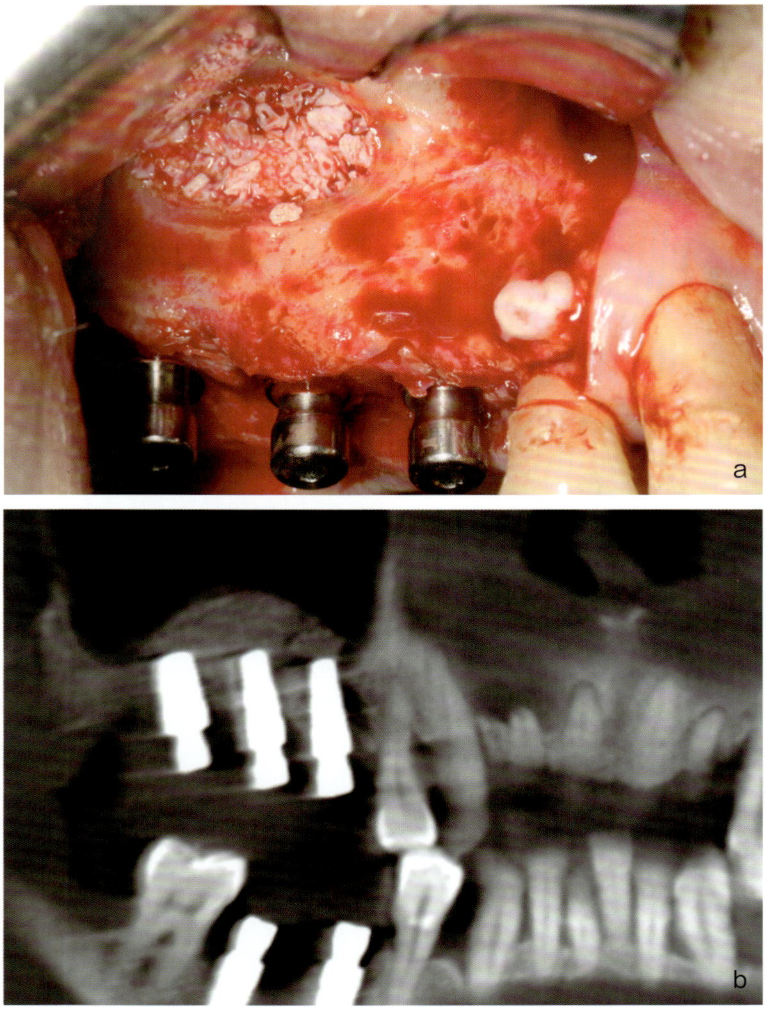

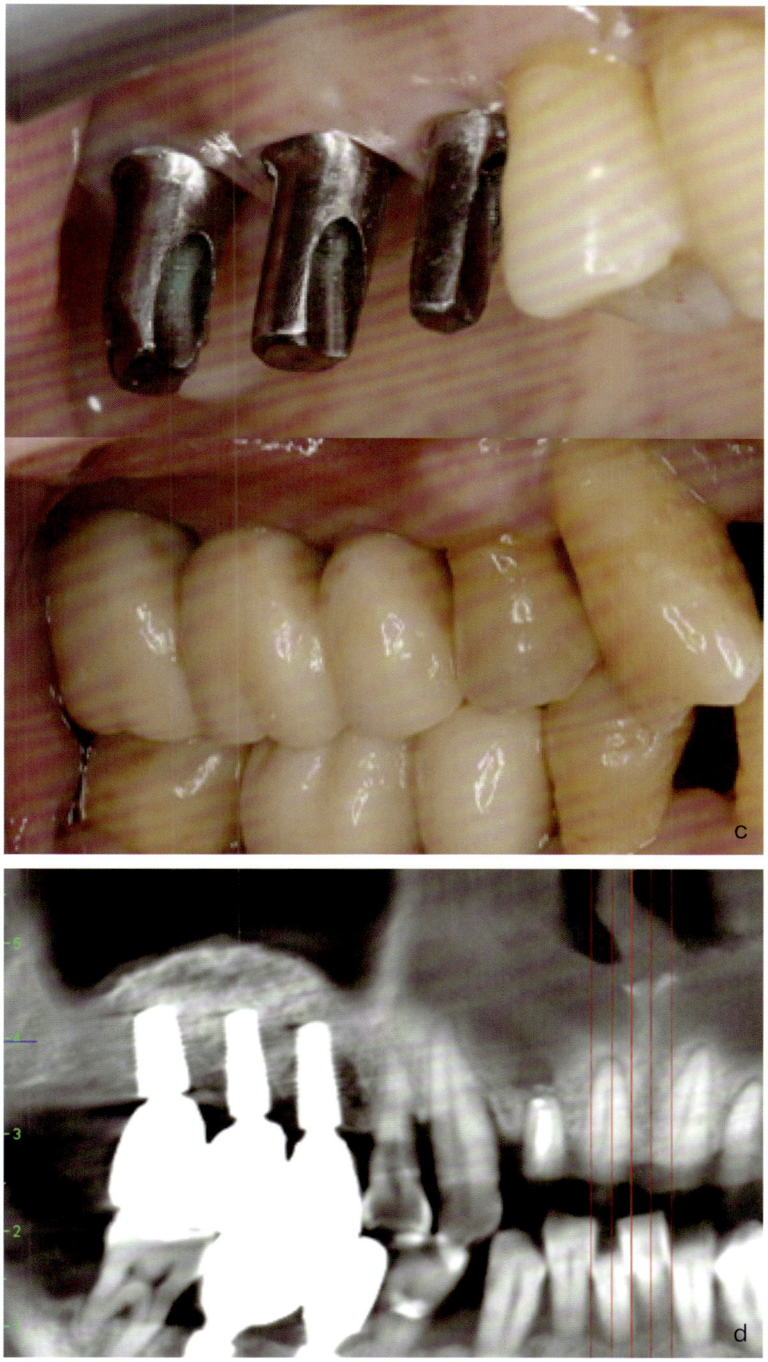

图15-2　上颌窦植骨术后种植修复15～17游离缺失

a. 右上颌窦植骨术后植入3颗种植体；b. 术后曲面断层片；c. 粘接固位联冠的基台和修复体；d. 修复后曲面断层片

5. 后牙反殆设计

牙齿缺失后，牙槽骨缺少功能性刺激，除了垂直向吸收，颊侧亦发生明显吸收，上后牙区尤为明显，多个上后牙游离缺失多年会形成后牙区骨性反殆关系[10]，种植体植入位置有偏腭侧的可能，此时若设计粘接固位的上部结构，使用角度基台强行纠正后牙区的覆殆覆盖关系，会造成种植修复体受到较大的非轴向力；相当于位于颊侧的“悬臂”受力。同时，过于颊倾的牙冠会形成颈部悬凸，极易发生水平向食物嵌塞；加之牙槽骨吸收造成的角化龈减少，颊系带附着偏高等诸多因素，种植修复体不易清洁，增加了发生种植体周围炎的风险。因此，无论是螺丝固定还是粘接固定的修复体，可以根据种植体的位置、轴向，设计为反殆关系。后牙区反殆对美观的影响较小，不仅可使种植修复体受力方向接近轴向力，亦便于清洁。

反殆关系在修复早期可能会出现咬颊现象，这是多种原因混合作用的表现：当患者长期缺牙，颊黏膜松弛，颊脂垫肥厚、可见缺牙区相对的颊侧软组织突出于缺牙间隙中，初戴修复体时，有一些患者可能出现咬颊现象。因此，修复体戴牙完成时应及时医嘱告知患者放慢进食速度，适当调整咀嚼习惯，有意识地“细嚼慢咽”，给修复体、颊黏膜、舌体、食团几个因素相互适应的机会和时间，避免因快速匆忙进食增加咬颊的可能性。随着修复体使用时间的延长，颊侧软组织紧张度增加，患者咀嚼运动趋于协调合理，口颌系统逐渐适应修复体的存在，与大脑间建立起反射弧，咬颊的发生频率则会逐渐降低，直至基本不发生咬颊情况[11]。

6. 种植体支持临时修复体

多个上后牙长期缺失可能造成咬合关系不稳定。在种植体形成良好骨结合以后可以考虑进行种植体支持的临时冠修复，通过临时修复体的调改使患者重新建立稳定的咬合关系，并逐步适应修复体的外形。临时冠戴用3～6个月后再进行永久修复。

7. 修复后的随访和维护

不同材料的修复体磨耗速度不同，往往与天然牙的磨耗程度不一致，因此在天然牙与种植修复体共同存在的情况下，完成修复后应定期复查随诊，随时调整种植修复体的咬合，以避免因天然牙的磨耗造成个别种植修复体咬合偏高。

8. 种植体愈合期

后牙游离缺失时患侧咀嚼功能大部分或全部丧失，如种植体愈合期需要维持稳定的后牙咬合，可将种植体一期埋入，待软组织愈合完成后考虑使用可摘局部义齿缓冲软衬后作为过渡义齿。一般在术后至少3周以后，方可考虑可摘过渡义齿的戴用。二期手术后调整可摘局部义齿继续使用。种植床条件较差时，应延长软组织愈合期。

第三节　牙列缺失的上颌窦植骨种植覆盖义齿修复设计

一、上颌牙列缺失上颌窦植骨后覆盖义齿修复设计原则

当牙列缺失伴有唇/颊侧软硬组织重度吸收，前牙区丰满度不足时，或下颌前牙唇倾、前突形成反𬌗关系，而又无法通过正颌手术或正畸治疗进行纠正时，种植固定义齿修复难以恢复软组织丰满度，形成正常的前牙覆𬌗覆盖关系，此时应为患者设计种植体支持的覆盖义齿（图15-4）。常用的种植体支持覆盖义齿类型有双套冠覆盖义齿和切削杆覆盖义齿，个别特殊情况下也可考虑混合支持式覆盖义齿。

1. 种植体面式分布原则

当颌骨原有骨质、骨量理想，或通过各种植骨方式可获得足够的骨量，且龈𬌗间距充足时，种植位置为双侧尖牙和第一磨牙的4个种植体，或双侧侧切牙、第一前磨牙和第一磨牙的6个种植体可形成面式分布（图15-3a、b），而获得稳定的支持和固位，此种情况的种植覆盖义齿临床效果较好。

当无牙颌患者的上前牙区及后牙区均重度骨吸收造成垂直向骨量不足时，前牙区垂直向骨增量较为困难，无法植入种植体，而后牙区通过上颌窦植骨获得足够垂直向骨量，单侧植入至少3个种植体，双侧共6个种植体（常见牙位为第一、第二前磨牙和第一磨牙）亦可形成面式分布，共同支持上颌全牙列的覆盖义齿（图15-4a、b）。

总之，通过上颌窦植骨，能满足4～6个种植体在上颌骨牙弓呈广泛的面式分布，种植体的具体位置可根据局部骨质、骨量情况作适当的调整。

2. 基托伸展范围

面式分布的种植体可为覆盖义齿提供稳定的支持，上颌牙槽嵴顶仅提供辅助支持或不支持，覆盖义齿基托不必伸展至硬腭部，而是沿牙槽嵴顶的“U”形基托（图15-3c、图15-4c），腭侧与硬腭黏膜紧密贴合以防止食物嵌塞；唇颊侧则根据恢复软组织丰满度的需要进行伸展（图15-3d、e，图15-4c～e）。如龈𬌗间距不足，仅可采用混合支持式覆盖义齿时（如locator、球帽等附着形式），覆盖义齿的设计，应根据种植体的数量，适当增加腭侧基托的伸展范围：种植体越少，腭侧基托的伸展范围应越大，充分发挥牙槽嵴顶及硬腭的支持作用。

3. 人工牙排列与咬合设计

与常规总义齿不同，种植体支持覆盖义齿由于有附着装置提供稳定的固位，咬合设计时不必过于考虑咬合对义齿的稳定及固位的影响，而更多地考虑最大程度恢复后牙咀嚼功能及前牙切咬食物的功能，同时保证前牙区软组织丰满度。覆盖义齿的人工牙常选择解

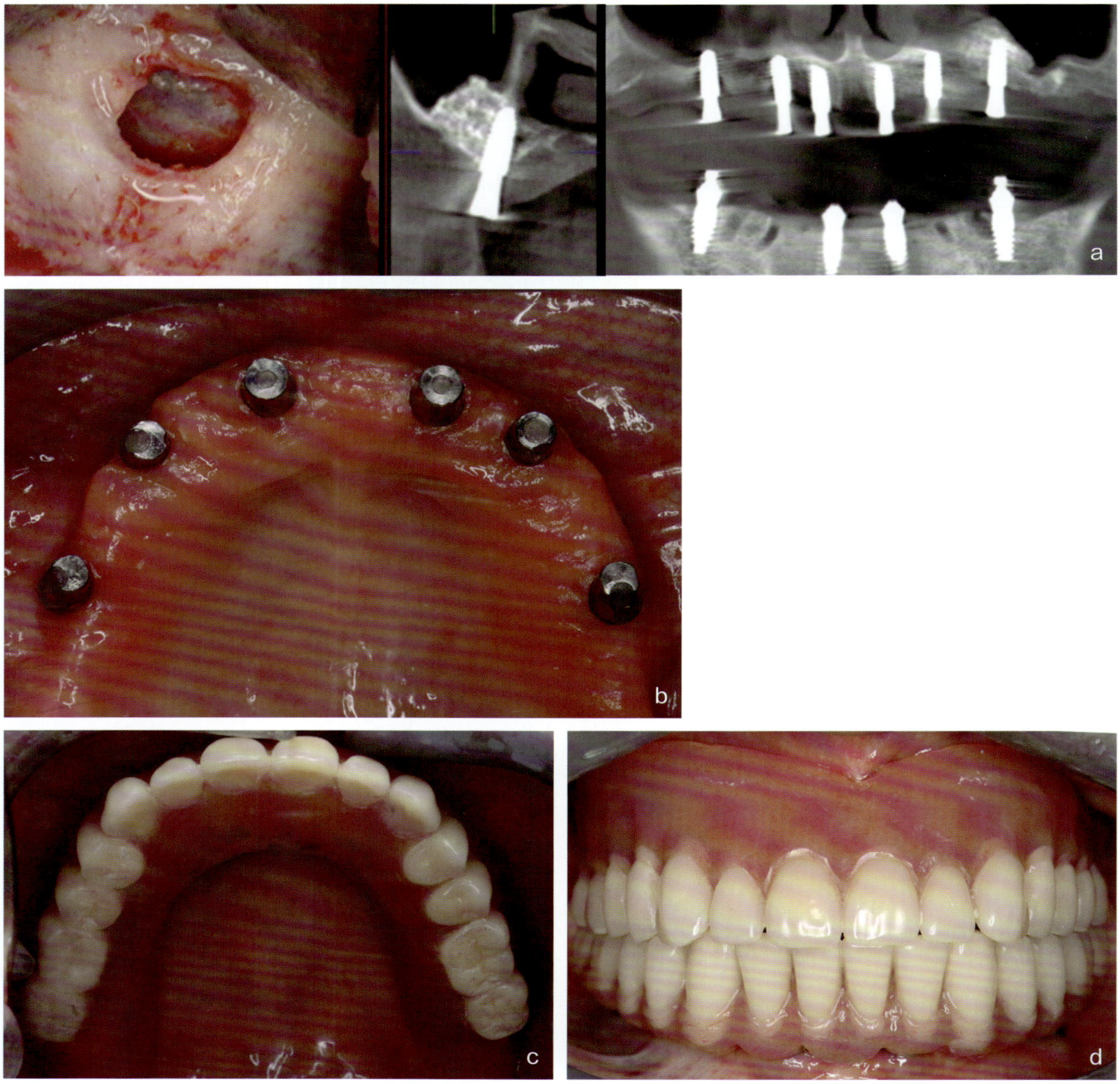

图15-3　双套冠覆盖义齿

a. 上无牙颌左上后牙区上颌骨外侧壁入路上颌窦植骨；b. 双套冠覆盖义齿基台位于双侧侧切牙、前磨牙及第一磨牙；c. 覆盖义齿沿牙槽嵴顶“U”形基托；d. 上颌覆盖义齿下颌固定义齿咬合正面像

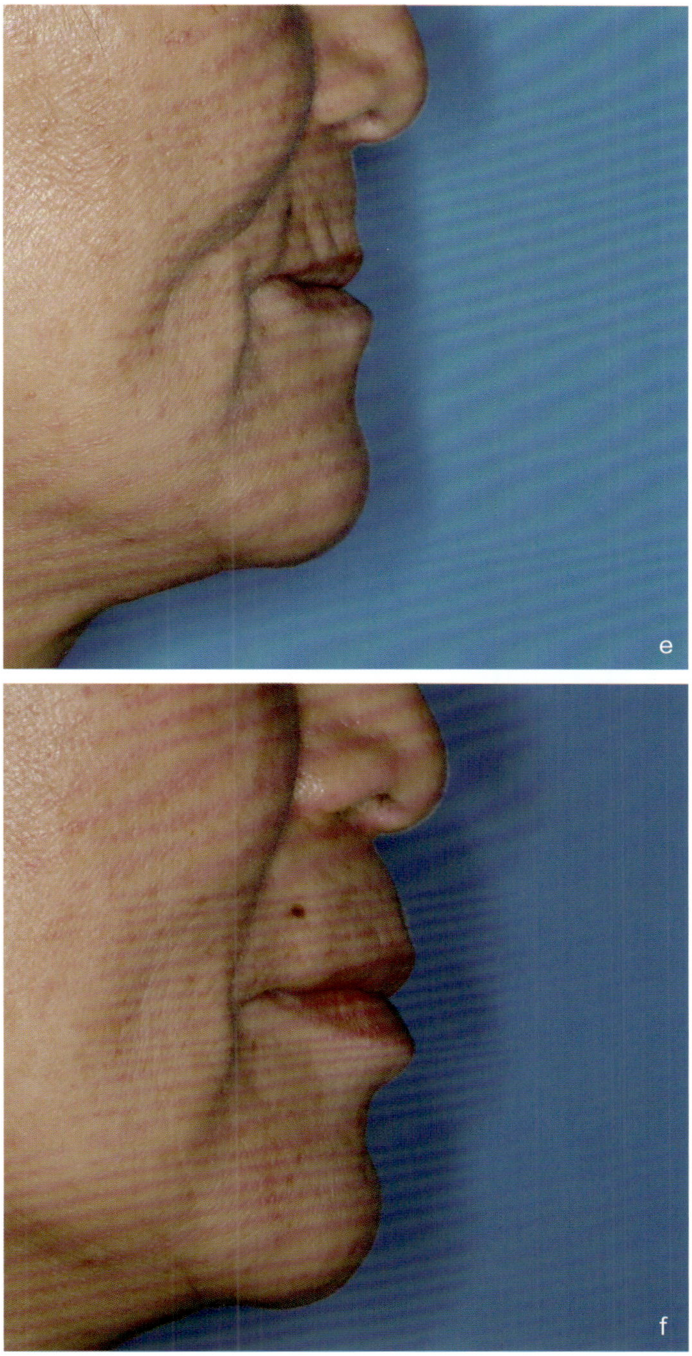

图15-3（续）

e. 戴牙前面下1/3侧貌；f. 戴牙后面下1/3侧貌

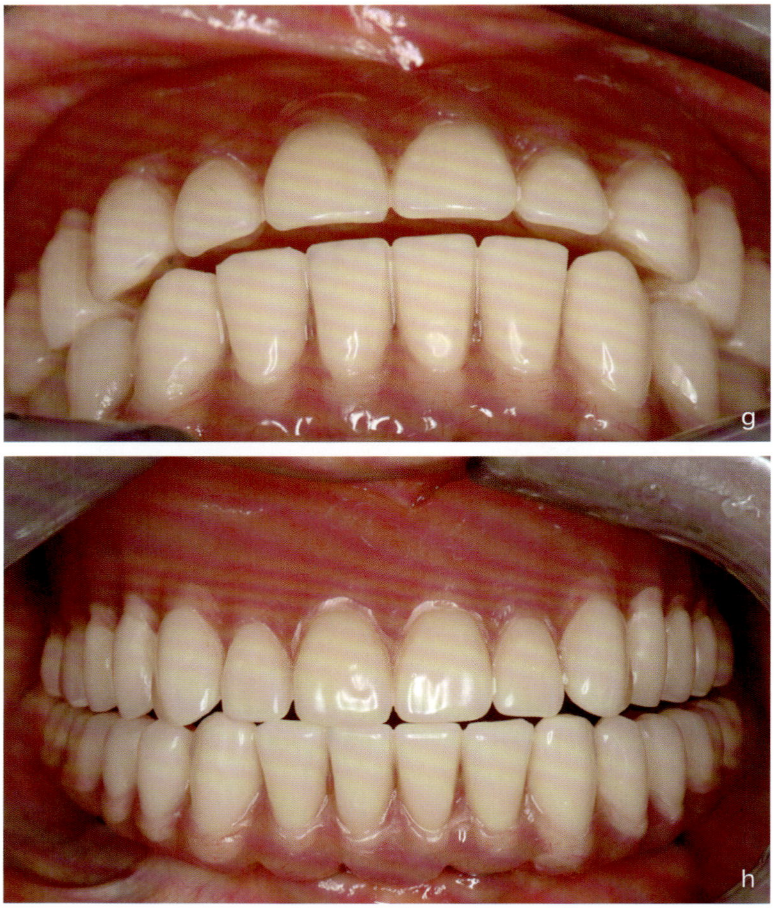

图15-3 （续）

g. 正中咬合时前牙不接触；h. 前伸至对刃殆时后牙殆分离

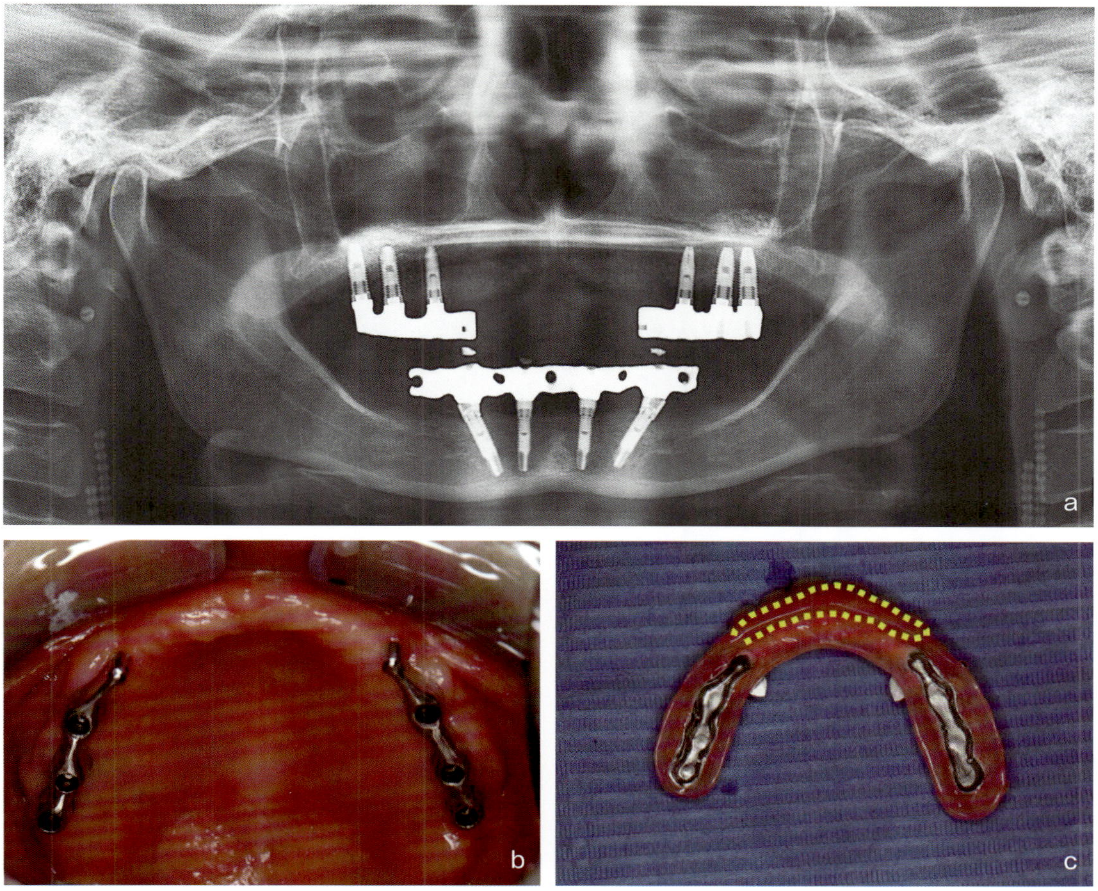

图15-4　切削杆覆盖义齿

a. 双侧上后牙区上颌窦植骨术后植入6颗种植体；b. 双侧后牙区切削杆，略延伸至前牙区增强支持；c. 覆盖义齿沿牙槽嵴顶“U”形基托，前牙区唇侧基托（虚线标示区域）恢复软组织丰满度

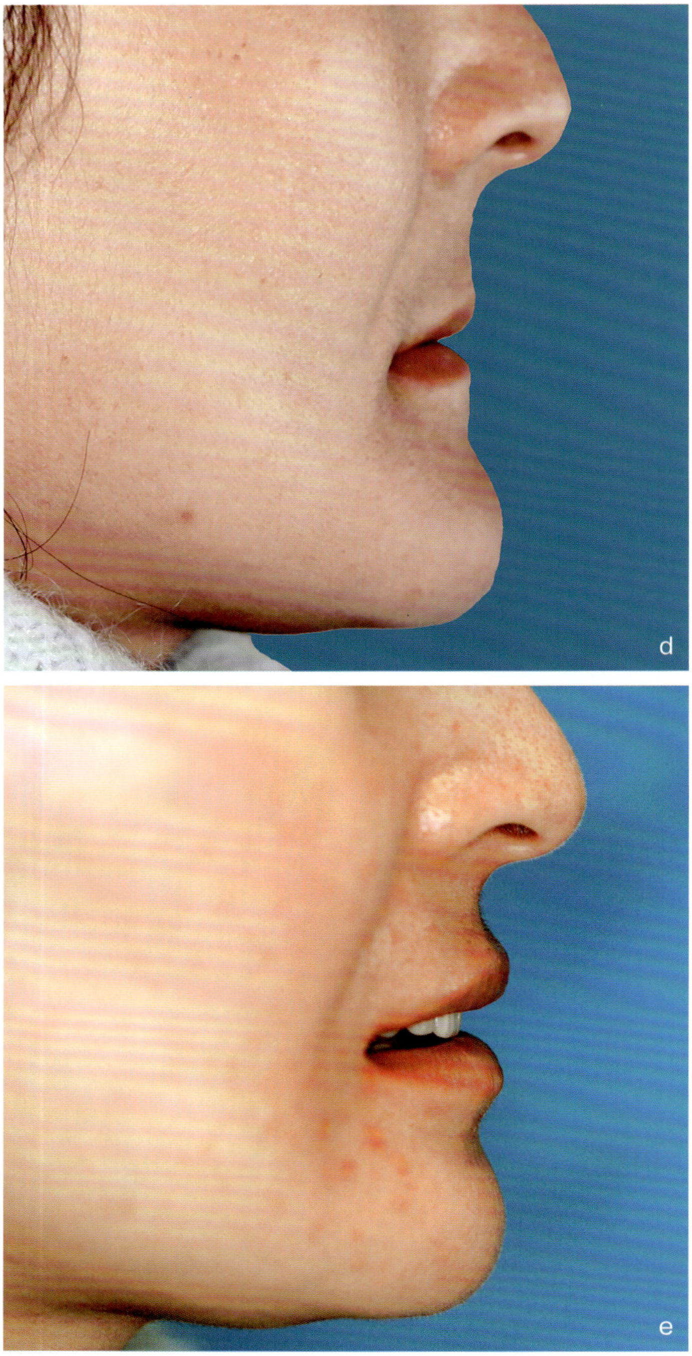

图15-4 （续）

d. 戴牙前面下1/3侧貌；e. 戴牙后面下1/3侧貌

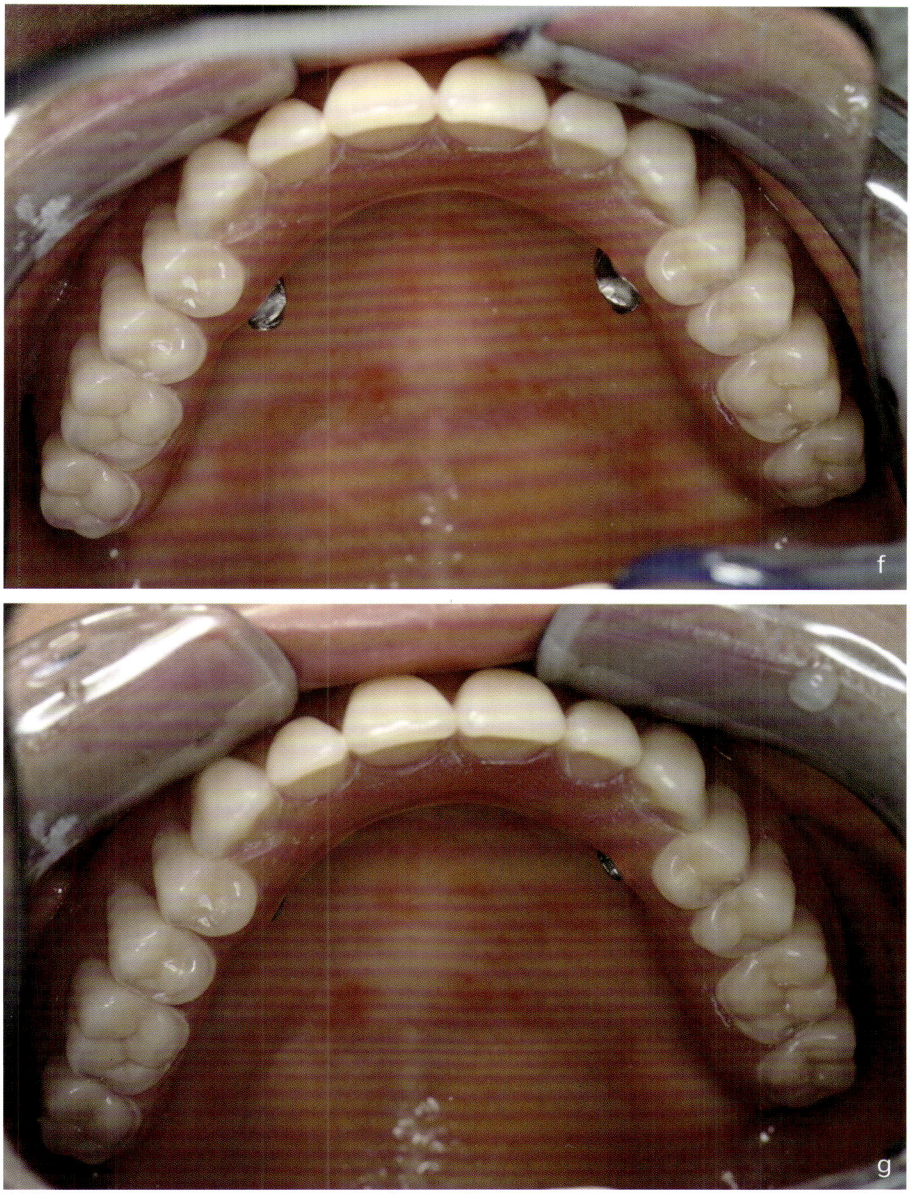

图15-4 （续）

f．腭侧锁扣打开；g．腭侧锁扣关闭

剖式牙。人工牙的材料一般为树脂（成品人工牙）或复合树脂；仅当龈殆间距过小时，可能制作为前牙舌侧金属背板、后牙金属殆面。人工牙的排列为正中咬合时：双侧后牙均匀接触、前牙不接触或轻接触；非正中咬合时：前伸运动以切牙或（和）尖牙前导，形成后牙殆分离，并可获得切牙对刃殆（图15-3f～h）；侧方运动工作侧尖牙或（和）前磨牙引导，为尖牙保护殆或组牙功能殆，非工作侧可不接触，或个别接触形成双侧平衡殆。侧方尖牙保护殆更易于获得，但由于种植覆盖义齿固位良好，行使咀嚼功能过程中几乎不发生晃动，且树脂牙的抗磨耗性能略差，侧方运动时单独接触的尖牙舌面和牙尖会逐渐磨耗降低，形成工作侧多个牙齿接触的组牙功能殆，继续磨耗最终可形成双侧平衡殆。特别需要注意的是：如上颌覆盖义齿由于龈殆间距不足而设计为不易磨耗的金属舌侧背板、金属殆面，而对颌又为天然牙列时，平衡侧的咬合接触点设计应谨慎，避免形成咬合干扰对天然牙甚至咬合系统造成不良影响。此时设计为工作侧尖牙保护殆可能更易于实现，更有益于咬合系统的健康稳定。如对颌牙列或修复体的殆曲线异常，应纠正潜在的咬合干扰因素，如正畸治疗、调殆、更换原有修复体等，以减少义齿并发症及对下颌牙列甚至咬合系统的不良影响[12]。

同时，在后牙区应尽量将牙齿排列在牙槽嵴顶或靠近种植体轴心位置，此种情况下人工牙所受的侧向力最小，种植体的支持作用最佳，可降低义齿发生机械并发症的风险，因此，如上后牙区牙槽嵴明显吸收后位于下颌牙列的舌侧，后牙人工牙可排列为对刃至反殆关系，在覆盖义齿修复早期有可能出现咬颊的现象，但随修复体使用时间的延长，颊侧软组织会逐渐适应修复体的存在，咬颊的发生频率会逐渐降低，直至适应完全，基本不发生咬颊。

4. 义齿维护

覆盖义齿在每次咀嚼使用后均应取下清洁，同时清洁位于口内与种植体相连的固位装置。除了需要改变偏侧咀嚼，意识清醒时紧咬牙等不良习惯，夜间睡眠时，为避免单个固位装置与对颌牙产生接触而发生形变或导致个别种植体受力过大，最好将义齿清洁后戴入；如明确夜磨牙病史，可制作义齿水平殆垫或对颌牙殆垫。

种植覆盖义齿固位良好，人工牙的磨耗速度往往比常规总义齿要快，义齿也易于发生机械并发症。完成修复后应定期复查随诊，根据义齿磨耗情况调整、修理义齿；根据患者对义齿及口内固位装置的清洁情况进行有效的口腔卫生指导。

二、覆盖义齿类型

1. 双套冠覆盖义齿　双套冠覆盖义齿是在种植体上连接有作为内冠的基台（图15-3b），义齿的组织面内固定有外冠，外冠与内冠之间通过摩擦力产生固位作用，基台亦对义齿产生支持作用。基台有成品基台、个性化基台（铸造、CAD/CAM切削获得），其本身具有一定的高度（4mm以上）和角度，并在选择、加工时通过平行切削仪的观测，调整基台角度和（或）切削，使每个基台的轴壁具有2°～6°的聚合度，同时所有基台获得共同就位道，以便外冠顺利就位和脱位，方便患者摘戴使义齿。外冠有成品外冠，金沉积或贵金属铸造外冠，CAD/CAM外冠。双套冠覆盖义齿加工相对简单，固位力较为稳定可靠，是目前较为常用的覆盖义齿类型，对龈殆间距的最低要求为10mm。

2. 切削杆覆盖义齿　切削杆覆盖义齿是在种植体或种植体基台上连接有作为内冠的切削杆（图15-4b），义齿的组织面内固定有外冠，外冠与内冠之间通过摩擦力产生固位，切削杆亦对义齿产生支持作用。切削杆和外冠可通过铸造、CAD/CAM切削、电火花蚀刻，金沉积（仅外冠）等技术制作，还可加入栓道、固位针、锁扣等辅助固位装置（图15-4c、f、g）。与双套冠覆盖义齿的区别在于，切削杆将同颌的几个种植体或基台通过杆式结构连接为一个整体，通过杆体提供摩擦固位力，固位力的大小和就位道由内外侧轴壁的聚合度控制。如种植体轴向不理想，单个种植体条件较差需要将种植体进行连接共同支持修复体，可在种植体上选择不具有抗旋转结构的基台（如Nobelbiocare 的multi-unit基台），以切削杆将多个种植体或基台全部或分段连接进行修复。切削杆覆盖义齿由于具有基台、杆体、外冠、清洁间隙、义齿加固支架、人工牙等结构设计，对龈殆间距要求较高，至少为12mm；同时，配件加工较为繁琐，成本较高。患者对修复体和口内固位装置的清洁难度较双重冠覆盖义齿大。

3. 混合支持式覆盖义齿　Locator是目前较为常用的一种混合支持式覆盖义齿的固位体，其附着装置的组成包括作为阴体的基台和作为阳体的尼龙扣和金属帽。基台均为直基台，直接旋入并固定于种植体内；尼龙扣具有一定的弹性，嵌入金属帽内侧，金属帽外侧面有固位沟可固定于义齿组织面内。尼龙扣内具有圆柱形凸起结构，对应基台内的凹槽，两者弹性嵌合产生固位作用。基台有不同的穿龈高度，而尼龙扣依据颜色编码，具有不同程度的固位力。由于连接部件体积小，基台并非通过一定高度的轴壁提供固位而是弹性固位，Locator覆盖义齿对修复空间的需求较小，6mm即可；但附着装置对义齿的支持作用有限，如咬合力过大，尼龙扣会产生磨损、变形，因此需要上颌牙槽嵴、硬腭等常规总义齿主、副承托区来承担咬合力，Locator基台主要发挥固位作用，义齿的基托伸展范围应比双套冠、切削杆覆盖义齿有所增大，种植体越少，基托伸展范围应越大。

此外，球帽附着体、磁性附着体、杆卡附着体亦有使用。采用混合支持式覆盖义齿修复时，应对患者定期复查，检查义齿的稳定性，必要时需重衬义齿以保持修复体组织面和口腔黏膜软组织之间的紧密贴合，避免因缺乏组织封闭、支持导致的食物嵌塞、义齿翘动等不良影响或并发症[13]。

第四节　牙列缺失上颌窦植骨种植的固定修复

当患者上牙列缺失或因各种牙周牙体疾患所致上颌无可保留的天然牙，该类患者则面临上颌牙列缺失的修复问题。上牙列的全部丧失，除了对咀嚼有较大影响以外，对面型、发音、外观等均存在本质的负面影响和改变，属于种植修复中较为困难的复杂病例。这类患者通常同时存在骨质不良、骨量不足、上下颌骨水平、垂直位置关系不调等多重矛盾。大致可分为以下几种情况：

1. 上颌后牙区骨量不足，需上颌窦植骨方满足种植体植入条件，双尖牙之间区域骨量尚可满足种植体植入。可考虑标准的All-on-4的修复理念[14-15]，上颌前部垂直向植入2个种植体，在双侧上颌后牙区，避开上颌窦向远中倾斜植入各1颗种植体。后牙区种植体至少达到从第二前磨牙远中穿出，修复时以悬臂恢复到第一磨牙，种植即刻修复时悬臂梁长度不多于8mm，终末修复时悬臂长度不得大于15mm。上部结构一般为钛支架和成品树脂牙。

当患者的年龄、性别、对颌牙情况、咬合力等处于高风险因素较为集中的状态时，则需考虑通过上颌窦植骨，于双侧上后牙区各增加植入一颗种植体，达到上颌6颗种植体，支持全牙弓固定修复体，则为有针对性的稳妥的修复设计[16]。上颌窦植骨技术的实施使得上颌后牙区得以植入种植体，可减小甚至消除修复体悬臂，增加牙列长度，提高咀嚼效率；由于增加了种植体数量，可选择更为耐磨、不易损坏的材料，如金属咬合面、各种类型的全瓷修复材料进行终末修复[17]（图15-5）。

2. 前牙区骨质不良骨量严重不足，后牙区剩余骨量和条件尚可满足上颌窦植骨种植条件时，则可考虑进行双侧上颌窦植骨，于上颌双侧后牙区各植入3个种植体的设计方案，达到上颌6个种植体支持固定修复的设计要求（图15-6）。由于这类患者上颌前牙区种植受限，种植体的植入集中在双侧上后牙区，左右侧种植之间跨度较大，只可采用全牙弓一段式种植修复方式。基于该类患者的临床条件差的实际情况，多因上颌窦植骨而无法进行即刻修复，需戴用软衬后的临时修复体度过愈合期。

3. 患者上颌前牙区骨量严重不足、上颌窦内病变其他原因导致上颌窦植骨效果不确定性较大时，可考虑进行颧骨种植体的植入[18]，可根据情况选择单（双）侧单（双）穿颧种植，也可和上颌骨合适部位的种植体一起达到4～6个种植体的面式分布，共同支持全牙弓种植修复体。穿颧骨种植避免因上颌窦提升大量植骨不能即刻修复的限制，当颧骨种植体及同颌其他种植体植入获得良好的初期稳定性可进行即刻修复（图15-7）。颧骨种植体植入后通常需使用大角度基台调整传出点，减小腭侧基托厚度，降低对发音的影响，提升患者的舒适度。

总之，不论采用何种治疗技术，上颌全牙列缺失，需至少植入4～6个种植体方可满足支持全牙弓固定修复体的要求。种植体的数量和分布情况对修复体受力和远期效果有较大的影响。需要在种植术前对患者进行全面检查、制订合理的种植修复方案。上颌全牙列缺失，上颌窦植骨术后，设计植入6～8颗种植体，修复设计为分段冠桥也是可行可靠的种植方式。需要指出的是，分段冠桥设计时，对全牙弓各段骨质骨量及种植体植入位置的要求更严格，需术前做好各方面条件的评估，必要时可考虑使用外科模板指导种植体的植入[19-21]。

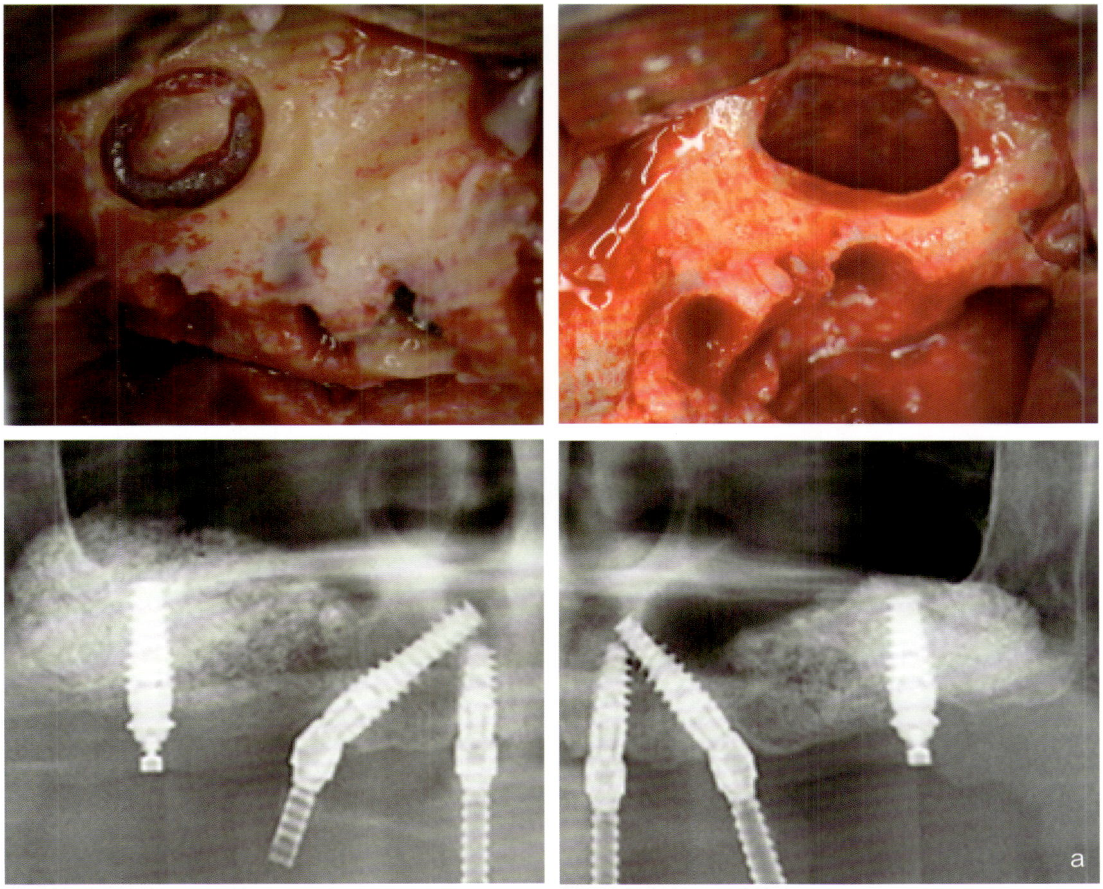

图15-5　上无牙颌种植固定义齿

a. 上无牙颌双侧上颌窦植骨术后上颌植入6颗种植体

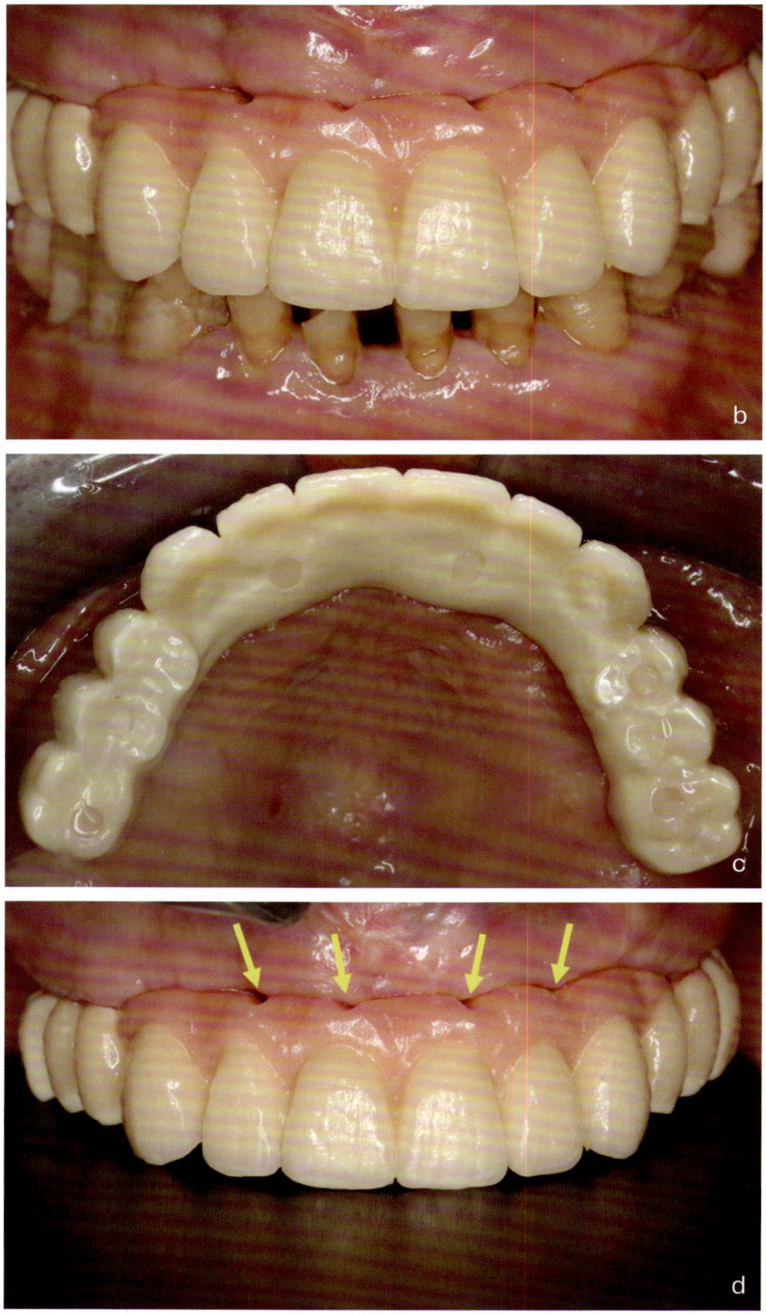

图15-5（续）

b. 氧化锆一体全瓷固定义齿正面观；c. 全瓷固定义齿殆面观，远中无悬臂桥体；d. 箭头表示固定义齿龈端清洁间隙

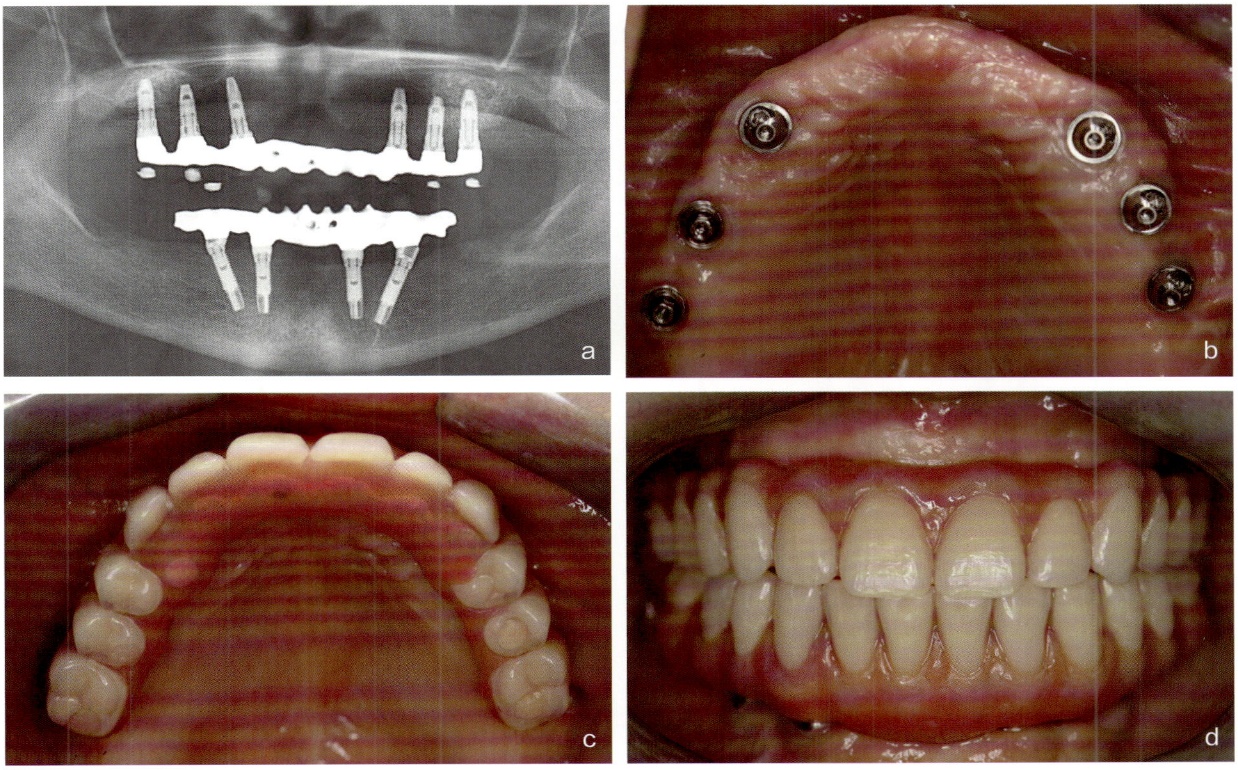

图15-6　上后牙区植骨种植的无牙颌固定义齿

a. 上无牙颌前、后骨量均不足，双侧上颌窦植骨术后植入6颗种植体；b. 种植体基台𬌗面观，种植体位于双侧后牙区；c. 上颌义齿𬌗面观；d. 上、下颌义齿正面观

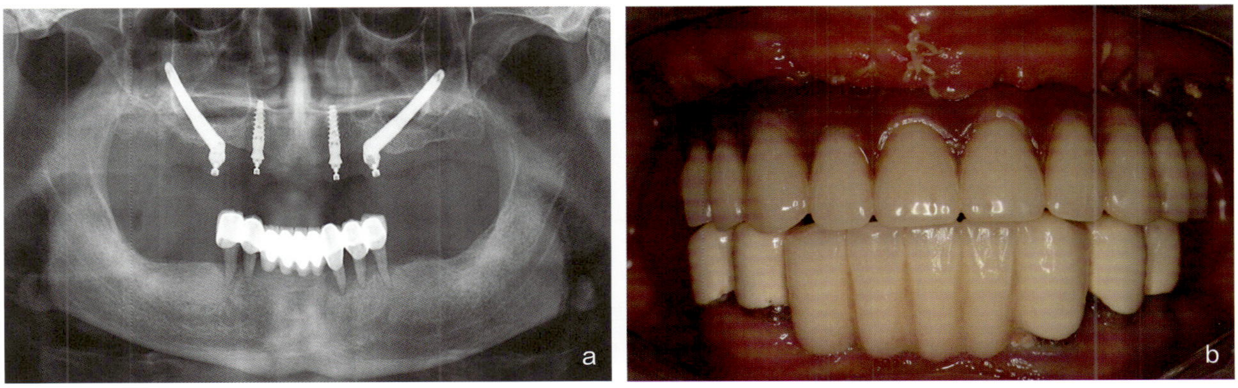

图15-7　颧骨种植体支持固定义齿

a. 上无牙颌双侧颧骨种植体及前牙区种植体；b. 种植术后即刻固定义齿

种植体支持的全牙弓固定义齿或分段冠桥修复体由于无法被患者自行取下，清洁难度较大，需要特别注意在种植体的近中、远中分别预留清洁间隙以便患者使用牙刷、种植体牙线、间隙刷、冲牙器等进行日常清洁（图15-5d）。有效的口腔卫生健康指导及长期复查随诊是必需的。

特别需要注意的是，在已知患者有夜磨牙病史，或者怀疑有夜磨牙病史的情况下，应制作软殆垫在夜间使用以保护修复体。对于上唇丰满度不足、需借助义齿基托恢复丰满度的病例则不适合采用全牙弓固定修复的方式，应设计为种植体支持的覆盖义齿修复方式。

第五节　上颌窦植骨术后的过渡义齿

就目前专业共识，上颌窦植骨术后是不宜进行即刻修复的，即便种植体植入后初期稳定性达到即刻修复所要求的扭矩和稳定性，出于各因素的综合考虑仍建议愈合后再行上部修复[22]。那么，上颌窦植骨后，采用何种方式的过渡义齿是一个问题。

上颌窦植骨术种植体为埋入愈合状态时，只能采用胶连可摘局部义齿或胶连总义齿作为过渡义齿使用，需要强调的是作为上颌窦植骨后的活动义齿虽然是过渡义齿的性质和用途，仍然需要按照活动义齿设计的规范来完成。

可摘局部义齿要有稳定贴合的殆支托（切支托），设计合理的卡环固位装置，以保证咬合力量的合理分布与分散，以及足够的固位和支撑，使可摘过渡义齿获得良好的固位和稳定效果，避免因义齿不能保持稳定的位置，对术区造成压力和不良影响。一般建议，如果术后需要戴用过渡义齿，则在术后3～4周，由种植修复医生将修复体组织面缓冲软衬后再使用。

总义齿完全由黏膜支持，应待软组织完全愈合后方可制作。如为旧义齿，使用前须由种植修复医生进行调改。义齿基托不能压迫植骨区和种植术区，应尽量利用硬腭作为支撑，必要时可局部缓冲后软衬。当大量缓冲造成义齿基托伸展范围不足而影响固位时，可酌情使用义齿固位糊剂。

有研究表明，上颌窦植骨术后的种植体失败其中一个高风险影响因素为过早戴用可摘过渡义齿，术后不使用可摘式过渡义齿的患者则不存在因义齿导致的植骨及种植失败的风险[23]。对于有使用过渡义齿意愿或需求的患者，医生应评估过渡义齿使用的必要性，并且充分告知患者义齿使用可能存在的风险和注意事项，如出现义齿压迫术区、稳定性下降、局部损坏等情况时应及时复诊。

对于上颌窦植骨术后种植体已有愈合基台连接的情况，包括种植体一期连接愈合基台和二期手术后的病例，仍可使用活动义齿进行过渡修复。或于足够的愈合时间后，通过固定修复的方式，一方面作为过渡义齿行使功能，另一方面，可以通过树脂材料的过渡义齿使种植体渐进负重，可以从最初的无咬合接触，逐步过渡为咬合轻接触，接近终末修复的咬合要求。待稳定后再制作完成终末修复。这一阶段的临时固定修复体对渐进负重改善骨结合、患者术区牙龈成型、终末修复的参考或模板、患者使用适应、学习使用各种清洁工具对种植修复体清洁的练习等有一定的积极意义。

参考文献

[1] Helkimo E, Carlsson GE, Helkimo M. Bite force and state of dentition. Acta Odontologica Scandinavica, 1977, 35 (6): 297-303.

[2] Mericske-Stern R, Assal P, Mericske E, et al. Occlusal force and oral tactile sensibility measured in partially edentulous patients with ITI implants. Int J Oral Maxillofac Implants, 1995, 10 (3):345-353.

[3] Lujan-Climent M, Martinez-Gomis J, Palau S, et al. Influence of static and dynamic occlusal characteristics and muscle force on masticatory performance in dentate adults. Eur. J. Oral Sci, 2008, 116(3): 229-236.

[4] Bocklage R. Biomechanical aspects of monoblock implant bridges for the edentulous maxilla and mandible: concepts of occlusion and articulation. Implant Dent, 2004, 13(1):49-53.

[5] Mattheos N, Schittek Janda M, Zampelis A, et al. Reversible, non-plaque-induced loss of osseointegration of successfully loaded dental implants. Clin Oral Implants Res, 2013, 24(3):347-354.

[6] Vigolo P, Mutinelli S, Zaccaria M, et al. Clinical evaluation of marginal bone level change around multiple adjacent implants restored with splinted and nonsplinted restorations: a 10-year randomized controlled trial. Int J Oral Maxillofac Implants, 2015, 30(2): 411-418.

[7] Zurdo J, Romão C, Wennström JL. Survival and complication rates of implant-supported fixed partial dentures with cantilevers: a systematic review. Clin Oral Implants Res, 2009 20 Suppl 4: 59-66.

[8] Wennerberg A, Jemt T. Complications in partially edentulous implant patients: a 5-year retrospective follow-up study of 133 patients supplied with unilateral maxillary prostheses. Clin Implant Dent Relat Res, 1999, 1(1):49-56.

[9] Kolgeci L, Mericske E, Worni A, et al. Technical complications and failures of zirconia-based prostheses supported by implants followed up to 7 years: a case series. Int J Prosthodont, 2014, 27(6):544-552.

[10] Parkinson CF. Similarities in resorption patterns of maxillary and mandibular ridges. J Prosthet Dent, 1978, 39:598-602.

[11] Afrashtehfar KI, Belser UC. Prevention and Management of Cheek and/or Tongue Biting Related to Posterior Implant-Supported Fixed Dental Prostheses (ISFDPs). J Prosthodont, 2019, 28(7):1-3.

[12] Stefan Wolfart. Implant Prosthodontics: A Patient-Oriented Strategy. Berlin: Quintesssence, 2016:354.

[13] Stefan Wolfart. Implant Prosthodontics: A Patient-Oriented Strategy. Berlin: Quintesssence, 2016:317-348.

[14] Maló P, Rangert B, Nobre M. All-on-4 immediate-function concept with Brånemark System implants for completely edentulous maxillae: a 1-year retrospective clinical study. Clin Implant Dent Relat Res, 2005, 7 Suppl 1:88-94.

[15] Maló P, de Araújo Nobre M, Lopes A, et al. "All-on-4" immediate-function concept for completely edentulous maxillae: a clinical report on the medium (3 years) and long-term (5 years) outcomes. Clin Implant Dent Relat Res 2012, 14 Suppl 1:139-150.

[16] Parel SM, Phillips WR. A risk assessment treatment planning protocol for the four implant immediately loaded maxilla: preliminary findings. J Prosthet Dent, 2011, 106(6):359-366.

[17] Lambert FE, Weber HP, Susarla SM, et al. Descriptive analysis of implant and prosthodontic survival rates with fixed implant-supported rehabilitations in the edentulous maxilla. J Periodontol, 2009, 80(8):1220-1230.

[18] Aparicio C, Manresa C, Francisco K, et al. Zygomatic implants: indications, techniques and outcomes, and the zygomatic success code. Periodontol 2000, 2014, 66(1):41-58.

[19] Berglundh T, Persson L, Klinge B. A systematic review of the incidence of biological and technical complications in implant dentistry reported in prospective longitudinal studies of at least 5 years. J Clin Periodontol, 2002, 29(Suppl. 3): 197-212.

[20] Papaspyridakos P, Chen CJ, Chuang SK, et al. A systematic review of biologic and technical complications with fixed implant rehabilitations for edentulous patients. Int J Oral Maxillofac Implants, 2012, 27(1):102-110.

[21] Papaspyridakos P, Chen CJ, Chuang SK, et al. Implant Loading Protocols for Edentulous Patients with Fixed Prostheses: A Systematic Review and Meta-Analysis. Int J Oral Maxillofac Implants, 2014, 29(Suppl):256-270.

[22] Moreno Vazquez JC, Gonzalez de Rivera AS, Gil HS. Complication rate in 200 consecutive sinus lift procedures: guidelines for prevention and treatment. J Oral Maxillofac Surg, 2014, 72(5):892-901.

[23] Al-Dajani M. Incidence, Risk Factors, and Complications of Schneiderian Membrane Perforation in Sinus Lift Surgery: A Meta-Analysis. Implant Dent, 2016, 25(3):409-415.

第十六章

上颌窦植骨并发症预防及处理

任抒欣　林野

经过30多年的临床研究与应用，上颌窦植骨种植手术已经被认为是一个可预测的应用于上颌后牙区垂直骨量不足的外科技术，但是上颌窦植骨种植手术也是公认技术敏感性较强的一项外科技术，在术中、术后早期、晚期均可发生相关并发症，直接影响植骨的效果或种植体的长期存留率。受过良好训练的外科医师可以将上颌窦植骨并发症的发生率控制在较低的水平，并且即使出现并发症也能进行有效的处理。本章将讨论上颌窦植骨可能的术中、术后早期和晚期并发症，以及相应的预防和处理方法。

第一节 术中并发症

一、上颌窦黏膜穿孔

（一）上颌窦黏膜穿孔的发生率与风险

上颌窦黏膜穿孔是最常见的上颌窦植骨并发症[1-3]。文献报道的可直视的上颌窦黏膜穿孔发生率从11%到56%不等，平均穿孔率为23.5%。Raghoebar等[4]报道为29%，Schwarttz-arad等[5]报道为44%，Timmenga等[6]报道为34%，Barone等[3]报道认为可直视的穿孔约30%。如果算上未能直视的黏膜穿孔应该是多少？推测大于50%。Jensen SS等[7]就上颌窦黏膜穿孔以及感染的发生率做了meta分析研究，结论提示，即使有经验的外科医生操作，上颌骨外侧壁入路上颌窦植骨黏膜穿孔的发生率约为40%，牙槽突入路的上颌窦黏膜穿孔发生率约为50%，而上颌窦植骨的感染发生率为4.7%。

理论上，完整地抬起上颌窦黏膜，在黏膜与窦底之间植入植骨材料方能保证植骨材料的稳定性，从而促进初期愈合的血管化过程。当上颌窦黏膜穿孔后，会增加感染的风险并延迟骨愈合。现有动物实验表明上颌窦黏膜穿孔会引起上颌窦内植骨区域新骨形成延迟[8]。Triplett RG等[9]研究认为上颌窦黏膜穿孔可能导致上颌窦的感染，表现为急性感染和慢性感染：急性感染可导致种植体和植骨材料脱落或取出；慢性感染更多见，使植骨区域新骨形成不良，种植体骨结合受到干扰，临床表现为在较短期内种植体（6～12个月）脱落。

然而，临床研究关于上颌窦黏膜穿孔是否影响种植体存留率的结论并不完全一致。虽然部分研究显示黏膜穿孔发生会引起种植体存留率显著下降[10-11]，另有其他研究数据发现种植体存留率与上颌窦黏膜穿孔无相关性[12]。穿孔大小是影响种植体存留率的决定因素[2]。当上颌窦黏膜穿孔直径＜5mm时，种植体存留率为97.14%，而当穿孔直径＞10mm时，种植体存留率仅为74.14%[2]。临床实践中一旦上颌窦黏膜穿孔发生，则术者很难准确控制穿孔的范围与大小，小穿孔在几分钟内可随患者呼吸运动自行发展为大穿孔，所以，预防和避免上颌窦黏膜穿孔完成植骨手术是贯穿上颌窦植骨种植整个术中最重要的并发症预防操作。造成上颌窦黏膜穿孔的原因多而复杂，术中的每一分钟、每一步骤稍有不慎，穿孔就可能发生。一旦发生上颌窦黏膜穿孔，术后感染和新骨形成不良的风险大大增加。有较多研究认为上颌窦植骨种植术后一年内种植体发生脱落的原因大都与新骨形成不良有关。

（二）上颌窦黏膜穿孔原因及预防措施

上颌窦黏膜穿孔的原因各种各样，解剖形态、操作不慎以及术者经验均会影响黏膜穿孔的可能性。上颌窦黏膜厚度、窦底解剖形态及其邻牙牙根的解剖形态很大程度上决定了完整抬起上颌窦黏膜的难度。所以在术前仔细阅读上颌窦CT片，全面评估上颌窦黏膜厚度、有无上颌窦分隔、有无邻牙牙根突出以及剩余垂直骨高度，都对术中预防上颌窦黏膜穿孔有重要意义。现将与上颌窦黏膜穿孔的原因列举如下。

1. 上颌窦黏膜厚度

黏膜厚度与上颌窦黏膜穿孔的发生率被证实有紧密相关。有研究[13]报告正常情况下人类上颌窦黏膜厚度大约0.05mm，极其菲薄，其本身解剖特点就不易完整剥离抬起（图16-1）。术前CBCT能提示上颌窦黏膜的厚度。Lum A.G等[14]研究了术前CBCT上颌窦黏膜厚度与上颌窦黏膜穿孔率的关系，发现上颌窦黏膜穿孔的患者黏膜厚度平均为0.84mm，而未穿孔组黏膜厚度为2.78mm。另有学者将黏膜厚度1.5mm作为分界，当黏膜厚度小于1.5mm时，穿孔率为41%，而当黏膜厚度大于1.5mm时，穿孔率为19.6%。Lin YH等[15]报道了应用CBCT检查判断上颌窦黏膜厚度与穿孔率的研究，认为中等厚度（＜2mm和≥1mm）的上颌窦黏膜手术穿孔率较低，较薄（＜1mm）或者较厚（≥2mm）的黏膜都容易引起上颌窦黏膜穿孔。但他们同时也指出CT影像可能夸张了黏膜厚度，且无法判断黏膜性质。所以，上颌窦提升植骨术前CBCT检查黏膜厚度是重要的，但外科手术中外科医生的判断和操作也同样重要。在外科操作时，直视下根据黏膜的颜色也可提示黏膜的厚度：黏膜透明无色，意味着黏膜极其菲薄（图16-2）；蓝色黏膜提示中等厚度（图16-3）；白色黏膜提示黏膜相对较厚（图16-4）[16]。

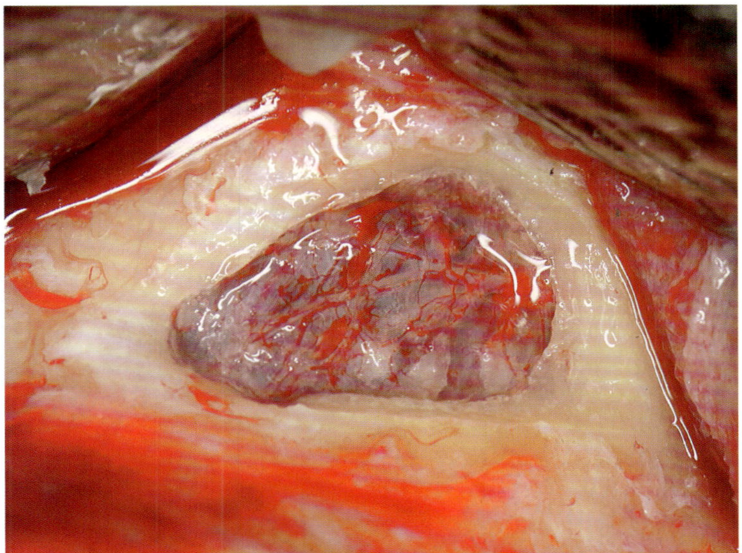

图16-1　上颌窦黏膜

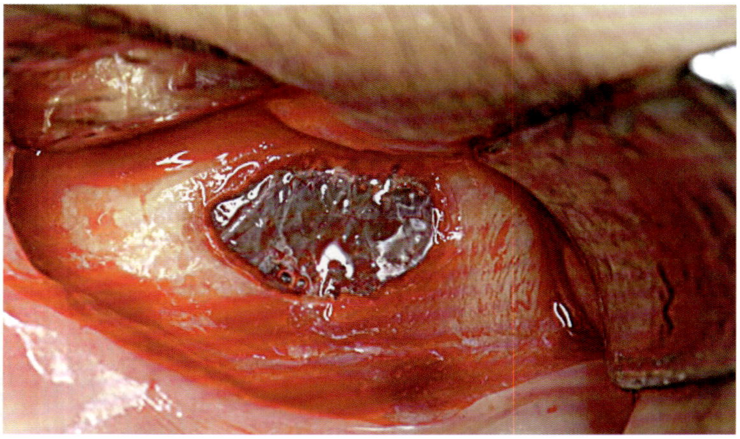

图16-2 薄的黏膜呈无色

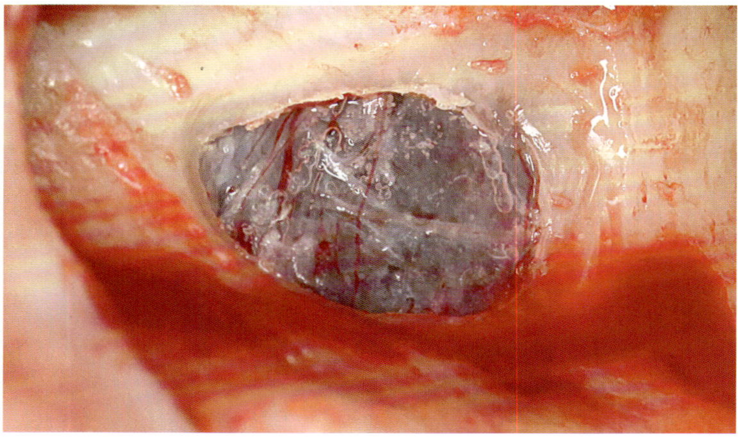

图16-3 中等厚度黏膜呈蓝色

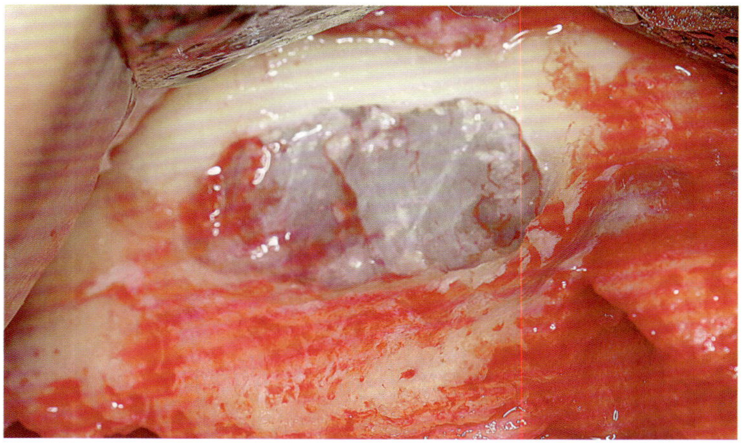

图16-4 较厚黏膜呈白色

2. 上颌窦黏膜的病理性改变

上颌窦黏膜因炎症、拔牙的机械刺激等多种原因均可能发生与窦底粘连，瘢痕，以及上颌窦囊肿等病理性改变，而这些改变都可能造成抬起黏膜困难，甚至撕裂穿孔。

3. 上颌窦底特殊解剖形态

上颌窦底的特殊解剖形态会增加黏膜穿孔的风险[1]。形态多样化且无规律的上颌窦底分隔是上颌窦植骨术中造成黏膜穿孔的常见解剖形态学原因（图16-5）。Amity M等[17]、Schwarz—Arad D等[5]、M. Bornstein等[18]、王旭冉等[19]都描述了上颌窦底分隔的影像学观察。王旭冉等[19]研究表明上颌窦分隔发生率为30.48%，平均高度为5.72mm。绝大部分分隔为冠状分隔，分隔位于上颌窦中部的比例最高，达46.48%。由于上颌窦底存在的多发而无规律的骨性分隔，大多分隔顶部薄而锐，且窦底黏膜与其紧密贴合移行，使得术中完整分离抬起黏膜极其困难，目前尚没有较好的方法或工具能够行之有效地处理上颌窦分隔或完整分离其表面紧密附着的上颌窦黏膜（图16-6 ~ 16-8）。术前CBCT检查分析，正确预测窦底和分隔形态部位，正确设计开窗，术中轻柔操作，小心感知，会有助于完整抬起上颌窦黏膜。因为上颌窦植骨术中，在许多情况下术者无法及时直视器械工作头，只能细心感知窦底形态，做出判断，调整操作，尽量避免黏膜穿孔。当开窗能直视暴露上颌窦底骨分隔时，应适当扩大骨窗的范围使骨分隔正好位于骨窗的正中，同时开窗时小心磨除开窗区骨块使骨分隔走行尽量暴露，这样从骨分隔的两侧分别上抬起上颌窦黏膜（呈W型）从而有助于预防黏膜穿孔（图16-9、16-10）。

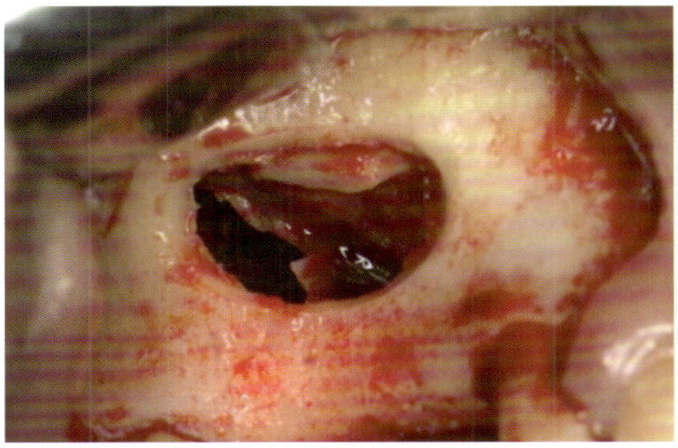

图16-5　不规则分隔

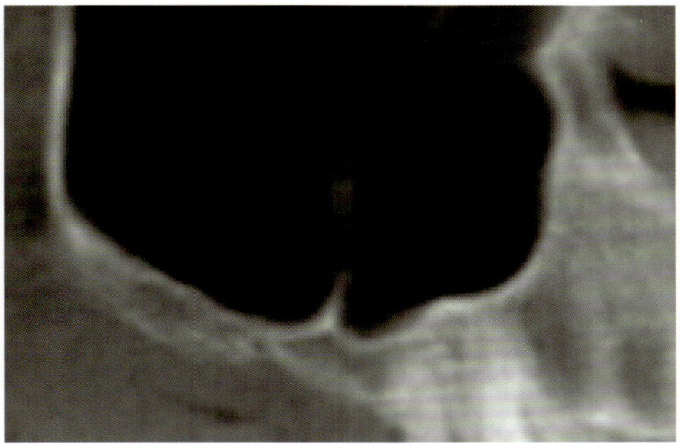

图16-6　曲面断层片上颌窦分隔影像

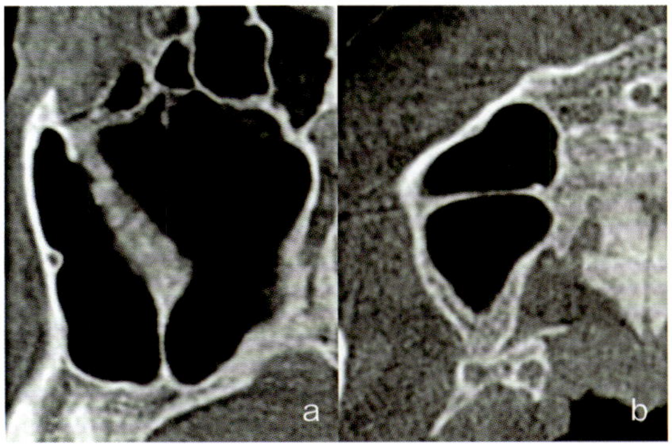

图16-7　CBCT上颌窦分隔

a. 矢状断层上颌窦冠状分隔；b. 水平断层上颌窦分隔影像

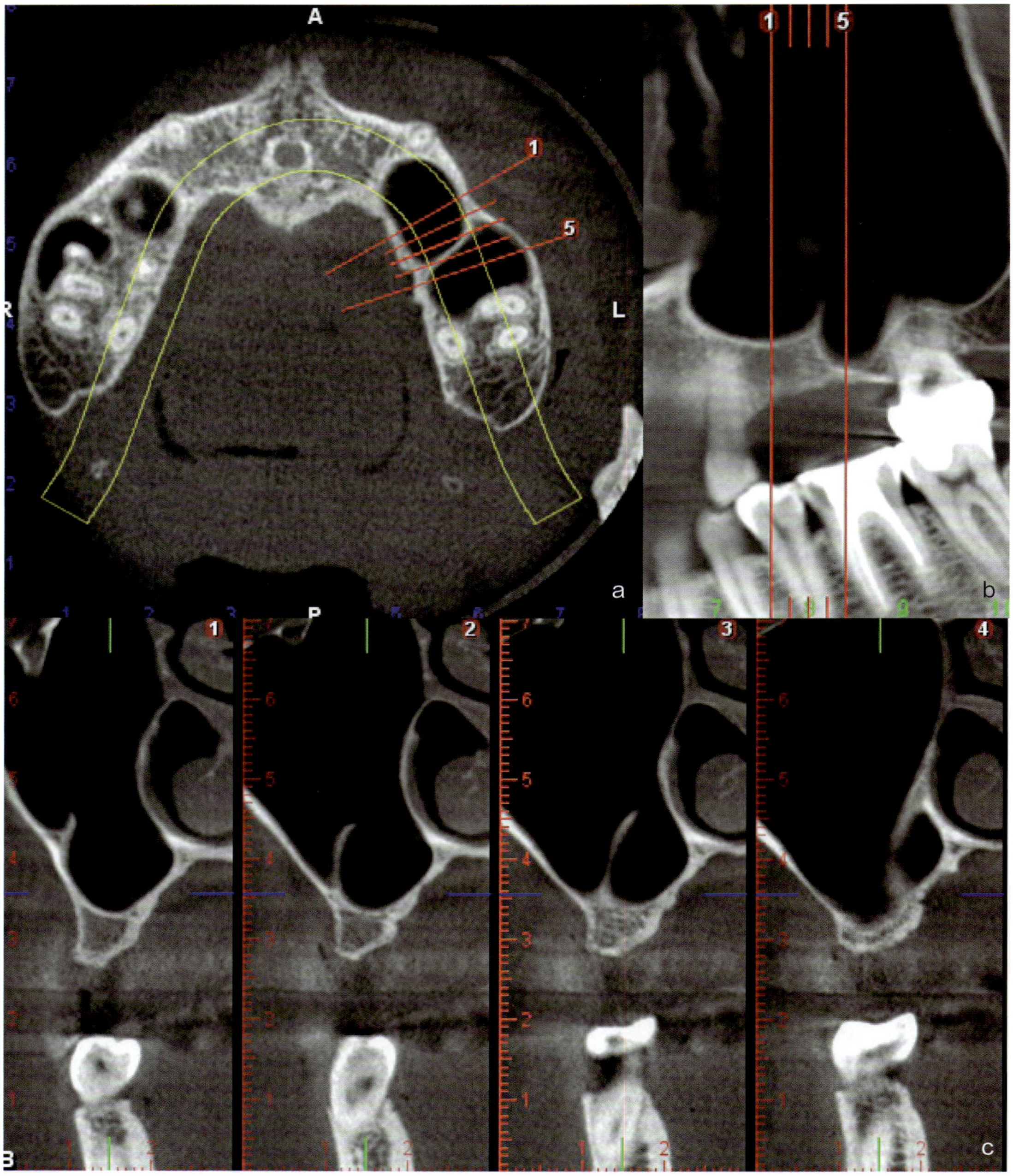

图16-8 CBCT上颌窦分隔影像

a. 在水平断层显示上颌窦分隔；b. 矢状断层显示上颌窦分隔；c. 冠状断层显示上颌窦分隔

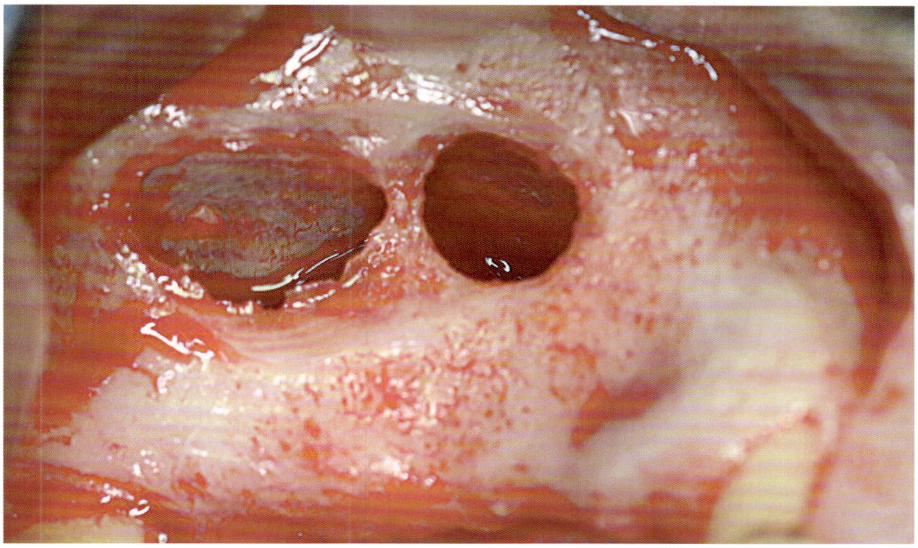

图16-9　上颌窦垂直分隔

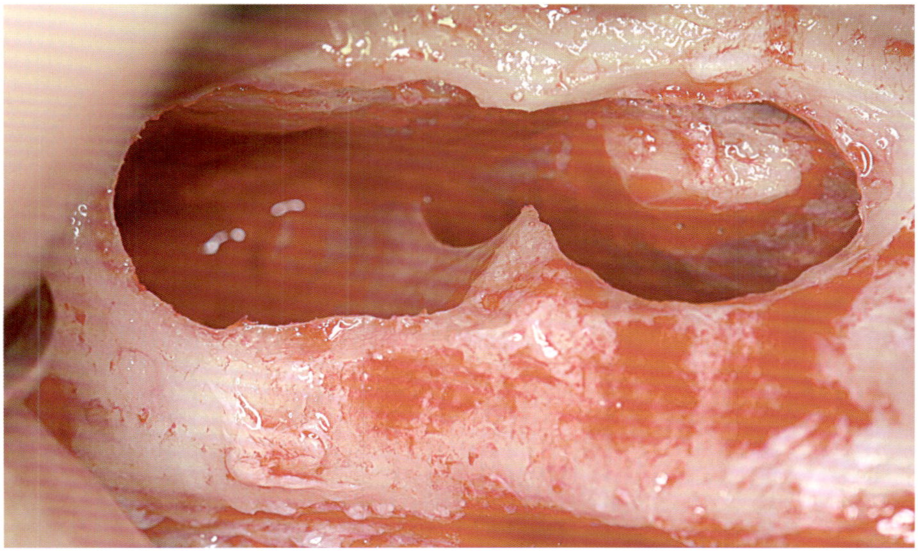

图16-10　不完全性分隔

更为复杂的窦底形态包括上颌窦底骨性缺如。长期牙周病重度骨吸收或拔牙外伤可导致上颌窦底骨质缺损，牙龈黏膜与上颌窦黏膜直接接触，进而导致手术翻瓣时即造成窦底黏膜意外大穿孔，无法完成植骨，或植骨材料稳定性差导致植骨失败。Cortes AR[20]和王旭冉等[19]均报道过这样的病例。在王旭冉的报告中，在666例上颌窦底植骨中有占4.35%，共22例窦底骨质缺如的患者。

然而，也有学者[21]认为除了上颌窦骨性分隔，过陡和过平坦的上颌窦底形态也都不利于上颌窦底黏膜抬起（图16-11、16-12），宽窄适中的窦底形态有利于窦底黏膜提升（图16-13），特别是存在一些解剖形态较为特殊的上颌窦结构均不利于抬起窦底黏膜，邱立新等[21]通过CBCT影像学将与上颌窦植骨有关的上颌窦底的形态进行了分类，希望有助于临床诊断和操作。

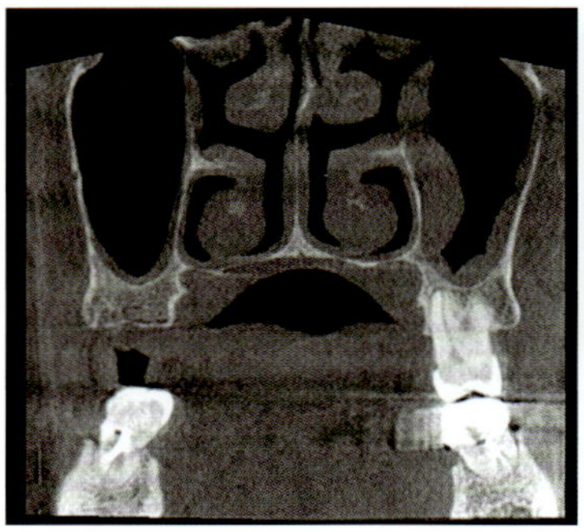

图16-11　过窄上颌窦底

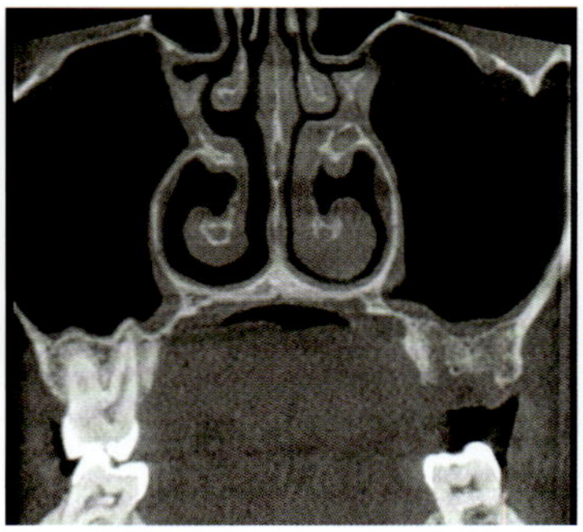

图16-12　过平坦上颌窦底

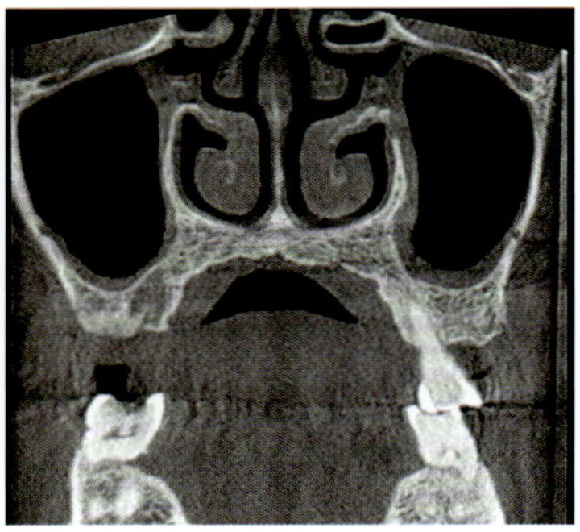

图6-13　中等宽度上颌窦底

4. 邻牙牙根突出于上颌窦腔内

缺牙部位邻牙牙根在上颌窦底的凸起形态也容易引起黏膜穿孔[1]。有时上颌窦底骨质会沿邻牙牙根向窦腔移行而在窦腔里形成锥状凸起，给剥离抬起窦底黏膜造成困难，有时邻牙牙根甚至会直接突入上颌窦腔与窦底黏膜紧密接触，这种锥形凸起的解剖形态往往造成黏膜分离时的意外撕裂或拔牙时黏膜的意外撕裂（图16-14 ~ 16-16）。

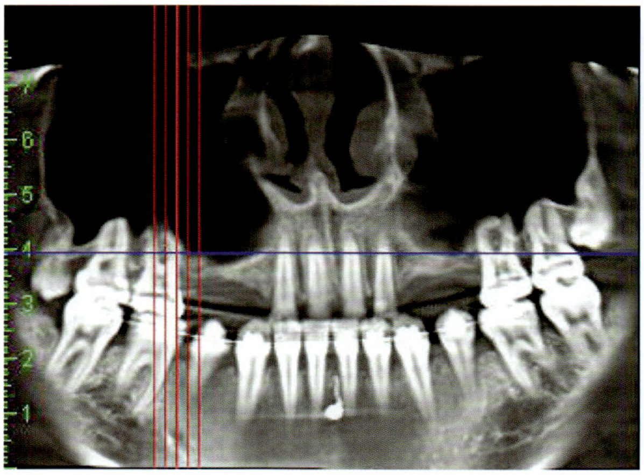

图16-14　CBCT曲面断层显示双侧上颌磨牙牙根均突入上颌窦腔

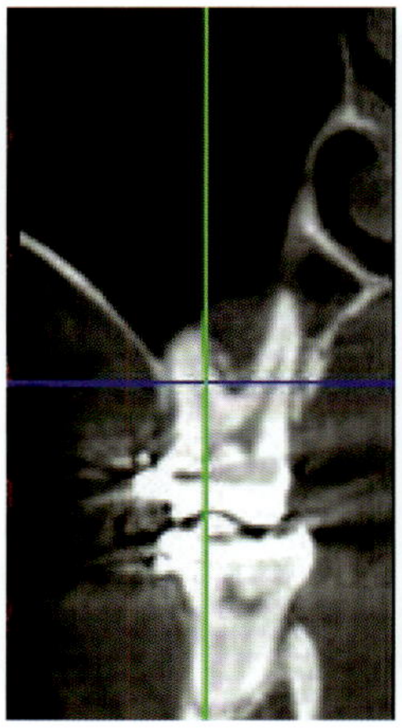

图16-15　CBCT冠状断层显示右上6牙根突入上颌窦腔

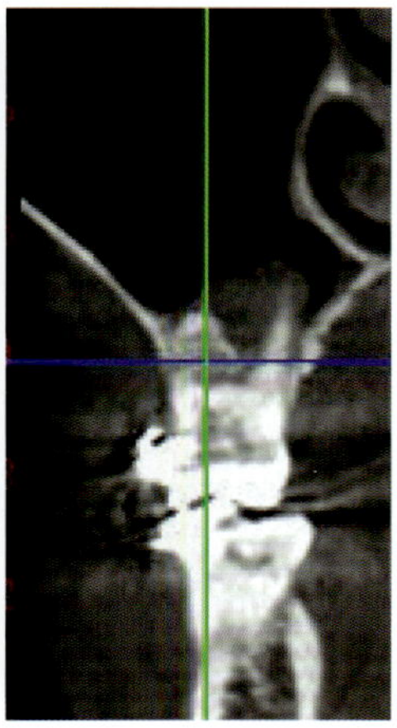

图16-16　CBCT冠状断层显示右上6牙根突入上颌窦腔（不同断面）

5. 窦底黏膜提升高度

有研究[7]认为窦底黏膜提升高度与穿孔率成正比。当上颌窦底黏膜提升3～5mm时，上颌窦黏膜穿孔率约25%；当黏膜提升6～10mm时，穿孔率约85%。黏膜抬起高度越高则穿孔风险愈大是不争的事实，所以术前准确诊断上颌窦底剩余骨高度（图16-17），把握适当黏膜抬起高度对于预防穿孔非常重要。

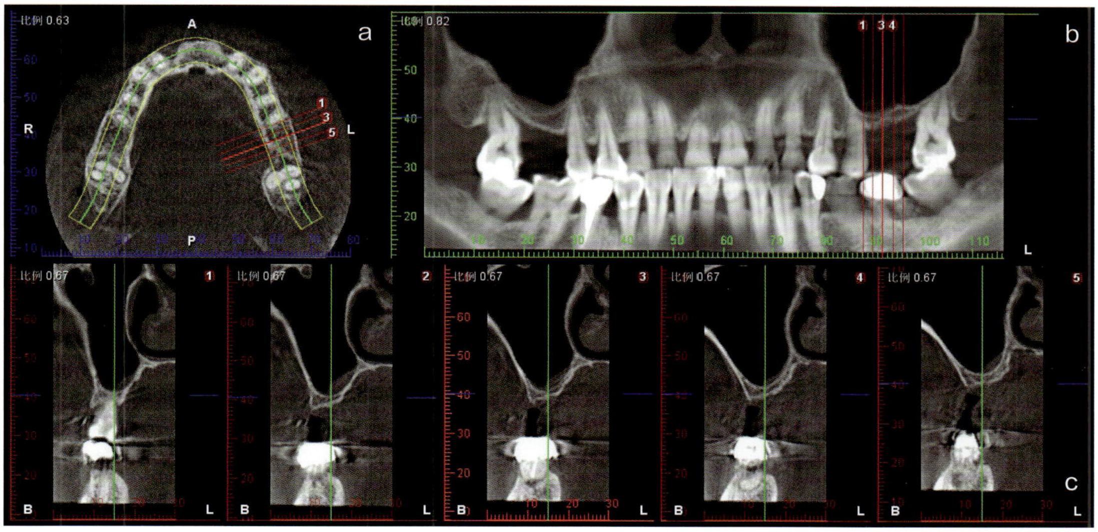

图16-17 CBCT检查窦底剩余骨量

a. 水平断层定位；b. 曲面断层显示缺牙区域上颌窦底剩余骨量仅2～3mm，需提升高度约10mm植骨，黏膜穿孔风险较大；c. 冠状断层显示缺牙区域窦底剩余骨量约2～3mm

6. 种植体选择

如果上颌窦黏膜抬起的高度不足或选择的种植体长度过长，则根部锋利的种植体在旋入就位时可能撕裂上颌窦黏膜，所以上颌窦底提升植入骨替代材料后从牙槽嵴顶到抬起黏膜的高度应大于植入种植体长度2mm以上，使种植体根部远离抬起的窦底黏膜（图16-18）。根部设计较为圆钝的种植体风险较小。

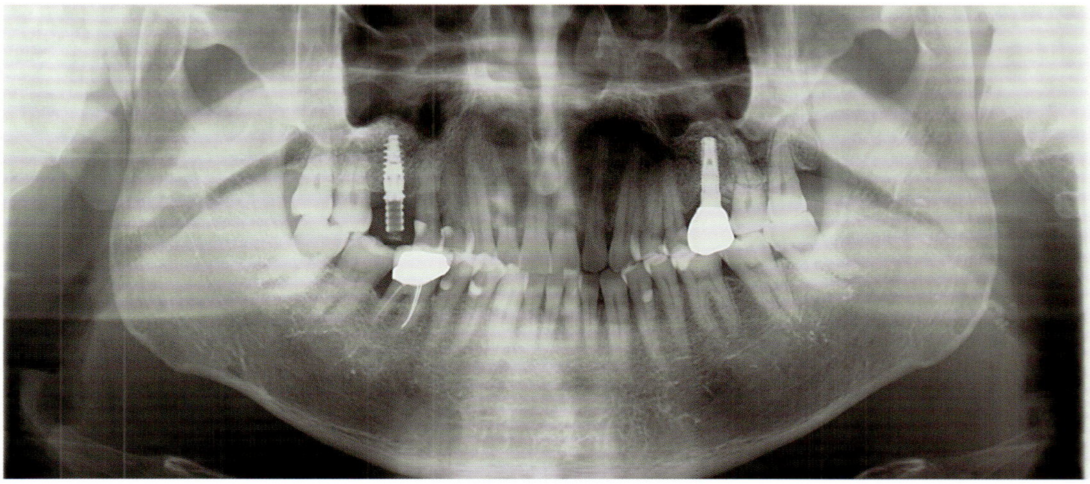

图16-18 种植体根部应远离窦底黏膜

7. 手术器械的选择

手术器械的选择也会影响上颌窦黏膜穿孔的发生率。多个临床研究结果[22-23]证实与传统球钻相比，利用超声骨刀进行上颌窦侧壁开窗可以减低黏膜穿孔概率，并减少出血，提高术区可视度（图16-19、16-20）。

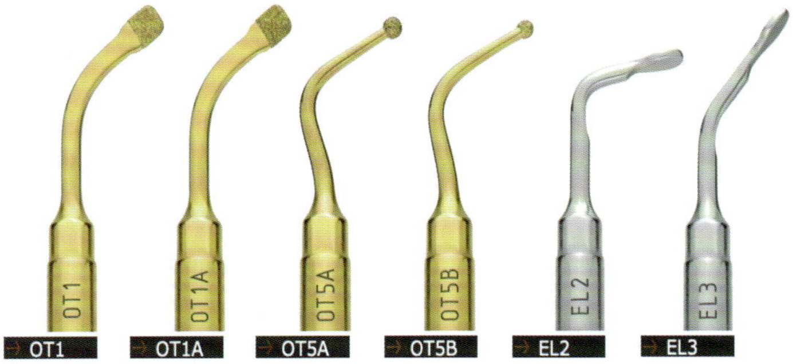

图16-19 用于外侧壁入路的不同设计的超声骨刀工作夹尖

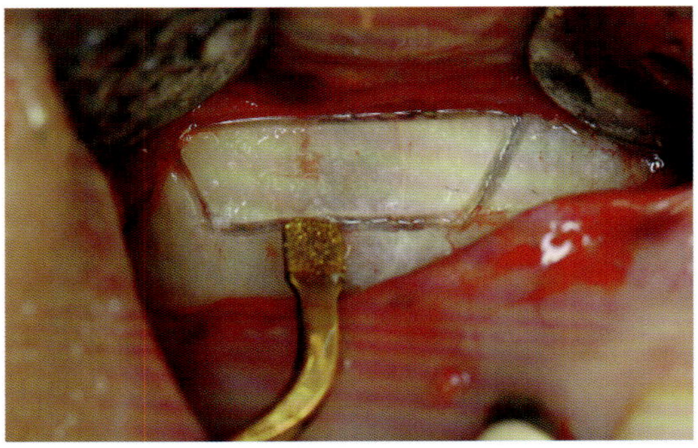

图16-20 金刚砂超声骨刀开窗

8. 术者受训练的专业背景和临床操作经验

上颌窦植骨公认是一个极其精细且敏感性极高的临床技术，几十年来上颌窦黏膜穿孔的发生率没有明显降低，而上颌窦黏膜穿孔对于种植体的长期存留率有显著影响，所以，面对个性化的复杂多变的上颌窦解剖形态，要尽可能避免黏膜穿孔。医生的专业训练背景和临床经验无论如何强调都不过分。

（三）上颌窦黏膜穿孔的预防

1. 上颌骨外侧壁开窗口的形态与大小

开窗口形态可以是肾型、椭圆型或圆型（图16-21 ~ 16-23）。大小主要取决于植入种植体的数量/植入骨替代材料的量，窦底的形态，手术者的经验。一般来说开窗的范围大则手术视野好，开窗范围小则手术视野小，但并非开窗愈大效果愈好，Avila-Ortiz G、Wang H-L等[24]研究观察到开窗大小与新骨形成的速率成反比，认为保守开窗血供好，植骨材料移位少，愈合快。但保守开窗视野受限，操作相对困难。所以开窗大小应适宜。

Fugazzutto PA等[25]认为窗口的近远中方向不大于20mm，冠根向不大于15mm。笔者20余年的临床实践认为国人上颌骨外侧壁入路窗口近远中向不超过15mm，冠根方向不大于10mm即可满足1 ~ 3个牙位区域的植骨种植操作（图16-24 ~ 16-25）。

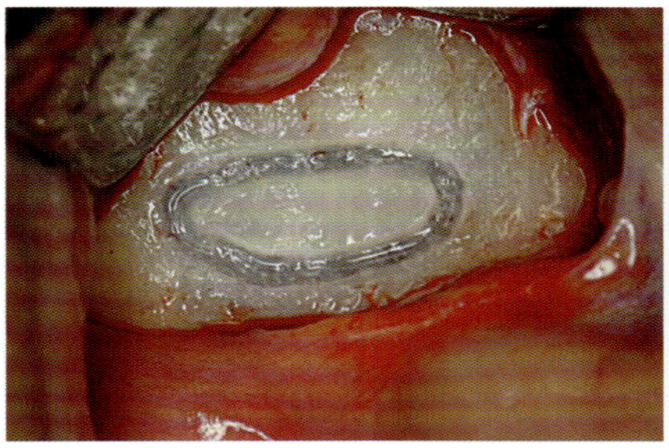

图16-21 肾型开窗口

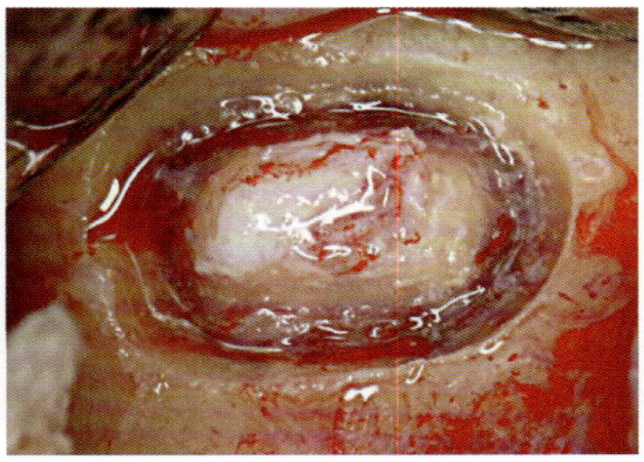

图16-22 椭圆型开窗口

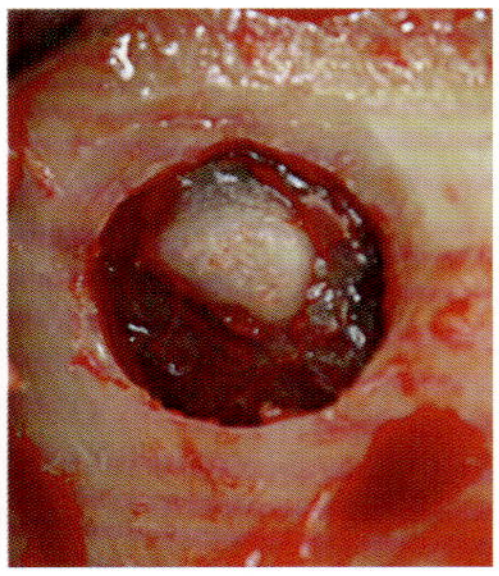

图16-23 圆形开窗口

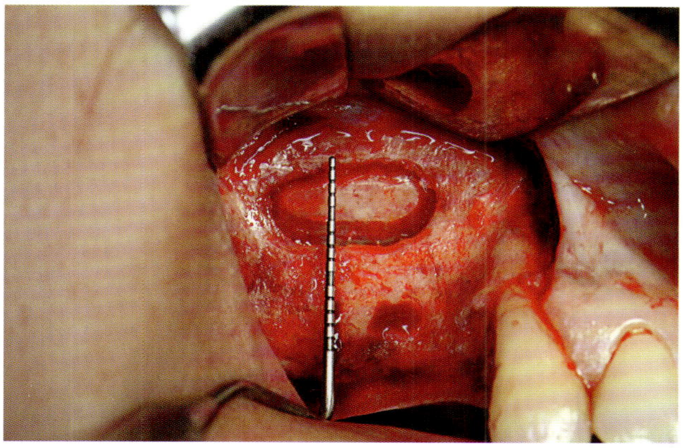

图16-24　窗口冠根向不超过10mm

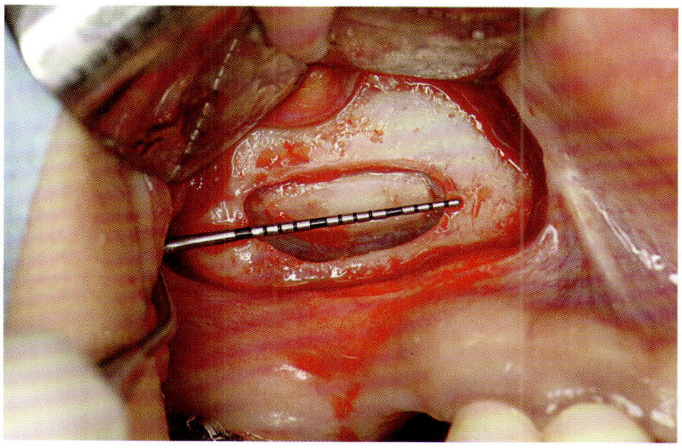

图16-25　窗口近远中向不超过15mm

2. 开窗位置

在多数情况下，上颌骨外侧壁开窗入路设计窗口时，上界应高于实际植入种植体根方2mm，以利于向窦腔送入植骨材料和避免种植体根部旋入时撕裂窦底黏膜。设计开窗口下界应高于上颌窦底2～3mm，使上颌窦底在颊侧窗口留有一个2～3mm骨壁，有利于稳定植骨材料。考虑到术者操作时的难易不同，设计窗口在前方应距上颌窦底前壁2～3mm，而距上颌的底后壁3～5mm。距离太远则操作较为困难，容易造成黏膜意外穿孔（图16-26）。

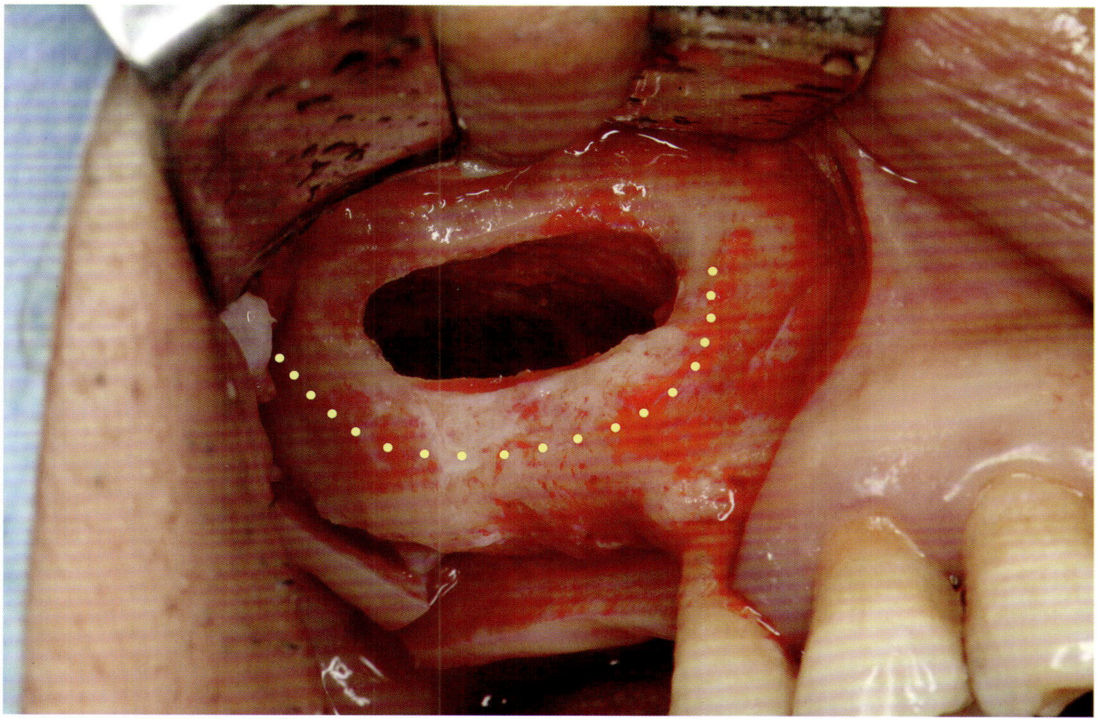

图16-26　上颌窦窗口位置设计，虚线为窦底位置

3. 窦底黏膜提升的范围

理论上窦底黏膜提升的范围小，则黏膜穿孔的概率小，反之窦底黏膜提升的范围大则黏膜穿孔的概率大。但有研究[26]提示上颌窦成骨的速率与植骨材料和窦底接触面积成正比，也就是说窦底黏膜抬起范围应适度（图16-27～16-28），剥离过大则黏膜穿孔的概率增大，但剥离范围过小不利于新骨生成。

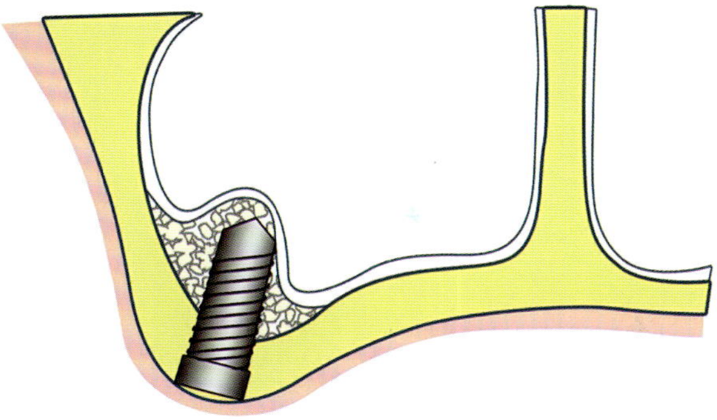

图16-27 剥离范围过小

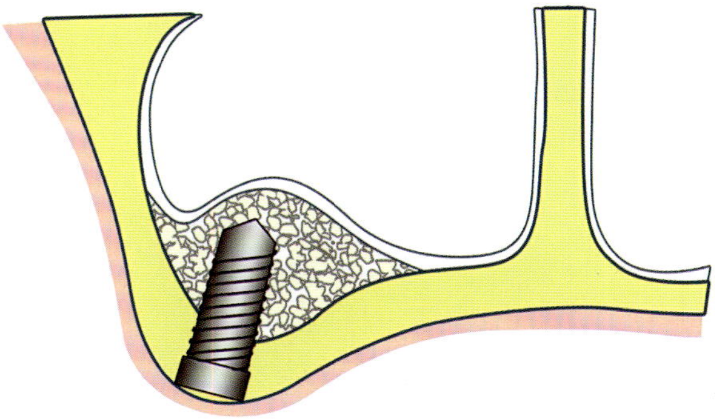

图16-28 剥离范围适度

4. 开窗方式选择

上颌骨外侧壁入路开窗方式一般分为三种。第一种是磨除式，用球钻或类似器械将上颌骨外侧壁窗口区域的骨质磨除形成入路窗口（图16-29）。第二种是翻盖式，用器械在上颌骨外侧壁沿设计窗口边缘窗框样去除骨质形成窗口，提升窦底黏膜并将窦底黏膜连同窗口中央剩余骨组织一起向内上方翻起形成植骨区域的顶，在其下方与窦底间形成空间植入骨替代材料（图16-30）。第三种是揭盖式，用器械形成窗口后再小心将窗口中央的骨块完全游离下来，进一步向内上方抬起黏膜（图16-31）[27]。笔者临床实践体会以第二种翻盖式开窗方式最为常用，相对安全。

5. 在抬起的上颌窦黏膜下方与植骨材料间常规垫入胶原膜/PRF膜

既往的研究认为上颌窦植骨术中可直视的黏膜穿孔发生率大约在40%，算上术中未能直视的穿孔则发生率大于50%。有进一步的研究[28]认为不仅术中可能发生黏膜穿孔，术后也可能发生黏膜穿孔，所以笔者认为在抬起的上颌窦黏膜与骨替代材料间垫入可吸收膜是必要的。笔者所在科室自2006年以来常规在上颌窦底黏膜与植骨材料间植入可吸收膜，也就是说即使未见到可直视的黏膜穿孔也常规垫入PRF膜/可吸收胶原膜（图16-32～16-33），临床未发现其对成骨有任何不良影响。如果直视下上颌窦黏膜已有小穿孔则先紧贴窦底黏膜垫入一个PRF膜，然后再垫入一可吸收胶原膜，再行植骨种植（图16-34～16-37）。国际上认为PGF促进软组织愈合的效果是可预测的[29-34]。

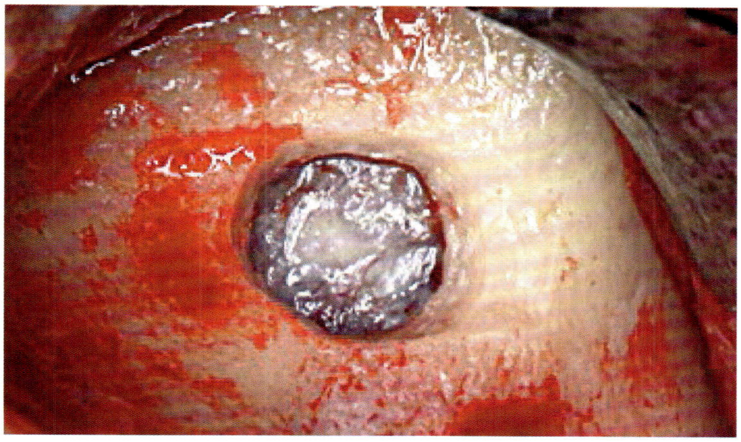

图16-29　磨除式开窗

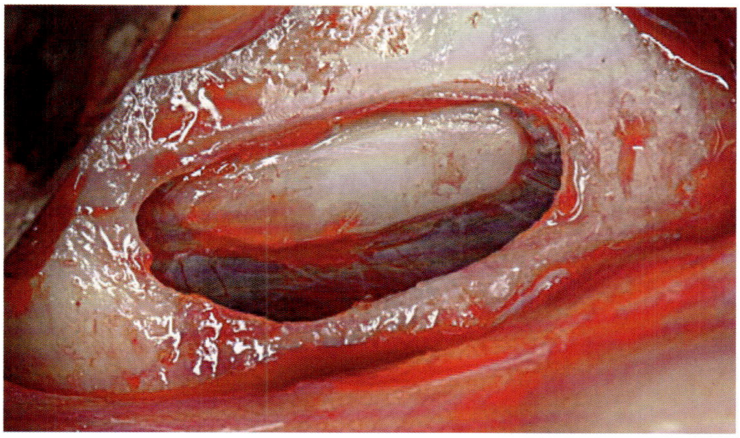

图16-30　翻盖式开窗

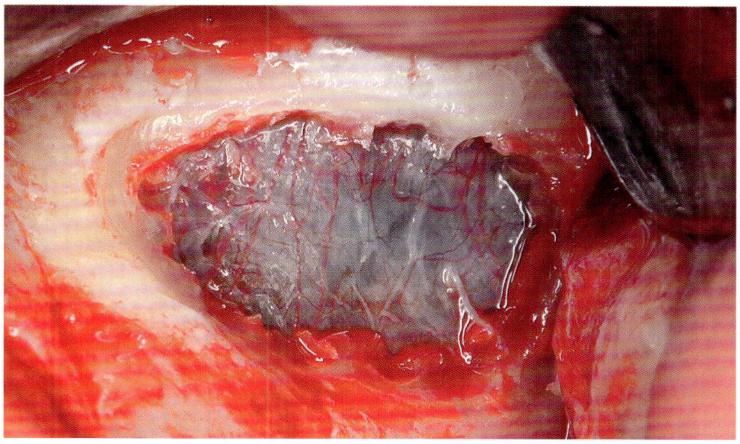

图16-31　揭盖式开窗

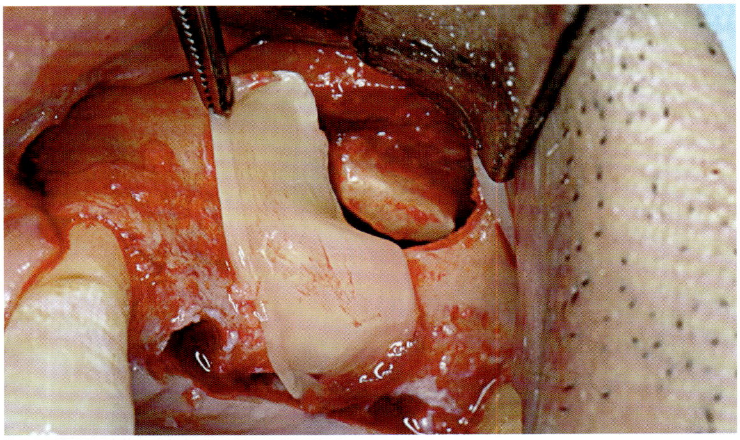

图16-32 垫入PRF膜

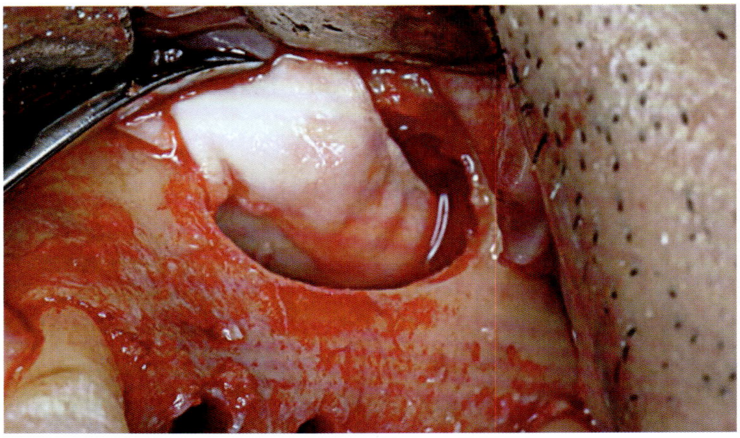

图16-33 垫入可吸收胶原膜

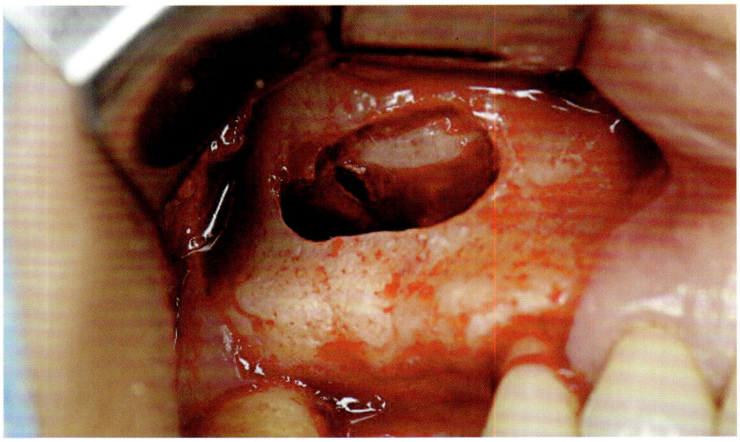

图16-34 发现上颌窦黏膜穿孔后准备垫入PRF膜

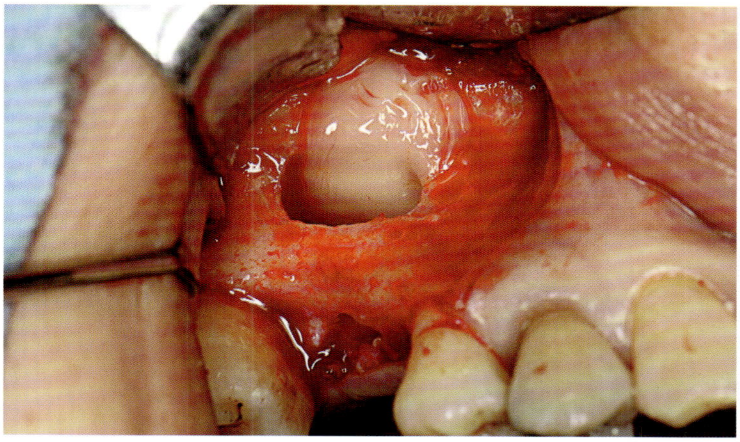

图16-35　将PRF膜垫入穿孔区域

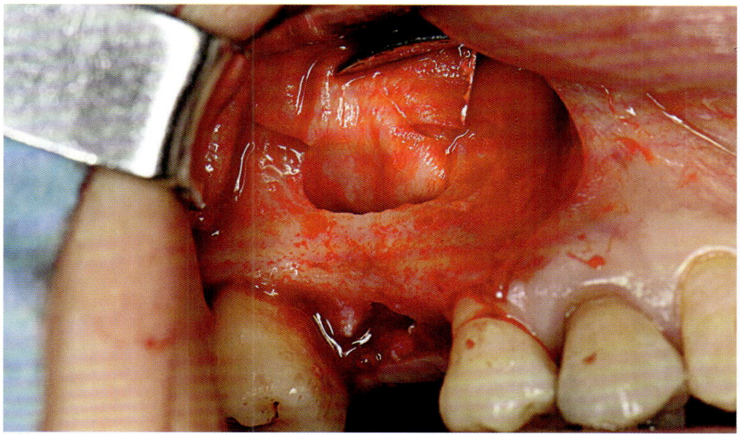

图16-36　在PRF膜上再垫入可吸收胶原膜

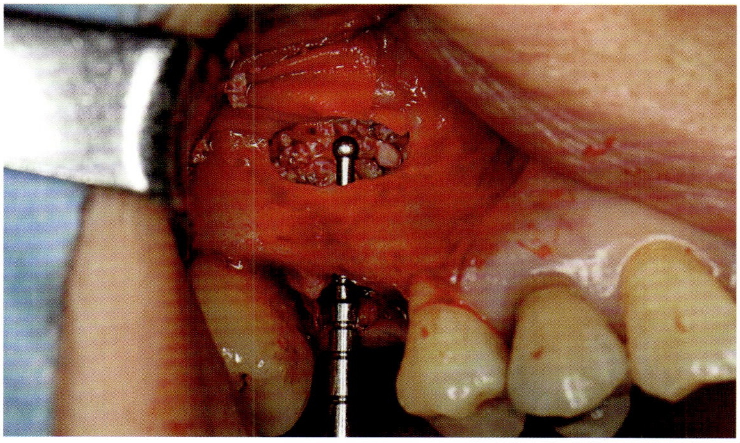

图16-37　植入骨替代材料并测量植骨高度

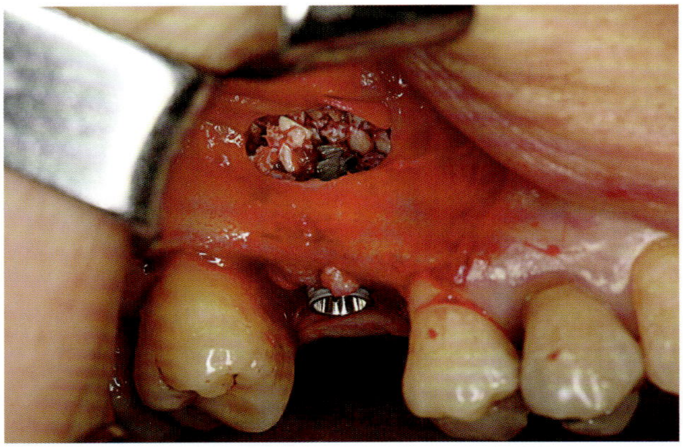

图16-38 植入种植体

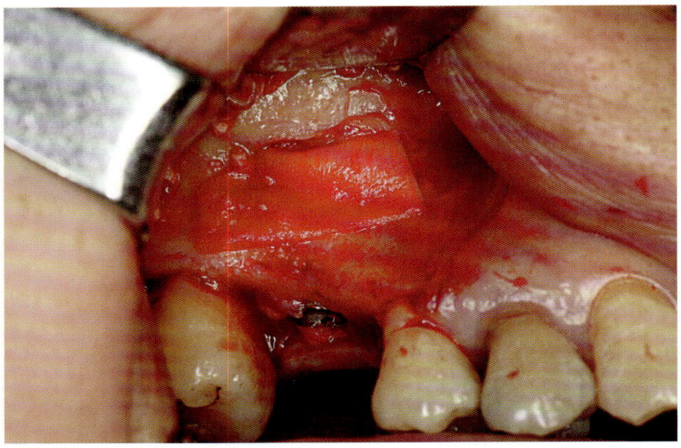

图16-39 可吸收胶原膜向下翻转覆盖植骨窗口

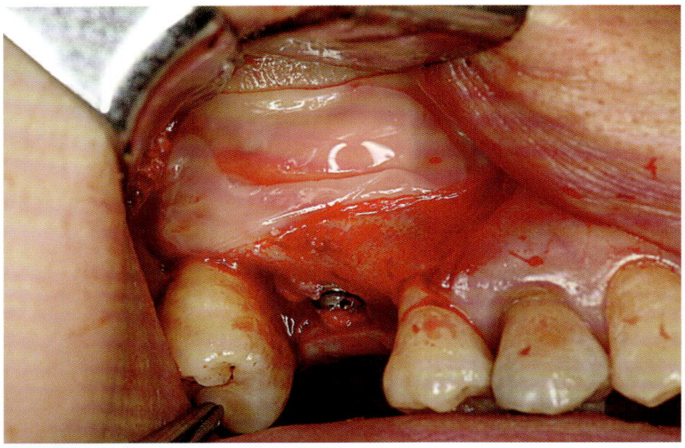

图16-40 PRF膜覆盖在胶原膜表面

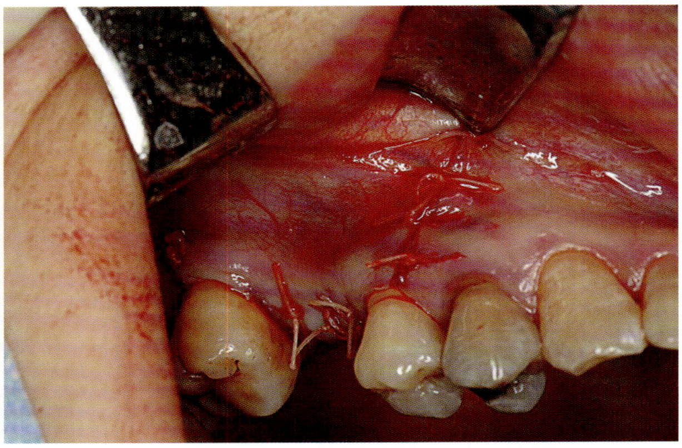

图16-41 缝合黏膜伤口

6. 处理上颌窦底骨缺如

术前CBCT诊断上颌窦底骨质缺如时（图16-42），笔者均先行上颌窦植骨，二期植入种植体。手术从牙槽嵴翻瓣时应采用锐分离的方法翻起软组织瓣，确保上颌窦底黏膜完整，然后从上颌骨外侧壁开窗抬起窦底黏膜，在口腔一侧以牙槽突窦底骨质缺损为中心固定可吸收胶原膜形成兜住植骨材料的底，然后从上颌骨外侧开窗口常规植入骨替代材料（图16-43）。一般待其愈合6个月后才能植入种植体，种植体也需愈合6个月开始修复。整个治疗周期因窦底骨缺损而较长（手术过程见图16-44～16-48）。

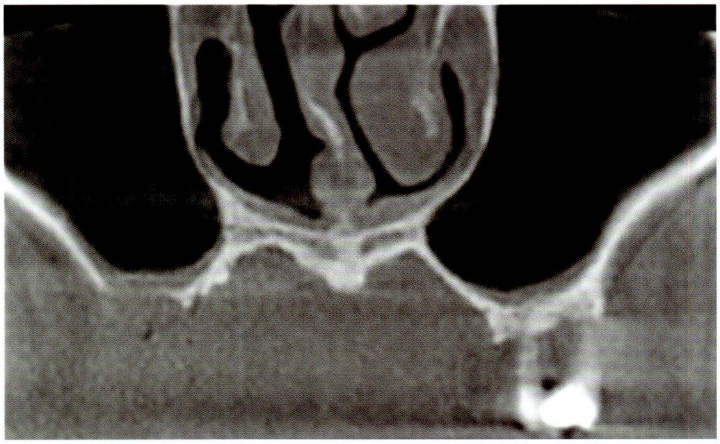

图16-42 CBCT冠状断层可见右侧窦底骨质缺如，黏膜完整，上颌窦腔未见病变

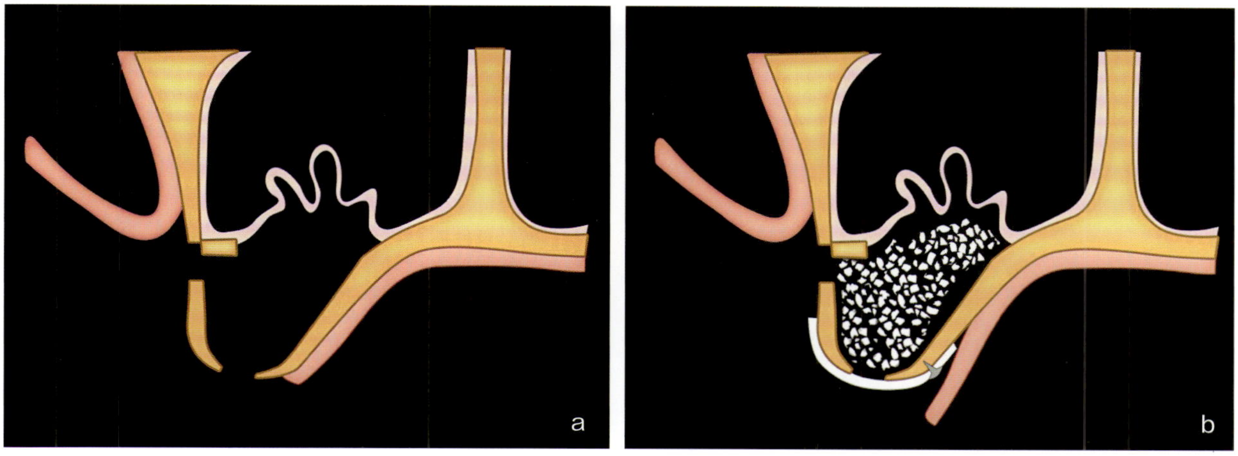

图16-43　上颌窦底骨缺损植骨模式图

a. 上颌窦底骨缺损，侧方入路抬起黏膜；b. 植骨模式图，先封闭窦底再从侧方窗口植入骨替代材料

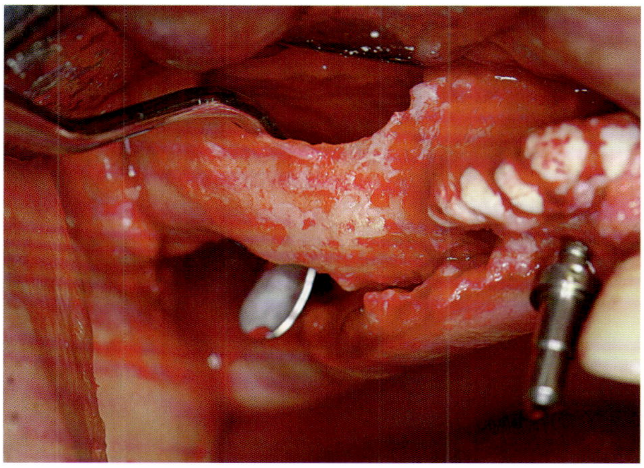

图16-44　可见窦底骨缺损导致上颌窦腔与口腔穿通

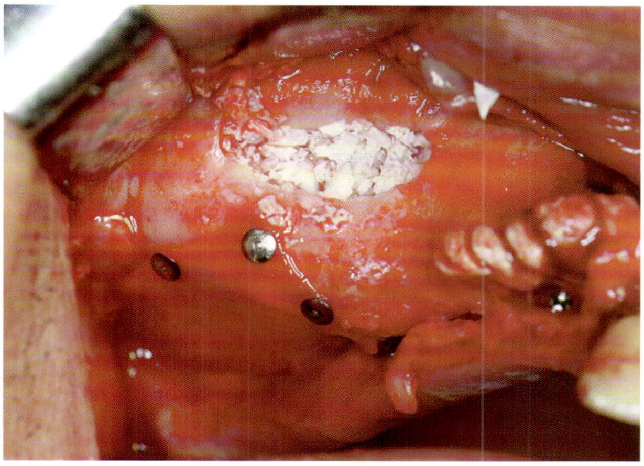

图16-45　先封闭窦底再在窦腔里植入骨替代材料

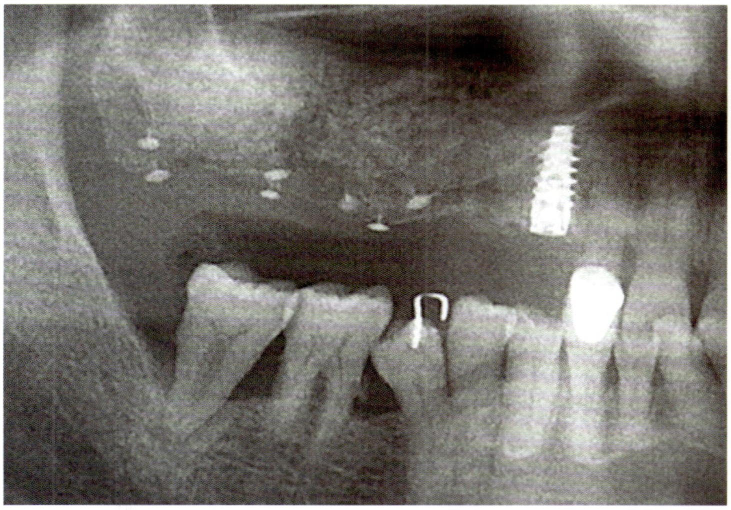

图16-46　术后曲面断层片检查植骨区

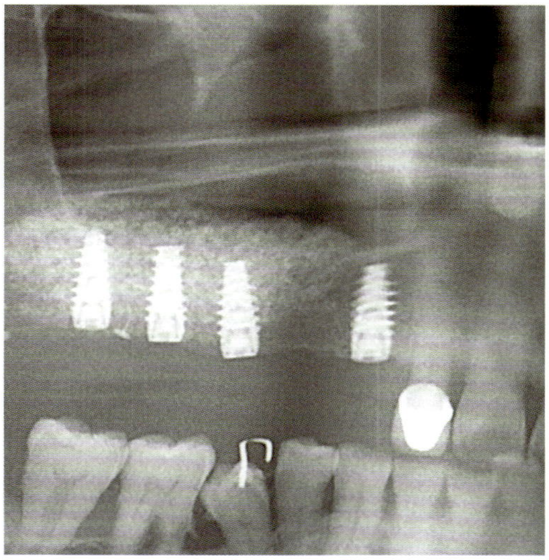

图16-47　术后6个月后植入种植体，曲面断层片确认

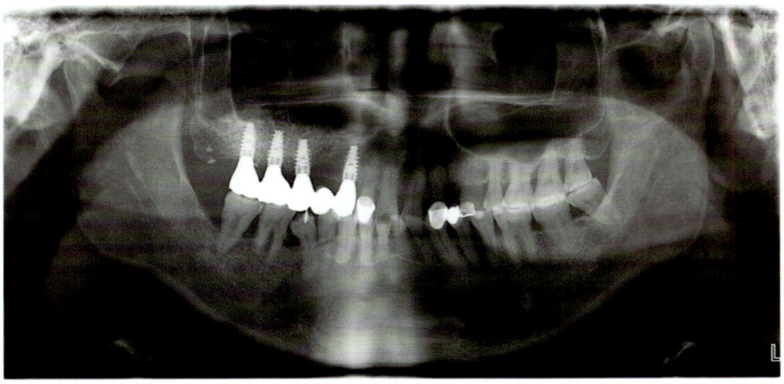

图16-48 患者修复后曲面断层片

（四）上颌窦黏膜穿孔的分类与处理

1．如前所述，上颌窦黏膜穿孔的大小会直接影响远期种植体存留率。所以，根据穿孔大小对上颌窦黏膜穿孔这一并发症进行分类，对处理方法及指导预后均有积极意义。目前被广泛接受的分类由Hernandez-Alfaro F[2]提出，根据穿孔的大小将其分为三类，详见表16-1。根据穿孔直径大小，临床医生可采取不同的手术处理方法和临床决策。

表16-1 上颌窦黏膜穿孔的分类及处理

穿孔直径（mm）	处理方法	同期植入种植体
小型（＜5）	黏膜折叠或放置胶原膜	是
中型（5～10）	放置胶原膜或缝合	是（如果植骨材料能够稳定）
大型（＞10）	缝合或二次入路	否

当发生上颌窦黏膜穿孔时，充分而全面地剥离穿孔周围区域的上颌窦黏膜可减小穿孔区域张力，从而缩小黏膜穿孔直径。通常，发生穿孔后，可从远离穿孔区域的位置开始剥离黏膜，因为此处张力较小，不易产生进一步的黏膜撕裂。当穿孔直径仅为1mm时，不做任何额外处理仅仅通过充分剥离上颌窦黏膜，就可使黏膜折叠并形成血凝块，封闭穿孔区域。当黏膜剥离完全后仍可见不大于5mm穿孔（图16-49），最普遍的处理方式为在穿孔区域下方放置可吸收胶原膜，注意胶原膜需完全覆盖穿孔区域周围3～5mm。放置好胶原膜后，植骨材料和种植体的放置都需要格外留意不对穿孔盖膜区域造成过大的压力。当穿孔位置临近开窗区域的正上方或者近远中侧面时，可将胶原膜的一侧折叠固定在骨窗的顶部偏近中的区域，这样可防止充填植骨材料时胶原膜的移位（图16-50）。

大于5mm的窦底黏膜穿孔可以尝试应用显微外科技术进行缝合，由于上颌窦开窗范围有限，手术器械操作空间极小，加之上颌窦黏膜本身菲薄，导致成功缝合上颌窦黏膜穿孔非常不易。倘若能将较大黏膜穿孔缝合关闭最好，即使不能完全关闭但能将较大穿孔缝合后成为小于5mm黏膜穿孔（图16-51～16-52），则可按照黏膜小穿孔的处理原则处理（图16-53）。

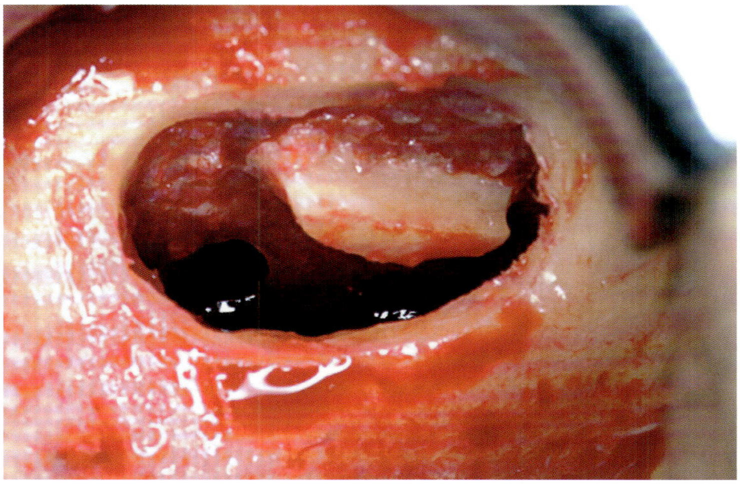

图16-49　小于5mm穿孔

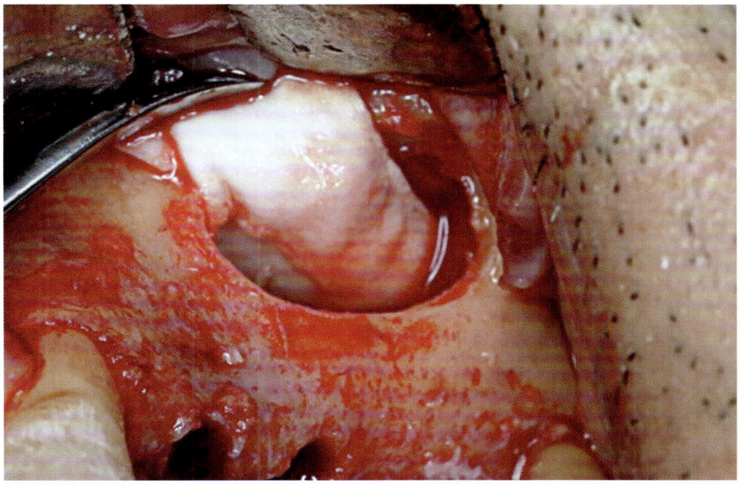

图16-50　可吸收胶原膜覆盖穿孔

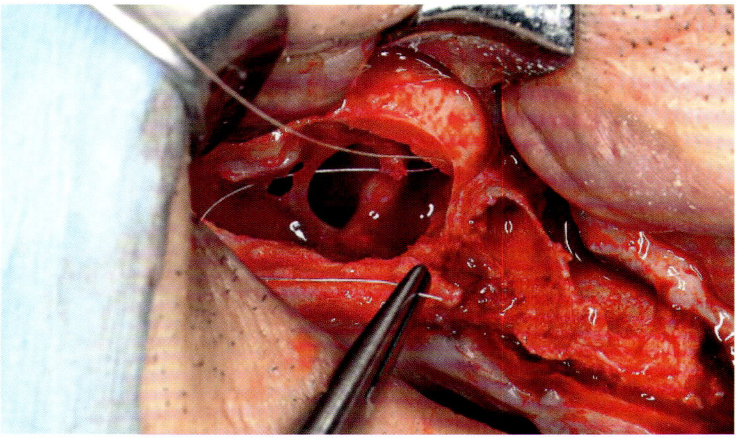

图16-51 显微缝合大于5mm黏膜穿孔

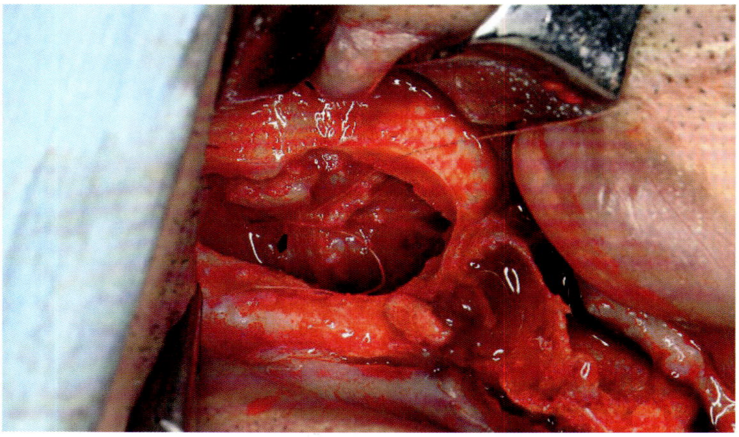

图16-52 缝合后成为小于5mm穿孔

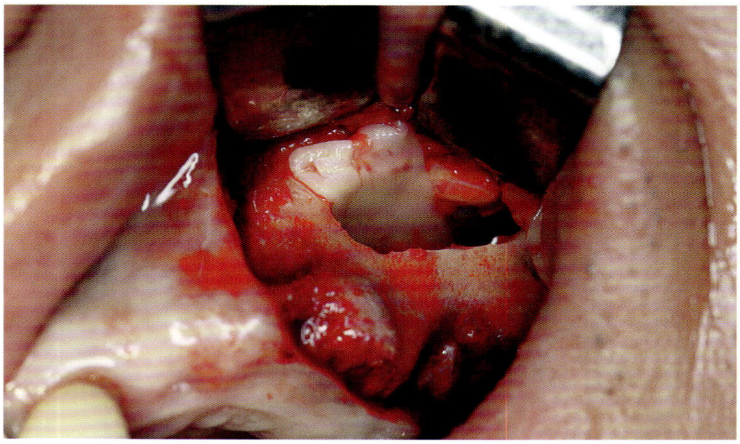

图16-53 覆盖PGF膜

2．对于大于5mm的上颌窦黏膜穿孔缝合不成功时或者大于10mm的黏膜穿孔（图16-54），笔者报道了上颌窦黏膜穿孔二次入路植骨的方法[35-36]。二次入路上颌窦植骨的方法简单易行，实用性强，有效地解决了上颌窦较大黏膜穿孔后续治疗的难题。

是否在上颌窦黏膜穿孔的病例中同期植入种植体取决于术者对于穿孔区域的处理。有研究[37]表明，通过之前介绍的方法修复上颌窦穿孔黏膜从而稳定住植骨材料，同期植入种植体后种植体成功率不受影响。然而当穿孔区域大于10mm时，延期植入种植体更加稳妥。

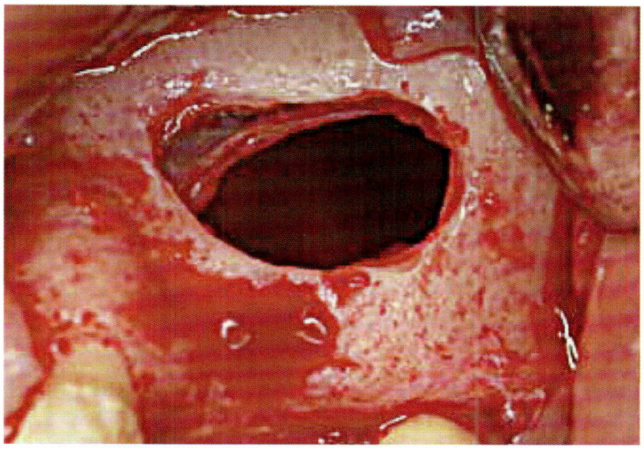

图16-54　黏膜大于5mm穿孔，缝合困难

（五）上颌窦黏膜大穿孔后二次入路上颌窦植骨技术

当上颌窦黏膜穿孔过大或者位置不理想，以上介绍的修补方式均不能有效关闭穿孔区域时，术者需及时终止手术择期二次入路。中止后给予抗生素7～10天，预防感染。1～2个月后重做上颌窦植骨术。术前X线检查评估上颌窦黏膜愈合正常，无黏膜炎症等病理性改变。按上颌骨外侧壁入路提升植骨的切口设计切开，翻瓣时注意保护原开窗处，此处多为瘢痕组织，需用刀片锐性分离至完全显露上颌骨前外侧壁。在原开窗位置外1.5mm处用球钻和超声骨刀重新制备二次开窗窗口，利用上颌窦底黏膜提升专用器械将原瘢痕组织窗口及周围骨板一起小心抬起，形成植骨空间后放入植骨材料（图16-55～16-58）。本课题组[35-36]在治疗上颌窦内存在囊肿的种植患者时，一期上颌窦外侧壁入路穿破窦壁取出囊肿，3～6个月上颌骨外侧壁二次入路上颌窦植骨，种植体存留率达95%。此研究从侧面证明了二次入路上颌窦植骨技术的稳定性（图16-59～16-60）。近年来国际上也有对该技术类似的报道，但报道[38]中提到二次入路时上颌窦黏膜瘢痕化，上颌窦黏膜较难剥离，这些均需引起手术医生的重视。

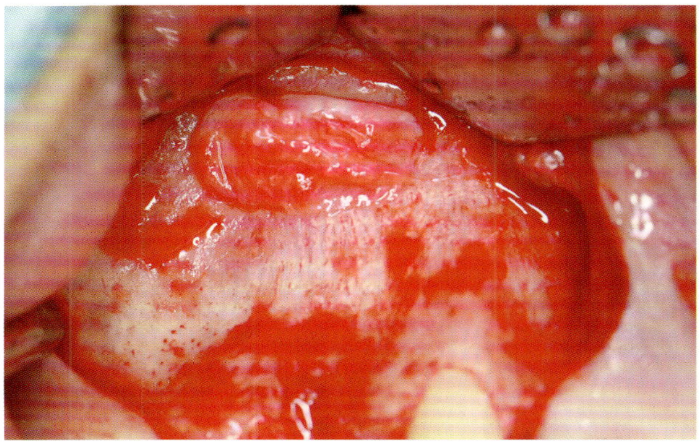

图16-55　三个月后二次入路翻开黏骨膜瓣

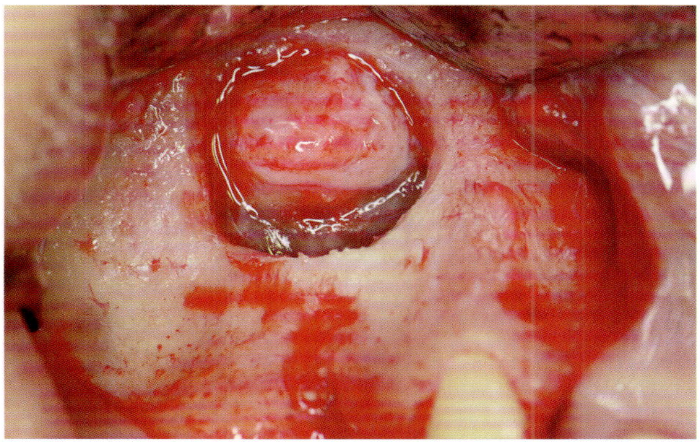

图16-56　环绕初次开窗区域外1～2mm重新开窗

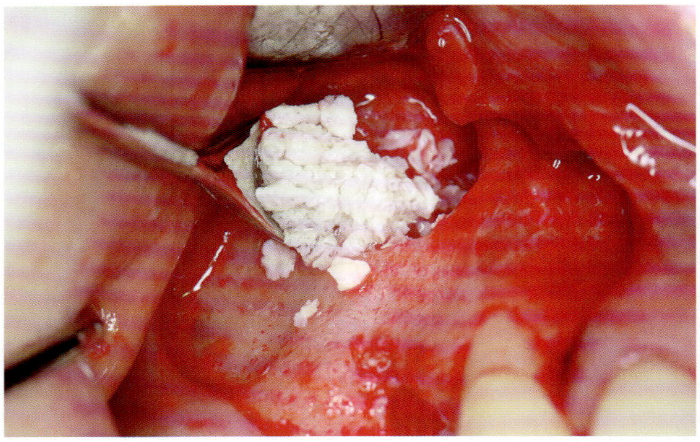

图16-57 提升上颌窦底黏膜，植入骨替代材料

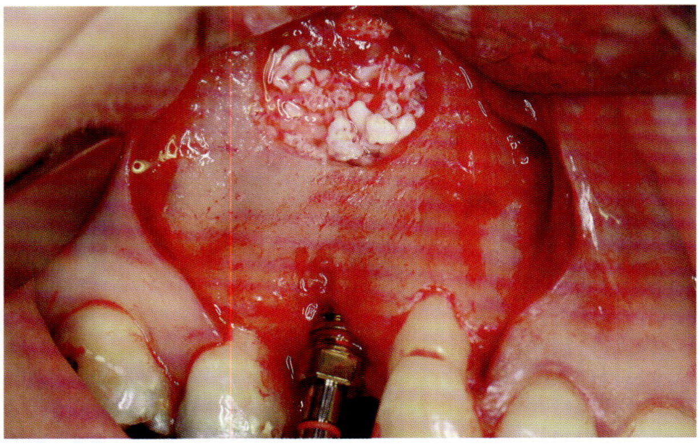

图16-58 同期植入种植体

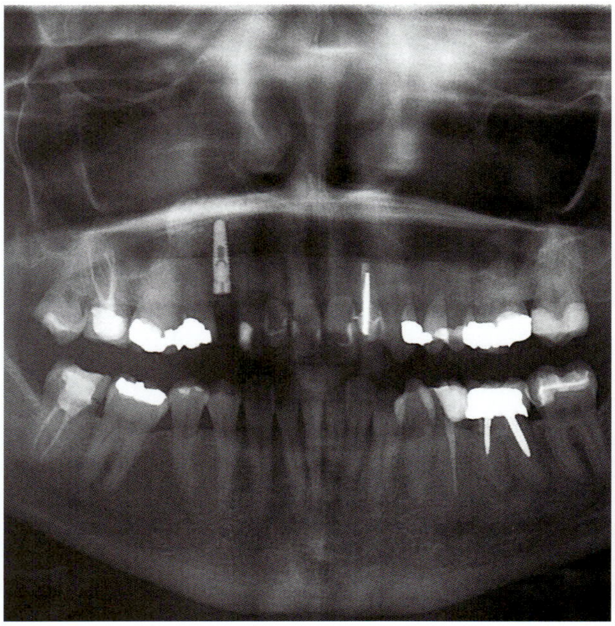

图16-59 术后X线片

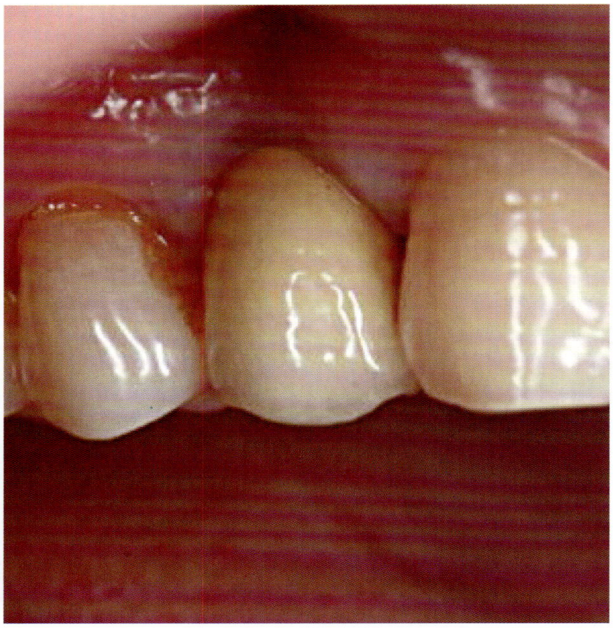

图16-60 种植修复后

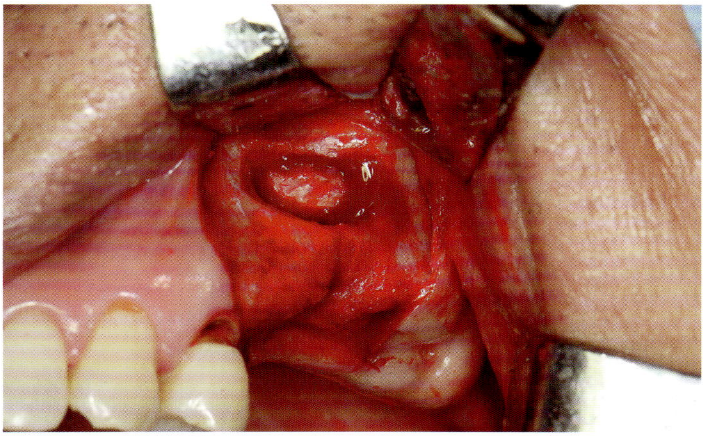

图16-61 术中出血导致术野不清

二、术中出血

上颌骨外侧壁开窗过程中，常见上牙槽后动脉术中出血（图16-61），但凶险的术中出血较为少见。大部分出血可通过术前设计、术中处理进行预防和控制。术中出血会造成术野无法清楚直视，常常导致外科操作时上颌窦黏膜意外穿孔。有研究认为应用超声骨刀可能保留血管完成开窗提升及植骨。

（一）上牙槽后动脉的解剖走行与临床意义

预防术中出血，首先需要对该区域的血管走行有清醒的认识。上牙槽后动脉（PSAA）由上颌动脉发出，从上颌结节上方沿骨与骨膜走行，通常分为两支。龈支走行于牙槽骨表面，为磨牙区及前磨牙区的黏骨膜提供血供。这一支平均距离牙槽嵴顶约20～26mm，部分分支与眶下血管形成沟通。另外一支为骨内支，常走行于上颌骨内的上颌窦壁，位于牙槽嵴顶上方约15.6mm的位置（图16-62），绝大部分终末支与眶下血管终末支有沟通[39]。另一个研究通过观察需行上颌窦植骨术的患者CT，发现约在一半的患者CT中发现骨内支的影像，测量骨内支到牙槽嵴顶的距离为16mm[40]。需行上颌窦植骨种植的患者普遍存在牙槽骨吸收，同时又需要植入长度大于10mm的种植体，所以在行上颌骨外侧壁入路植骨开窗时，涉及上牙槽后动脉骨内支常常是不易避开的。

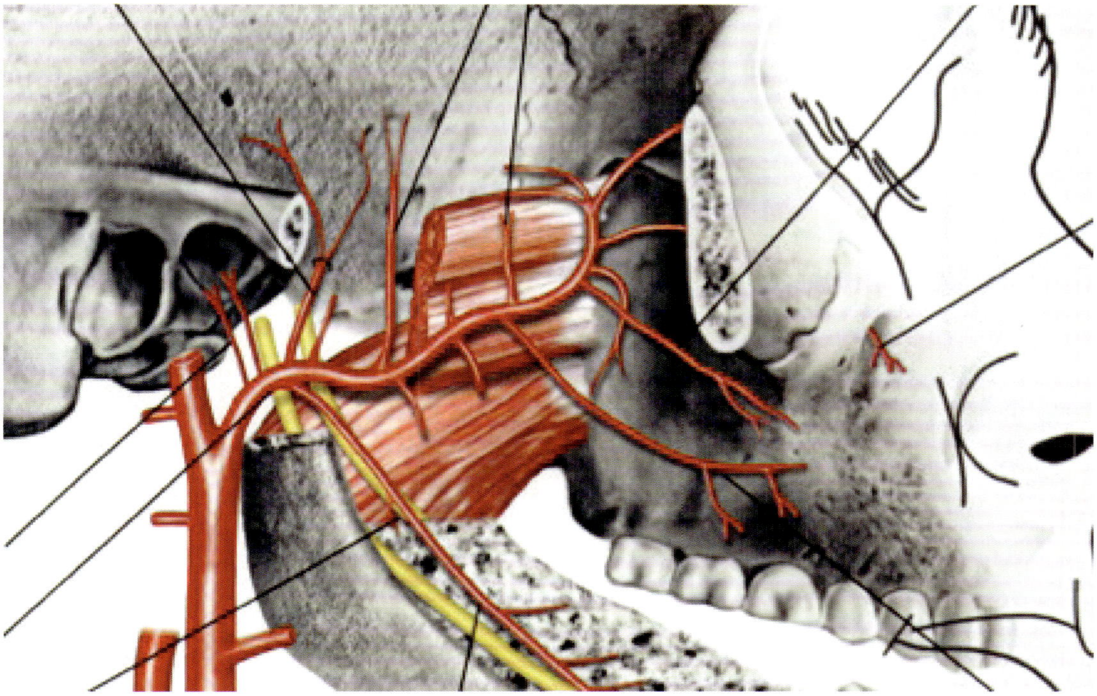

图16-62　上牙槽后动脉（PSAA）走行示意图

（引自：Louie Al-Faraje. Surgical and Radiologic Anatomy for Oral Implantology. Berlin: Quintessence press, 2013）

（二）术中出血的预防及处理

外侧壁入路上颌窦植骨手术时，上牙槽后动脉的龈支和骨内支均有可能被损伤而引起出血。术前CT扫描可定位上牙槽后动脉骨内支的走行，术者可根据其走行设计手术开窗大小及形状，为指导手术预防出血提供重要信息。当上颌窦外提升术的窗口设计无法避开直径较大的骨内血管，而上颌窦底的形态和剩余垂直骨高度满足经牙槽嵴上颌窦植骨的要求时，可以考虑进行牙槽嵴顶入路的上颌窦植骨术。当开窗过程中如果发现有骨内血管穿过窗口时，使用超声骨刀也可有效减少对血管的创伤[23]。开窗完成后，在剥离上颌窦黏膜前，如血管走行于上颌窦黏膜表面，则将血管连同黏膜一同进行剥离，可减小血管意外破裂出血的可能性（图16-63）。如开窗时发现血管走行于骨壁内，可应用超声骨刀绕开血管进行开窗（图16-64）。如果骨内血管出现破裂出血，可利用湿纱布进行局部轻压迫止血，压迫时注意保护上颌窦黏膜。如果压迫无法止血，可考虑骨蜡填塞骨壁出血点或用电刀（或激光）止血。

上牙槽后动脉龈支在术前CT无法观察。但在翻起颊侧黏骨膜瓣时，附加垂直切口有时会涉及龈支而引起出血，通常通过缝扎止血可控制。

三、植骨材料或种植体进入上颌窦

（一）植骨材料进入上颌窦

植骨材料进入上颌窦的原因很多，包括上颌窦穿孔修补失败，上颌窦黏膜穿孔未被发现，放入骨材料时压力过大引起黏膜破裂等。植骨材料进入上颌窦内可引起一系列的上颌窦并发症。最常见的并发症为术后鼻腔内排出血块和植骨材料。植骨材料还有可能进一步堵塞半月裂孔，引起上颌窦腔引流不畅，从而引发更严重的并发症，例如急慢性上颌窦炎等。

术者在术中充填植骨材料时如果发现植入较多材料而无明显充填感，则需考虑上颌窦黏膜穿孔，植骨材料进入上颌窦的可能性。如出现上述情况，需取出植骨材料，重新检查上颌窦黏膜和穿孔情况并行相应的修复方可减少术后并发症的发生。

（二）种植体进入上颌窦

种植体移位进入上颌窦的情况比较罕见，但也偶有发生。这与术者的临床经验不足，上颌骨骨质松软，种植体初期稳定性差，上颌窦黏膜穿孔未觉察均有关系。如果种植体移位发生在上颌骨外侧壁入路提升手术术中，由于手术窗口大，视野较清晰，术者可直接取出种植体，延期再行种植术。即使在经牙槽嵴顶入路的上颌窦植骨手术中发生种植体移位进入上颌窦腔，一般也需经上颌骨外侧壁入路开窗取出种植体（图16-65 ~ 16-66）。Sgaramella 等在种植体移位进入上颌窦的回顾性研究中[41]，8/21名上颌窦内有种植体的患者出现了上颌窦炎的症状，这些患者都接受了全麻下取出种植体和上颌窦根治术。提示术后即刻X线检查确认种植体位置，如发现移位及时处理可大大减少患者创伤，避免远期并发症。

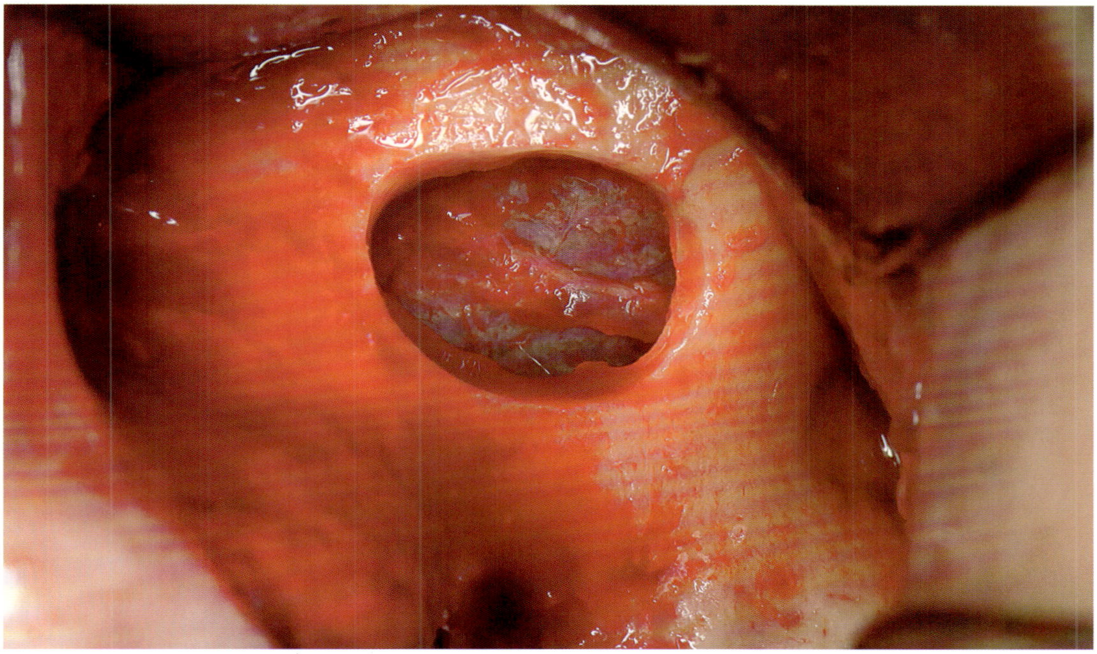

图16-63　上牙槽后动脉骨内支走行于上颌窦黏膜表面

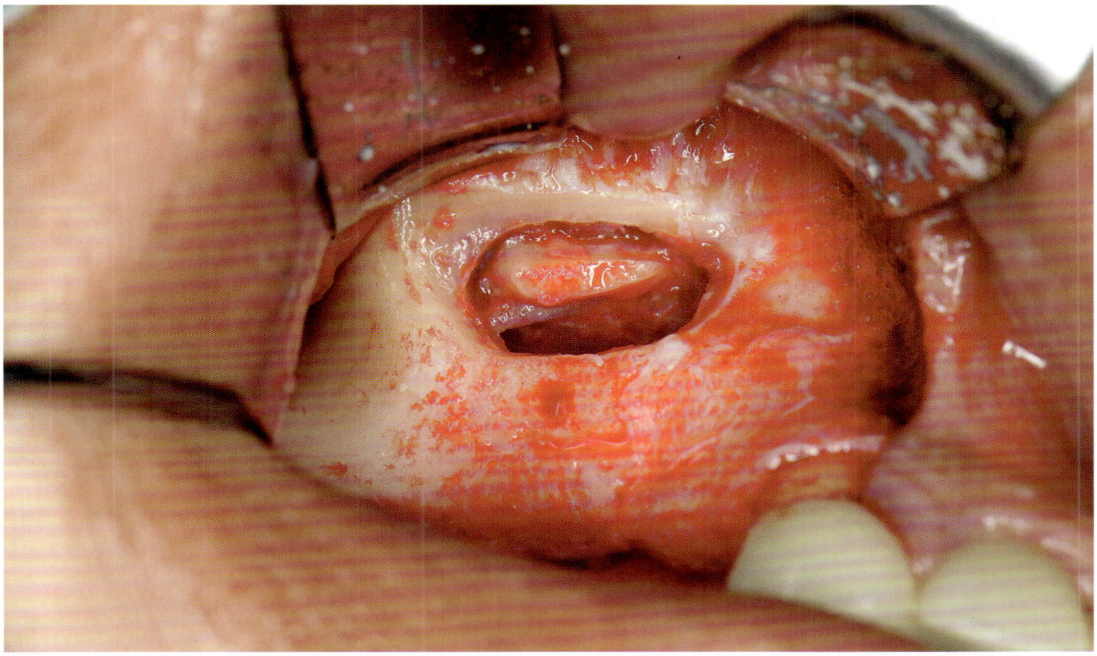

图16-64　上牙槽后动脉骨内支位于上颌窦骨壁内

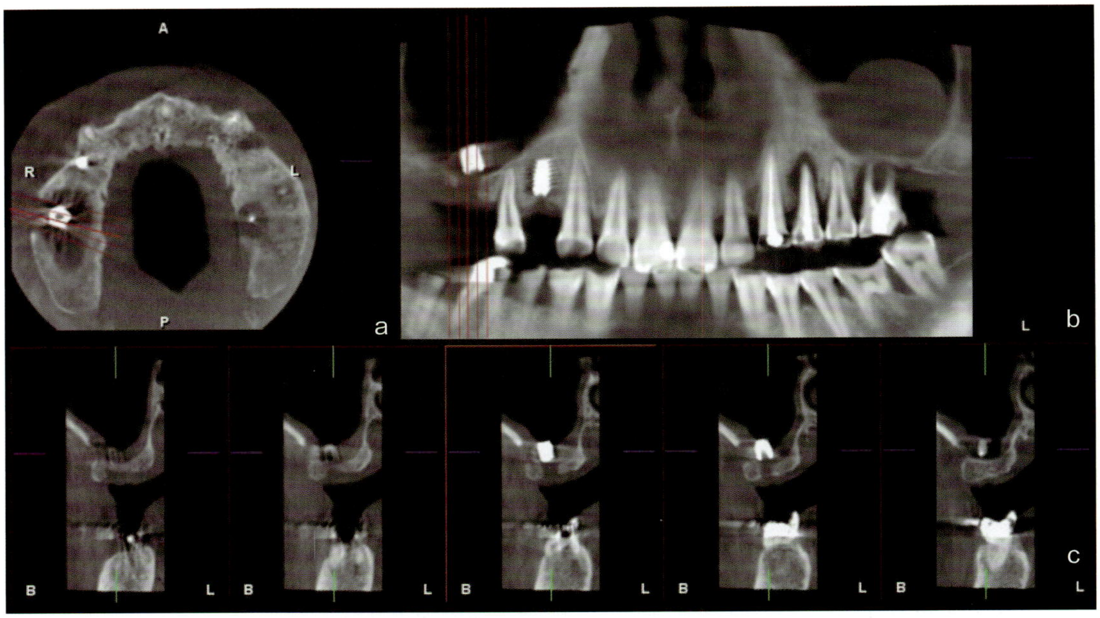

图16-65　外院转来患者经CBCT确认种植体移位进入上颌窦

a. 水平断层定位；b. 全景断层确认种植体经牙槽嵴进入上颌窦腔；c. 矢状断层确认种植体经牙槽嵴顶进入上颌窦腔

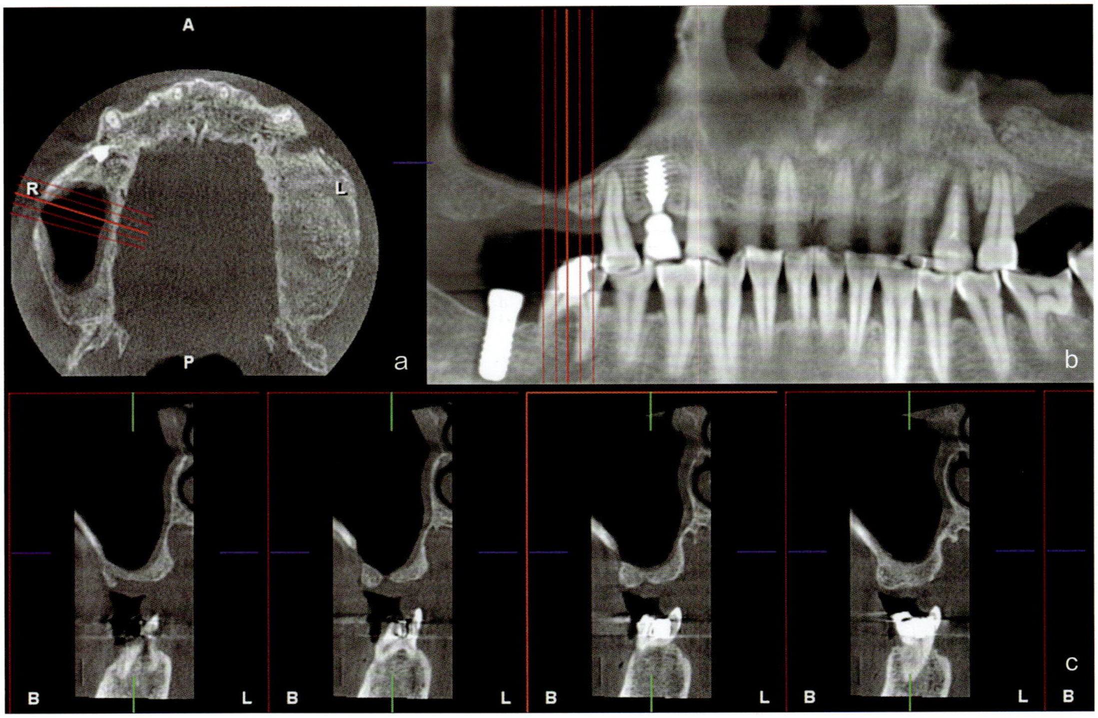

图16-66　经上颌骨外侧壁入路取出移位种植体3个月后CBCT复查

a. 水平断层定位；b. 全景断层植骨，无异常影像；c. 矢状断层检查确认无异常影像

（三）眶下神经损伤

上颌骨外侧壁入路植骨术中的眶下神经损伤极为少见，多为翻瓣过高所致。当患者牙槽骨重度吸收且上颌窦气化严重时，颊侧黏骨膜瓣可能需剥离至眶下孔区域，此时牵拉及松解颊侧瓣时均需要格外保护眶下神经，避免其损伤。

第二节　早期并发症

一、伤口裂开及愈合障碍

上颌骨外侧壁入路的黏膜切口应当注意保护上牙槽后动脉的黏膜支，以防止其损伤后导致黏膜愈合过程中因缺血而发生的黏膜裂开。该血管的解剖走行是从上牙槽后动脉分出后约距上颌牙槽突15mm由后向前走行，供应上颌侧壁黏膜血供（图16-67）。为暴露足够手术野，黏膜的近中垂直切口可较高，而远中垂直切口应适度，尽量不要损伤上牙槽后神经黏膜支，以防止术后黏骨膜瓣因缺血愈合不良（图16-68）、溃疡甚至伤口裂开。

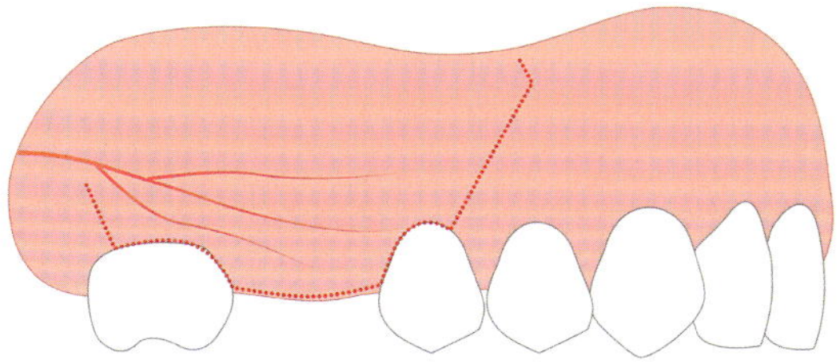

图16-67　血管走行及黏膜切口示意图

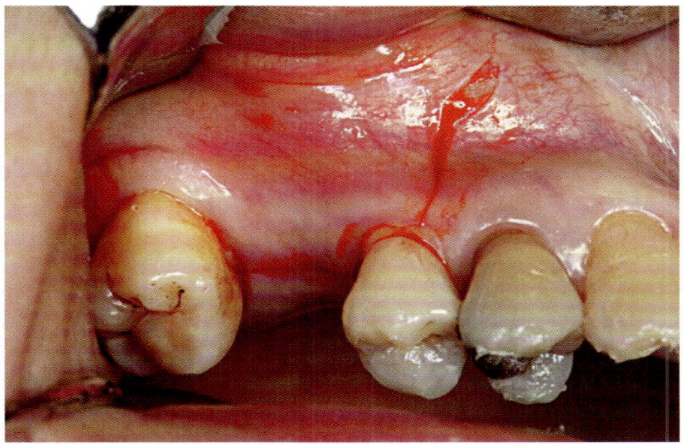

图16-68　黏膜切口

上颌窦植骨术中充分复位颊侧黏骨膜瓣并无张力地缝合是预防伤口裂开的关键。当后牙缺牙区的骨缺损仅为垂直向时，植骨材料均放入上颌窦黏膜下方与窦底之间空间里，植骨并不会改变上颌骨颊腭侧形态，所以没有必要进行颊侧黏骨膜瓣的松解，复位缝合也相对容易，术后出现伤口裂开的风险较小。当上颌后牙区垂直骨缺损合并水平骨缺损，手术需要行上颌窦植骨术联合GBR术时，颊侧黏骨膜瓣需要充分松解，保证无张力缝合。术后的伤口裂开通常在术后1～2周发生于张力较大的缝线区域。当伤口裂开被发现后，不推荐进行即刻再次缝合，因为此时软组织仍处于肿胀状态，非常脆弱，不易缝合操作。可用氯己定溶液冲洗伤口，密切观察，预防感染，让伤口二期愈合。如术后1个月伤口裂开仍然存在且无感染表现，临床医生可考虑进行结缔组织移植改善软组织质量并关闭伤口。

二、急性感染

（一）急性感染的病因和发生率

上颌窦植骨术后的感染发生率在2%～5.6%之间。常见的急性感染临床症状为局部不适、鼻塞、疼痛、肿胀、牙龈出现瘘管或溢脓，多见于术后1周到4周。术后感染注意与术后肿胀鉴别，术后肿胀常出现在术后5天以内，以肿胀为主，无明显疼痛，临床检查无波动感，无渗出。而术后感染多出现在术后1周以后，患者有较明显的不适症状，检查可扪及波动感和触痛，或有脓性渗出（图16-69）。感染后的CBCT片显示为植骨材料密度不均匀，植骨材料中央有“黑洞样”低密度影。

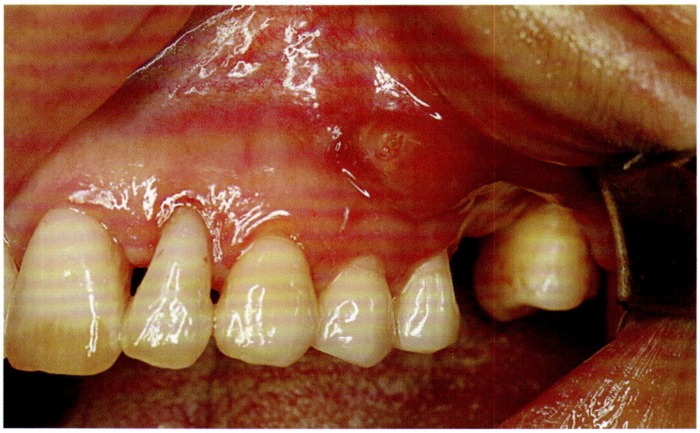

图16-69　上颌窦植骨术后2周时前庭沟局部红肿疼痛加重

术后感染通常发生在两个位置，最常见的感染位置是植骨区域，该区域严格来说位于上颌窦底黏膜下方，并不在上颌窦内。另一个较少见的位置为上颌窦内，上颌窦内的感染一般症状较重，不易处理。

引起急性感染的病原主要来源有三方面：一是术前存在的感染源，包括邻牙牙周炎、根尖周炎、上颌窦炎[42]等；二是植骨手术中由于上颌窦黏膜穿孔、植骨材料污染等造成的术区感染；三是手术时间过长，术区污染。

（二）急性感染的预防

术前对患者全身情况及局部情况的评估对于预防上颌窦植骨术后感染很重要。当邻牙有根尖周炎并且根尖突入上颌窦内时，术中抬起上颌窦黏膜就有可能将炎症引入植骨材料中。所以术前需要对邻牙进行相应的牙周牙体治疗，对于炎症不能控制的患牙需拔除后再行手术。手术操作时间尽可能短。另外，术前及术后抗生素的应用也能有效控制术后炎症的发生。本课题组采用头孢呋辛酯片和替硝唑联合用药，患者在术前半小时口服头孢呋辛酯片250mg，含漱西吡氯铵含漱液2分钟，术后口服头孢呋辛酯片250mg/天，替硝唑200mg/天，共7天，饭后含漱西吡氯铵含漱液2周。

（三）急性感染的处理

早期发现、早期处理是治疗上颌窦植骨术后急性感染的关键。早期处理包括延长抗生素使用时间，将抗生素级别提高，并对炎症区域进行切开引流。切口可沿原瘘管处延伸，也可在波动感最明显处切开（图16-70）。切开后用大量生理盐水冲洗脓液，根据情况可放置引流条。处理后密切观察患者组织对处理的反应，如果1～2周后炎症仍然无法控制，临床医生需在局麻下部分或者全部清除感染植骨材料，彻底清创（图16-71）。具体为从上颌骨外壁窗口取出植骨材料，必要时从牙槽嵴顶旋出种植体，反复冲洗窦腔，尽可能清理干净已污染的骨替代材料，争取让波及的上颌窦腔及相关区域一期愈合，避免上颌窦慢性炎症的发生。术后应给予抗生素治疗。待伤口愈合2～3个月后，X线检查确认该区域无炎症和其他病理性改变后，可考虑重新行上颌窦植骨种植术。感染后重新行上颌窦植骨术的技术难度大，因为原入路特别是上颌窦黏膜感染后的瘢痕形成以及粘连，使得二次手术操作更为困难，但细心操作仍有再次完成植骨种植的可能性。

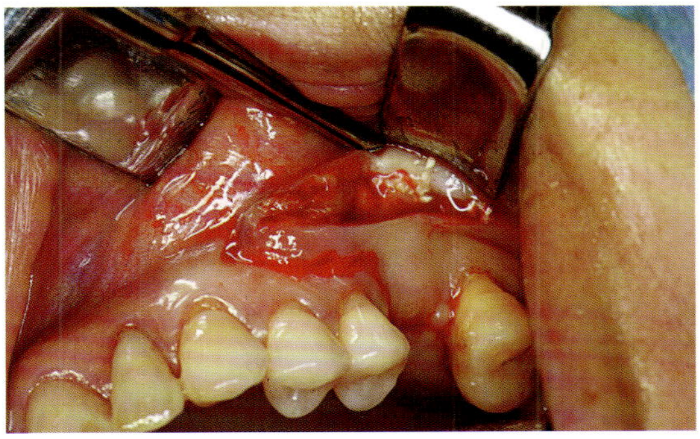

图16-70　切开引流有脓液流出

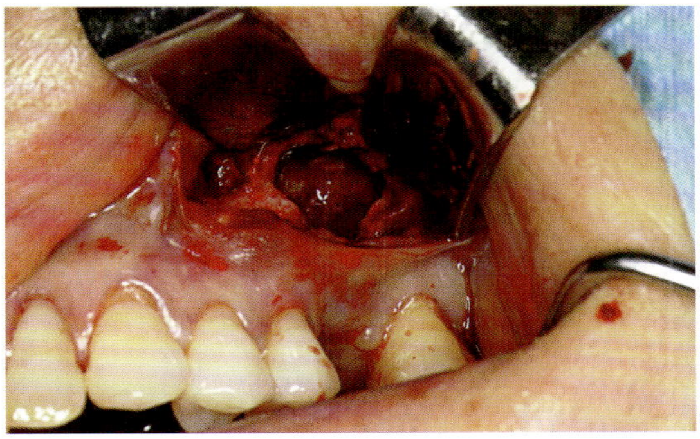

图16-71　小心清除植骨材料，防止黏膜穿孔

三、出血及皮下血肿

术后出血一般多为终末血管渗血。手术者在关闭伤口前应检查术区，充分止血，在明确出血位置后通过纱布压迫止血或者缝扎止血一般可有效制止术区内明显的活跃出血点，但却难以完全避免术后出现皮下渗血或血肿，这主要是因为面部组织血管极为丰富。术后皮下渗血或血肿通常发生在鼻旁区和眶下，严重时延伸口角及下颌下缘甚至颈部，由于其范围大并表现在皮肤上，有时会对患者或其家属的心理造成一定影响（图16-72）。临床医生需在术前充分沟通，告知其可能性，有抗凝药物史患者应遵医嘱术前开始暂停抗凝药，术后通过观察或适当热敷（术后第三天开始），大多数患者皮下淤血或血肿在术后约1个月内可自行消退，罕见并发症报道。

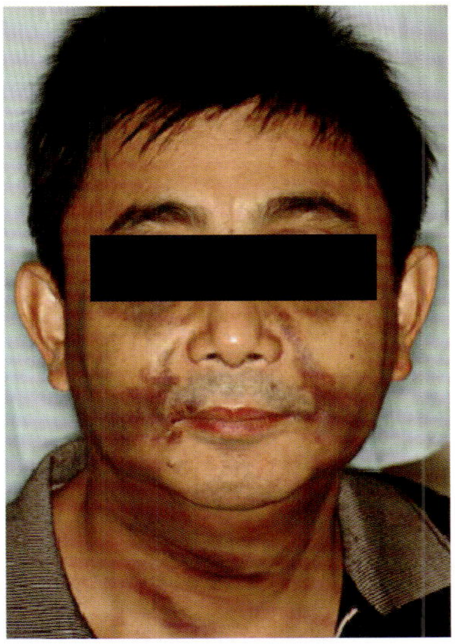

图16-72　双侧上颌窦植骨术后较大范围皮下淤血

第三节　晚期并发症

一、种植体松动脱落及处理

（一）种植体早期失败的发生率及原因

种植体早期失败常常被定义为发生在种植体植入术后1年内出现的种植体脱落。上颌窦植骨种植术的种植体短期存留率为77%～99.3%。

引起种植体脱落的原因非常多，医生经验、种植体表面处理、种植体长度、剩余骨高度、剩余骨密度、上颌窦黏膜穿孔、植骨材料的选择、口腔卫生习惯、是否吸烟等多个因素均会影响种植体的存留率。然而，各种临床研究的结论并不一致，上述提到的因素均有文献支持其对种植体存留率有影响[43]，而另一些文献认为其与种植体存留率并无相关性。较多的研究认为种植体短期内松动脱落多与上颌窦植骨慢性感染引起的新骨形成不良相关，临床表现为种植体颈部周围未见到明显的急慢性感染，而修复时发现种植体未形成有效骨结合，原因可能与手术时上颌窦黏膜穿孔有关[49]。

（二）种植体松动脱落的处理

当种植体出现松动时，首选的取出方法是使用种植体配套的扭矩扳手逆时针旋转出种植体。从牙槽突沿脱落种植体留下的骨通道上探查清理，轻柔搔刮肉芽组织和质地偏软的骨替代材料，注意避免器械穿出植骨区域进入上颌窦腔，反复冲洗后关闭伤口，等待愈合。如果探查发现原植骨区域质地松软且范围较大，则要考虑从牙槽突切开翻瓣至外侧壁上颌窦开窗处探查搔刮未能成骨的所有骨替代材料，清理感染，待感染消失，组织愈合后重新植骨种植。文献中，所有位点二次种植的成功率为71%～93%[44-45]，而有课题组报道上颌窦植骨区域种植体失败后平均愈合6个月后二次种植的成功率为100%[46]。所以，上颌窦植骨后种植体松动脱落，临床医生在彻底搔刮种植窝洞后等待6个月，二次行种植体植入术，其手术效果依然是可预测的。

二、慢性上颌窦炎症

（一）慢性上颌窦炎的发生率和病因

理论上，上颌窦植骨术可以减小上颌窦腔的体积，抬高上颌窦底，从而让上颌窦更容易将引流物引导到上颌窦口。所以，常规的上颌窦植骨术后，慢性上颌窦炎的发生率很低，约为2.5%～6%[42]。虽然在上颌窦外提升术后上颌窦黏膜会有短暂的术后增厚，远期观察上颌窦黏膜厚度保持不变或者会变薄[47]。

慢性上颌窦炎的病因很多，但都多与上颌窦口堵塞、上颌窦引流不畅有关。术前上颌

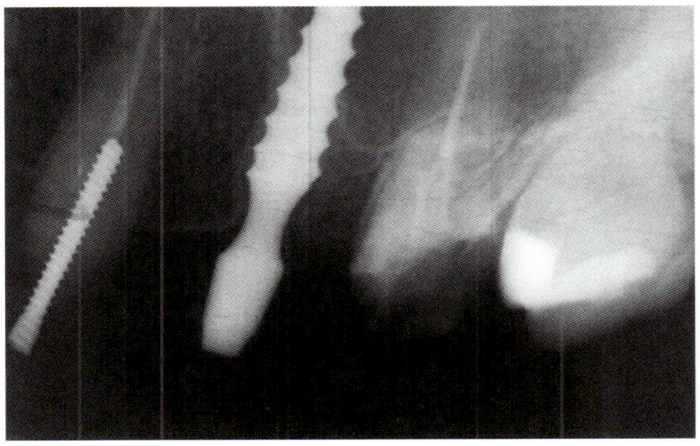

图16-73　患者牙片示种植体穿入上颌窦

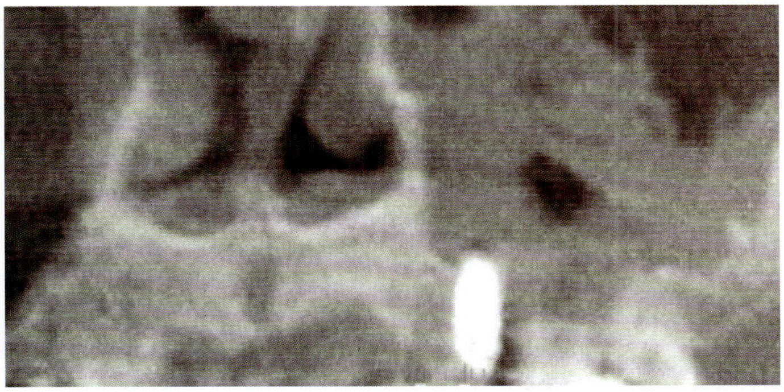

图16-74　同一患者CT检查可见上颌窦慢性炎症表现

窦内炎症，术中黏膜穿孔后血液及植骨材料进入上颌窦，术后黏膜增厚堵塞上颌窦口，血凝块或植骨材料堵塞上颌窦口等上述一个或者多个因素的叠加均可促成慢性上颌窦炎的发生（图16-73～16-74）。

（二）慢性上颌窦炎的症状及处理

轻度的慢性上颌窦炎多为上颌窦区的轻度不适、鼻塞。放射检查未见明显种植体或植骨材料进入上颌窦腔，上颌窦黏膜有增厚，临床上可开具鼻部血管收缩剂并让患者每天用生理盐水鼻腔冲洗，必要时给予抗菌治疗，对于轻度上颌窦炎效果良好。中度到重度的慢性上颌窦炎症状为脓性或者黏脓性的鼻涕，重度鼻塞，甚至有头部钝痛和沉重感，抗菌素治疗效果不明显。放射诊断多见种植体/植骨材料突入上颌窦腔内，上颌窦黏膜呈炎症性增厚（图16-73、16-74）。此时CBCT的影像学辅助诊断可以为治疗提供很多信息。如果CBCT显示感染症状出现时植骨材料仍然在上颌窦黏膜下方，可考虑给予抗生素并结合局部用药冲洗，但如果症状在用药后1周仍无缓解，则需考虑上颌骨外侧壁入路取出植骨材料及种植体。如果CBCT显示植骨材料移入上颌窦内并且患者已经表现为中重度上颌窦炎症状，需从上颌骨外侧壁入路彻底清除上颌窦内植骨材料。未经干预的急慢性上颌窦炎均可发展至眼眶及颅内，形成眶内脓肿或者硬脑膜外脓肿等严重并发症，所以，患者出现症状后的早期干预治疗非常重要，必要时及时寻求耳鼻喉科医生的专业帮助。

三、种植体进入上颌窦

上颌窦植骨手术后晚期的种植体移位通常发生于上颌窦植骨同期种植的病例。传统的同期种植手术要求垂直骨量约4～5mm，但目前也有很多学者报告[48]垂直骨量1～2mm时也可进行上颌窦植骨同期种植。但当上颌窦底垂直骨量仅为1～2mm时，种植体的初期稳定性也是由这1～2mm骨量固位获得。正常术后种植体周围生物学反应过程中会有1mm的生理性骨改建，而此时植骨材料尚不稳定成熟，不能为种植体提供支持，或者上颌窦底虽然垂直骨量大于4mm但骨质极其松软，从而引起术后种植体移位甚至入上颌窦内。所以在行上颌窦植骨同期种植体植入手术时应充分认识到这种风险，准确评估剩余的骨量和骨质，以安全第一的原则选择手术方式。当种植体的初期稳定性无法保证时，则应先行植骨，二期植入种植体，避免并发症的风险。一旦种植体进入上颌窦腔，处理方法依然是尽快取出移位种植体和植骨材料，愈合后重新进行植骨种植。

小　结

上颌窦植骨技术属于敏感性较强的临床技术，手术区域解剖结构复杂，患者的个性化变异明显，导致该项技术的学习曲线较长，临床经验的沉淀积累无论如何强调都不为过。上颌窦黏膜穿孔是术中发生率较高的并发症且会影响种植体的长期存留率，应尽量避免，一旦发生应正确处理。上颌窦植骨材料感染可见于术后早期，若能及时处理，二次入路上颌窦植骨依然是可行的。新骨形成不良和种植体脱落属于晚期并发症，多见于术中上颌窦黏膜穿孔未能及时正确处理。临床医生通过学习训练，筛选患者，精心设计，术中细心操作且正确及时地处理相应并发症才能取得可预测的上颌窦植骨种植的临床效果。

参考文献

[1] Becker S.T, et al.Prospective observation of 41 perforations of the Schneiderian membrane during sinus floor elevation. Clin Oral Implants Res, 2008, 19(12): 1285-1289.

[2] Hernandez-Alfaro F, M.M. Torradeflot, C. Marti. Prevalence and management of Schneiderian membrane perforations during sinus-lift procedures. Clin Oral Implants Res, 2008, 19(1): 91-98.

[3] Barone A, et al. A clinical study of the outcomes and complications associated with maxillary sinus augmentation. Int J Oral Maxillofac Implants, 2006, 21(1): 81-85.

[4] Raghoebar, G.M, et al. Maxillary bone grafting for insertion of endosseous implants: results after 12-124 months. Clin Oral Implants Res, 2001, 12(3):, 279-286.

[5] Schwartz-Arad, D. R. Herzberg, E. Dolev. The prevalence of surgical complications of the sinus graft procedure and their impact on implant survival. J Periodontol, 2004, 75(4): 511-516.

[6] Timmenga N.M, et al. Maxillary sinus floor elevation surgery. A clinical, radiographic and endoscopic evaluation. Clin Oral Implants Res, 2003, 14(3): 322-328.

[7] Jensen S.S, H. Terheyden. Bone augmentation procedures in localized defects in the alveolar ridge: clinical results with different bone grafts and bone-substitute materials. Int J Oral Maxillofac Implants, 2009, 24 Suppl: 218, 236.

[8] Lim H.C, et al. Sinus floor elevation in sites with a perforated schneiderian membrane: What is the effect of placing a collagen membrane in a rabbit model? Clin Oral Implants Res, 2018, 29(12): 1202-1211.

[9] RG T, S. SR. Sinus augmentation with bone harvest from ilium, in The Sinus Bone Graft. 2006, Chicago: Quintessence Publishing.

[10] Proussaefs P, et al. Repair of the perforated sinus membrane with a resorbable collagen membrane: a human study. Int J Oral Maxillofac Implants, 2004, 19(3): 413-420.

[11] Schwarz L, et al. Risk Factors of Membrane Perforation and Postoperative Complications in Sinus Floor Elevation Surgery: Review of 407 Augmentation Procedures. J Oral Maxillofac Surg, 2015, 73(7): 1275-1282.

[12] Karabuda C, V. Arisan, H. Ozyuvaci. Effects of sinus membrane perforations on the success of dental implants placed in the augmented sinus. J Periodontol, 2006, 77(12): 1991-1997.

[13] Tos M, C. Mogensen. Mucus production in the nasal sinuses. Acta Otolaryngol Suppl, 1979, 360: 131-134.

[14] Lum A.G, et al. Association Between Sinus Membrane Thickness and Membrane Perforation in Lateral Window Sinus Augmentation: A Retrospective Study. J Periodontol, 2017, 88(6): 543-549.

[15] Lin Y.H, et al. The influence of sinus membrane thickness upon membrane perforation during lateral window sinus augmentation. Clin Oral Implants Res, 2016, 27(5): 612-617.

[16] Vercellotti T. Technological characteristics and clinical indications of piezoelectric bone surgery. Minerva Stomatol, 2004, 53(5): 207-214.

[17] Aimetti M, et al. Maxillary sinus elevation: the effect of macrolacerations and microlacerations of the sinus membrane as determined by endoscopy. Int J Periodontics Restorative Dent, 2001, 21(6): 581-589.

[18] Vogiatzi T, et al. Incidence of anatomical variations and disease of the maxillary sinuses as identified by cone beam computed tomography: a systematic review. Int J Oral Maxillofac Implants, 2014, 29(6): 1301-1314.

[19] 王旭冉，等．589例患者666个上颌窦底提升术前上颌窦解剖变异及病变的CBCT观测研究．实用口腔医学杂志，2019, 35(01): 100-104.

[20] Cortes A.R, et al. Sinus floor bone failures in maxillary sinus floor augmentation: a case-control study. Clin Implant Dent Relat Res, 2015, 17(2): 335-342.

[21] Niu L, et al. New classification of maxillary sinus contours and its relation to sinus floor elevation surgery. Clin Implant Dent Relat Res, 2018, 20(4): 493-500.

[22] Wallace S.S, et al. Schneiderian membrane perforation rate during sinus elevation using piezosurgery: clinical results of 100 consecutive cases. Int J Periodontics Restorative Dent, 2007, 27(5): 413-419.

[23] Toscano N.J, D. Holtzclaw, P.S. Rosen. The effect of piezoelectric use on open sinus lift perforation: a retrospective evaluation of 56 consecutively treated cases from private practices. J Periodontol, 2010, 81(1): 167-171.

[24] Avila-Ortiz, G, et al. Influence of lateral window dimensions on vital bone formation following maxillary sinus augmentation. Int J Oral Maxillofac Implants, 2012, 27(5): 1230-1238.

[25] Fugazzotto P.A, J. Vlassis. A simplified classification and repair system for sinus membrane perforations. J Periodontol, 2003, 74(10): 1534-1541.

[26] Margolin M.D, et al. Maxillary sinus augmentation in the non-human primate: a comparative radiographic and histologic study between recombinant human osteogenic protein-1 and natural bone

mineral. J Periodontol, 1998, 69(8): 911-919.

[27] Smiler, D.G. The sinus lift graft: basic technique and variations. Pract Periodontics Aesthet Dent, 1997, 9(8): 885-893; quiz 895.

[28] Bresaola M.D, et al. Influence of rapid- and slow-rate resorption collagen membrane in maxillary sinus augmentation. Clin Oral Implants Res, 2017, 28(3): 320-326.

[29] Choukroun J, et al. Platelet-rich fibrin (PRF): a second-generation platelet concentrate. Part IV: clinical effects on tissue healing. Oral Surg Oral Med Oral Pathol Oral Radiol Endod, 2006, 101(3): e56-60.

[30] Marrell M, M. Tatullo. Influence of PRF in the healing of bone and gingival tissues. Clinical and histological evaluations. Eur Rev Med Pharmacol Sci, 2013, 17(14): 1958-1962.

[31] Barone A, et al. A 6-month histological analysis on maxillary sinus augmentation with and without use of collagen membranes over the osteotomy window: randomized clinical trial. Clin Oral Implants Res, 2013, 24(1): 1-6.

[32] Zhang Y, et al. Effects of Choukroun's platelet-rich fibrin on bone regeneration in combination with deproteinized bovine bone mineral in maxillary sinus augmentation: a histological and histomorphometric study. J Craniomaxillofac Surg, 2012, 40(4): 321-328.

[33] He L, et al. A comparative study of platelet-rich fibrin (PRF) and platelet-rich plasma (PRP) on the effect of proliferation and differentiation of rat osteoblasts in vitro. Oral Surg Oral Med Oral Pathol Oral Radiol Endod, 2009, 108(5): 707-713.

[34] 张宇，等．富血小板血浆促进口腔种植骨再生的临床应用研究．中华口腔医学杂志，2004, 39(04): 269-272.

[35] Lin Y, et al. Maxillary sinus augmentation following removal of a maxillary sinus pseudocyst after a shortened healing period. J Oral Maxillofac Surg, 2010, 68(11): 2856-2860.

[36] 王馨玉，等．上颌窦囊肿摘除术后二次入路植骨种植术的临床研究．中华口腔医学杂志，2015, 50(9): 515-521.

[37] Cha H.S, et al. Simultaneous sinus lift and implant installation: prospective study of consecutive two hundred seventeen sinus lift and four hundred sixty-two implants. Clin Implant Dent Relat Res, 2014, 16(3): 337-347.

[38] Mardinger O, et al. Challenges associated with reentry maxillary sinus augmentation. Oral Surg Oral Med Oral Pathol Oral Radiol Endod, 2010, 110(3): 287-291.

[39] Solar P, et al. Blood supply to the maxillary sinus relevant to sinus floor elevation procedures. Clin Oral Implants Res, 1999, 10(1): 34-44.

[40] Elian N, et al. Distribution of the maxillary artery as it relates to sinus floor augmentation. Int J Oral Maxillofac Implants, 2005, 20(5): 784-787.

[41] Sgaramella N, et al. Displacement of Dental Implants Into the Maxillary Sinus: A Retrospective Study of Twenty-One Patients. Clin Implant Dent Relat Res, 2016, 18(1): 62-72.

[42] Kozuma A, et al. Preoperative chronic sinusitis as significant cause of postoperative infection and implant loss after sinus augmentation from a lateral approach. Oral Maxillofac Surg, 2017, 21(2): 193-200.

[43] Jemt T. A retro-prospective effectiveness study on 3448 implant operations at one referral clinic: A

multifactorial analysis. Part I: Clinical factors associated to early implant failures. Clin Implant Dent Relat Res, 2017, 19(6): 980-988.

[44] Mardinger O, et al. A retrospective analysis of replacing dental implants in previously failed sites. Oral Surg Oral Med Oral Pathol Oral Radiol, 2012, 114(3): 290-293.

[45] Grossmann Y, L. Levin. Success and survival of single dental implants placed in sites of previously failed implants. J Periodontol, 2007, 78(9): 1670-1674.

[46] Manor Y, et al. A Retrospective Analysis of Dental Implants Replacing Failed Implants in Grafted Maxillary Sinus: A Case Series. Int J Oral Maxillofac Implants, 2015, 30(5): 1156-1160.

[47] Peleg M, et al. Radiological Findings of the Post-Sinus Lift Maxillary Sinus: A Computerized Tomography Follow-Up. Journal of Periodontology, 1999, 70(12): 1564-1573.

[48] Peleg M, A.K. Garg, Z. Mazor. Predictability of simultaneous implant placement in the severely atrophic posterior maxilla: A 9-year longitudinal experience study of 2132 implants placed into 731 human sinus grafts. Int J Oral Maxillofac Implants, 2006, 21(1): 94-102.

[49] E. A-Moraissi, et al. Does intraoperative perforation of Schneiderian membrane during sinus lift surgery causes an increased the risk of implant failure? A systematic review and meta regression analysis. Clin Implant Dent Relat Res, 2018, 20: 882-889.

索 引

K

L

M

N

P